DIE GESCHICHTE DER ERNÄHRUNG

VON

PROF. DR. LICHTENFELT

BERLIN 1913
DRUCK UND VERLAG VON GEORG REIMER

Vorwort.

Das Trachten nach Gewinnung der zwingendsten Vorbedingung seines Lebens, der Ernährung, beherrschte zu allen Zeiten das Tun des Menschen. Die Art der ihm möglichen Ernährung bildet die Schranke der gesellschaftlichen Entwicklung. Schon der älteste Teil der Bibel enthält die Wahrnehmung, daß die Nahrungssorge nur durch mühevolles Streben zu bekämpfen sei. In Befehlsform, drohend klingen die Worte: „Im Schweiße deines Angesichts sollst du dein Brot essen!" Die vom Menschen erworbene Gabe, die Beobachtungen periodisch wiederkehrender Naturvorgänge mit großem Vorteil auszunutzen, hat ihm ermöglicht, nach Jahrtausenden blinder Nahrungssuche sein Nahrungsbedürfnis durch zweckbewußte Nahrungsgewinnung zu befriedigen.

Für die Mehrzahl der Menschen besteht aber trotzdem auch heute noch die Sorge für die Erlangung ausreichender täglicher Nahrung. Die Gründe dafür sind verschiedener Art. Wenn Nordenskjöld [1]) bei den Völkerschaften in Nordsibirien in ständiger Wiederholung die Worte hörte: „Ich habe Hunger", so war der vollständige Mangel an Nahrungsmitteln in jenen Landstrichen die Ursache dieses Notschreies. Dem Notstand war durch das Eingreifen eines einzelnen nicht abzuhelfen. Wenn der süditalienische Krüppel dem vorübergehenden Ausländer die Worte „ho fame" zuraunt, so kann ihn eine Geldspende befähigen, durch käufliche Nahrungsmittel sich von seinem Hungergefühl zu befreien. Das Mitleid des einzelnen nährt den Bettler, gewährt ihm einen Anteil an den am Wohnort vorhandenen Nahrungsmitteln. Wenn Reich [2]) im Vorwort eines Werkes sagt, daß er bei dessen

[1]) Die Umsegelung Asiens und Europas auf der Vega. Deutsche Bearbeitung von Ermann, 2. Aufl. 1890.

[2]) Nahrungs- und Genußmittelkunde. Göttingen, Vandenhoeck und Rupprecht, 1860. S. 7.

Abfassung „an Elend, Kummer, Kälte und Hunger überreichlich gelitten habe", so vermochte er trotz eifriger Arbeit nicht soviel Geld zu verdienen, als die Befriedigung seiner Bedürfnisse erheischte. In den vorgeführten Fällen war das Hungergefühl qualitativ das gleiche. Die letzten Ursachen der quälenden Empfindung waren jedoch durchaus verschieden. Ebenso verschieden zeigte sich das Benehmen der Hungernden. Der Hunger löste einmal trostlose Klage, im anderen Fall hoffende Bitte, im letzten Fall mutige Willensakte aus. Für die Mehrzahl der Menschen bleibt das Mittel unausgesetzter Tätigkeit auch heute noch das einzige, das mit seinem wirtschaftlichen Erfolge den Menschen vor dem Hungertode bewahrt. Zu allen Zeiten und bei allen Völkern ist die Notwendigkeit der Gewinnung von Nahrung und deren Einfluß auf den Lebensgang der Menschen in Sprichwörtern und in festgeprägten Redewendungen, die die Denkweise des Volkes wiedergeben, zum Ausdruck gekommen. In seinem Pantagruel und Gargantua hat Rabelais derartige Volksweisheit, die er aus den Schriften des klassischen Altertums und aus dem Sprachschatz der neueren Völker schöpfte, nutzbringend verwendet. Die Ströme von Wein und anderer Getränke, die Berge von Nahrungsmitteln, die seine Helden verbrauchen, sind das Widerspiel dessen, was Rabelais' körperliches Auge meistens sah. Die Verschwendung der Wenigen, die er uns vorführt, läßt nur an einzelnen Stellen seines Werkes den Hunger, den Durst einer tausendköpfigen Menge erraten.

So sehen wir, daß die Ernährung in jedem Volk sich gegensätzlich zu gestalten vermag. Sorglos kann die eine Schicht die Nahrung vergeuden, schmerzvoll kann die andere die Nahrung entbehren.

In der allgemeinen Geschichte geschieht dieser Tatsachen selten Erwähnung. Besonders den Verfassern der älteren Geschichtswerke erschien es als Hauptaufgabe, die kriegerischen Taten von Fürsten, Helden, Völkern als Marksteine der Betrachtung hinzustellen. Die äußeren Anlässe, den Gang, die Folgen der Heereszüge zu beschreiben, beschäftigte den Geschichtschreiber so vollständig, daß die zwischen ihnen liegenden wirtschaftlichen Begebenheiten und Vorgänge kaum Erwähnung finden. Erst durch

Gibbon wurden auch die wirtschaftlichen Ursachen zur Erklärung weitgreifender weltgeschichtlicher Tatsachen als maßgebend herangezogen. Nunmehr zeigt sich erst in der Geschichtsdarstellung ein wirkliches Eingehen auf die Leiden der Völker, ihren wirtschaftlichen Zustand, die Bestrebungen und Mitwirkungen der Volksmasse bei den Begebenheiten. Krieg und Kriegsgeschrei erhalten ihren Platz in dem ungeheuren Drama der Weltgeschichte; sie sind nicht mehr das Drama allein. Unter dem Einfluß jener älteren Wertschätzung geschichtlicher Vorgänge hat man auf die Ernährungsweise der Volksmenge, die Quellen ihrer körperlichen und geistigen Kräfte für die ihr zugefallene Tätigkeit, noch wenig Wert gelegt. Die Ernährung, aus der die Kraft zu allem Handeln naturgemäß fließt, genau zu schildern, mochte der Geschichtsschreibung wohl als nebensächlich erscheinen. Die Autoren der Geschichtswerke verließen in dieser Hinsicht die Pfade, die Herodot, der Vater der Geschichte, beschritten hatte. Die Helden der Geschichte tafelten; das Mahl bot ihnen gleiche Freude, eine Abwechslung im Dasein, wie der Kampf. Das Mahl war der führenden Volksschicht eine notwendige, festliche Unterbrechung der kriegerischen Tätigkeit, nicht der knapp zugemessene Erfolg eines notwendigen, rastlosen Bemühens. Es fehlt zwar nicht an Beweisen, daß die Heerführer Vorsorge für die Ernährung der Krieger trafen. Karl der Große, Friedrich II., der Hohenstaufe, ließen Vorschriften ergehen, wie die Verpflegung bei Heereszügen zu sichern sei. Es gelangte dabei jedoch mehr zum Ausdruck, wie unsicher die Möglichkeit der Ernährung in den zu durchziehenden Landstrichen war, als die Vorschrift, was dem Mann an täglicher Nahrung zu gewähren sei. Erst die vermehrte Ansammlung der Bevölkerung in Städten, die Bildung stehender Heereskörper schuf bestimmte Normen für den Bedarf an Nahrungsmitteln. Für die Stadtbewohner war es die Gefahr, gesetzten Falles längere Zeit durch Belagerung von der Nahrungszufuhr abgeschnitten zu sein, die zu der Überlegung führte, wie viel an Nahrungsmitteln man bedürfe, um diese Zeit zu überstehen.

Mit der Neubelebung der Wissenschaften entstand auch auf allen Gebieten, die die Nahrungsfürsorge betreffen, das Streben, Erkenntnis über Ernährungsfragen zu gewinnen und zu verbreiten.

Die Herausgabe der Werke römischer Schriftsteller über Land- und Hauswirtschaft führte später zur selbständigen Abfassung von Schriften, die, in ihrem Inhalt den jeweiligen örtlichen Verhältnissen angepaßt, die Produktion von Nahrung und ihren zweckmäßigen Verbrauch fördern sollten. Schließlich erschienen vom 19. Jahrhundert ab Darstellungen der Geschichte der Landwirtschaft, der Wirtschaftsgeschichte verschiedener Länder, schließlich Geschichten des Nahrungswesens. Die Betrachtung der lokalen Geschichte, die Herausgabe von Chroniken förderte ein gewaltiges Material an Tatsachen zutage, die den Gang der Ernährung zeitlich und örtlich verfolgen lassen. Indessen wirkte zunächst die Summe der zu betrachtenden Einzelheiten mehr verwirrend als fördernd auf die Erkenntnis des Ganges der Ernährung in den verschiedenen Ländern und Zeiten.

Aus vielen Gebieten des Wissens, dem der Chemie, der Physiologie, der Technologie und dem der Volkswirtschaft vermehrte sich der Schatz der Kenntnisse, die die Ernährungslehre erhellen. Eine weitere Förderung gewährten Anthropologie und Ethnologie. Schließlich erscheint die Ernährungslehre fast als selbständiger Zweig der Hygiene. Um dem so reichhaltig vorliegenden Material eine zusammenfassende Darstellung zu geben, sucht der forschende Blick nach Richtlinien. Aus der Fülle der Erscheinungen versucht man, um sie in den gesicherten Bestand unseres Wissens einordnen zu können, den gesetzmäßigen Ablauf der Gestaltungsvorgänge zu gewinnen. Auch in der Ernährungsweise der Völker müssen viele Vorgänge sich wiederholen. Weil es sich überall um Wesen gleicher Art handelt, deren Ernährung zu betrachten ist, müssen gleiche Ursachen auch gleiche Wirkung bei ihnen erzielen. Ein allgemeines Vorkommnis, die verschiedene wirtschaftliche Bewertung der Nahrungsmittel durch zwei in jedem Volk als äußerste Gegensätze erkennbare Schichten, ist schon oben berührt worden. Man ersieht daraus, daß auf keinem anderen Gebiete Biologie und Soziologie sich inniger durchdringen; daß nirgends Grenzüberschreitungen gebotener sind, als gerade hier!

Am Ende eines langen, in den Wissenschaften tätigen Lebens haben zwei zu früh Verstorbene, als eine Art von Vermächtnis, in dem gleichen Jahr Worte hinterlassen, die als Richtschnur für die Betrachtung der Vorgänge bei der Ernährung zu dienen vermögen. C. v. Voit [1]) sagte: „Verhütung des Verlustes an Eiweiß und Fett ist Hauptaufgabe der Ernährung.“ Ernst Engel [2]) kleidete seine Schlußfolgerungen bei der vergleichenden Betrachtung belgischer Wirtschaftsrechnungen aus den Jahren 1853 und 1891 in die Worte: „Die Zahlen weisen ohne Zweifel auf das Walten eines bestimmten, die Menschen bei der Auswahl ihrer Nahrung beherrschenden Naturgesetzes hin. Das Streben, die Nahrung zu verbessern, sie reicher an animalischen Bestandteilen zu machen, ist noch stärker, als ihre Menge zu vergrößern. Nicht den Magen bloß zu füllen ist das vorwiegende Bedürfnis, sondern ihn mit der nötigen Menge von Stoffen zur Bereitung von Blut, Fleisch und Knochen zu versehen.“ — „Der teuerste Bestandteil der Nahrung ist das Eiweiß; das tierische Eiweiß aber ist wegen seiner Vorzüge vor dem pflanzlichen teurer als dieses. Die Vermögenslage macht ihren Einfluß bis auf die Wahl der Eiweißart und der Eiweißmenge geltend.“ Von zwei Teilgebieten der Wissenschaft, von dem physiologischen und von dem volkswirtschaftlichen, gingen diese sich ergänzenden Schlußfolgerungen aus. Mit diesen Worten schien uns die Richtung gegeben, von der aus das Gebiet der Ernährung geschichtlich zu erforschen nötig und möglich wurde.

Wieweit Ernst Engel beabsichtigte, diesen von ihm gefaßten und verfolgten Gedanken noch an der Hand größeren Materials weiter als richtig zu erweisen, blieb bei seinem Tode unersichtlich. Herrn Professor Stephan Bauer in Basel und dem Verfasser wurde von dem späteren Geheimrat Konrad Engel, einem Sohn Ernst Engels und dessen Testamentsvollstrecker, der Auftrag, dem vom Verstorbenen geäußerten Wunsche gemäß, die Bearbeitung seines wissenschaftlichen Nachlasses vorzunehmen. Soweit dieser Nachlaß uns zur Verfügung gestellt wurde, bestand er, neben einzelnen als „Gedankenspäne“ bezeichneten Notizen, in einer Sammlung von Wirtschaftsrechnungen aus verschiedenen Ländern und Zeiten. Sodann war bekannt, daß es in der Absicht des Ent-

[1]) Anthropol. Arch. Bd. 23, 1895, S. 469.

[2]) Die Lebenskosten belgischer Arbeiterfamilien früher und jetzt. Dresden C. Heinrich, 1895.

schlafenen lag, zunächst die Bearbeitung amerikanischer Erhebungen auf Grund des Third special Report of the Commissioner of Labor, Washington, 1893, vorzunehmen.

Es erschien uns als unsere erste Aufgabe, dieses Material unter Anwendung des Engelschen Einheitsmaßes aufzuarbeiten. Ehe jedoch die Arbeiten abschließend durchgeführt waren, änderte sich die Ansicht des Testamentsvollstreckers. Er verfügte, daß die Schlußbearbeitung einzustellen sei, weil eine Herausgabe des Nachlasses nicht beabsichtigt werde. Seither haben die Forschungsmethoden E. Engels, all dieser Hemmnisse ungeachtet, sich durchgesetzt; und so möge auch die mit diesem Rüstzeug unternommene Arbeit den Faden fortspinnen helfen, den der Tod und seine Verbündeten nicht zu durchschneiden vermögen.

Herrn Professor Bauer und den Verfasser haben seit jener Zeit gemeinsame Arbeitspläne beschäftigt. Professor Bauer hat auch dem vorliegenden Buch in Rat und Tat treulich Hilfe gewährt. Ihm sei auch an dieser Stelle für seine unverdrossene, große Mühwaltung herzlichst gedankt.

Bernburg, im Juli 1913. Der Verfasser.

Inhaltsverzeichnis.

Seite

Vorwort .... III—VIII

1. Kapitel. Zweck und Quellen der Ernährung .... 1—11

Begründung der Notwendigkeit der Ernährung für Lebewesen. Chemische Zusammensetzung des menschlichen Körpers S. 1. — Charakteristik der im menschlichen Körper hauptsächlich vertretenen chemischen Verbindungen S. 2. — Wirkungen des dem Körper zugeführten Sauerstoffes und Wassers. Wassergehalt des Körpers in verschiedenen Lebensaltern. Täglicher Bedarf an Sauerstoff und Wasser für den erwachsenen Mann. Chemische Verbindungen in Nahrungsmitteln. Ihre prozentischen Mengen zeitlich wohl verschieden S. 3. — Pflanzen und Tierreich als Quellen der Nahrung. Mit Nahrung aus beiden Reichen wird zugleich das Mineralreich berücksichtigt. Pflanzliche Nahrungsmittel bieten meist drei, tierische meist nur zwei organische Nährstoffe. Eiweiß aus Pflanzen, Eiweiß aus Tieren chemisch verschieden. Größere Arbeitsleistung des Körpers, um pflanzliches Eiweiß sich anzugliedern S. 4. — Fett hauptsächlich in tierischen, Kohlehydrate besonders in pflanzlichen Nahrungsmitteln vertreten; ihre chemische Zusammensetzung nicht sehr abweichend. Die verschiedenen Kohlehydrate in den Nahrungsmitteln; Verschiedenheit tierischer und pflanzlicher Nahrung betreffs der Salze S. 5. — Aufgabe der Verdauungswerkzeuge. Verschiedene Verdaulichkeit der Nahrungsmittel. Tierische Nahrungsmittel werden besser ausgenutzt als pflanzliche S. 6. — Bei gemischter Ernährung steht die Verdaulichkeit im Durchschnitt fest. Strittigkeit der Bewertung der resorbierten Nährstoffe durch die Zellen. Pflügers Auffassung der Bewertung des Eiweißes S. 7. — Ansichten von Physiologen und Hygienikern über den Wert des Eiweißes für die Ernährung S. 8. — Bewertung des Fettes, der Kohlehydrate durch den Körper S. 9. — Benutzung der Aschenbestandteile durch den Körper. Wärmeentwicklung im Körper. Wärmewert der Nahrungsmittel S. 10. — Allgemeines: Veränderungen des Menschen durch die Nahrung, Veränderung der

Seite

Nahrung durch den Menschen, Benutzung der Erfahrung hierzu. Hauptaufgabe der Ernährung nach Voit. Aufgaben einer Geschichte der Ernährung S. 11.

2. Kapitel. Ernährung in urgeschichtlicher Zeit .... 11—25

Heimat des Menschen nach Saporta. Unvollständigkeit der Erforschung des Erdballes S. 11 und 12. — Gemälde der neugeschaffenen Erde nach Plutarch. Der Mensch als Nahrungssucher S. 13. — Werkzeuge der verschiedenen Kulturstufen der Steinzeit. Heranziehung des Feuers für Zwecke des Menschen S. 14. — Sarauw und Muck über Geräte zur Erzeugung von Feuer S. 15. — Geringe und erst neuzeitliche Fortschritte in der Erzeugung von Feuer. Darwins Meinung, der Mensch sei ursprünglich Pflanzenfresser. Virchows Widerlegung dieser These. Der Mensch ist Allesesser. Gewinnung der Nahrung zum sofortigen Gebrauch, Beispiel der Buschmänner. Geregelte bewußte Tätigkeit des Menschen in den letzten vorhistorischen Zeiten zeigt den Menschen als Allesesser S. 16. — Grenzen zwischen Pflanzenfressern und Tierfressern verwischen sich leicht. Beispiele. Die Stellung des Menschen als Allesesser wird aus seinem biologischen Stammbaum verständlich S. 17. — Begabung wilder Völkerschaften für die Jagd. Die Jagd als Ausgangspunkt für die Tierzähmung. Wilde Völkerschaften als Fleischfresser und Fleischzüchter. Indianer, die mit Mais leben, große Arbeitsleistung ihrer Weiber S. 18. — Landbau berücksichtigte zuerst nur einjährige Pflanzen, war zuerst wohl nur künstliches Hervorrufen von Ernten. Benehmen der Galla in Zentralafrika S. 19. — Speisenabfälle in Kjökkenmöddings nur tierischer Art. In den Pfahlbauten finden sich pflanzliche und tierische Reste. Roggen fehlt, drei Weizenarten, Bohnen, Erbsen sind gefunden S. 20. — Anbau nachweisbar. Alle unsere Wiederkäuer, Hund, Pferd, Schwein dienten zur Nahrung. Fehlen des Beweises, daß die wirtschaftliche Tätigkeit sich auf mehr als Sicherung der Nahrung richtete. Vorrat an Speise regelt den Verbrauch, wenigstens in der Steinzeit. Indianerhäuptling über Nutzen des Pflanzenbaues S. 21. — Wirtschaft der Nomaden. Ihr Fleischverbrauch S. 22. — Lappen, ihr Bedarf an Renntieren. Beduinen, gemischte Ernährung Bedarf an Kamelen. Ernährung der Papua. Wirtschaft im Sinn Büchers S. 23. — Erwerbs-, Bedarfsarbeit. Arbeitsteilung des Mannes, der Frau. Verschiedene Ernährung des Mannes, der Frau, nach Somlò S. 24. — Das folgerichtige Werden bei der Ernährung in urgeschichtlicher Zeit verschließt sich unserem Erkennen. Ansätze zu der späteren Entwicklung aber ausgebildeter als vermutbar S. 25.

Seite

3. Kapitel. Ernährung bei älteren nicht europäischen Völkern. 25—44

Schwierigkeit der Beurteilung der Produktion und Ernährung bei Assyrern und Babyloniern S. 25. — Beweis der Kongruenz der Namen der Nahrungsmittel und Umrechnung alter Maß- und Gewichtsangaben nicht immer erreichbar. Produktion nach Methode und Art, Verzehr nach Art mitunter allein feststellbar. Ägypten. Produktion S. 26 und 27. — Jagd. Speisevorschriften. Brotnahrung S. 28. — Ernährung einer Oberschicht mit mehr Fleisch. Kümmerliche Ernährung einer Unterschicht. Volk Israel. Noternährung. Pflanzen, die zur Ernährung benutzt werden S. 29. — Speiseverbote und -gebote S. 30. — Gründe dafür. Nahrungsvorrat beim Auszug aus Ägypten S. 31—32. — Mangel erst pflanzlicher, dann tierischer Nahrung bei der Wanderung. Fleisch wurde allgemein verzehrt. Opfervorschriften S. 32. — „Begozzen Brot." Gegensatz der Ernährung für Vornehm und Gering bildet sich aus S. 33—34. — Fastenvorschriften S. 34—35. — Inder. Verschiedenheit der Anbaumöglichkeiten in Indien S. 35. — Religionen in Indien und ihre Speisevorschriften S. 36—37. — Ernährung bei verschiedenen Völkerschaften S. 37. — Bei buddhistischen Mönchen S. 38. — Buddhas Lehre kann keine Grundlage für modernen Vegetarismus bilden. Ernährung bei Zwangsarbeitern, indischen Soldaten S. 39. — China. Bevölkerung meist Kleinbauern. Befolgung einer gemischten Ernährung S. 40—41. Genauere Verfolgung der Ernährung bei einer Bauernfamilie. Japan. Angaben Marons über Ernährung S. 41. — Nach Heber: Ernährung von Landarbeitern, Kulis, Fabrikarbeitern und kleinen Gewerbetreibenden S. 42. — Vermehrung des Fleischverbrauches. Die ungenügende Ernährung der Arbeiter beruht auf geringer Entlohnung. Die vorwiegend vegetarische Ernährung bei Asiaten beruht auf wirtschaftlichen Gründen. Asien weist kein rein vegetarisches lebendes Volk auf S. 43.

4. Kapitel. Ernährung neuerer geschichtlicher Völker bis ins Frühmittelalter .... 44—55

Hellenen. Mykene. Zeit Homers S. 44. — Von den Perserkriegen bis zu Alexander d. Gr. Böotien S. 45. — Ernährung einer Ober- und Unterschicht in der Bevölkerung. Sparta. Etrusker. Rom S. 46. — Schweinefleisch sehr beliebt. Milch, Käse Volksgerichte, Hülsenfrüchte, Kohl Volksnahrung, Speisenfolge eines Mahles bei Plinius, nur Eier als tierisches Nahrungsmittel. Mahl zu Ehren des Lentulus. Ernährung der Oberschicht S. 47—48. — Ernährung der Sklaven.

Seite

Verringerte Möglichkeit der Ernährung der Unterschicht S. 48. — Theodorich, Diokletian, Alarich S. 49. — Arische Stämme S. 50. — Gallier S. 51. — Kelten, Germanen, Benutzung vorwiegend animalischer Nahrung S. 52—54. — Roggen als einbezogenes Nahrungsmittel S. 55.

5. Kapitel. Ernährung neuerer geschichtlicher Völker vom Frühmittelalter bis zum Ausgang des 18. Jahrhunderts 55—74

Bildung der Stände. Geistlichkeit S. 55. — Auffassung der Benutzung von Hab und Gut. Obere Stände S. 56. — Jagdprivileg. Karl d. Gr. Ludwig der Fromme S. 57. — Kreuzzüge. Vornehme, Mittelstand, breite Menge trennen sich in der Ernährungsweise deutlicher. Kochbücher Gewürze. Eintönigkeit der Fleischnahrung S. 58. — England, Venedig, Deutschland. Fleischverbrauch bei Familienfesten. Oberschicht vermindert nach dem 30 j. Krieg en Fleischverbrauch S. 59. — Französische Küche dringt ein S. 60. — Unterschicht. Reis, Buchweizen. Mais, Kartoffeln im Anbau aufgenommen. Nahrung reicher Bauern S. 61. — Fleischabfall der Jagdbeute an ärmere Landbevöllkerung. Errichtung der Kuttelhöfe in Städten. Botenlohn. Unterschicht erhält weniger Fleisch S. 62. — Bauernnahrung in Deutschland um 1544. Bauernaufstände S. 63. — Ursache auch verringerte Möglichkeit der Ernährung, deren Eintönigkeit. Ernährung bei Bauern im Spessart während des 30 jähr. Krieges. Bei Arbeiten in Lindau um 1580—82 S. 64. — Um 1786 nördlich und südlich des Brenner. In Frankreich um 1689, 1740 S. 65. — Ebenda um 1752, 1783. Unzureichende Ernährung der Landbevöllkerung. Ernährung der Städter S. 66. — Oberschicht, Mittelstand, Unterschicht. Bettlerunwesen S. 67. — England. Arbeiter in Städten z. Zt. Jakobs I. Karl II. Ernährungsmöglichkeit sank in den Jahren 800—1800. Nachlassen der Erträge aus Landbau. Spanien S. 68. — In allen Ländern Europas, Gründe dafür durch Liebig gezeigt. Ernteerträge in England 1696 und jetzt S. 69. — Ernährung von Klosterinsassen S. 69/70. — Benediktiner, Zisterzienser S. 70/71. Trappisten, Franziskaner. Heiliger Augustinus. Griechische Mönche S. 71. — Auch christliche Mönche keine absoluten Vegetarier. Deutschordensritter S. 72. — Speiseordnung im Kloster Werden vor 1063. Bestrebungen, von der fleischlosen Kost abzuweichen S. 73. — Hang zur Fleischnahrung ist allgemein. Die Möglichkeit, ihm zu folgen, sank für die Unterschicht, die große Masse S. 74.

Seite

6. Kapitel. Die Vervollkommnung in der Benutzung pflanzlicher Nahrung .... 75—103

Körnerfrüchte. Getreidekörner anatomisch, chemisch S. 75—76. — Rösten der Ähren. Sangen S. 76—77. — Mahlen. Mit Handsteinen S. 77. — Mahlen mit Mühlen, durch Tiere getrieben. Wassermühlen, oberschlächtig, unterschlächtig. Windmühlen. Erste Dampfmühle 1786 in London S. 78. — Sieben des Mahlgutes. Bis 1820 sind englisch-amerikanische Mahlweisen besser als europäische festländische. 1835—1860 zweite Periode der deutschen Müllerei S. 79. — Dritte Periode Flach- und Grießmüllerei. Feine und grobe Mehle verschieden in chemischer Zusammensetzung. Bestrebungen, alle Eiweißteile des Kornes dem Mehl einzuverleiben. Verfahren von Plinius S. 80. — Verfahren, Brot unter Umgehung des Mehlprozesses zu gewinnen S. 81. — Finalmehl nach Finkler S. 82/83. — Mehl ist zeitlich verschieden, zuerst Wertschätzung von Kohlehydraten, dann auch von Eiweiß in ihm. Brot S. 83. — Brei. Eingetrockneter Brei. Matzen, Hostien. Makkaroni S. 84. — Brote aus dem Altertum. Verschiedene Brotsorten in Rom. Brote aus dem 4. und 5. Jahrh. n. Chr. aus Schweden S. 85. — Brot für Mönche. Deutschland 794. In England z. Zt. Ludwigs d. Frommen. Lupinen dem Brot zugesetzt S. 86. — Backweisen. Backöfen. Häusliches Backen noch in Amerika S. 87. — Zwieback-Reisevorrat im Altertum, z. Zt. Alexander Farneses S. 88. — Säuerung des Brotes, Hefewirkung. Vorgänge beim Backen S. 89. — Aërated bread. Zucht von Hefe für Backzwecke. Seit dem 18. Jahrhundert tritt Weizen als Brotgetreide besonders in den Vordergrund. Seit Mitte des 19. Jahrhunderts werden Mahlverfahren in den Kulturländern gleichmäßiger. Mehle werden gleichmäßiger. Das Mengen von Mehlen aus verschiedenen Ländern. Teige, Brote gleichmäßiger S. 90. — Anfordederung des Handels an Körner, an Mehl, Klebergehalt S. 91. — Kleberhaltige Mehle gesuchter gegen früher. Schwarzbrot, Graubrot, Weißbrot. Wassergebäck, Milchgebäck. Brot nach amtlichen Anforderungen nicht genau definiert S. 92. — Versuche, Anforderungen an Brotarten chemisch zu begrenzen. Hülsenfrüchte S. 93. — Verminderter Verbrauch an Hülsenfrüchten gegen früher wahrscheinlich. Methoden, Hülsenfrüchte verdaulicher zu machen. Bestrebung, die Sojabohne zur menschlischen Nahrung auch bei uns heranzuziehen S. 94. — Einführungszeiten des Kartoffelbaues in verschiedenen Ländern. Richtungen in der Zucht von Arten S. 95. — Kartoffel und Brot im Wert zur Ernährung verglichen. Wert der Kartoffel für Schweinemast, daher Fleischerzeugung mit ihr. Verbrauch von

Seite

Kartoffeln in verschiedenen Ländern und Gegenden S. 96/97. — Arten des Kartoffelverbrauches bei der menschlischen Ernährung S. 97. — Gemüse-Konserven S. 98/99. — Honig S. 99. — Zucker S. 99/102. — Zucker aus Maiskolben S. 103. — Schlußfolgerungen S. 103.

7. Kapitel. **Der Ausnutzungsgrad der tierischen Nahrung**. 104—148

Flußfischerei S. 104—109. — Seefischerei S. 109—112. — Krebse S. 113. — Jagd S. 113—115. — Haustiere S. 115—119. — Lebendgewicht S. 119. — Schlachtgewicht S. 119—120. — Abfall S. 121. — Zerlegung S. 121—122. — Fleisch, dessen Begriff im Deutschen Reich, in der Schweiz, in Frankreich, in Italien S. 122—123. — Bereitung von Fleisch S. 124. — Bewahrung von Fleisch S. 125. — Anforderungen an Wurstwaren S. 126—127. — Produktionsmöglichkeit von Fleisch auf der Erde S. 128—129. — Gefrierfleisch S. 129—133. — Geflügelfleisch S. 133. — Milch S. 134—138. — Butter S. 138—140. — Magarine, Kunstbutter S. 140—141. — Käse S. 141—144. — Milchkonserven S. 144. — Eier S. 144—146. — Eikonserven S. 147. — Eiweißpräparate S. 147—148.

8. Kapitel. **Entwicklung der chemischen und physiologischen Erkenntnis in bezug auf Ernährung** .... 149—191

Vergleich der chemischen Zusammensetzung von Fleisch in Deutschland und Nord-Amerika S. 150—151. — Desgl. von Brot S. 151. — Desgl. von Kartoffeln S. 152. — Eiweiß in Rindfleisch S. 153—157. — Eiweiß in Schweinefleisch S. 157—158. — Eiweiß in Mehlen S. 158. — Eiweiß in Brot S. 159—160. — Eiweiß in Kartoffeln S. 160—161. — Ausnutzung der Nährstoffe S. 161. — Zusammenstellung des Gehaltes von je 1 kg einiger Nahrungsmittel nach Gehalt an verdaulichem Eiweiß und Reinwärmewert S. 162. — Physiologische Erkenntnis. Stoffwechselgleichungen S. 163—164. — Nährstoffbedarf nach älteren Kostmaßen S. 164—165. — Nährstoffbedarf beim Rudern S. 166—168. — Praktische Schlußfolgerungen S. 169. — Nährstoffbedarf von Fußballspielern S. 169—170. — Nährstoffbedarf von Athleten S. 170—171. — Eiweißbedarf bei dauernd hoher Arbeitsleistung S. 172. — Verwertung des Eiweißes der Nahrung nach Versuchen S. 172—178. — Inanspruchnahme von Eiweiß nach Wirtschaftrechnungen von Webern S. 179—181. — Vegetarische Lehre S. 182. — Versuche Chittendens S. 183—185. — Folgerungen Hindhedes S. 186. — Entgegengesetzte Lehren. Japaner, Engländer, Filippinos S. 187—188. — Versuche von Albertoni und Novi S. 188—189. — Schlußfolgerungen S. 190—191.

Seite

9. Kapitel. Volkswirtschaftliche Ergebnisse des Studiums der Ernährung .... **191—261.**

Ergründung des durchschnittlichen Verbrauches an Nahrungsmitteln, Schwierigkeiten hierfür. Allgemeines. Verlauf der Produktion pflanzlicher Nahrung. Wandlungen ders. Erträge S. 192. — Anbau von Weizen auf der Welt 1901 und 1911, Zunahme der Bevölkerung, der Ernteerträge von Weizen und Roggen, in Frankreich 1815—1900 S. 193. — Produktion und Steigung im Deutschen Reich für Weizen und Roggen S. 1881—1893. Ernteerträge und Nahrungsmittelverbrauch decken sich nicht S. 194. — Darstellung der Ernteerträge p. ha im Deutschen Reich 1896—1912 für Weizen, Roggen, Kartoffeln S. 195. — Einfuhr an Nahrungsmitteln im Deutschen Reich S. 196—197. — Brotverbrauch S. 197—199. — Fleischverbrauch. Darstellung: Viehbestand einzelner Länder Europas S. 200. — Indexziffern für Bevölkerung und Viehbestand außereuropäischer Länder S. 201. — Unzureichendes Vergleichsmaterial, Thompsons Formel zur Berechnung des zur Schlachtung gelangenden Viehes gültig 1872, andere Formel gültig 1904 S. 202. — Zunahme des Schlachtgewichts im Deutschen Reich 1800—1905 S. 203. — Verbrauch an Fleisch 1830—1907, 1904—1911, Möglichkeit, daß der Fleischvorrat Europas gleichblieb S. 204—205. — Zunahme des Fleischverbrauches in Frankreich S. 205. — Zunahme des Fleischverbrauches in England. Örtliche Verschiedenheiten des Fleischverbrauches in Italien, im Königreich Sachsen S. 206. — Verbrauch der einzelnen Fleischarten im Deutschen Reich, in Frankreich. Wahrscheinliche Abnahme des Brot-, Zunahme des Fleischverbrauches S. 207. — Erfordernisse zur Kenntnis des durchschnittlichen Lebensmittelverbrauches. Zunahme der Importes von Fleisch nach Europa S. 208. — Import von Nahrungsmitteln in das D. Reich im Geldwert S. 209/210. — Gründe, warum dieser Import kaum abnehmen und durch eigene Produktion nur vermeidbarer wird, wenn mehr Kleinbetriebe entstehen S. 210/212. — Einheitsmaße zur Bestimmung des Verbrauches. Begründung dessen von E. Engel S. 213/217. — Weitere gesicherte Erkenntnis nach E. Engel in bezug auf Ernährungsfragen S. 217/218. — Preise und Nahrung in Rom, in Sizilien, in Mitteleuropa S. 219. — Menschenfresserei S. 220/221. — Kornpreise S. 221/222. — Hungersnöte, Teuerungsjahre S. 222. — Preise in Preußen 1821/1900 S. 223. — Preise in München. Vergleichmäßigung der Preise von Weizen, Brot S. 224. — Vergleichmäßigung der Fleischpreise im Rheinischen Industriebezirk S. 225/226. — Preisverhältnis Kartoffeln und Roggen S. 226. — Preisverhältnis Kartoffeln und Brot S. 227. —

Seite

Preisverhältnis Rindfleisch und Schweinefleisch S. 228. — Bewertung von Schweinefleisch durch den Konsumenten S. 229. — Preise der Hauptnahrungsmittel i. J. 1879 in verschiedenen Ländern, Preise von 1000 Reinwärmewerten ebenso, Folgerungen S. 230. — Preise von Kombinationen der Nahrungsmittel. Steigerung der Preise in Preußen ab 1851/60, in Mailand S. 233. — Steigerung in der Kaufkraft der Bevölkerung S. 233/237. — Örtliche Verschiedenheit der Preise für Brot, Schweinefleisch S. 238/239. — Für Milch S. 240/241. — Verordnungen als Mittel, Lebensmittelpreise zu stabilisieren S. 242. — *Freihandel und Schutzzoll* S. 243. — Einfluß der Schutzzölle auf Bildung von Trusts in Nordamerika S. 244/248. — Kleinhandelspreise in Nordamerika S. 249/250. — Konsumvereine als Gegenmittel einseitig festgesetzter Preise von Nahrungsmitteln S. 251/252. — Bäckereien der Konsumvereine und Freibäckereien S. 252/254. — Schlachtereien der Konsumvereine und Freischlachtereien S. 254/255. — Preisunterschied anderer Waren bei Konsumvereinen S. 255. — Bessere Güte der Waren in Konsumvereinen S. 255/257. — Einfluß der Kommunen auf Preise von Nahrungsmitteln S. 257/259. — Schlußfolgerungen S. 259/261.

10. Kapitel. Die Gestaltung des Verbrauches an Nahrungsmitteln auf Grund von Wirtschaftsrechnungen .... 261—315

Methoden zur Ergründung des Verbrauches von Nahrunng in Familien S. 261—262. — Teilung der Arbeitnehmer in landwirtschaftliche und industrielle, Gründe dafür S. 263. — Fréderic le Play und seine Werke S. 264—266. — Italien, Verbrauch landwirtschaftlicher Arbeiter S. 267—270. — Italien, Verbrauch industrieller Arbeiter S. 270—271. — Süditaliener S. 272—273. — Frankreich, Verbrauch landwirtschaftlicher Arbeiter S. 273—275. — Frankreich, Verbrauch industrieller Arbeiter der Provinz S. 275—276. — Frankreich, Verbrauch industrieller Arbeiter in Paris S. 267—277. — Preise der Nahrungmittel in Frankreich nach Le Play S. 277. — Verbrauch in Paris S. 278—279. — Schweiz, Verbrauch landwirtschaftlicher Arbeiter S. 279—280. — Schweiz, Verbrauch industrieller Arbeiter S. 280—281. — Zusammenhang von Ersparnissen und Ausgabe für Ernährung S. 281—283. — England, Verbrauch landwirtschaftlicher Arbeiter S. 283—284. — England, Verbrauch industrieller Arbeiter S. 284—285. — Mindestmaß dessen, was in England als Nahrung angesehen wird S. 285. — Durchschnittlicher Verbrauch an Fleisch und Brot S. 286—287. — Deutsches Reich, Verbrauch landwirtschaftlicher Arbeiter S. 287—292. — Ernährung bei slavischen Völkern S. 292—293. — Verbrauch

Seite

industrieller Arbeiter, Bergleute S. 293—294. — Aus neuerer Zeit, verschiedene Industrien S. 295—297. — Regelmäßigkeit des Anteils vom Hundert der Ausgabe für Ernährung, der auf animalische Nahrung und auf Fleisch entfällt S. 297—298. — Beruf bestimmt diesen Anteil mit S. 299. — Prüfung der Regel S. 299—300. — Vereinigte Staaten von Nordamerika, Verbrauch eingeborener und eingewanderter Familien S. 300—304. — Niederlande S. 304—305. — Belgien, Erhebung 1853 S. 305. — Kohlenbergleute, Verbrauch 1853 u. 1891. Verbrauch anderer industrieller Arbeiter S. 306. — Engels Schlußfolgerungen daraus. Verbrauch um 1910 S. 307—308. — Verbrauch gleicher Berufe 1891 und 1910 S. 309. — Wert von Einzel-Familien-Rechnungen S. 310. — Unter Ernährung; ausgleichende Ernährung; ausgeglichene Ernährung S. 311—314. — Ernährung in den Phasen der Entwicklung der Arbeiterfamilie, des einzelnen Arbeiters S. 314—315.

11. Kapitel. Ernährung und Volksgesundheit .... **315—365**

Ernährung, Geburtenziffer und Geburtenüberschuß S. 315—320. — Länge und Gewicht ehelich geborner Kinder, Einfluß des Berufes der Eltern (des Vaters) hierauf S. 320—327. — Längenmaße der Schulkinder S. 327—329. — Längenmaße erwachsener Männer S. 329—334. — Gewichte erwachsener Männer S. 334 bis 335. — Ernährung und Krankheitswahrscheinlichkeit S. 335—340. — Vorschläge für Kostmaße S. 340—342. — Ernährung und Lebensdauer S. 342—347. — Ernährung und Sterblichkeit S. 347—349. — Ernährung und Sterblichkeit nach Berufen S. 349—354. — Kräftige Ernährung als Gegenwehr gegen den Tod S. 355—356. — Schlußwort S. 357—365.

1. Kapitel.

Zweck und Quellen der Ernährung.

Als Organismen bezeichnen wir die in der Natur vorkommenden Lebewesen, die mit einer zweckentsprechend eingerichteten Substanz, ihrem Körper, den ihnen gewordenen Aufgaben gerecht werden. Die Erfahrung lehrt, daß diese Betätigung des Daseins zwei Folgen zeitigt. Einmal verbraucht die Substanz der Lebewesen hierbei sich selbst, sie verzehrt sich in der Leistung, zum anderen bedarf sie zu der Leistung weiteren Materials, sie würde sich sonst verzehren an der Leistung. Soll also das Bestehen des Lebewesens gesichert sein, das Leben andauern, so erfordert dies die Zufuhr des zum Leben nötigen Materials von außen. Um nun Art und Menge des zur Lebenstätigkeit notwendigen Materials bestimmen zu können, bedarf es zuerst der Erkenntnis dessen, woraus das Lebewesen besteht. Denn da die Lebewesen sich aus dem zugeführten Material aufbauen, können die Steine des Baues, einzeln betrachtet, zeigen, woraus der Bau aufgeführt wurde. Die Wesen einer Art zeigen gleichartige Bestandteile, nur der Menge nach sind sie für das Einzelwesen verschieden.

Zerlegt man nun einen ganzen menschlichen Körper in seine Bestandteile, so weist z. B. der eines 61,8 kg schweren Mannes [1]) einen Gehalt von 40,694 kg Wasser (= 65,6 % des Körpergewichtes) und von 2,716 kg Asche (= 4,6 %) auf.

Die verbleibenden Bestandteile aber verteilen sich auf die Elemente

	kg	% des Körpergewichts
Kohlenstoff	11,357	18,0
Sauerstoff	3,682	6,5
Wasserstoff	1,694	2,7
Stickstoff	1,626	2,6

[1]) A. W. Volkmann in Ber. d. K. Sächs. Ges. d. Wiss. Leipzig, 1874.

Soll also der menschliche Körper leben, sich betätigen, so bedarf er hierzu einer Zufuhr an Material, das Wasser, Asche und die weiter hier aufgeführten Elemente enthält.

Frei, als Elemente, sind aber Kohlenstoff, Sauerstoff, Wasserstoff und Stickstoff nicht im Körper anzutreffen. Sie finden sich nur in Verbindungen, Gruppen von Elementen, denen nur ihnen eigentümliche Kennzeichen anhaften. Solcher Gruppen sind im Körper fünf enthalten. Erstlich die Eiweißarten und ihre Abkömmlinge, sodann die Fette, ferner die Kohlehydrate und, wie oben schon gesondert aufgeführt, Wasser und Aschenbestandteile.

Alle vier Elemente, Kohlen-, Wasser-, Stick-, Sauerstoff, sind in dem Eiweiß und seinen Abkömmlingen enthalten. Was diese unterscheidet, ist die verschiedene prozentische Verteilung der genannten Elemente in ihnen. Bemerkenswert ist es, daß Eiweiß 16 %, leimgebendes Gewebe 18 % Stickstoff enthalten. Es ist dies allerdings kaum mehr als ein Näherungswert, der zur wissenschaftlichen Verständigung über diese Begriffe Eingang gefunden hat. Denn in den bisher bekannten tierischen Eiweißarten wechselt der Stickstoffgehalt z. B. von 16,04—16,91 %; im Glutin, einem Bestandteil des leimgebenden Gewebes, bewegt er sich von 17,8—18,32 %.

Es ist auch nur eine weitere Annahme, daß die obengenannte Stickstoffmenge im Körper sich so verteilt, daß von ihr 88,89 % auf Eiweiß, 9,88 % auf leimgebendes Gewebe und schließlich 1,23 % auf Extraktivstoffe entfallen. Die genauen Zahlen zu kennen wäre aber von großer Bedeutung. Denn der Wert dieser Bestandteile ist für den Körper ein durchaus verschiedener.

Keinen Stickstoff enthalten die Fette. Ihr Gehalt an den Elementen Kohlen-, Wasser-, Sauerstoff ist prozentisch verschieden, je nachdem die festen Fettsäuren oder die Ölsäure in ihnen überwiegt. Immer aber ist es der Hauptsache nach der Gehalt an Kohlenstoff, der sie für die Ernährung wertvoll gestaltet. Sie enthalten davon 77 %.

Als ein dritter, aus den gleichen Elementen wie die Fette sich zusammensetzender Bestandteil sind die Kohlehydrate zu nennen, unter ihnen schwer faßbar, leicht zerfallend, das Glykogen. Der absoluten Menge nach kommt seinem Vorkommen geringe Bedeutung zu, da der jeweilige Vorrat an Glykogen im Körper noch nicht ½ kg betragen mag. Die Zuckerarten, die gleiche elementare Zusammensetzung zeigen, führen ein ähnliches, mehr ephemeres Dasein im Körper.

Dieser an sich toten Masse, wie die Feststellung des Chemikers sie zeigt, steht die in ständigem Wechsel begriffene lebende Substanz andersgeartet entgegen.

Alles Leben beruht auf einer fortwährenden Trennung und Bindung der kleinsten Teile des Organismus. Dieser Zustand wird unter anderem erreicht durch den mit der Atemluft eingeführten Sauerstoff. Bei einem Gewicht von 68—70 kg und im Zustand der Ruhe verbraucht der Körper täglich — aus rund 11 400 l eingeatmeter Luft — rund 730 g Sauerstoff. Ein ebenso unabweisliches Bedürfnis für den Körper ist das Wasser. Der alte Satz: „corpora non agunt nisi fluida" sagt schon aus, warum solches Bedürfnis vorhanden. Nur in Lösungen wirken die Stoffe aufeinander ein. In den jüngeren menschlichen Körpern beträgt die in ihnen vorhandene Menge an Wasser ungefähr 78 % des Körpergewichtes. Prozentisch nimmt die Wassermenge mit den Lebensjahren ab; absolut indessen vermehrt sie sich; in den ersten 25 Lebensjahren beträgt diese Zunahme an Wasser rund 40 kg. Der tägliche Bedarf eines erwachsenen Menschen, der normal lebt und mäßiger körperlicher Beschäftigung obliegt, ist nach Forster [1]) zu 2,2 bis 3,5 kg Wasser anzusetzen.

Die gleichen chemischen Verbindungen, wie sie der Körper aufweist, finden sich in den Nahrungsmitteln. Die Aufgabe des Körpers besteht darin, die tote Materie der Nahrung so zu behandeln, so zu gestalten, daß sie zu den vielfältigen Aufgaben der Zellen des Körpers verwendbar wird. Der Körper muß hierzu die tote Materie beleben. Dies muß im Prinzip zu allen Zeiten so gewesen sein. Verschieden war nur die Form, die Nahrungsmittelart, in denen die Nahrung geboten wurde, verschieden auch die Menge der jeweilig zu Gebote stehenden und benutzten Nahrung. Es ist ferner wahrscheinlich, daß die Nahrungsmittel auch in ihrer Zusammensetzung im Laufe der Zeiten wechselten. 1 kg Schweine-

---

[1]) Zeitschr. f. Biologie IX, 1873, S. 387.

fleisch vor 100 Jahren wird kaum die gleiche Fettmenge enthalten haben wie heute. Es ist auch wahrscheinlich, daß die damalige durchschnitttliche Arbeitsleistung eines Mannes nach Menge und Art von der heutigen verschieden war. Am chemischen Vorgang bei der Ernährung an sich ändert dies nichts.

Dem Pflanzenreich und dem Tierreich entnimmt der Mensch seine Nahrung. In beiden Fällen sind in den Nahrungsmitteln mineralische Stoffe mitenthalten. Die Fälle, in denen mineralische Stoffe, ausgenommen Kochsalz und in neuerer Zeit Nährsalze, dem Körper direkt zugeführt werden, bilden Ausnahmen. Die Nahrungsmittel sind die Träger der Nährstoffe, deren wir letzten Endes zum Leben bedürfen; es sind Stoffe, die sich als chemische Einheiten darstellen, insofern ihre Eigenschaften gestatten, sie zu charakteristischen Gruppen zu vereinigen. Als solche erkennen wir die gleichen Gruppen, wie wir sie als Bestandteile des Körpers aufzuweisen vermochten. Jedoch zeigen die gleichbenannten Gruppen Verschiedenheiten je nach ihrer Herkunft aus dem Pflanzen- oder dem Tierreich.

In bezug auf Nährstoffe bilden die Nahrungsmittel, mit wenigen Ausnahmen, wie gereinigter Zucker und reines Fett, eine Vereinigung mehrerer Nährstoffe. In den pflanzlichen Nahrungsmitteln überwiegt die Vereinigung aller drei organischen Nährstoffe, in den tierischen sind hauptsächlich nur zwei bewertbar, Eiweiß und Fett.

Nun sind aber Eiweiße aus dem Pflanzenreiche und solche aus dem Tierreiche ungleichartig in bezug auf ihre elementare prozentische Zusammensetzung. Das Kennzeichnende des Eiweißes, der Stickstoffgehalt, ist ein höherer bei den Eiweißen aus dem Pflanzenreich. Um Pflanzeneiweiß daher dem des menschlichen Körpers, also tierischem Eiweiß, gleichartig zu machen, es dem Körper anzugliedern, muß es eingreifend verändert werden. Diese eingreifende Veränderung entfällt bei dem Eiweiß aus Nahrungsmitteln tierischen Ursprungs. Da nun eine solche Veränderung gleichbedeutend ist mit einer höheren Leistung an innerer Arbeit, so ist der Verbrauch tierischen Eiweißes als Nahrung für den Körper gleichbedeutend mit Ersparnis an innerer Arbeit.

Gegenüber dem Eiweiß werden Fette und Kohlehydrate mitunter gemeinsam als eine Gruppe bezeichnet, als die der stickstofflosen Nahrungsstoffe. Ihr Vorkommen ist insofern ein gegensätzliches, als uns die Fette unserer Nahrung mit den tierischen, die Kohlehydrate hingegen mit den pflanzlichen Nahrungsmitteln überwiegend zugeführt werden. Durch die neuerdings in Aufnahme gekommenen Ersatzmittel für Butter werden jedoch auch Pflanzenfette, die früher nur in Form von Speiseölen Verwendung fanden, häufiger zur Ernährung herangezogen. Die in den pflanzlichen Nahrungsmitteln enthaltenen Fette zeigen eine nur unwesentliche Abweichung von der chemischen Zusammensetzung der tierischen Fette.

Die Kohlehydrate umfassen verschiedene Gruppen. Ist ihre chemische Zusammensetzung zwar gleichartig in bezug auf die Elemente, so sind diese doch verschieden vertreten. Diese Anordnung bedingt es, daß die Kohlehydrate in bezug auf ihre Löslichkeit sich verschieden verhalten. In Wasser sind die Zuckerarten ganz, die Stärke ist darin nur wenig löslich, die Cellulose ganz unlöslich. Mit dem Grade der Löslichkeit ist daher auch eine in dieser Reihenfolge abnehmende Bedeutung der Kohlehydrate für die Ernährung verbunden.

Große Verschiedenheiten weisen dann die Nahrungsmittel pflanzlicher und tierischer Art in bezug auf die in ihnen vertretenen Salze auf; in den pflanzlichen wiegen die Kalisalze, in den tierischen die Natronsalze vor. Es besteht daher hauptsächlich Verlangen nach Kochsalz, einem Natronsalz, bei pflanzlicher Nahrung. Dies aus dem Grunde, weil unter dem Einfluß der so zugeführten Kalisalze die Ausfuhr an Natronsalzen erhöht wird[1]).

Aber das Verzehrte wird erfahrungsgemäß nicht völlig für den Körper verwertet, nur das Brauchbare, das Verdaute. Die die Verdauung der eingeführten Speisen bewirkenden inneren Werkzeuge bedürfen daher hier nach ihrer allgemeinen Bedeutung der Erwähnung. Im Tierreich sind diese Organe ihrer Länge nach verschieden, je nachdem das Tier den Pflanzen- oder Fleischfressern zuzuzählen ist; sie sind kürzer für den Fleisch-,

[1]) v. Bunge, Physiol. Chemie, S. 114.

länger für den Pflanzenfresser. Die Länge des Gesamtdarmes des Mannes wird von Schwann mit 10,8—11,5 m angegeben, von Bencke und Merkel mit nahezu 8 m. Ein alter Schriftsteller, Spigelius [1]), bestimmte die Darmlänge als das Sechsfache der Körperlänge. Gegenüber der Messung Schwanns wäre also eine Veränderung beim Menschen in dieser Beziehung nicht erkennbar. Anders jedoch, wenn die Messungen der beiden anderen Forscher allgemeine Geltung hätten. Es wäre zu wünschen, daß durch vielfache Messungen der Länge des Verdauungstractus unsere Kenntnis auf diesem Gebiete weiter vervollständigt würde.

Die Aufgabe der Organe, welche der Ernährung dienen, ist die, zu zerkleinern und zu verflüssigen. Schematisch kann man sagen: die Zerkleinerung erfolgt in allen Teilen des Zuges. Die Kohlehydrate, mit Ausnahme der Zellulose, verflüssigen, lösen sich schon in der Mundhöhle, der Magen verflüssigt und löst die Eiweißkörper, im Darm wird dieser Vorgang fortgesetzt, und es werden ferner die Fette in einen dem Körper dienlichen Zustand, in eine Emulsion gebracht.

Erfahrungsgemäß werden nun nicht alle dem Körper zugeführten Nährstoffe durch ihn verwendet. Ein gewisser Teil von ihnen gelangt unbenutzt zur Abscheidung. Dieser Teil wird sich verschieden groß erweisen, je nach dem Bedarf des Körpers an Nährstoffen und der Möglichkeit, diesen Bedarf aus den zugeführten Nahrungsmitteln zu decken. Denn schon die ersten eingehenderen Untersuchungen [2]) über die Verdaulichkeit der Nahrungsmittel zeigten, daß tierische Nahrungsmittel besser vom Körper ausgenutzt werden, weniger Abscheidungen ergeben, als pflanzliche. Dies bestätigten spätere Forschungen [3]). Die von v. Rechenberg rechnerisch gefundene Ausnutzung für eine gemischte Ernährung, d. h. für eine solche, die aus tierischen und pflanzlichen Nahrungsmitteln besteht, wurde neuerdings durch eine an dreiunddreißig Personen vorgenommene Reihe von Beob-

[1]) De humani corporis fabrica, Francofurti 1632, S. 293.

[2]) Rubner, Zeitschr. f. Biologie 1879 ff.

[3]) v. Rechenberg, Ernährung der Handweber usw. Leipzig, Hirzel, 1890. Meinert, Massenernährung, Dresden, o. J.

achtungen [1]) bestätigt. Im Durchschnitt also steht die Ausnutzung unserer Nahrungsmittel fest; sie ist eine nur individuell wechselnde Größe.

Umstritten jedoch ist die Frage, wie die resorbierten Nährstoffe, die in die Blutbahn, die Zellen gelangten, von diesen bewertet werden. Es ist von vornherein klar, daß dem Eiweiß gegenüber den Fetten, den Kohlehydraten eine Sonderstellung hierbei gebührt. Nur das Eiweiß vermag dem Körper den benötigten Stickstoff zuzuführen. Wir folgen in bezug auf die allgemeine physiologische Bewertung dieses Nährstoffes dem Gedankengang Pflügers [2]): „Offenbar lagert in den Muskeln ein Vorrat einer unbekannten Substanz, die durch ihre Zersetzung die Arbeit leistet. Ist dieser Stoff zum größten Teil verbraucht, so muß ihn der Stoffwechsel wieder erzeugen. Daß dieser Stoff aus Eiweißen entstehen kann, habe ich bewiesen.

Und wenn wir nach dem Wesen dieses Stoffes fragen, so ergibt sich auf Grund meiner Ermittelungen, daß es sich um eine stickstoffhaltige Substanz handelt, weil jede Arbeit unter allen Umständen nicht bloß mit einer Vermehrung der kohlenstoffhaltigen, sondern auch der stickstoffhaltigen Zersetzungsprodukte verknüpft ist.

Dieser Stoff ist leicht zersetzlich, sich fortwährend bildend, auch in der Ruhe sich oxydierend, er ist zugleich die Kraftquelle. Der Stoff ist weder Zucker noch Fett, noch gewöhnliches Eiweiß, sondern Zellsubstanz, lebendiges Eiweiß.

Wenn die Lebenserscheinungen direkt mit diesen Stoffen verknüpft sind, dann werden sie auch mit diesen sich vermehren oder vermindern. Sie werden mit ihnen erhalten bleiben oder mit ihnen vergehen.

Die in jeder Beziehung richtige Unterhaltung der lebenden Eiweißsubstanz des Körpers muß das oberste Gesetz der Ernährung sein."

Trotz mancher Verschiedenheit in den einzelnen Auffassungen stimmen die verschiedenen physiologischen Schulen in Wahrheit

[1]) Slosse et E. Waxweiler, Enquête sur le Régime Alimentaire de 1065 Ouvriers Belges, Misch et Thron, Bruxelles et Leipzig 1910, S. 119.

[2]) Archiv d. ges. Physiologie L, 337.

in dem Punkte überein, daß das lebende Gewebe unter den weitaus häufigsten Bedingungen der Anziehung und Verwertung des Eiweißes der Nahrung den Vorzug gibt.

So erklärt Flügge[1]): „Bei andauernder angestrengter Arbeit ist aber nicht minder eine Erhöhung der Eiweißzufuhr notwendig, weil dann die zerlegenden Zellen verhältnismäßig großen Umfang haben und auch ein starker Eiweißgehalt der Säfte für die Unterhaltung der energischen Leistung notwendig ist."

Wir lesen bei Rubner[2]): „Jede unvollkommene Ernährung, partielle Inanition, erzeugt beim Menschen das Gefühl des Unbehagens und der Unbefriedigung. Mir scheint das Gefühl des Unbefriedigtseins bei ungenügender Ernährung mehr hervorzutreten, wenn die Eiweißzufuhr unzureichend ist, als wenn es an stickstofffreiem Material fehlt. Vielleicht spielt die ungleiche Dignität der Organe dabei eine Rolle. Der Verlust des an und für sich zur Reserve bestimmten Fettes ist eben ein anderer als jener des Eiweißes, das ja Bestandteil des Protoplasma sein kann."

Ferner bei Praußnitz[3]): „Die Zufuhr von Eiweißkörpern ist für den Körper Existenzbedingung. Das Eiweiß ist nächst dem Wasser der Hauptbestandteil der Muskeln. Es kann im Körper nur zum Ansatz kommen, die Muskulatur kann sich nur bilden und stärker werden, wenn der Körper Eiweiß erhält."

Hueppe[4]) schreibt: „Im allgemeinen erweist sich selbst bei einer großen Anzahl von Kalorien eine eiweißarme Nahrung als eine Art langsamen Hungertodes mit bedeutender Herabsetzung der Leistungsfähigkeit."

S. 365: „Gegenüber der generellen Forderung eines hohen Eiweißgehaltes der Nahrung, der allein die richtige Ausnutzung der Fette und Kohlenhydrate sichert....."

Voit[5]) sagt: „Aber das Eiweiß hat einen Vorrang vor den anderen Nahrungsstoffen dadurch voraus, daß es als leicht

[1]) Flügge, Grundriß der Hygiene, S. 222.

[2]) Rubner, Physiologie der Nahrung und Ernährung in Leyden, Handbuch der Ernährungstherapie, S. 132.

[3]) Praußnitz, Grundzüge der Ernährung, S. 338.

[4]) Hueppe, Handbuch der Hygiene, S. 364.

[5]) Hermanns Handb. d. Physiologie, VI, 1, S. 393.

zersetzlicher Stoff vor allem den Gang der Zersetzungen im Körper bestimmt, daß es zur Erhaltung des Körperbestandes für alle organischen Nahrungsstoffe eintreten kann und vorzüglich die Erscheinungen des Lebens ermöglicht."

Serafini[1]) faßt zusammen: „Man kann für eine gewisse Zeit und ohne größere Nachteile mit einer bedeutend geringeren Menge von Nahrungs-Eiweiß (als die Voitschen Ziffern verlangen) leben, wie ohne dasselbe das Leben unmöglich ist. Sind jedoch praktische und hygienische Ernährungen möglich, die quantitativ genügend sind, aber weniger Stickstoff enthalten? Und wer kann leugnen, daß Individuen und Völker, in deren Ernährung sich das Eiweiß unter der Normalziffer Voits vorfindet, schlecht genährt, klein, schwächlich und wenig tätig sind?"

In bezug auf das Fett aber scheint eines festzustehen[2]): „Daß bei überreicher Ernährung mit Kohlenstoff der Tierkörper den Schwerpunkt der Kohlenstoffanlagerung in die Aufspeicherung von Fett verlegt, und daß es hierfür keinen Unterschied macht, ob dieser Kohlenstoff in Form von Eiweiß, Stärke oder Fett eingeführt wurde. Die Fettablagerung ist für den Tierkörper, über dessen Zellen sich anhaltend ein überreicher Strom von Kohlenstoff ergießt, die einzige Möglichkeit, um zur Norm zurückzukehren. Die Fettbildung im Tierkörper ist also der Ausdruck eines regulatorischen Prinzipes. Da Arbeit und Fettproduktion unter demselben Nährstoffverhältnis und bei Aufnahme absolut fast gleicher Nährstoffmengen (Eiweiß, Kohlehydraten und Fett) geleistet werden, so ist die Fettproduktion der Ausdruck für nicht vom tierischen Körper geleistete Arbeit. Je mehr Arbeit ein Körper leistet, je weniger vermag er Fett anzusetzen, je weniger er an Arbeit leistet, desto größer muß, unter sonst gleichen Ernährungsverhältnissen, das zur Anlagerung gelangende an Fett werden."

Die Kohlehydrate können auf Grund ihrer chemischen Beschaffenheit nur ähnliches leisten wie das Fett. Ja, es läßt sich auf Grund ihres geringeren Kohlenstoffgehaltes aussagen, daß sie nur wenig mehr als die Hälfte dessen in dieser Beziehung vermögen, als die Fette. Da sie aber dem Speisebrei viel schneller durch den

[1]) Arch. f. Hygiene, Bd. 29.

[2]) Lichtenfelt, Die Bildung des Fettes im Tierkörper, Leipzig 1889, S. 56.

Körper entnehmbar sind als die Fette, so tritt bei ihrer Zufuhr ein schnellerer Ersatz des Verbrauchten wie durch die Fette ein.

Die Aschenbestandteile der Nahrungsmittel schließlich sind einem Gerüst vergleichbar, an das sich die organischen, verbrennbaren Nährstoffe bei den die Verdauung und Angliederung ausmachenden Umsetzungen klammern. Diese Vorgänge aber laufen auf eine Verbrennung hinaus. Der Kohlenstoff, der Wasserstoff der Nahrungsmittel erscheinen der erste als Kohlensäure, der letztere in Form von Wasser und Wasserdampf. Beide genannten Elemente treten zusammen mit dem Stickstoff als Harnstoff in den flüssigen Ausscheidungen zutage. Mit dem Harnstoff verlassen die von ihm nicht mehr benötigten Salze den Körper. Der im Körper erfolgende Stoffwechsel ist mit Wärmeentwicklung verknüpft. Die den Nahrungsmitteln entnehmbare Wärmemenge dient entweder zur Beschaffung und Innehaltung der zum Bestehen des Körpers und seiner Funktionen notwendigen Temperatur, oder die Wärme wird in bisher noch unaufgeklärter Weise in Kraft umgewandelt. Auf Grund der verschiedenen chemischen Zusammensetzung der Nährstoffe ist die aus ihnen entwickelbare Wärmemenge verschieden groß. Wie alle Wärme, wird auch sie so gemessen, daß man die Menge, die ein Kilogramm Wasser in seiner Temperatur von 0° auf 1° zu bringen vermag, als Einheitsmaß annimmt und die hierfür verbrauchte Menge an Wärme dann als Wärmeeinheit bezeichnet. Nach Stohmann vermag 1 g Eiweiß 4,8 Wärmeeinheiten, 1 g Fett deren 9,5, 1 g Kohlehydrate deren 4,1 zu entwickeln. Ist also für ein Nahrungsmittel der Gehalt an Nährstoffen bekannt, so vermag man auf Grund dieser Kenntnis seinen Wert an Wärmeeinheiten zu berechnen. Zu vergessen ist hierbei jedoch nicht, daß neben dieser Bedeutung der Nährstoffe die chemische einhergeht. So ist Eiweiß nur nach der Seite der Wärmewirkung mit Fett und Kohlehydraten vergleichbar. Sein Stickstoffgehalt unterscheidet es dagegen von diesen Nährstoffen, wie gesagt, durchaus.

Wie alle Lebewesen, wird der Mensch durch die von ihm aufgenommene Nahrung in seiner Zusammensetzung, in seiner Leistung verändert. Er aber allein beeinflußt seine Nahrungsmittel. Erstlich benutzt er bewußt die Erfahrung, die er an und mit den Nahrungsmitteln macht. Sodann ist er bestrebt, diese Erfahrung auf die vorteilhafteste Weise für sich auszunutzen. Auch für den Menschen gilt der Satz Darwins: „Der Erfahrung verdanken wir die Auswahl“. Erfahrung führte zum Erkennen und Beibehalten, zum Verändern des uns Nützenden. Erst den uns naheliegenden Zeiten war es vorbehalten, auch in der Richtung des Bedürfnisses in bezug auf Art und Menge der Nährstoffe größere Klarheit zu erhalten. Eine Richtung, die Voit [1]) in den Satz kleidet: „Verhütung des Verlustes an Eiweiß und Fett ist Hauptaufgabe der Ernährung“. Die Geschichte der Ernährung hat also die Veränderungen in der Beschaffung der Nahrungsmittel, als Vorbedingung des Verbrauches, in den Kreis ihrer Betrachtung zu ziehen. Sie muß versuchen, einen Einblick in die Umstände zu gewinnen, die den Verbrauch beeinflussen, sie muß bestrebt sein, ihn wo immer angängig, nach Maß zu bestimmen. Die durch den Verbrauch gezeitigten Erfolge muß sie sich angelegen sein lassen, an den meßbaren Erscheinungen, die logischerweise mit ihm in Zusammenhang gebracht werden können, aufzuweisen.

---

2. Kapitel.

Ernährung in urgeschichtlicher Zeit.

Aus unverfolgbaren Zeiträumen, deren Dauer die Geologen verschieden angeben, taucht der Mensch als ein omnivores Wesen auf. Diese Befähigung, seine Nahrung dem Pflanzen- und dem Tierreiche zu entnehmen, macht den Menschen in seiner Überdauer wesentlich unabhängig gegenüber Geschöpfen, die nur auf das eine oder andere Naturreich in der Nahrungsentnahme angewiesen sind. Dieser Umstand sichert dem Menschengeschlecht von vornherein ein Übergewicht in der Welt der organischen Wesen.

Man kann sich über die Heimat des Menschengeschlechtes nur in Vermutungen ergehen. Zurzeit hat die von Saporta [2])

[1]) Anthrop. Arch. Bd. 23, 1895, S. 469.

[2]) Saporta, Revue des Deux Mondes, 1883.

aufgestellte Theorie der Verbreitung der Menschen vom Nordpol her Anklang gefunden. Er sagt darüber: „Wir sind, wie man sieht, geneigt, die wahrscheinliche Wiege des Urmenschen weit nach Norden, bis in die den Pol umgebenden Länder zurückzuverlegen. Nur von dort konnte er, wie von einem Mittelpunkt ausstrahlen, um sich in mehreren Festländern gleichzeitig auszubreiten, und, nachdem er längs der Küste des Nordmeeres sich verschiedenartig entwickelt hatte, wiederholt Wanderscharen aussenden, die gleich Bienenschwärmen bestimmt waren, sich zu vermehren, zu verdrängen und gegenseitig zu ersetzen, bis zu dem Augenblick, da jede sich in einem mehr oder weniger südlich gelegenen Sondergebiet festsetzte und aufhielt, um dort ihre endgültigen Merkmale und Fähigkeiten anzunehmen. Das ist die Theorie, die am besten mit dem vorausgesetzten Werdegang der Menschenrassen übereinstimmt. Es gilt zu zeigen, daß sie in gleicher Weise den neuesten und bestbegründeten Errungenschaften der Geologie entspricht, daß sie außerdem, vom Menschen abgesehen, auf die Pflanzen und Tiere ihre Anwendung findet, die seine ersten Schritte begleitet haben und ihm aufs engste in den gemäßigten Gegenden, die später zum Sitz der Gesittung wurden, verbunden geblieben sind.“ Wo immer aber Menschen sich ansiedelten, konnte dies nur da geschehen, wo sie auch in bezug auf ihre Nahrung möglichst vorteilhafte Bedingungen ihres Gedeihens vorfanden.

Da noch weite Strecken der Erde unerforscht sind, mögen auch noch Andeutungen über die Lösung dieser Frage gemacht werden. Nicht nur die Polargegenden locken den Forscher, in den meisten Weltteilen ist noch Raum für Entdeckungen. In Nordkanada ist viel Urland, Zentrallabrador ist praktisch ein unbetretener Boden und Grönland im Innern wenig bekannt. So ist auch die lange nördliche Küstenlinie von Rußland und ihr eisbedecktes Hinterland noch von niemandem besucht worden, als von eingeborenen Nomaden. Wie hier harren noch große Probleme im russischen Zentralasien der Lösung, und die Erschließung Tibets und der Grenzländer von Indien und China bietet Aufgaben, die nur lange und umfassende Arbeiten vollbringen können. In Neu-Guinea haben in den letzten Jahren mehrere Unternehmungen wichtige Forschungen durchgeführt, aber auch hier ist nur der Anfang zu einer wirklichen Kenntnis des Landes gelegt. Der „schwarze Erdteil" ist zwar mit Ausnahme einiger weniger Wüsten und Gebirgsdistrikte durchforscht, aber das wissenschaftliche Studium über das Vergangene und Gegenwärtige beginnt erst in der Tat auch in diesem Erdteil. Südamerika bietet von einem Ende zum anderen der ethnologischen Forschung jeder Art ein weites Feld. Ausgedehnte Strecken dieses Erdteils sind kaum erst durchreist worden. Ebenso hat man mit der Forschung der submarinen Welt gerade erst begonnen, und die Tiefseeforschung eröffnet unendliche Aussichten für die Kenntnis des Meeresbodens.

Bedenkt man, daß die Oberfläche unserer Erde erst nach und nach von Wasser frei wurde, und daher die Menschen nur von den Gebirgen nach den Tiefländern sich ausbreiten konnten, so nimmt es nicht wunder, daß sie nach tastenden Versuchen vielleicht, die südlichen Gebirgshänge zuerst aufsuchten. Hier bot die freigebige Natur ohne darauf gerichtete Tätigkeit an Nahrung ihnen mehr, als auf den Nordabhängen. Von dieser Zeit entwarf schon Plutarch ein packendes Gemälde. „Der neugebildeten Erde, die eine von Wasserdampf erfüllte Luft umgab, konnte der Wechsel der Jahreszeiten nicht fühlbar werden. Noch waren die Flüsse nicht in Ufer gezwängt. Das Wasser bedeckte Dreiviertel der Erde als Sumpf, See, Teich, den Rest wieder Pflanzenwuchs, unheimlich, grauenerregend in seiner Fülle. Unsere Brotfrüchte fehlten, denn den Menschen mangelten ja noch Ackergeräte; so war dem keine Ernte beschert, der nicht zu säen verstand. Der Hunger trieb die Menschen um. Im Winter mußten Baumrinden sie nähren, und Moos, frische Wurzeln, Quecke und Heidekraut erschienen wie Leckerbissen. Gelang es den Menschen Bucheckern, Eicheln, Nüsse zu erlangen, so erfüllte Freude ihr Herz." Allerdings stellt Plutarch absichtlich die Menschen als nur Pflanzen verzehrend dar, um so die Lehre des Pythagoras zu erhärten, dessen Anhänger er war.

Während aus der ersten und zweiten Eiszeit der Erde keine sicheren Kulturreste stammen, treten in der Zwischenzeit zwischen der zweiten und dritten Eiszeit, in der Periode der sogenannten Kulturstufe von Chelles, die ersten von Menschenhand zurechtgeschlagenen Werkzeuge aus Stein auf.

Diese ältesten Werkzeugformen sind Faustkeile. Aus einem größeren Stück harten Gesteins, am liebsten aus Feuerstein, wurden durch grobes Behauen breite, handliche Instrumente gestaltet Mit ihnen konnte man stechen, bohren, schneiden, schaben, auch wühlen und schlagen. Das Ende, das man in der Hand hielt, war dick und rundlich. Der alte Faustkeil wird dann zuerst feiner, leichter und mannigfacher gestaltet in zwei Perioden, die man nach den Hauptfundorten die Kulturstufen von St. Acheul und von Le Moustier genannt hat. Sie zeigen Produkte aus der letzten Eiszeit, und neben Faustkeilen erscheinen schon andere Werkzeugformen, namentlich leichte Handspitzen und grobe Schaber aus Feuerstein. In der Kulturstufe von Le Moustier besaß der Mensch neue Steingeräte, Holzschaber, Kratzer und Lochbohrer. Langsam erlernte man auch die Hartteile der erlegten Tiere, Knochen, Zähne, Geweihe, zu Werkzeug und Schmuck zu verarbeiten.

In der jüngsten Steinzeit erscheint als erste Kulturstufe die von Aurignac. Der Faustkeil ist hier aufgegeben. Unter anderen unleugbar feiner gearbeiteten Werkzeugen finden sich hier spatenähnliche. Vielleicht waren sie zum Ausheben von eßbaren Pflanzenteilen gedacht. Im Madelenien, das seinen Namen nach den Funden in der Höhle La Madeleine bei Tursac im südfranzösischen Departement Dordogne erhalten hat, ist eine reiche Fülle primitiver Werkzeuge ausgebildet. Nach allem ist ein Fortschritt in deren Herstellung unleugbar. Ob aber eine weitausblickende, wirtschaftlich vorsorgende Tätigkeit die Verwendung der Werkzeuge krönte? Wir können es kaum glauben.

Den einschneidendsten Abschnitt für die Entwicklung der Ernährung machte die Heranziehung des Feuers für deren Zwecke. Das setzt voraus, daß die Menschen von dem Wert des Feuers sich überzeugt hatten. Es bedarf hier nicht des Eingehens auf die Sagen, die das Feuer ein direktes Geschenk der Götter nennen. Sie beweisen schließlich nur die schon frühe hohe Wertschätzung des Feuers auf den Gang der menschlichen Zivilisation. Was sind Entdeckungen? Es sind Beobachtungen von Erscheinungen, die in erweiterter Anwendung ausgenützt werden. Es muß daher irgendwo und irgendwann die bewahrende Wirkung der Sonnenwärme auf Früchte, auf Fleisch gemacht worden sein. Die Gleichheit der durch die Sonnenstrahlen hervorgerufenen Empfindung mit jener, die das Herdfeuer erzeugte, die Möglichkeit, durch Feuer Wasser zu erwärmen und so natürlich heißes Quellwasser nachzuahmen, war zu beobachten. Möglicherweise entstand die Vorliebe für den Gebrauch des Feuers auch dadurch, daß erhitztes Fleisch, erhitzte Körner besser mundeten als die rohe Masse. An den durch Blitz verursachten Bränden, an dem glühenden Ausfluß von Vulkanen, an heißen Quellen war Gelegenheit geboten, solche Beobachtung zu machen. Ein anderes Problem aber ist es, wie das Feuer zuerst gewonnen wurde.

Der dänische Forscher Georg Sarauw hat über das Feuer in vorgeschichtlicher Zeit alles Material in einer inhaltreichen Arbeit zusammengestellt, der die folgenden interessanten Angaben entnommen werden mögen. Das älteste Verfahren, Feuer zu erzeugen, scheint nicht, wie man früher glaubte, das Reiben oder Bohren mit zwei Hölzern gewesen zu sein, sondern das Aneinanderschlagen von harten Steinen. Das bezeugen die zahlreichen, namentlich in Skandinavien gemachten Funde, bei denen Knollen aus Pyrit (Schwefelkies) und Feuersteingeräte von besonderer Form zusammen vorkommen, aus deren Abnutzung man deutlich erkennt, daß sie als Schlagsteine benutzt wurden. Man hat sogar Funde gemacht, bei denen der Schlagstein aus Feuerstein (Flint) noch durch Rost mit dem zugehörigen Pyritknollen zusammengekittet ist. Die Pyritknollen, die man vereinzelt in Gräbern gefunden hat, zeigen deutlich Gebrauchsrillen. Zu Beginn unserer Zeitrechnung kommt in Nordeuropa ein Feuerschlagstein aus Quarzit von länglicher Form auf, der mit Stahl geschlagen wird. Schon Muck [1]) meint, „es hat eine große Wahrscheinlichkeit für sich, daß der Mensch das Feuer bei Anfertigung seiner Steingeräte kennen lernte". Die Pfahlbaumenschen schlugen zwei Feuersteine aneinander und ließen den Funken auf den Zunderpilz überspringen. Die Griechen benutzten hierzu das Pfriemenkraut oder bedienten sich

---

[1]) Muck, Die Kupferzeit in Europa, II. Aufl., Jena 1893.

mit Schwefel bestrichener Steine. Auf Cypern, in Sizilien steht Pfriemenkraut zu diesem Zweck in abgelegenen Gegenden noch heute in Ehren. Die Römer schlugen Feuer mit Stahl und Feuerstein. Die Eskimos erzeugen es mit Feuerstein und Eisenerz und fangen die Funken mit den behaarten Samen von Weiden auf. Sehr langer Zeit bedurfte es, bis dem Menschen unsere jetzt zu Gebote stehenden Arten leichter Erzeugung von Feuer bekannt wurden oder sogar das Drehen eines Knopfes den elektrischen Strom ihm zur Licht- oder Wärmequelle machte. Die damit dem einzelnen erwachsende Ersparnis an Zeit, die bequeme Bereitung des Mahles, zeichnen sofort den erreichten Abstand. Aber diese Errungenschaften verdanken wir nur dem neunzehnten Jahrhundert. Bis dahin, welch langsamer Fortschritt!

Nach Darwin [1]) ernährte sich der Mensch zuerst durch Früchte, eine Auffassung, die auf der Cuvierschen [2]) Meinung beruht, daß das menschliche Gebiß dem der Pflanzenfresser ähnele. Schon Virchow [3]) hat diese These schlagend widerlegt. Zwang und Notwendigkeit waren und sind die ursprünglichen Lehrmeister der Menschen. Dies wolle man nie vergessen. Aus ihnen ist zu erklären, daß der Mensch Allesesser wurde.

Die ersten Phasen der Entwickelung des Menschen werden durch Gewinnung von Nahrung zum sofortigen Verbrauch gekennzeichnet. Die Befriedigung des Nahrungsbedürfnisses war unter Umständen und zeitweise die nötigste Tätigkeit. So lebt der Buschmann nach Friedrich [4]). Er ißt, er trinkt alles, und zwar sobald sich ihm Gelegenheit bietet. Mit der Zeit hat sich der Wildstand, dem er nachzugehen gezwungen ist, verringert. Perioden der Dürre lassen ihn verdursten, verhungern. Mit Recht schreibt daher Darwin [5]) der Ausrottung des Wildes in erster Reihe das Aussterben der Eingeborenen zu.

Was uns aus den letzten vorhistorischen Zeiten die Erde aufbewahrte, spricht schon für eine geregelte, bewußte Tätigkeit für

[1]) Darwin, Die Abstammung des Menschen, I, 233.
[2]) Cuvier, Le règne animal, 1817, I, 86.
[3]) Virchow, Über Nahrungs- und Genußmittel, 2. Aufl., Berlin 1872.
[4]) Friedrich, Die Eingeborenen Südafrikas, Breslau 1873.
[5]) Darwin, Reisetagebuch eines Naturforschers, Kap. 19.

Ernährungszwecke, die hierzu Tiere und Pflanzen benutzte, nicht nur die einen oder die anderen.

Daß auch die Tiere solche Grenzen nicht überall scharf aufrecht zu erhalten vermögen, zeigen die Arten des Keapapageis (Nestor mirabilis) in Neuseeland. Während diese Vögel sich früher mit Beeren und Früchten, auch Würmern und Insekten sättigten, sind sie im Laufe des letzten Jahrhunderts zu ausgesprochenen fleischfressenden Raubvögeln geworden. Seit dem Jahre 1815 hat sich in Neuseeland die Schafzucht entwickelt. Ihr aber entstand in dieser Papageienart überraschenderweise ein Feind. Er stürzt sich auf die im Schnee steckengebliebenen Schafe, von denen den Züchtern Tausende dadurch zugrunde gehen. Mehrere Vögel machen förmliche Jagd auf das eine oder andere Schaf; dem erschöpften Tiere reißen sie Fleisch und Eingeweide sich zur Nahrung aus. Das gleiche Beispiel liefert sodann in Afrika der Madenhacker, (Buphaga erythrorhynchus) der seit dem Auftreten der Rinderpest zum Raubtier wurde; er frißt den Tieren die Ohren ab und macht ihnen Löcher auf Rücken und Schenkel.

Um die Stellung des Menschen als Allesesser zu verstehen, muß man bedenken, daß unter den Plazentalien die Insektenfresser die ältesten sind. Von ihnen führt ein Zweig zu den Flattertieren, die Insekten und Früchte fressen, zu Halbaffen und Affen, die neben Früchten auch Fleisch verzehren. Schon früher bog auf der Stufenleiter der Tiere der allesverzehrende Mensch ab. Mit der biologischen Entwicklungsreihe, die in bezug auf Ernährung in der hohen Komplikation des Wiederkäuermagens die Spitze des Stammbaumes erreicht, stimmt es, daß man viel leichter einen Wiederkäuer mit Fleisch, z. B. Kühe mit Fischen, als einen Löwen mit Pflanzenkost ernähren kann [1]).

Im Winter würde auch der Urahn unseres Geschlechtes nicht immer pflanzliche Nahrung sich haben verschaffen können. Auch ihn würde so die Not allein gelegentlich zum Fleischfresser gemacht haben. Hierzu trat der Umstand, daß feindliche Tiere und Menschen erlegt und, ebenfalls aus Not, verspeist wurden. Das führte zur Jagd, zur Fischerei.

---

[1]) Simroth, Abr. d. Biologie d. Tiere, 1901, S. 34.

Die Begabung aber hierfür ist bei den wilden Völkern wesentlich ausgeprägter als bei uns. Ist älteren Reiseschriftstellern, z. B. La Harpe, Histoire des voyages, zu trauen, so hatten die Hottentotten (nach Kolben) die Fähigkeit, Fische mit der Hand ebensogut zu fangen, wie mit irgendeinem hierzu von uns benutzten Hilfsmittel. Auf 100 Schritte trifft ihr Steinwurf mit Sicherheit selbst die kleinsten Ziele. Von den Bewohnern der Antillen sagt der Jesuitenpater du Tertre, daß ihre Geschicklichkeit im Pfeilschießen auf Vögel und Fische bewundernswert scheine. Der erlegten Fische bemächtigten sie sich durch Tauchen.

Von der Jagd aus einen Übergang zur Zähmung der Tiere zu finden, erscheint nicht schwer, wenn man auch noch heute Vorfallendes berücksichtigt. Häufig kehren Jäger mit den Jungen etwa erlegter Mütter nach Hause zurück; das junge Wild soll ihnen oder ihrer Familie zum Zeitvertreib dienen. Ebenso mag es mit den Jungen der Stammarten unserer Haustiere ergangen sein. In unseren zoologischen Gärten gelingt es, selbst die großen Katzenarten durch frühe Gewöhnung an menschlichen Verkehr zu einem hohen Grade von Zahmheit zu bringen. Die Zähmung der Stammeltern unserer jetzigen Haustiere wurde sicher an verschiedenen Orten, in verschiedenen Generationen der Menschen eingeleitet, verfiel durch die Macht widriger Umstände, wurde wieder aufgenommen, bis schließlich eine dauernde Benutzung sich ausbildete.

Dr. W. Vallentin fand bei den Bewohnern Neuguineas, daß sie, um Fleisch zur Nahrung zu haben, Schweine und zu besonderen Leckerbissen Hunde züchten. Kokosnüsse, Pisang vervollständigen das Mahl. Von gewissen Indianern Südamerikas [1]) sagt der gleiche Verfasser, daß sie sozusagen auf den Genuß des Fleisches vom Krokodil, Hirsch und Wasserschwein angewiesen seien. Die Zwergneger der Andamanen sind in bezug auf Nahrung gleichfalls auf die Ergebnisse der Jagd angewiesen, auf Fisch- und Schildkrötenfang [2]). Larven von Käfern und wilder Honig bilden Näschereien. Zu einer anderen Stufe der Entwickelung sind

[1]) Dr. W. Vallentin, Paraguay, Berlin, Paetel, 1907.

[2]) Ehlers, An indischen Fürstenhöfen.

schon die Indianer Mexikos gelangt. Sie formen aus halbgekochtem Mais flache Kuchen, die dreimal täglich bereitet werden, wie das Brot aus gemahlenem Mais. Zur Mehlbereitung verwenden die Weiber den ganzen Tag, der für sie schon morgens um 4 Uhr beginnt [1]).

Sicher mußte weiter der Grundsatz des Landbaues: zu säen, um ernten zu können, bekannt sein, ehe man dazu überging, planmäßig solches zu tun. Es ist ja bezeichnend, daß die ältesten Kulturpflanzen, wie die Knollengewächse, einjährige Pflanzen sind. Mit anderen Worten, die Voraussicht auf eine Ernte reichte nur auf ein Jahr. Die periodische Verlegung des Wohnplatzes zwang dazu, mehrjährige Pflanzen vom Anbau auszuschließen.

Die zufällige Entnahme eines Teiles der Nahrung aus dem Pflanzenreich in Gestalt von Früchten (Samen) allerlei Art, die Beobachtung, daß aus solchen, die neben der gelegentlich wiederaufgesuchten alten Wohnstätte zurückgeblieben waren, Früchte gleicher Art gediehen, mußte zum Anbau, oder besser gesagt, zu einem künstlichen Hervorrufen von Ernten leiten.

Noch eine andere Möglichkeit liegt vor. Nach Hildebrandt [2]) streuen die Galla in Zentralafrika beim Herannahen feindlicher Stämme die Getreidevorräte aus, damit sie erstlich nicht in deren Hände fallen, sodann aber bei Rückkehr der ehemaligen Besitzer ein bestelltes Feld ihrer harre. Hier mögen die Anfänge systematischen Säens gleichfalls zu suchen sein. Der Gedanke, durch Ausstreuen von Vorräten diese dem Feinde zu entziehen, lag nahe. Bei gelegentlicher Rückkehr an den verlassenen Ort folgte die Beobachtung der aufgegangenen und reifenden Saat. Die Nutzanwendung prägte sich von selbst ein. Der gleiche Beweggrund, Schutz vor Feinden zu sichern, konnte zur Bedeckung des ausgelegten Samens führen. Die Verwendung spitzer Steine oder gekrümmter Äste hierzu, je nach der Art des zu bearbeitenden Bodens, dann einer Verbindung beider, führte zur Ausbildung und Benutzung des Pfluges.

---

[1]) Sartorius, Mexiko, Landschaftsbilder und Skizzen aus dem Volksleben, Darmstadt, 1858.

[2]) Hildebrandt, Zeitschr. f. Ethnogr. 1874.

Von der Tertiärzeit an läßt sich auf ein Vorkommen der Menschen da schließen, wo, neben seinen eigenen Knochenresten, Geräte, Küchenabfälle, Kjökkenmöddings, Feuerstellen seine Anwesenheit verraten. Unter diesen Speiseabfällen der früheren Nordlandsbewohner und Wasseranwohner sind die Fischreste am häufigsten, unter ihnen die des Herings, dann des Schellfisches, der Scholle, des Seeaals. Eine Seehundart, auch der Biber und der Fischotter sind vertreten. Von den nur das Land bewohnenden Tieren zeigen sich Knochen vom Bär, Auerochsen, Wolf und Fuchs. Die des Luchs, der Wildkatze, des Marder fehlen nicht. Die vom Igel und der Hausmaus mögen eine mehr zufällige Beimischung sein. Die Klasse der Vögel vertreten Auerhahn, Alk und Singschwan.

Gegenüber diesen tierischen Resten der Wohnstätten im Norden zeigen die Pfahlbauten südlicherer Gegenden auch solche pflanzlicher Art. Diese deuten auf eine auch Ackerbau treibende Bevölkerung hin. Von unseren Brotfrüchten fehlt der Roggen bis zur Bronzezeit [1]). Schon die frühesten Pfahlbauten der östlichen Schweiz, auch die von Varese und Lagozza in der Lombardei, in Ungarn zeigen dagegen drei Weizenarten [2]). Sie weichen von unseren Arten — und dies ist bemerkenswert — auch dadurch ab, daß der Anbau der unseren vorteilhafter ist, weil sie im Korn größer sind. Auch die Hülsenfrüchte wurden der Kultur unterzogen. Eine noch heute in Spanien gezogene Bohnenart ähnelt der, die aus Funden der Schweiz und Italiens vorliegt. Von der Erbse gab es schon zur Bronzezeit eine unserer Gartenerbse ähnliche, kleinere Art.

Für den wirklich bestehenden Anbau liefern die geglückten Funde an Tierknochen ebenfalls den Beweis. Nach Voß [3]) verzehrten die älteren Schweizer Pfahlbauer das Fleisch aller nicht mehr arbeitsfähigen Tiere. Aus den von ihm beschriebenen Funden am Schloßberg bei Burg im Spreewald geht sodann hervor, daß das Kontingent der genossenen Tiere am größten war für das Haus- und Wildschwein. Die Schweine wurden jung

[1]) Heer, Die Pflanzen der Pfahlbauten, S. 16.

[2]) De Candolle, Origine des plantes cultivées, S. 285.

[3]) Voß, Arch. f. Anthrop. 30, 1904.

gegessen. Der Menge der gefundenen Knochen nach folgten Rind, Schaf, Hund, Ziege, Pferd in der Wertschätzung als Nahrung.

Welcher Art die wirtschaftliche Tätigkeit der Menschen dieser Zeit war, ist so nur allgemein festzustellen. Ob sie über das Bestreben hinausging, in bezug auf Nahrung gesichert zu sein, ist vorläufig dunkel. Bei den uns heute bekannten unzivilisierten Völkern verläuft die wirtschaftliche Tätigkeit fast nur so. Der Vorrat regelt den Verbrauch. Bald werden es pflanzliche, bald tierische Nahrungsmittel sein, die betont werden können. Noch werden die Mahlzeiten unregelmäßig genossen; wenn der Hunger treibt und Genießbares der einen oder anderen Art sich bietet, gelangt es zum Verzehr. So ist es bei den Eingeborenen Neuguineas [1]). Sie leben vollständig wie Menschen der Steinzeit.

Daß die Überlegung, bei Pflanzennahrung bedürfe es geringerer Fläche, um die Menschen zu nähren, sich den Nomaden bald erkennbar machte, ergibt die Rede eines Indianerhäuptlings an seinen Stamm [2]). Sie kennzeichnet den Gegensatz zwischen den beiden Perioden, der reiner Fleisch- und jener der eindringenden Pflanzennahrung, so scharf, daß sie auch hier Platz finde:

„Seht ihr nicht, daß die Weißen von Körnern, wir aber von Fleisch leben? Daß das Fleisch mehr als 30 Monate braucht, um heranzuwachsen, und oft selten ist? Daß jedes jener wunderbaren Körner, die sie in die Erde streuen, ihnen mehr als hundertfältig zurückgibt? Daß das Fleisch, wovon wir leben, vier Beine hat zum Entfliehen, wir aber nur deren zwei besitzen, um es zu fangen? Daß die Körner da, wo die weißen Männer sie hinsäen, bleiben und wachsen? Daß der Winter, der für uns die Zeit unserer mühsamen Jagden, ihnen die Zeit der Ruhe ist? Darum haben sie so viele Kinder (!) und leben länger als wir. Ich sage also jedem, der mich hören will: Bevor die Zedern unseres Dorfes vor Alter werden abgestorben sein und die Ahornbäume des Tales aufhören, uns Zucker zu geben, wird das Geschlecht der kleinen Kornsäer das Geschlecht der Fleischesser vertilgt haben, sofern diese Jäger sich nicht entschließen, zu säen!"

---

[1]) Dr. Wilhelm Vallentin, Irrfahrten, Berlin, H. Walther, 1899.

[2]) J. v. Ranke, Die Ernährung des Menschen, München, 1876.

Diesen Übergang machten alle früher oder heute seßhaften Völker durch. Eine grundsätzliche Trennung in nur fleisch- oder pflanzenverzehrende Völker ist, wie gezeigt, in vorhistorischer Zeit nicht durchführbar. Durch äußere Verhältnisse genötigt, wurde der Schwerpunkt der Entnahme von Nahrungsmitteln bald nach der einen, bald nach der andern Richtung verlegt. Viehzucht mag in ursprünglichen Verhältnissen ohne Ackerbau, Ackerbau ohne Viehzucht zu denken sein. Eine nur ackerbautreibende Bevölkerung wird aber nirgends vorgefunden. In genauer verfolgbaren Zeiten (Pfahlbauten) war die Ernährung schon eine gemischte, sie berücksichtigte tierische und pflanzliche Stoffe. Sie steht im Gegensatz zu der des schweifenden Jägers oder Hirten. Denn die Wirtschaft solcher Nomaden ist trotz ihrer Einfachheit und Einförmigkeit verschwenderisch ohne gleichen, sobald sie, wie es zumeist der Fall, die Bedürfnisse zum menschlichen Lebensunterhalt lediglich mit tierischer Nahrung deckt. Die Schilderung, welche uns Przewalski [1]), der sich drei Jahre in der Mongolei und dem Lande der Tungusen aufhielt, von der Lebensweise des nomadisierenden Ostasiaten entwirft, dürfte für die meisten solcher Völker zutreffen. Von besonderem Interesse ist es für uns, ihren Bedarf an Nahrungsmitteln zu erkennen. Er berichtet uns, daß der Nomade jenes umfassenden Ländergebietes, welches sich vom oberen Irtysch im Westen bis zur Mandschurei im Osten und von der sibirischen Grenze im Norden bis zur großen Mauer im Süden erstreckt, gewöhnlich weder Brot noch andere vegetabilische Kost genießt. Seine Nahrung besteht vorzugsweise aus Fleisch, von dem der Mongole zu einer Mahlzeit recht wohl 10 Pfund (= 4,1 kg; 1 Pfund russ. = 0,409 kg) zu verzehren vermag. Die Vertilgung eines Hammels mittlerer Schwere im Laufe eines Tages ist für die Gefräßigeren unter diesen Nomaden keine ungewöhnliche Leistung!

Solchem Verbrauch vermag nur die ausgedehnteste Produktion an Tieren gerecht zu werden. Auch diese kann ungefähr in ihrer Höhe angegeben werden. Von den Lappen erzählt Arthur de

[1]) Przewalski, Zeitschr. f. Ethnologie 1875, S. 353.

Capell-Brooke [1]): In ihrem Unterhalt hängen sie vom Renntier ab. Bei einem Besitz von 300—500 solcher Tiere kann ein Haushalt leidlich leben. Im Sommer begnügen sie sich mit der Milch dieser Tiere. Im Winter verzehren sie den im Sommer gewonnenen Käse und das Fleisch einiger Tiere. Brot kennt man nicht. Beerenfrüchte bringen Abwechselung in den Speisezettel.

Die Beduinen, ein anderes Wandervolk, sind schon zu gemischterer Ernährung übergegangen. Weizen wird zu gesäuertem Brot verarbeitet, Datteln, Trüffeln der Wüste ergänzen die pflanzliche Nahrung. Die tierische rührt hauptsächlich vom Kamel her. Die Milch wird süß und sauer verbraucht. Wer über zehn Kamele verfügt, ist ein Armer, wer deren dreißig bis vierzig besitzt, ein mittlerer, und wer deren mehr als sechzig hat, ein reicher Besitzer [2]).

Schaffhausen äußert die Meinung, daß der Mensch des Neandertals noch niedriger bewertbar ist als die kürzlich ausgestorbenen Papuas. Deren Ernährung bildete halbrohes Fleisch von Känguruhs, Eidechsen, Schlangen; halb verfaultes Fleisch verschmähten sie nicht [3]). Für die hier zu betrachtenden Beziehungen ist solche Einschätzung nicht von Belang. Alle diese prähistorischen Rassen fallen in die Periode der Unwirtschaftlichkeit oder der nach unseren heutigen Begriffen beginnenden Wirtschaftlichkeit. Es ist denkbar, daß die wirtschaftlich begabten Vertreter jener Rassen die Ahnen der jetzt lebenden Geschlechter waren [4]). Wir verstehen hier unter „Wirtschaft" im Sinne Büchers [5]). „. . . eine durch Güterausstattung vermittelte menschliche Gemeinschaft, ein Zuratehalten, ein Sorgen nicht nur für den Augenblick, sondern auch für die Zukunft, sparsame Zeiteinteilung, zweckmäßige Zeitordnung; Wirtschaft bedeutet Arbeit, Wertung der Dinge, Regelung ihres Verbrauchs, Vermögensansammlung, Übertragung von Kulturerrungenschaften von Geschlecht zu Geschlecht." Hierzu tritt der Gegensatz in der Art der Arbeit. Wenn bei uns die Er-

[1]) Arthur de Capell-Brooke, Ein Winter in Lappland und Schweden.

[2]) Burkhardt, Travels in Arabia, London 1829.

[3]) Ausland, 1845, Nr. 26.

[4]) Anthrop. Rev. 1868, Oktober, S. 43.

[5]) Bücher, Entstehung der Volkswirtschaft, 8. Aufl., Tübingen 1911.

werbsarbeit der derzeitige Ausdruck der Wirtschaft ist, war es bei allen Völkern auf vorbereitender Stufe die Bedarfsarbeit[1]). Die Bedarfsarbeit wird mit einer gewisen Selbstgenügsamkeit ausgeübt; sie wurde und wird mit Hilfe einer großen Vergeudung von Menschen, Kraft und Zeit betätigt. Sie fesselte die Frau, die Hüterin des Feuers (Dienst der Vesta), an das Haus. Dadurch erwuchs ihr die Möglichkeit, die Erzeugung von Pflanzennahrung in ihrer nächsten Umgebung (Krautgärten) zu übernehmen. So ergab sich die erste Arbeitsteilung: Beschaffung des tierischen Teils der Nahrung durch Streif- und Jagdzüge als Aufgabe des Mannes, pflanzlicher Nahrung als Leistung der Frau. Später erst gewann auch die Frau Einfluß auf den tierischen Teil der Nahrung. Die Viehwartung, bei Fischervölkern auch das Sammeln von Weichtieren, die das ebbende Meer am Strande zurückließ, fielen ihr zu. Das Haus und seine nächste Umgebung wurde zum Hauptstandort ihrer Berufstätigkeit. Daß die so gestaltete Beschaffung der Nahrung nicht eine gleichmäßige Verteilung ihrer Bestandteile nach Art und Menge an die beiden Geschlechter bedeutet, lassen die Untersuchungen Felix Somlós[2]) erkennen. „Aber die Weiber haben überall pflanzliche Nahrung an den Mann abzugeben und genießen häufig etwas von der durch den Mann erbeuteten tierischen Nahrung." Der Mann konnte so überwiegend karnivor, die Frau herbivor werden. Die verschiedene Speise mußte weiter eine fortschreitende Differenz in der Zusammensetzung der Körpersubstanz beider Geschlechter hervorrufen. Der Mann wurde, da kräftiger ernährt, kräftiger als die Frau. Diese wurde dem Mann je länger je mehr untertan.

Zur Erklärung der Ursprünge des Nahrungswesens tragen die Vergleiche mit zurzeit noch beobachtbaren wilden Völkerschaften einiges bei. Aber auch das aus urgeschichtlicher Zeit uns überkommene Material der Gebrauchsgegenstände ist lückenhaft. Zu den hieraus sich ergebenden Schwierigkeiten für die Beurteilung der Lebensweise der zahlreichen vergangenen Geschlechter aus diesem Zeitraum tritt eine weit größere. Die neuzeitlichen Menschen

[1]) Bücher, Arbeit und Rhythmus, 4. Aufl., Leipzig und Berlin, 1909.

[2]) Felix Somló, Der Güterverkehr in der Urgesellschaft, Travaux des Instituts Solvay, Misch et Thron, Bruxelles et Leipzig, 1909, S. 168.

erscheinen nicht befähigt, das Ausmaß geistiger und körperlicher Kräfte voll zu beurteilen, über das unsere so weit rückwärts lebenden Vorfahren verfügten. Das Verhältnis dieser Kräfte und Begabungen aber bestimmte naturgemäß den Gang der Entwicklung des Menschengeschlechtes. Diese gleicht einer Kette; wie in dieser ein Glied an das andere sich schließt, so auch in der Entwicklung. Wir kennen für die Verfolgung der Ernährungsweise hier nur wenige ihren Entwicklungsgang kennzeichnende Momente. Das Werden, die folgerichtige Entwicklung in der Benutzung der Nahrung verschließt sich unserem Erkennen. Nur soviel ist klar, nicht die Naturanlage allein, sondern die wirtschaftliche Notwendigkeit hat auch in vorhistorischer Zeit auf den Kreis der benutzten Nahrungsmittel bestimmend eingewirkt. Die Ansätze zu dem später Entwickelten erweisen sich aber in vorgeschichtlicher Zeit wesentlich fortgeschrittener, als zu vermuten war.

3. Kapitel.

Ernährung bei älteren nichteuropäischen Völkern.

Für die bisher beobachteten Perioden der Entwicklung der Menschheit bot nur die Kenntnis der aus diesen Zeiten überkommenen Gegenstände die Möglichkeit, auf die in ihnen geübte Weise der Ernährung Rückschlüsse zu ziehen. Mit dem Vorhandensein von Aufzeichnungen aber, mit dem Beginn einer Geschichtschreibung, ändern sich die Grundlagen unserer Betrachtung. Die Aufzeichnungen, die Auffassungen der Beteiligten oder derer, die sie beobachteten, sind ganz andere, wesentlich ausnutzbarere Quellen der Forschung. Ganz sicher ist unser Gesichtskreis auch in dieser Richtung der Erweiterung fähig. Alljährlich geben neue Funde neue Ausbeute über das Leben untergegangener Wirtschaftskulturen. Für Assyrer, Babylonier hat die Forschung erst vor kurzer Zeit eingesetzt. Für diese Völker liegt ein abgeschlossenes Bild der Erzeugung der Rohstoffe für die von ihnen befolgte Ernährung noch nicht vor. Es ist fraglich, ob wir für die ersten geschichtlichen Perioden dies jemals so uns verschaffen können, daß Vergleiche nach Art und Menge der verbrauchten Nahrungsmittel für einen Mann je eines Volkes zu einer gegebenen Zeit gezogen werden könnten. Die hierfür sich ergebenden Schwierigkeiten sind zweifacher Art. Sie liegen einmal darin, daß die Übereinstimmung der Begriffe der Nahrungsmittel infolge der Lücken der Sprachforschung nicht immer erweisbar ist; sodann ist die Umrechnung von Maß- und Gewichtsangaben unendlich schwierig, wenn solche Angaben überhaupt vorliegen. So finden wir uns den älteren Völkern gegenüber fast durchaus darauf beschränkt festzustellen, was sie zur Bestreitung ihres Nahrungsbedürfnisses hervorbrachten, wie sie es hervorbrachten und was sie der Art nach verzehrten.

6000 Jahre v. Chr. betreten wir in Ägypten sicheren geschichtlichen Boden und finden entwickelte wirtschaftliche Verhältnisse.

In diesem gesegneten Lande wurde der Landbau, die Viehzucht von jeher die Quelle des Wohlstandes[1]). Die Bilder in den Gräbern geben darüber reichen Aufschluß. Die Bewässerung wurde durch Kanal- und Dammbauten geregelt; zwar findet man auf den Denkmälern keine Abbildungen der Kanäle, aber die Anlage des Mörissees beweist die Geschicklichkeit jener Zeit im Wasserbau, der Zeit Amenemhets III., der auch die Höhe der Nilüberschwemmung alljährlich bestimmen ließ. An Bewässerungsmaschinen für solches Land, welches von der Überschwemmung nicht erreicht wurde, finden wir nur den Schaduf (in einem thebanischen Grabe), das noch heute benutzte Schöpfrad. — Der Pflug ist von altersher der noch heute übliche. Er zeigt eine hölzerne Schar, eine Deichsel mit einem Querbaum, der an den Hörnern der pflügenden Ochsen befestigt wird. — Die Aussaat geschieht aus kleinen Säckchen. Alsdann wird die Saat durch Schafe in den Boden eingetreten (nach Herodot, 14, durch Schweine); die Düngung des Ackerlandes erfolgte, wie heute, durch den Nil. Zur Ernte der Körnerfrüchte benutzte man kurze Sicheln oder nur

[1]) Nach Ed. Meyer, Ägypten.

die menschliche Hand; die Halme wurden ausgerauft oder dicht unter der Ähre abgeschnitten. Der Korntransport geschah auf Eseln, das Dreschen durch Ochsen. Das Sieben des Getreides besorgten Frauen mit Hilfe rechteckiger Siebe, die wahrscheinlich aus Palmrippen gemacht waren, Frauen auch verrichteten das Worfeln mit über die Fläche gebogenen Brettchen. Die ältesten Speicher stellen sich dar als ummauerte Höfe mit kegelförmigen Gebäuden, die oben ein Loch zum Einschütten, unten ein Fenster zum Entnehmen des Kornes haben. Im mittleren Reiche waren hierzu mehr Gebäude mit flachen Dächern im Gebrauch, die man auf einer Treppe ersteigt; das Dach hat ebenfalls Löcher zum Einschütten. Diese Gebäude ähnelten in ihrem Aussehen denen, die heute noch, als phönizische Überbleibsel angesprochen, in Sardinien sichtbar sind. Sie heißen dort Nurraghi. An Getreidearten waren Gerste und Weizen, im neuen Reiche auch Durra häufig. Im Delta des Nil wurden Linsen gebaut, außerdem waren Zwiebeln, Gurken, Melonen u. dergl. bekannt. — In der Viehzucht waren die Rinder der Zeburasse beliebt, weiße, rot und schwarz gefleckte, hellgelbe und braune. Meist sind die Tiere langhörnig, oft auch hornlos, selten kurzhörnig (letzteres mehr im neuen Reiche). Die Hörner wurden oft künstlich verbogen. Nach der Überschwemmung wurde das Vieh in die Marschen des Nordlandes getrieben, wo es unter der Obhut der verachteten „Viehhirten“ bleibt. Im übrigen wurden Schafe, Ziegen und Esel gezüchtet; daneben auch Antilopen und Steinböcke. Geflügel wurde eigentlich nicht gehalten und aufgezogen, sondern nur zur Mästung eingefangen, so Gänse, Enten, Schwäne, Tauben, Kraniche. Im neuen Reich, gegen 600 v. Chr., wurden die Haushühner aus Indien eingeführt; etwas früher erscheint schon in Abbildungen das Pferd und der Maulesel, auch Schweine sieht man einmal auf ihnen. Büffel und Kamele sind noch unbekannt. Die Rinder erhielten von altersher einen Eigentumsstempel.

Eine der beliebtesten Vergnügungen der ägyptischen Großen war die Jagd. Man betrieb die Vogeljagd mit dem Wurfholz, dem Bumerang unserer Zeit, wenn das Ziel verfehlt ist, kehrt das Geschoß zum Schützen zurück; der gewerbsmäßige Vogelfänger bediente sich dagegen der Netze und Fallen. Der Fischfang wurde als Sport mit der Spießgabel, sonst mit Angel, Netz und Reuse ausgeführt. Die Krokodiljagd hat man sicher betrieben (Herodot II 69, 70). Das Nilpferd suchte man mit der Harpune zu erlangen. Sehr beliebt war naturgemäß die Wüstenjagd auf Steinbock, Antilope, Hyäne, Schakal, Fuchs, Igel, Hase, Ichneumon, Genettkatze, Leopard und Löwe. Man hetzte die Tiere mit einer Art Windhunde, welche heute im Sudan „Slughi" heißen, oder man suchte z. B. die Antilope mit dem Lasso zu fangen. Bogen und Pfeile waren die Jagdwaffen. Häufig wurden Treibjagden veranstaltet. — Auch das Zähmen wilder Tiere stand in Übung. Löwen sollen den Ramses II. in die Schlacht begleitet haben.

Diese auf Grund der Betrachtung der Monumente gewonnene Schilderung erhält durch die Nachrichten des Herodot einige Erweiterungen. So erzählt er „Sie (die Ägypter) essen auf den Straßen", und er bezeichnet (II, 37) „heiliges Gebäck, Rind- und Gänsefleisch als tägliche Speise der Priester, denen Fischnahrung verboten ist. Bohnen pflanzt man nicht in Ägypten, die Priester halten sie für unrein." Auch Kuhfleisch (41) scheint als Nahrung verboten gewesen zu sein, nicht Stierfleisch. „Das Schwein (47) gilt den Ägyptern für unrein, nur an den Festen der Mondgöttin und des Dionysos darf das Fleisch geopferter Schweine verzehrt werden." Von den Fischen essen „die Ägypter die einen roh, die anderen eingesalzen. Wachteln, Enten und das kleine Geflügel genießen sie roh." „Alle anderen Vögel und Fische, mit Ausnahme der heiliggehaltenen (72, Schuppenfische und Aal) genießen sie gebraten und gekocht." (17) „Sie essen Brot und machen es aus Spelz." Hier ist die Erwähnung des Spelz ganz besonders bemerkenswert. Herodot bemerkt schon, II, 36, ausdrücklich: „Die anderen Menschen nähren sich von Weizen und Gerste, die Ägypter aber von Spelz." Noch Prosper Alpinus, Ende des 16. Jahrhunderts n. Chr. bemerkt dies: „ibi enim nulla alia genera panis cognoscuntur quam ex tritico parata." Ein wunderbar starres Festhalten! Im Wechsel der im Lande herrschenden Völker, immer das gleiche Brot!

Ziehen wir aus dem vorgetragenen Material die möglichen Schlußfolgerungen. Die Ernährung in Ägypten war eine gemischte. Sie berücksichtigte sowohl pflanzliche wie tierische Nahrungsmittel.

Die Fortschritte, die in der Anwendung von Produktionsmitteln sich zeigen, beweisen die Notwendigkeit der Erzielung höherer Erträge infolge zunehmender Volkszahl oder steigenden Mehrverbrauches des einzelnen. Die Gliederung der Bewohner in Kasten erhält in den für sie geltenden Speisevorschriften äußeren Ausdruck. Es wird erkennbar, daß den leitenden Kasten, auf Grund ihrer Beschäftigung mit der Jagd, eine größere Möglichkeit des Fleischverzehrs sich darbot, als den unteren, geleiteten, Handarbeit leistenden. Man zwang in Ägypten das niedere Volk zu einer Arbeit ohne Rast [1]), der Ackerbau verzehrte seinen Schweiß wie seine Gesundheit; in elende Hütten einquartiert, starb es an Ermattung und Krankheit dahin, ohne daß jemand sich darum kümmerte, und von den wundervollen Ernten, die es zutage förderte, von den unvergleichlichen Früchten, die es zog, gehörte ihm nichts. Kaum wurde ihm ein — nicht einmal zu seiner Ernährung ausreichender — Anteil daran bewilligt.

Ein klareres Bild der Entwicklung der Anschauungen über die Ernährung erhalten wir auf Grund der Bibel für das Volk Israel. An der Hand dieses einzigartigen Dokumentes über den Verlauf der Geschichte eines Volkes kann man auch den Fortgang seiner Ernährungsweise verfolgen. Die Schilderungen reichen in eine Zeit zurück, in der der Zufall, die gelegentliche Beute auch den Israeliten noch Nahrungsmittel gewährte. Nicht der Mensch bestimmte seine Nahrung, seine Nahrung bestimmte ihn. Denn wie zu einer gewissen Zeit alles verzehrt wurde, was verzehrbar war, läßt sich aus den Verboten erkennen, die z. B. I. Moses, XI. gegeben sind: Wiesel, Maus, Krähe, Igel, Molch, Eidechse, Blindschleiche, Maulwurf wurden als Nahrung verboten, wohl weil sie noch gelegentlich verzehrt wurden. Noternährung zeigt auch ferner Hiob 30, 4 ff.: „Die Kinder loser und verachteter Leute, die man aus dem Lande weggetrieben. Die da Nesseln ausraufen um die Büsche, und Ginsterwurzel ist ihre Speise.“ Eine andere Übersetzung setzt dafür „Wachholderwurzel“. An dem Sinn ändert dies nichts. Es soll die geringste Ernährungsmöglichkeit bezeichnet werden. In der Bibel werden eine ganze Reihe von Pflanzen namhaft gemacht, die zur Ernährung dienen. Von den Getreidearten

[1]) II. Mos. 2, 23 und Kap. 5.

gehören hierher Weizen, Roggen, Gerste, Hirse. Weizen und Roggen waren, wie es scheint, schon in den Arten von Winter- und Sommergetreide bekannt. Es ist allerdings nicht zu verhehlen, daß bei der Übersetzung dieser Ausdrücke angesichts der Schwierigkeit der Erkennung der richtigen Arten, mitunter sehr frei verfahren wurde. (Siehe obiges Zitat nach Hiob 30.) Von den Hülsenfrüchten sind drei Arten: Bohnen, Linsen, Kichererbsen vertreten. Von den Baumfrüchten, die ihrer chemischen Zusammensetzung nach mehr Nahrungs- wie Genußmittel sind, werden Datteln schon früh[1]), später die des Johannisbrotbaumes[2]) (Ceratonia siliqua), erst viel später[3]) die des Ölbaumes erwähnt. Zu gleicher Zeit wurde dann in bezug auf das Tierreich eine umfangreiche Liste[4]) dessen gegeben, was aus ihm zu essen gestattet, was als tierische Nahrung zu essen verboten war. Sie lautet:

Vers 3. Du sollst keinen Greuel essen. 4. Das ist aber das Tier, das ihr essen sollt: Ochs, Schaf, Ziege, 5. Hirsch, Reh, Büffel, Steinbock, Gemse, Aurochs und Elend; 6. Und alles Tier, das seine Klauen spaltet, und wiederkäuet, sollt ihr essen. 7. Das sollt ihr aber nicht essen von dem, das wiederkäuet, und von dem, das die Klauen spaltet: das Kamel, der Hase und Kaninchen, die da wiederkäuen und doch die Klauen nicht spalten sollen euch unrein sein; 8. Das Schwein, ob es wohl die Klaue spaltet, so wiederkäuet es doch nicht, soll euch unrein sein. Ihres Fleisches sollt ihr nicht essen, und ihr Aas sollt ihr nicht anrühren. 9. Das ist, daß ihr essen sollt von allem, was in Wassern ist, alles, was Floßfedern und Schuppen hat, sollt ihr essen. 10. Was aber keine Floßfedern noch Schuppen hat, sollt ihr nicht essen; denn es ist euch unrein. 11. Alle reine Vögel esset. 12. Das sind die aber, die ihr nicht essen sollt; der Adler, der Habicht, der Fischaar, 13. der Taucher, die Weihe, der Geier mit seiner Art. 14. Und alle Raben mit ihrer Art. 15. Der Strauß, die Nachteule, der Kuckuck, der Sperber mit seiner Art, 16. Das Käuzlein, der Uhu, die Fleder-

[1]) I. Mos. 43, 11.

[2]) II. Mos. 15, 25.

[3]) V. Mos. 6, 11.

[4]) V. Mos. 14. cf. auch: Reinach, Les interdictions alimentaires et la loi mosaïque, Paris, 1900.

maus, 17. Die Rohrdommel, der Storch, der Schwan, 18. Der Reiger, der Häher mit seiner Art, der Wiedehopf, die Schwalbe. 19. Und alles Gevögel, das kreucht, soll euch unrein sein, und sollt es nicht essen. 20. Das reine Gevögel sollt ihr essen. 21. Ihr sollt kein Aas essen; dem Fremdling in deinem Thor magst du's geben, daß er's esse, oder verkaufe es einem Fremden; denn du bist ein heilig Volk dem Herrn, deinem Gott. Du sollst das Böcklein nicht kochen in der Milch seiner Mutter. — Hier ist die innigste Beziehung zwischen Nahrung und Gesittung schon anerkannte Tatsache.

Aus der Liste des so Verbotenen ist, mit Ausnahme von Schwein Hase, Kaninchen, kaum ein Tier in die Reihe derer gelangt, die noch als Nahrungsmittel gelten. Die Gründe für diese Verbote und Gebote werden ebenfalls ersichtlich. Das Blut zu genießen, ist nicht erlaubt. Das Fleisch junger Tiere ist nicht in der Milch ihrer Mütter zu kochen. Für das erste Gebot wird als Begründung angeführt: „Des Fleisches Seele ist im Blut." Es sind also mehr religiöse, animistische, als hygienische Momente, die hier maßgebend werden. Hygienische Gründe überhaupt können hingegen für das Verbot des Genusses von Schweinefleisch auch heute noch von dem, der den Orient kennt, kaum anerkannt werden. Gegen den Genuß des Fleisches von Kaninchen bestehen, ebenso gegen das des Hasen, in der breiten Schicht unserer Bevölkerung auch heute noch stellenweise Abneigungen. Beide Tiere gelten als krank. Es mag indessen, und die Begründung des Verbotes des Blutgenusses weist darauf hin, die Furcht bestanden haben, den Dämon der dem Genuß versagten Tiere dem Menschenleib einzuverleiben. Gleicherart vielleicht waren dann auch die Gründe für Versagung des Genusses von Schweinefleisch und Kamelfleisch. Der Eber war das Opfertier Baals, das Kamel das Opfertier der Beduinen. Durch das Fleisch solcher Tiere, die fremden Göttern geheiligt waren, ihnen Nahrung gaben, hätten Einflüsse auf den Leib der Israeliten bewerkstelligt werden können.

Bei dem Auszug aus Ägypten [1]) heißt es: „Es zogen mit ihnen Schafe, Rinder und sehr viel Vieh, und sie backen aus dem rohen Teig, den sie aus Ägypten brachten, ungesäuerte Kuchen." Un-

---

[1]) II. Mos. 12, 37/39.

gesäuert war der Teig, weil der Aufbruch plötzlich erfolgte „und hatten ihnen sonst keine Zehrung zubereitet".

Hier sind zwei Nachrichten bemerkenswert. „Sehr viel Vieh" läßt die Deutung zu, daß außer den angeführten Arten noch andere den Viehstand erhöhten. Da aber die Israeliten, wie die Ägypter, unter dem Verbot des Genusses von Schweinefleisch lebten, könnten hier nur Ziegen, vielleicht Antilopenarten und vom Geflügel Gänse gemeint sein. Es ist aber die Stelle auch der Auslegung fähig, daß die in ihr genannten Vieharten zahlreich vertreten waren. Durch den Genuß ungesäuerter Kuchen aber wird wahrscheinlich, daß die Israeliten damit vielleicht zu einer vor der Wanderung nach Ägypten geübten Gewohnheit zurückkehrten. Erst in Ägypten mögen sie die Verwendung des Sauerteiges erlernt haben.

Zeigen diese im Auszuge mitgeteilten Vorschriften schon, daß die Ernährung Israels eine gemischte war, so wird dies noch an einigen anderen Stellen der Bibel deutlich.

Bei der Wanderung in der Wüste sehnten sich die Israeliten nach Ägypten, da sie die Fleischtöpfe verlassen, bei denen sie gesessen und „hatten die Fülle Brot zu essen". Nur die tierische Nahrung war also dauernd zu erlangen. Die pflanzliche war in ihrem Vorrat erschöpft. Es erfolgte daher die Speisung „mit Manna, weiß wie körnender Samen und hatte einen Geschmack wie Semmel mit Honig". Hiervon erhielt ein jeglicher Mensch ein Kor (1 Kor = 10 Bath = 200 l). Mit dieser Menge aber hatten die Wandernden außerdem wohl noch Vieh zu ernähren. Das Gegenteil, ein Mangel an Fleisch, zeigt sich später [1]). Moses klagt Gott: „Woher soll ich das Fleisch nehmen, daß ich allem diesem Volk davon gebe? Sie weinen vor mir und sprechen: Gib uns Fleisch, daß wir essen!" Der Verbrauch von Fleisch war hiernach ein allgemeiner, er war nicht auf eine Kaste oder Sozialklasse beschränkt.

Aus den sehr umständlichen Vorschriften für die darzubringenden Opfer sind verschiedene Anschauungen ableitbar. Rind und Schaf sind aus dem Tierreich hauptsächlich dazu bestimmt, auf dem Altar des Herrn verbrannt, diesem ein angenehmer Geruch zu sein. Da bei allen Dank- und Sühneopfern das Fett der Tiere [2])

[1]) IV. Mos. 11, 13.

[2]) III. Mos. 4, 3 u. 4.

mitverbrannt werden soll, war dies wohl besonders geschätzt; mußte geschätzt sein, da Schweinefett zu genießen verboten war. Andererseits war wohl Speiseöl im Gebrauch. Denn für das Speiseopfer wird Semmelmehl mit Öl begossen verlangt. Diese Vereinigung, die als „begozzen Brot" auf den Kreuzzügen zur Bekanntschaft der Westvölker gelangte, noch im späten Mittelalter bei uns gerühmt wird, zeigt, wie starr an der einmal eingebürgerten Nahrung festgehalten wird. Das Gebackene soll weder Sauerteig noch Honig enthalten. Wie alle Religionsvorschriften bestrebt sind, alte Sitten zu bewahren, so auch diese. Die Benutzung von Sauerteig beim Backen, das Süßen des Teiges mit Honig waren neuere Errungenschaft. Sie sollten, dem Althergebrachten gegenüber, in die Gebräuche der Religion nicht eindringen.

Später, aus der Zeit der Könige, läßt sich der Gegensatz erkennen, der sich in der Ernährung für Vornehm und Gering in Israel ausgebildet hatte. Im ersten Buch der Könige erfolgt die Aufzählung des täglichen Verbrauches des Hofstaates des Königs Salomo. Er bedurfte zu dessen Speisung 30 Kor Semmelmehl, 60 Kor anderes Mehl. Das bedeutet, falls die Maßübertragung richtig ist, 16 000 l Mehl und setzt so eine Beteiligung an diesem Verbrauch von ungefähr 9000 Personen voraus. „Zehn gemästete, 20 Weiderinder und 100 Schafe, ausgenommen Hirsche, Rehe, Gemsen und gemästetes Vieh" treten als tierischer Teil der Nahrung hinzu. Jedes der Rinder hatte nur 250 kg Fleisch zu bieten, jedes Schaf deren 15, um für den Mann 1 kg Fleisch zu liefern. Dazu trat dann noch das Fleisch der jagdbaren Tiere, des gemästeten Viehes, worunter, nach dem in Ägypten befolgten Verfahren, Gänse und Enten zu verstehen sind. Jedenfalls scheint die Ernährung mit Fleisch bei den Mitgliedern des salomonischen Hofstaates sehr ausgeprägt gewesen zu sein.

Vor Salomo, zur Zeit Davids schon, erhalten wir einen vollständigen Einblick in die Elemente der Volksnahrung. Sie bestand [1]) einmal in 200 Broten und 2 Lägel Weins und 5 gekochten Schafen und 5 Scheffel Mehl und 100 Rosinenkuchen und 200 Feigenkuchen. Das ist also eine vollständige Zusammenstellung dessen, was heute

---

[1]) I. Sam. 25, 18.

noch für einige Tage für mehrere Menschen ausreichen würde. Zum anderen [1]) sind es 10 Brote und 10 Käse, die Isai seinem Sohn David als Reisevorrat mitzunehmen anbefiehlt. Dann aber wird dem David und seinen Genossen bei späterer Gelegenheit [2]) Weizen, Gerste, Mehl, Bohnen, Linsen, Grütze, Honig, Butter, Schafe und Rinderkäse gebracht.

Gegenüber der Ernährung des Hofstaates zeigt die des Volkes überwiegend pflanzliche Elemente. Es hat sich eine Scheidung nach Sozialklassen vollzogen. Das Schaf allein bietet dem Volk Fleischnahrung; von anderen Nahrungsmitteln tierischen Ursprungs benutzt es nur Käse. Die Hauptmasse der Nahrung bilden pflanzliche Stoffe. Da Fett in keiner Form, es sei denn, daß es als Bestandteil des Fleisches und des Käses mit zum Verzehr gelangt, besonders Erwähnung findet, so scheint die Nahrung durch reichlichen Verzehr von Kohlehydraten sehr voluminös gewesen zu sein. Um sie gehaltvoller zu machen, werden getrocknete Früchte, Rosinen, Feigen, Produkte des Landes, reichlich verwendet.

Aber noch in anderer Richtung erhellt, daß die Beziehungen zwischen Speise und Mensch, seinem Wirken, seinem Tun bewertet wurden. Es ist dies die Vorstellung, daß die Enthaltung von Speise überhaupt oder die Beschränkung in bezug auf die Aufnahme nur gewisser Speisen geeignet sei, nicht nur innerhalb der realen, sondern auch in die außerkörperliche Welt hinein Wirkung zu äußern. Die Israeliten fasten nach dem Tode Sauls. Esther [3]) hält es für ratsam, ihrem Gesinde zu empfehlen: „fastet für mich, daß ihr nicht esset und trinket in dreien Tagen, weder Tag noch Nacht; ich und meine Dirnen wollen auch also fasten. Und also will ich zum Könige hineingehen wider das Gebot; komme ich um, so komme ich um.“ Die von Höfler [4]) zum Ausdruck gebrachte Auffassung, das Fasten sei ein Totenkult, ein Verzicht auf Speise zugunsten der Toten, wäre zu erweitern. Auch hier fasten Esther und Umgebung im Hinblick auf den Tod, aber zu seiner Vermeidung. Im neuen Testament rückt die Erwähnung

---

[1]) I. Sam. 17, 8.

[2]) II. Sam. 17, 28, 29.

[3]) Esther 4, 16.

[4]) Höfler, Archiv f. Anthrop. XXXIV, 1907.

des Fastens[1]) noch weiter von Beziehung auf den Tod oder die Toten ab.

Das Fasten erfolgt dann weiter, um Teufel auszutreiben[2]), nur um des besonderen im Fasten erblickten Verdienstes willen[3]). Schließlich waren diese Vorstellungen der Ersprießlichkeit des Fastens überhaupt schon Kennzeichen, Vorschriften einer besonderen Sekte. Kein geringerer als David Strauß nimmt an, daß Johannes der Täufer, Jesus selbst ihr angehört hätten. Es war dies die Sekte der Essener. Wir würden heute der Ansicht sein, daß sie als allein gestattete Ernährung die Form des durch Fischkost gemilderten Vegetarismus predigte. Mit diesen Anschauungen aber hat die hier in Frage stehende Vorstellung bis in die Neuzeit in Gestalt der Fastenvorschriften Geltung. Sie durfte nicht unerwähnt bleiben, um der Kontinuität der Anschauungen in bezug auch auf Ernährung Ausdruck zu geben.

In der Lehre von der Ernährung spielt der Hinweis auf die genügsamst lebenden Inder eine nicht zu unterschätzende Rolle. Hinter dem Worte „Inder" liegt ein sehr flüssiger Begriff. Bezeichnet man damit die Einwohner des Kaiserreiches Indien, so umfaßt man mit ihm an 300 Millionen Menschen, die sich auf 500 Quadratkilometer verteilen. Die Verallgemeinerung wird dadurch noch unberechtigter, daß auf dieser Fläche die größten bekannten Erhebungen über dem Meere sich befinden. Dadurch allein kommt in die Produktion der für die Nahrung verwendbaren Rohstoffe eine sehr große Mannigfaltigkeit.

Sind die Ebenen hauptsächlich dem Reis- und Weizenbau gewidmet, „so gedeihen am Südabhange des Himalaya bis zur Höhe von 9000 Fuß Reis, Hirse, Weizen; letzterer geht in Ladakh bis 13 000 Fuß, eine Gerstenart, Grim genannt, wird noch in 13 bis 14 000 Fuß Höhe ü. M. angebaut"[4]). Die Annahme einer gleichartigen Ernährung aller Bewohner Indiens ist noch aus anderem Grunde unzutreffend. Die Bevölkerung ist sehr verschiedener Abstammung und Religion. Durch Jahrtausende haben diese

[1]) Ev. Matth. 9, ab V. 14.
[2]) Ev. Marc. 9, 29; wörtlich ebenso Ev. Matth. 17, 21.
[3]) Ev. Luc. 18, 12.
[4]) Ehlers, An indischen Fürstenhöfen, I, S. 131.

Umstände dahin gewirkt, bestimmte Anschauungen auch in der Ernährung zum Ausdruck zu bringen. Aber so verschieden die maßgebenden Vorbedingungen, so verschieden die gezeitigten Erfolge!

Bedenkt man die Bedeutung, die religiösen Anschauungen für die Ernährung zukommt, so müssen nach dieser Richtung die Vorschriften der verschiedenen in Indien befolgten Religionen hier kurz betrachtet werden. Es folgten sich hier und herrschen teilweise noch nebeneinander [1]) die vedische Religion, der Brahmanismus, der Buddhismus, der Dschainismus, der Hinduismus. In den heiligen Büchern des Vedaismus, den Vedas, ist eine Abteilung mit Regeln erfüllt, die für die Lebensführung Anhaltspunkte geben sollen; ihre Befolgung ist indessen nicht Vorschrift; diese Abteilung der Vedas enthält auch Lebensbeschreibungen. Unter diesen befindet sich die eines Königs, der ein eifriger Jäger war und täglich dem Fleischgenuß huldigte. Diese Übung wird nicht getadelt, vielmehr scheint man sie zu bewundern. Im Brahmanismus taucht indessen schon ausgeprägt die Anschauung auf, daß es unter Umständen löblich, ja nötig ist, von Pflanzen zu leben. Ist ein Mitglied der oberen vier Kasten Großvater, ist er Greis geworden, so soll er in der Einsamkeit nur von Wurzeln und Früchten leben. Gegen das Ende seines Lebens, in dessen vierter Phase, hat er den Verbrauch der Nahrung überhaupt auf das Allernotwendigste einzuschränken. Der Glaube an die Seelenwanderung schafft heilige Tiere; unter ihnen das Rind. Es scheint indessen wie mit anderen religiösen Vorschriften und Gesetzen auch hier gegangen zu sein, ihre Umgehung lag nahe. „Während Rindfleisch zu genießen streng verboten ist, wird vom Wasserbüffel stammendes Fleisch genossen [2]).“

Der Beginn des Einflusses der Lehre Buddhas dürfte in die Zeit von 550 v. Chr. zu setzen sein. Als erste Richtschnur seiner fünf festen Regeln für Laien stellte er diese auf: „Du sollst nichts Lebendiges vernichten.“ Er verlangt ungefähr gleiches, wie das mosaische Gebot: „Du sollst nicht töten.“ Aus diesem aber ein Verbot der Fleischnahrung herauszulesen, ist bisher bei uns nicht allgemein üblich geworden. Gleiches hat auch für den Buddhismus

[1]) Hopkins, The religions of India.

[2]) Ehlers, wie oben, I, 112/113.

Geltung. „Ein weitverbreiteter Irrtum nimmt an, daß Buddha Fleischnahrung verboten habe. Aber ausdrücklich hat er diese Beschränkung abgelehnt", meint einer der besten Kenner [1]) des Buddhismus.

Der mit dem Buddhismus fast gleichzeitig entstandene und in Südindien besonders verbreitete Dschainismus scheint in bezug auf Speisevorschriften von denen des Buddhismus nicht abzuweichen. Seine Auffassung in bezug auf die Behandlung der Tiere ist anscheinend strenger, denn es soll ihnen kein grober Schade zugefügt werden. Der Hinduismus verlangt für die Mitglieder seiner oberen Kasten die Befolgung eines gemilderten Vegetarismus. Die niederen Kasten sind Allesesser. Daher berichtet Ehlers [2]): „In den niederen Zonen Nepals, in dem mit Forsten bedeckten Terai, leben die Awalia, niedrigstkastige Hindu. Sie leben von wenig Reis, Fischen und den Kadavern gefallenen Viehes." Nirgends scheint nun das Sektenwesen, das auch Anschauungen über Speisen umschließt, verbreiteter als in Indien. Zu diesen auf heimischem Boden entstandenen mannigfaltigen Anschauungen tritt die der Anhänger Mohammeds, die der Vorschrift der Vermeidung von Schweinefleisch huldigen. So bemerkt Ehlers [3]) zusammenfassend: „Hühner gelten den Indern als unrein, hingegen werden sie von Mohammedanern gehalten. Milch, Mehl, Schaf- und Ziegenfleisch findet man überall. Rindfleisch ist tabu dagegen nicht das des Wasserbüffels."

Aber natürlich zeigen sich Abweichungen von dieser Kost, die sich verschieden gestaltet nach den Möglichkeiten, die die örtliche Erzeugung gewährt, oder die durch ausgebildete Gewohnheit entstand. In Manipur besteht das Nationalgericht aus Salat von frischen Bananen, rotem Pfeffer, getrocknetem Fisch, Öl und sonstigen Ingredenzien. Gleiches wird ungefähr berichtet auch für die Singhalesen, bei denen die Nahrung gleichförmig von Reis mit Curry, etwas Fisch und Gemüse gebildet wird. In Birma leben Arme und Reiche ganz gleich von einer Schüssel mit Reis, gedörrtem Fisch und essen das Fleisch aller

---

[1]) Hackmann, Buddhismus, Tübingen, Mohr, 1906, S. 21.

[2]) Ehlers, a. a. O.

[3]) Ehlers, a. a. O.

Tiere, sofern nur ein anderer sie getötet hat. Hier sieht man das Eingreifen und — die Umgehung religiöser Gebote. Ist schon unter den Anschauungen des Brahmanismus ein Hang zur Ausbildung des Mönchswesens wahrnehmbar, so hat unter der Herrhaft des Buddhismus das Klosterleben ausgedehnte Verbreitung gefunden. Aber auch die Lebensweise dieser Mönche ist nicht gleichmäßig. Der Mönch darf sich [1]) nur von erbettelter Nahrung erhalten. Er ißt, was ihm gegeben wird. Fleischnahrung gilt nicht als ausgeschlossen.

Verfolgt man die in den einzelnen Ländern bestehende Verbreitung des Buddhismus, so findet man, daß er seit dem 11. Jahrhundert n. Chr. in seiner Heimat, Vorderindien, verschwunden ist. Seit dem 16. Jahrhundert läßt seine Bedeutung für Ceylon nach. Sein Verschwinden in Vorderindien ging mit einer mehr und mehr wachsenden Verbreitung in Hinterindien einher, wo Birma, Siam und Cambodja zu Hochburgen der Lehren werden. In Tibet wurde der Buddhismus zum Lamaismus. Der gleichen Richtung folgen die Himalayastaaten und in Europa die Kalmücken am Don und an der Wolga. Unter Verschmelzung mit anderen Anschauungen besteht der Buddhismus in China, Japan, Korea. Wir schließen daraus, daß der Begriff Buddhismus ein lokal wechselnder ist. Seine Bedeutung als Grundlage für die Verbreitung moderner vegetarischer Lehre wird damit abgeschwächt, bei Betrachtung der von den Anhängern Buddhas geübten Praxis wird sie haltlos.

Auch in Süd- und Südostasien wiegt, wie meistens bei uns in Europa, das Pflanzliche in der menschlichen Nahrung der Menge nach vor. Abgesehen von Speisevorschriften, die, je nach der Religion, Huhn, Schwein, Hausrind betreffen, lokal noch weiter gehen mögen, in einzelnen Sekten für Mönche auch Fische ausschließen, kommt aber auch in diesen Gegenden der tierische Teil der Nahrung zu seinem Recht, wie bei uns. Anhänger Brahmas, Mönche als Anhänger Buddhas, mögen, um ihrem Wunsch zur Erlangung besonderer Heiligkeit zu entsprechen oder um in deren Ruf zu gelangen, ausgesprochene Vegetarier sein. Die Masse der Bevölkerung folgt ihrem Beispiel nicht.

Die englische Verwaltung, die auf die verschiedenartigen reli-

[1]) Hackmann, wie oben, S. 121.

giösen Vorschriften in Indien Rücksichten zu nehmen hat, muß sich ihnen besonders da anpassen, wo die Ernährung „geschlossen" verläuft, d. h. also in Gefängnissen und bei den eingeborenen Truppen der indischen Armee.

Für die Ernährung von Zwangsarbeitern auf der Inselgruppe der Andamanen hat Ehlers [1]) das vorschriftsmäßige Kostmaß veröffentlicht. Da der Genuß von Fischen von keiner Religion beanstandet wird, so erhalten solche Arbeiter sie als Teil der Nahrung und dazu den ebenfalls einwandsfrei gebrauchten Käse. Als Fett wird Pflanzenöl geliefert. Als pflanzliche Nahrung erscheinen, beide in großer Menge und nahezu je zur Hälfte, Weizenmehl und Reis.

In anderer Weise wird bei dem Militär verfahren; man fügt indessen auch bei der Truppe sich den Sitten. Hier werden den Mannschaften nur pflanzliche Nahrungsmittel geliefert. Hingegen ist die Löhnung der Mannschaften so bemessen, daß sie die notwendigen tierischen Nahrungsmittel, je nach Anschauung, zu kaufen befähigt sind. Da die Leute alle verheiratet sind, erfolgt die Zubereitung der Nahrung in häuslicher Weise.

Es ist daher aus diesen Gründen unangängig, ohne eingehende Erhebung an Ort und Stelle, den Verbrauch für indische Soldaten auf Grund von Vorschriften festzustellen. Da wo dies eher möglich ist, bei den Zwangsarbeitern, zeigt sich, daß ihr Lebensmittelverbrauch im Wärmewert ganz dem entspricht, der hier weiterhin für englische Erdarbeiter angeführt ist. In dieser Übereinstimmung liegt, trotz des veränderten Zahlenbildes, eine Bestätigung der Beobachtungen Eijkmanns in Batavia [2]). Nach ihm lebten Europäer von 65 kg Körpergewicht und Eingeborene, die körperlich leicht arbeiteten, trotz ihres viel geringeren Gewichtes, bei praktisch gleichem Verbrauch von Wärmewerten.

Abgesehen von dem Eindringen des Buddhismus und der geringen Verbreitung des Mohammedanismus, der noch geringeren des Judentums, des Christentums, scheinen religiöse Vorstellungen die Ernährung in China nicht zu beeinflussen. Hier liegen in-

[1]) Ehlers, a. a. O. I, S. 261.

[2]) Eijkmann, Virchows Archiv, 133, S. 132 ff.

dessen, trotz der gewaltigen Ausdehnung zwischen 35 Breiten- und 61 Längengraden zwei Momente vor, deren Heranziehung das Werden und die Bestandteile der Ernährung allgemein beurteilen lassen. Bis zum 3. oder 4. Jahrhundert v. Chr. war Grund und Boden so verteilt, daß ein Neuntel des Landes der Regierung gehörte. Um deren Teil gruppierten sich, wiederum mit je einem Neuntel bedacht, die acht Familien zur Bewirtschaftung zugewiesenen Anteile. Fünfzehnhundert Jahre hindurch war dieser Zustand aufgehoben und mit dem freien Privatbesitzes vertauscht. Dem hierdurch drohenden Verfall des Bauernstandes wurde durch eine eingreifende Agrarreform vorgebeugt. Der Staat wurde durch Ankauf wieder Alleinbesitzer von Grund und Boden; er verlieh das Nutzungsrecht, das wieder veräußerlich war bis auf dreiviertel Hektar, die jeder Familie verbleiben müssen. Seit unvordenklicher Zeit besteht weiter zwar eine Einteilung der Bewohner Chinas in vier Stände: Beamte, Landwirte, Werkleute, Handelsleute. Die Zugehörigkeit zu ihnen ist jedoch nicht so unbedingt feststehend, wie die zu den Kasten Indiens. Man ersieht daraus, daß auf Grund dieser Verhältnisse ein Volk sich ausbilden mußte, dessen Angehörige zahlenmäßig hauptsächlich dem Bauernstande angehören, das die für die Landbenutzung im Überschuß vorhandene Bevölkerung an die heimischen Städte, die näherliegenden Länder und schließlich die nächsten Erdteile abgab. Der Ertrag des in so geringem Ausmaß verteilten Landes konnte die Haltung eines bedeutenden Viehstandes nicht aufkommen lassen. Der Schwerpunkt der Ernährung wurde so von altersher in die pflanzlichen Nahrungsmittel verlegt. Wenn die Chinesen anführen, die Fütterung von Pflanzen an Vieh, der Verzehr von so erhaltenem Fleische sei für die Menschen die Befolgung eines irrationellen Umweges, den sie als solchen schon längst erkannt hätten, so ist, wie oben S. 6 gezeigt, das Einschlagen dieses Weges zur Erlangung von Nahrung mit einer Ersparnis an Arbeit für den Menschen verknüpft. Das mit Pflanzen ernährte Vieh nimmt dem Menschen, der dessen Fleisch verbraucht, den Aufwand der Verarbeitung zu tierischem Eiweiß ab. Die Erkenntnis hierfür mag den Chinesen fehlen. In Wahrheit aber handeln sie, als ob sie sie besäßen. Denn es ist den Untersuchungen Morache's[1]) zu ent-

[1]) Morache, Ann. d'Hygiène Publ. II. Ser. 1869, XXXII.

nehmen, daß gesalzenes Fleisch und Fische in China sehr ausgedehnte Verwendung zur Nahrung finden. Ja, wir erfahren (S. 65), daß die Arbeitgeber sich der Wirkung einer zweckentsprechenden Ernährung auf die Produktion seitens der Arbeiter sehr wohl bewußt sind. v. Borch [1]) gibt an, daß Hirse und Fleisch vom Schaf und Schafmilch die Hauptnahrung der Chinesen bilden.

Aus China besitzen wir, soviel mir bekannt ist, nur eine genaue Nachricht über den jährlichen Verbrauch an Nahrungsmitteln in einer Familie [2]). Es ist eine chinesische Bauernfamilie; ihr tägliches Einkommen betrug 2,06 M. Ein Mann wendet täglich für Ernährung 0,11 M. auf, und erhält dafür: 27 g Fleisch, 15 g frischen, 58 g getrockneten Fisches, 2 g Eiinhalt, zusammen 100 g animalischer Nahrung. In den weiteren 1200 g vegetabilischer Nahrung sind 566 g Reis, 86 g Mehl, 79 g Hülsenfrüchte, 2 g Öl, den Rest bildet eine Gemüseart. Hier muß besonders eine Nährstoffberechnung nur Näherungswerte liefern; sie ergibt: 103 g Eiweiß, verdaulich und 2500 g Reinwärmewerte. Dieser Chinese ist daher alles andere wie ein vegetarisches Wunderwesen; in Erstaunen vermag nur die Billigkeit seiner Nahrung zu setzen, denn 100 Reinwärmewerte kosteten ihm 0,44 Pfg.

Für Deutschland scheint der Bericht von Dr. H. Maron [3]), Mitglied der preußischen ostasiatischen Expedition, die Beurteilung der Ernährungsverhältnisse der J a p a n e r sehr einseitig beeinflußt zu haben. Er sagt: „Die Religion verbietet den Japanern Fleisch zu essen, und zwar den Anhängern beider Hauptsekten, den Shintoisten und den Buddhaisten. Da sie ihnen aber nicht nur den Genuß des Fleisches, sondern überhaupt alles dessen verbietet, was vom Tier kommt (Butter, Milch, Käse), so fällt damit der eine große Zweck unserer Viehhaltung fort.“ Hier möchte das Wort „Haus“, vor „Tier“ eingeschoben, den Sinn anders gestalten. Diese Anschauung Marons wird doch schon durch andere ältere Schrifsteller [4]) recht erweitert. Heber [5]) hat die von Sozial-

[1]) v. Borch, Nord und Süd, Juniheft 1906.

[2]) Le Play, Ouvriers d. Deux Mondes, IV, S. 83.

[3]) Abgedruckt bei Liebig, Die Chemie in ihrer Anwendung auf Agrikultur und Physiologie.

[4]) Literatur bei Léon Pages, Bibliographie Japonaise, Paris, 1859.

[5]) Probleme der Weltwirtschaft, VII, Japanische Industriearbeit, Jena, Fischer, 1912, ab S. 180.

politikern, Ärzten und Chemikern über die Ernährung japanischer Arbeiter gemachten Untersuchungen in einem besonderen Kapitel seines Werkes vereinigt. Er unterscheidet, vom Standpunkt der Lebenshaltung aus, drei Klassen von Arbeitern: Landarbeiter, Kulis, Fabrikarbeiter und kleine Gewerbetreibende. Die Landbevölkerung lebt im allgemeinen sehr dürftig. Ihre Reiskost wird durch Beilagen von grünen Gemüsen, gesalzenem Rettich, Wurzelgewächsen, Eierfrüchten und Teeaufguß schmackhafter gemacht. Trotz des Reichtums der Flüsse und Binnenseen an Fischen soll es nur wenige Bauern geben, die sich im Monat ein- bis zweimal den Genuß von Fisch gestatten können. Der Genuß von Geflügelfleisch — es mangelt nicht an Geflügel in Japan — ist ein Privileg der besser situierten Klassen. Ein noch kläglicheres Bild bietet die Lebenshaltung der Kuliklasse in den Städten. Die Nahrung der ärmsten Kulis besteht aus ganz unmöglichen Gerichten. Die Eingeweide von Tieren werden, in Stücke geschnitten, gekocht, den Kulis von Verkäufern im Herumziehen als Nahrung angeboten. Gewöhnlich muß sich der Kuli mit einer großen Schale Reis nebst ein wenig rohem und gekochtem Fleisch und gesalzenem Gemüse begnügen. Die niederen Klassen der Bevölkerung in Japan verzehren täglich 1—1,2 l einer Mischung von Reis mit Gerste, Weizen, Hirse oder Buchweizen. In sehr ärmlichen Haushaltungen ist es häufig, daß der Reis zu diesem Gemenge nicht herangezogen wird. Der Eiweißstoff der Sojabohne, täglich frisch bereitet, wird in Form weißer, weicher Tafeln auf der Straße feilgehalten. Er heißt Tofu. Weizenkleber, in Form von Scheiben und Kugeln mundgerecht gemacht, Fu genannt, wird wie Tofu und Algen in geringen Quantitäten beinahe jeder Mahlzeit zugesetzt. Bis vor kurzem hielt der Einfluß des Buddhismus die Benutzung von Fleisch, d. h. dem der eigentlichen Haustiere, dem Japaner fern. Das Schwein war in Japan nahezu unbekannt. Schafe gedeihen, wegen der Härte des zu ihrer Ernährung verwendeten Grases, in Japan nicht. Das Studium der Kakké (Beri-Beri) genannten Krankheit führte zu dem Ergebnis, daß die Verbreitung dieser Krankheit von dem einseitig befolgten Genuß von Reis abhängt. Die Einführung einer Fleischzugabe und des Brotes bei der Kost der Arbeiter in den staatlichen Arsenalen, bei der der Matrosen in der Kriegsmarine tat dar, daß man damit imstande sei, das Auftreten dieser Krankheit zu verhindern. Tatsache ist, daß nun auch schon der japanische Arbeiter mehr Fleisch verzehrt, als dies früher geschah. Hauptsächlich betrifft der Anstieg im Verzehr von Fleisch das Schweinefleisch. Für Tokyo ist statistisch nachweisbar, daß dort 1875 nur 613 Stück Schweine, 1900 jedoch nahezu das Zehnfache dieser Zahl zur Schlachtung gelangte. Für Rindvieh stieg die Zahl der geschlachteten Stück von 1875 bis 1908 um das Achtfache. Auch in Japan hat die physiologische Forschung festgestellt, daß es für den körperlich arbeitenden Vegetarier verhängnisvoll wird, wenn von ihm hohe Arbeitsleistung dauernd verlangt wird, ohne daß in der Ernährung die Menge von tierischem Eiweiß erhöht wird. Die in Japan gezahlten niedrigen Löhne gestatten dem japanischen Industriearbeiter nicht, dieser physiologischen Erkenntnis entsprechend zu leben. Die Industrie treibt daher Raubbau an der menschlichen Arbeitskraft. Will die japanische Industrie in ernstlichen Wettbewerb mit den Länden des Westens treten, so muß sie ihren Arbeitern Löhne zahlen, die ihnen die Beschaffung einer mehr europäischen Kost gestatten und die Arbeiter anhalten, diese Kost zu verzehren.

Blicken wir auf die Ausführungen über die Gestaltung der Ernährung bei den asiatischen Völkern zurück, so gewinnen wir allgemein den Eindruck, daß sie vorwiegend vegetabilische Elemente aufwies und aufweist. Die Gründe hierfür werden in wirtschaftlichen und in religiösen Umständen zu suchen sein. Wirtschaftlich läßt sich annehmen, daß die Verteilung des Besitzes, an europäischen Verhältnissen gemessen, eine weit zahlreichere, ärmere Bevölkerung in den betrachteten Staaten Asiens hervorgebracht hat als bei uns. Wie weit daher religiöse Vorschriften die Anerkennung eines bestehenden Zustandes umschließen, ist nur erwägbar, nicht nachweisbar. Sicher aber zeigte sich, daß es ein nur von Pflanzen lebendes Volk auch in Asien nicht gibt. Die jetzt häufige Berührung mit diesen Völkern wird der Wissenschaft gestatten, auch in asiatische Ernährungsverhältnisse größeren Einblick zu gewinnen. Die mehr und mehr sich auch bei den dort lebenden Völkern einbürgernden Methoden der Beurteilung der Ernährung durch Beibringung statistischen Materials wird hierzu die erforderliche Hilfe leisten. Unter den Asiaten kommen vegetarisch lebende Personen vor. Sie leben damit ihrer Überzeugung; wie weit sie aber den allgemeinen Lebenszwecken, wie weit den persönlichen in bezug auf Lebensdauer gerecht werden, verschließt sich für die Mehrzahl der Völker Asiens unserem Urteil.

---

4. Kapitel.

Ernährung neuerer geschichtlicher Völker bis ins Frühmittelalter.

Von den Völkern des Orients ausgehend, führt uns die Entwicklung des Nahrungswesens zu den Mittelmeervölkern und zu den von ihrer Kultur sehr bald ergriffenen Ländern des germanischen Nordens.

Arischen Stammes, wie die Inder, haben die Hellenen ihre Sitze ebenfalls auf einer Halbinsel aufgeschlagen, die von Meereseinschnitten stark zerklüftet ist. Auf der Halbinsel wiegen in der Oberflächengestaltung Höhenzüge vor; sie entziehen dem Anbau nahezu 60% des Gesamtflächeninhaltes. Nur wenige und kurze Flußläufe entquellen ihnen und schaffen bebaubare Talflächen. Die schroff abfallenden Höhenzüge, meistens Kalksteingebirge, gestatten nur die Beweidung durch Schafe und Ziegen.

Schon die erste in ihren Überbleibseln von uns verfolgbare Kultur, jene von Mykene, läßt sowohl Ackerbau wie Viehzucht als Grundlagen der Ernährung erscheinen. Die vom Norden her einwandernden Stämme, die später zum Volk der Griechen wurden, muß man sich noch als Nomaden vorstellen, die gelegentlich Ackerbau trieben. Die Viehzucht war der Hauptteil ihrer wirtschaftlichen Tätigkeit, der Ackerbau ein Anhängsel. Man baute anfangs nur Gerste, später erst Weizen. Außer diesen Zerealien lieferten Hülsenfrüchte auch Hirse und Sesam Nahrung. Während die Zucht von Rindvieh vernachlässigt erscheint, wurde die von Schafen und Ziegen stark betrieben. Die Milch dieser Tiere, auch zu Käse verarbeitet, erfreute sich großer Beliebtheit.

Nach der unter dem Namen Homers uns überkommenen

Sammlung von Heldenliedern lebten Könige und Volk noch auf gleiche Weise. Brot, das Fleisch unserer Haustiere, vielleicht unter betonterer Verwendung von Ziegenfleisch, gaben ihnen Nahrung. Die Zubereitung war die gleiche und einfache für alle Fleischarten. Indessen zeigt sich schon ein Haushalten mit den von Tieren stammenden Teilen. Das Blut der Tiere, dessen Genuß diesem Volk keine Religionsvorschrift verbietet, wird gesammelt und, in Tiermagen gefüllt, erhitzt genossen.

In dem Zeitraum zwischen den Perserkriegen und den Zügen Alexanders des Großen bildeten Hülsenfrüchte, Rüben, Kraut, Gemüse, Zwiebeln, Knoblauch, Feigen, Obst und Käse neben Brei und gebackenen Fladen aus grob zerkleinertem Weizen und Gerste die Hauptnahrung des größeren, unbemittelten Teiles der Bevölkerung. An Festtagen wurde Ziegen- und Schweinefleisch, Rindfleisch nur gelegentlich öffentlicher Speisungen bei Opferfesten, verzehrt. Reichlich war die Benutzung des Fischreichtums zur Nahrung; Fluß- und Seefisch war ebenso billig wie Eselsfleisch, das den Ärmsten zufiel [1]).

Es ist nun bezeichnend, daß in der Ebene von Böotien unter der dort wohnenden Bevölkerung ein Hang zur Völlerei sich ausbildete. Hier waren die Bedingungen für die Erzeugung von Nahrungsmitteln vorteilhaft, ihre Benutzung also erleichtert. In solchen Landstrichen jedoch, wo die Subsistenzmittel der anwachsenden Volksmenge nicht entsprechend vermehrbar waren, mußte der Überschuß der Bevölkerung außerhalb der Halbinsel Nahrung suchen. Der letzte Grund für die Bildung der Kolonien war auch für die Griechen der wirtschaftliche der Nahrungssuche. Denn es scheint, daß die Nahrung in einzelnen Gegenden ganz besonders tierischen Ursprunges war und aus örtlichen Verhältnissen heraus es sein mußte. Ersatz durch selbstgezogene pflanzliche Nahrung war, wie gezeigt, nur begrenzt möglich. Eine geregelte Zufuhr pflanzlicher Stoffe in Form von Getreide erscheint in frühen Zeiten undenkbar. So ergab sich den Griechen schon frühzeitig die Notwendigkeit der Abwanderung. Unter dem Einfluß

---

[1]) Busolt, Handbuch der klassischen Altertumswissenschaften, 2. Aufl. 1892/93.

aber dieser Kolonisierung, des entstehenden Handels, der zunehmenden Bekanntschaft mit fremden Erzeugnissen mußte sich mehr und mehr eine gesonderte Ernährung für eine durch Reichtum und Ausgabemöglichkeit bevorzugte Oberschicht ausbilden. Die Unterschicht blieb nach wie vor auf die heimischen Produkte: Gerste, Fleisch von Kleinvieh angewiesen. Für diese Schicht mag schon die Speisefolge der Männermahle in Sparta nicht immer erreichbar gewesen sein. Bei ihnen bildete Fleisch, in Blut mit Essig und Salz gekocht, das alltägliche Hauptgericht. Hiervon wurde jedem Teilnehmer eine bestimmte Portion vorgesetzt. Das dazu gereichte Gerstenbrot konnte in beliebiger Menge verzehrt werden. Käse, Oliven, Feigen bildeten den Nachtisch. Den Tischgenossen war gestattet, sich gegenseitig durch Gaben von Wildpret, Geflügel, Fisch oder auch Weizenbrot zu erfreuen. Dergleichen beizutragen ward bisweilen als Buße für leichtere Vergehen auferlegt. Nach den Kriegen gegen die Perser und besonders nach den Zügen Alexanders drangen östliche Sitten in Griechenland ein. Zunehmender Reichtum schied die Oberschicht von der übrigen Bevölkerung mehr und mehr. An inneren Wirren, in äußeren Kriegen, unter dem Eindringen fremder Völker verblutete das Volk der Griechen. Seine Eigenart schwand dabei mehr und mehr. Damit hört auch für uns die Möglichkeit auf, die Ernährung der Griechen gesondert zu verfolgen.

Das Volk der Etrusker, vermutlich ein Zweig der als Pelasger (Zeit von Mykenä) in Griechenland eingedrungenen Stämme, fand, wenn es von Norden kam, in der Poebene weit vorteilhaftere Bedingungen zu wirtschaftlicher Betätigung als die Stammesbrüder in Griechenland. Wie in Böotien, so scheint auch bei den Etruskern sich ein Hang zu Tafelfreuden ausgebildet zu haben. Es ist auffällig, daß die auf den Aschenkisten abgebildeten Verstorbenen auf ihnen wie bei einem Mahle liegend erscheinen. Die etruskische Kultur, deren Verständnis durch die für uns undeutbaren Schriftzeichen erschwert wird, ging in den von Rom aus die italische Halbinsel mehr und mehr durchdringenden Einflüssen unter. In den ersten Zeiten der Republik war Gerste, wie in Griechenland, die Hauptbrotfrucht. Später trat Spelt an deren Stelle. Das Fleisch des Rindes, als eines Arbeitstieres, war anfänglich wenig geschätzt, das des Schweines bot vornehm und gering eine sehr beliebte Nahrung. Besonders in Form von Würsten wurde es verbraucht. Diese Vorliebe für Schweinefleisch ist sehr erklärlich. Wie den Griechen, so war Butter den Römern als Teil der Nahrung unbekannt. Da der Ölbaum erst um 580 v. Chr. Benutzung fand und erst im 1. Jahrhundert v. Chr. Italien zum ölreichsten Lande machte, so bot Schweinefleisch den Römern während dieser Zeit neben der Milch das zur Ernährung nötige Fett. Auf dem Lande war die Milch der Ziegen und Schafe ein beliebtes Getränk. Käse aus Ziegenmilch war Volksgericht. Ganz besonders aber bildeten die Hülsenfrüchte die begehrte Nahrung der Minderbemittelten. Die Benutzung der grünen und getrockneten Bohnen, einer altitalischen Volksnahrung, fand Ergänzung durch die der Kichererbse, die dem unteren Volk die verbreitetsten und billigsten Gerichte bot. Gleiches gilt von der Lupine und Puffbohne. Ebenso große Verwendung fanden die Kohlarten. Kohl, in seiner Stammform an den Meeresküsten wildwachsend, stellt vielleicht das älteste benutzte Gemüse überhaupt dar.

Noch spät führt Plinius [1]) Gerstengraupen als Teil eines Mahles in seinem Hause an. Oliven, Gurken, Rüben, Salatarten bilden den pflanzlichen, nur Eier den tierischen Teil der Gerichte. Im Gegensatz zu dieser Speisenfolge diene eine andere aus der Zeit Caesars [2]). Als Vorgerichte wurden Seeigel, rohe Austern nach Belieben, Riesenmuscheln, andere Muscheln, Spargel, Krammetsvögel gereicht. Sodann Masthühner, eine Schüssel mit gebackenen Austern, Riesenmuscheln, weißen und schwarzen Meereicheln: weiter: Seenesseln, Lendenbraten von Ziegen, Saueuter, Purpurschnecken; abermals Saueuter, der vordere Kopf vom Schwein, eine Schüssel Fische, gesottene wilde Enten, gebratene Hasen, Mehlspeise, pizentinisches Brot. Dieses Mahl fand gelegentlich der Einführung des Lentulus als Priester des Mars zu Ehren der Spitzen der Priesterschaft statt. Nun sind Austern, roh und gebacken, an den Seeplätzen Englands, der Vereinigten Staaten von Amerika Volksnahrung. Seeigel essen die italienischen Küsten-

---

[1]) Plinius, Ep. I, 15.
[2]) A. T. Macrobii opera, Lugd. Bat. 1670, II, 9.

bewohner, ebenso wie alle Seeschnecken, in ausgedehnter Weise. Ziegenbraten verzehrt fast jeder Südländer jährlich an Stelle des Osterlammes. Hasen sind nahezu aus den südlichen Ländern verschwunden. Sodann Krammetsvögel! Jedermann weiß, wie die internationalen Abkommen über Vogelschutz in Italien beobachtet werden, und daß Zugvögel aller Arten dort von jedermann vertilgt werden. Als ungewöhnlich verbleiben Masthühner, Eberkopf und Saueuter. Man sieht bei näherer Betrachtung, daß diese Schwelgerei mehr in der Menge als in der Art der Speisen bestand. So sagt Macrobius denn auch: „ubi jam luxuria tunc accusaretur quando tot rebus farta fuit coena pontificum?" Es beweist diese Aufzählung, daß in der dünnen Oberschicht der Bevölkerung, zum mindesten bei festlichen Anlässen, eine Völlerei, ein Mißbrauch der Fleischnahrung üblich geworden war. War dies die Entwicklung der Befriedigung des Nahrungsbedürfnisses bei der Oberschicht, wie verlief der Vorgang bei der Unterschicht?

Zur Zeit Catos[1]) erhielt jeder Sklave rund 917 g Getreide, sodann Salz und als Zukost Oliven oder Salzfisch, Öl und Wein. Die Quantität der Nahrung richtete sich nach der geleisteten Arbeit. Den Weizen hatten die Sklaven selbst zu mahlen, alles Backen und Kochen besorgte die Wirtschafterin; alle aßen gleiche Kost gemeinsam.

Später, unter Papst Hadrian I. (772—795)[2]) werden von ihm Arme mit einem Pfund Brot, einer Schüssel voll Suppe mit Fleisch oder „caldaria plena de pulmento", was nach Benedikt von Sorakte pulmentum ex milio factum, Hirsebrei, bedeuten würde, gespeist. Sind beide Angaben miteinander vergleichbar, so scheint an Stelle der verringerten Brotportion und der Schüssel voll Suppe mit Fleisch Hirsebrei getreten zu sein. Den Sklaven gegenüber wurden die Armen mit einer Frucht ernährt, die geringer eingeschätzt zu werden pflegt als Weizen. Die Ernährungsmöglichkeit der Unterschicht scheint verringert, vermutlich verschlechtert.

Für die Unterschicht reichte die heimische Versorgung, die Möglichkeit, sich aus den Produkten Italiens mit Nahrung zu

---

[1]) Mommsen, Römische Geschichte I, 183 u. 834.

[2]) Gregorovius, Gesch. d. St. Rom i. Mittelalter zu P. Hadrian I.

versehen, schon lange nicht mehr aus. Aus immer weiteren Bezirken, zuerst Sizilien, dann Ägypten und Nordafrika mußte Getreidezufuhr nach Rom erfolgen. Schließlich genügten die Verteilungen von Getreide zur Ernährung der Unterschicht nicht mehr. Unter Theodorich werden die „herkömmlichen" Austeilungen von Fleisch und Öl erneuert, ebenso die jährliche Verteilung von 120 000 Modien Getreide, also etwa 740 heutiger Tonnen. Leider fehlt die Angabe über die zur Verteilung gelangten Mengen von Fleisch und Öl. Denn daß auch die Menge vorhandener Fleischnahrung abgenommen habe, läßt schon das Dekret Diokletians vom Jahre 302 vermuten. Es setzt die Preise auch aller Lebensmittel fest. Dem sachlichen Inhalt nach erwähnt dies Dekret von Feldfrüchten und Sämereien: Weizen, Roggen, Gerste, Hirse, Spelt, Linsen, Bohnen, Hafer, Bockskraut, Lupinen, Leinsamen, Mohn-, Rettichsamen, Senf-, Hanfsamen, Sesam. Ihnen folgen auch uns bekannte Gartengewächse, darunter Rosenkohl und Rettiche, Spargel, Möhren und eine unendliche Zahl von Obstsorten. Dann kommen Öl, Essig und andere Zugaben zu Speisen an die Reihe; dann alle Arten von Fleischwaren, Geflügel, Fette und Wildpret, Schinken, Schweinsfüße. Unter den Vögeln werden auch Sperlinge aufgezählt, Siebenschläfer unter dem „Wild", kurz, es gibt nichts, was dem Spürsinne der Beamten entgangen wäre. Ihnen folgen die einzelnen Seefische und Austern und Muscheln, Schnecken.

Wenn Sperlinge und Siebenschläfer Handelsware bildeten, so muß die „Fleischnot" allerdings wahrnehmbar, fühlbar gewesen sein. Wie die Schlemmerei der Oberschicht trotzdem weiter ging, welche absonderliche Formen die Verschwendung in bezug auf Speise in dieser Schicht zeitigte, lehrt schon die allgemeine Geschichte. So muß der Verbrauch an Gewürzen ein außerordentlicher gewesen sein. Wie beliebt der Konsum von indischen Gewürzen war, wird erkenntlich daraus, daß im Jahre 408 Alarich, der König der Goten, um die Belagerung Roms aufzugeben, unter anderem 3000 Pfunde Pfeffer verlangte.

Daß Hunger oder kümmerliche Ernährung für die Mehrzahl eines Volkes, sinnlose Überernährung für die Minderheit, beides durch Generationen hindurch geübt, die Tatkraft eines Volkes lähmen, vernichten müssen, steht unbezweifelbar fest. Das römische

Reich zerfiel, weil Blut und Muskeln seiner Bürger falsch ernährt waren. Wenn auch ihr Denkvermögen, durch Generationen geschult, dem von Gliedern der andringenden Stämme sich weit überlegen zeigte, wenn eine ganze Reihe von Schriftstellern lehrend tätig war, die Kenntnis der Hebung der Erträge an Nahrungsmitteln zu mehren und zu verbreiten, — der körperlichen Kraft, der starken Vermehrungsfähigkeit der neuandringenden Völker erlagen Griechenland wie Rom.

Während die nach Indien, Griechenland, Italien eingedrungenen arischen Stämme in diesen Gegenden bald die Möglichkeit fanden, zu geregeltem Pflanzenbau überzugehen, war den später eindringenden Germanen solche Betätigung sehr erschwert.

Gemeinsam sind den arischen Stämmen nach den vergleichenden Sprachforschungen die Wurzeln der Bezeichnung für die jetzigen Haustiere [1]), für einige Fruchtarten: Weizen, Spelt, Gerste; für Pflügen, Mahlen, Brauen (wobei hierbei bemerkt werde, daß „Brauen" durch „Brei" hindurch zum Brot führte); verschieden ist nur die jeweilige wirtschaftliche Bewertung der bezeichneten Gegenstände.

Im Süden, begünstigt durch größere Wärmestrahlung der Sonne, konnte eher ein an die Scholle geknüpfter, geregelter Betrieb entstehen.

Im Norden, wo die Ungunst dieses wesentlichen Mittels des Pflanzenbaues damals eine scheinbar noch einschneidendere wie heute war, bedurfte es zur Schaffung günstiger Anbauverhältnisse längerer Zeit. Auch heute noch treten im Norden Europas die Gegensätze zwischen warm und kalt, naß und trocken, der häufige Wechsel der Witterung entschiedener auf als im Süden. In der Regelmäßigkeit der Aufeinanderfolge dieser Erscheinungen zeigt sich im Süden Europas ein Übergang zu den in den Tropen obwaltenden Verhältnissen. Ob aber die Witterungslage der Jahre bei uns nicht unter dem Einflusse kosmischer Verhältnisse oder solcher, die eine fortschreitende Kultur mit sich bringt, sich verbessert habe, ist vorläufig noch eine unentschiedene Streitfrage. Zu kurz sind die Reihen exakter wissenschaftlicher Beobachtungen

[1]) Dahn, Gesch. d. deutschen Urzeit, I, 1, S. 10.

in bezug auf die Wetterverhältnisse. So zeigte z. B. noch das Jahr 1606 am Niederrhein eine so abweichende Wetterlage, daß am 21. Juni niemand wußte, ob die Jahreszeit Frühjahr, Herbst oder Winter war [1]). Man darf nicht vergessen, daß der Norden viel länger ein Gemenge festen Landes und Sumpfes war. Aus ihm entstanden, je länger je mehr betretbare und bewohnbare Strecken. Noch Strabo [2]) sagt: „In den gegenwärtigen Kriegen gegen die Germanen verteidigen sich die Barbaren in Sümpfen, unwegsamen Wäldern und Wüsteneien durch die Ortsbeschaffenheit selbst", und nun die Schilderung des Plinius [3]), von dem Gebiet zwischen Ems und Elbe! So lagen die Vorbedingungen zur wirtschaftlichen Entwicklung ungünstiger im Norden wie im Süden.

Das erste Volk nördlich außerhalb des Alpengürtels, mit dem die Römer den Kampf aufnahmen, war das der Gallier. Im jenseitigen Gallien fanden die Römer scheinbar ähnliche Verhältnisse wie im gallischen Italien. Hier wie dort war schon ein geregelter Ackerbau vorhanden. Der Gegenstand solchen Ackerbaues aber war hauptsächlich die Hirse. So sagt Polybius [4]), auch Strabo [5]), daß das gallische Italien reich an Hirse sich zeige. Da diese Frucht nie versage, könne dieser Landesteil auch niemals Hunger leiden. Auch zwischen den Pyrenäen und der Garonne war der Hirsebau sehr ausgedehnt [6]). Von den Völkern der von ihm besuchten keltischen Küste erwähnt Strabo, ihre Nahrung bestünde in Hirse, Bohnen und Rüben (?). Caesar [7]) führt an, daß die Einwohner des von ihm belagerten Massilia sich nur von alter Hirse und verdorbener Gerste genährt hätten. Plinius ergänzt dies dahin, daß die Kelten kein Gericht ohne Bohnen äßen. Eine Stelle bei Varro [8]) scheint der Beachtung wert: „Im jenseitigen Gallien bis zum Rhein betrat ich (Cn. Tremellius Scrofa), als ich das Heer führte, Gegenden bar der Reben, des Ölbaumes, der Apfelbäume. Doch düngten sie den Acker

[1]) Motley, The United Netherlands, IV, 241.
[2]) Strabo, I, 17.
[3]) Plinius, Hist. nat. XVI, 1.
[4]) Polybius, II, 15, 2.
[5]) Strabo, V, 1, 21.
[6]) Plinius, Hist. nat. 18, 101.
[7]) Caes. d. b. civ. 2, 22.
[8]) Varro, d. r. r. I, 7, 8.

mit weißem gegrabenen Kalk (sie mergelten); es fehlte an Salz, gegrabenem und aus Meerwasser gewonnenem. Aus verbrannten gewissen Holzarten gewannen sie salzige Kohle, die sie an Stelle des Speisesalzes verbrauchten."

So waren die Bewohner beider Gallien in der Entwicklung ihrer Nahrungsweise schon zu einer Stufe aufgerückt, die den Römern in bezug auf Pflanzenbau Neues bieten konnte. Die sonderbare Beschaffung von Speisesalz mag auf ungenauer Beobachtung beruhen, wenn die gewonnene Asche von Pflanzen auch Zwecken der Düngung diente.

Auch Speiseverbote waren in Geltung, wenigstens erwähnt Caesar [1]) deren bei den alten Briten für Hasen, Hühner, Gänse.

In Belgien, dem gemeinsam von Kelten und Germanen bewohnten Lande, entstand bald [2]) ein schwunghafter Handel mit gesalzenem Schweinefleisch, mit dem ganz Italien versorgt wurde. Ebendahin gingen Gänse in Herden. Nach diesen Anführungen stehen wir nicht an, eine nach Norden zunehmende Betonung der tierischen Nahrungsmittel bei diesen Völkern anzunehmen.

Von den Kelten in Britannien im 2. und 3. Jahrhundert n. Chr. sagt Mommsen [3]): Nur Jagd und Weide kannte man im Norden, der Süden entwickelte sich durch Ackerbau, Viehzucht und Bergbau zu mäßiger Wohlfahrt. Noch für das Ende des 17. Jahrhunderts unserer Zeitrechnung wird für die Hochländer in Schottland Gerstensuppe und Kuchen aus dem Blut, das dem lebenden Vieh abgezogen wurde, als landläufige Nahrung angegeben [4]).

Die Reihe der römischen Schriftsteller, die uns von G e r m a n e n Kunde bringt, ist kurz, die Zeit, aus der sie uns berichten, umfaßt ungefähr die Jahre 49 v. Chr. bis 98 n. Chr. Ihre Nachrichten sind daher nahezu gleichzeitig und können als sich ergänzend betrachtet werden.

Caesar [5]) sagt von diesen Völkern: „multumque sunt in venationibus" und „vita omnis in venationibus atque in studiis rei

---

[1]) Caes. d. b. g. V, 12.
[2]) Strabo IV, 4.
[3]) Mommsen, Röm. Gesch. V, 175.
[4]) Macaulay, History of Engl. IV, 303.
[5]) Caesar, d. bell. gall. IV, 1 und VI, 21.

militaris consistit". Er tadelt ihre häßlichen, kleinen Viehharten, ebenso wie Tacitus. Es gab also einen Viehstand, der Milch und Fleischnahrung [1]) gewährte. Die Milchnahrung, die Verwendung von Milch zur Butterbereitung, und zwar der Milch von Kühen, Schafen und Ziegen hierzu, läßt Plinius [2]) erkennen, Caesar [3]) erwähnt Käse. Den genannten Bestandteilen der tierischen Nahrung fügt Tacitus [4]) frisch erlegtes Wild hinzu, nennt es sogar einen Hauptbestandteil, während Caesar an oben erwähnter Stelle Milch und Fleisch so bezeichnet. Tacitus betont, daß die Herden: „eaeque solae et gratissimae opes" der einzige wertvolle Schatz der Germanen gewesen seien.

Aber tierische Nahrung allein kam nicht zur Verwendung. Schon Caesar sagt: nicht viel Getreide gelange zum Verzehr, Tacitus berichtet von geringem Anbau der Feldfrüchte, colunt discreti; Strabo [5]) faßt zusammen: „Allen Völkerschaften jener Gegend, also zwischen Rhein und Elbe, eignet Schlichtheit der Lebensweise, weder treiben sie geregelten Ackerbau, noch häufen sie Schätze auf. Den vorwiegenden Teil ihrer Lebensmittel beziehen sie von ihren Herden, und mit ihnen ziehen sie nach Gefallen herum."

Es ist allerdings nicht unmöglich, daß die Schriftsteller sich gegenseitig sehr ausgiebig in bezug auf die Ernährungsfrage benutzten. Wenigstens haben die Worte Strabos und die des Tacitus in bezug auf die auf dem Viehstand beruhenden Reichtümer unverkennbare Ähnlichkeit.

Plinius, als Naturforscher, geht auf die Nahrung der Germanen weiter ein. Er nennt [6]) „primum omnium frumenti vitium avena est", d. h. in den von ihm besuchten nördlichen Gegenden war Hafer die Hauptfrucht; neque alia pulte vivant, breiartig verarbeitet und genossen, bildet er einen Hauptteil der Nahrung. Er fügt an anderer Stelle [7]) ausdrücklich hinzu, daß Friesen und Sachsen

---

[1]) Caesar, a. a. O. IV, 1.
[2]) Plinius, Hist. nat. 28,9.
[3]) Caesar, a. a. O. VI, 22.
[4]) Tacitus, Germ. 23.
[5]) Strabo, Geogr. VII, 1.
[6]) Plinius, Hist. nat. II, 44.
[7]) Ebenda XVI, 2.

Viehzucht nicht betrieben, Milchgenuß ihnen fremd war. Den tierischen Teil ihrer Nahrung bildeten Fische, die sie mit Schilfnetzen auf dem bei Ebbe vom Meere verlassenen Watt sammelten.

So zeigen diese Beschreibungen uns die Germanen als ein Wandervolk, das seine tierische Nahrung der Jagd, den Herden, dem Fischfang verdankt. Diese Wege zur Herbeischaffung dieses Teiles der Nahrung werden ebenso verschieden benutzt als die zur Erlangung von Pflanzennahrung, je nach den für ihre Beschaffung vorhandenen Möglichkeiten. Der Hauptbestandteil der Nahrung aber ist tierischer Herkunft.

Bei ständiger Vermehrung der Bewohner Germaniens mußte die gebotene Menge an Lebensmitteln mit der Zeit, und Hunderte von Jahren mögen in dieser Art der Lebensführung vergangen sein, karger werden. Denn große Menschenmassen brachte dies Land hervor. Der Longobarde Paul meint, der Norden mit seinem Schnee und Eis begünstige die Vermehrung der Menschen, der Süden raffe die Völker durch Krankheiten dahin. Die Suche nach neuen ergiebigen Gegenden mußte aus Not beginnen. Gerüchte über das Vorhandensein reicherer Gefilde drangen durch Händler zu den Darbenden. An der ehernen Mauer der römischen Legionen brachen sich von 19 v. Chr. bis 375 n. Chr., die immer neu auftauchenden, Land und Speise heischenden Völkerscharen, bis sie durch die von ihnen gelegte Bresche in altes Kulturland einzogen.

Die Geschichte des Todeskampfes des römischen Reiches ist die der seßhaft werdenden, zu Nahrung gelangten Germanen. Ihnen gebot schließlich nur das Meer Halt. Mit dem erkämpften Sitz ließ die Stoßkraft der Eroberer, mit der erhöhten Möglichkeit der Ernährung ihr Wandertrieb nach. In den Früchten des eroberten Bodens aber ging, unmerklich, Sitte und Art der Besiegten auf die Sieger über. Ganze Völker gingen in diesen Kämpfen unter. Eine geringe Minderheit bildeten die überlebenden Menschen gegenüber der einst vorhandenen überströmenden Masse. So menschenleer war Italien, daß Herden verwildeter Büffel und Pferde das Land durchzogen. Es fehlte nicht an tierischer Nahrung, aber an Menschen, sie zu bewältigen. Aber nicht nur die verminderte Zahl der Menschen vermehrte die Möglichkeit ihrer Ernährung. Eine neue Getreideart war mittlerweile zu gewisser Verbreitung gelangt. Plinius noch erwähnt des Roggens als einer Neuheit, die er im jetzigen Piemont beobachtet habe. Sie kam von Osten her. Slawen und Germanen, noch ungetrennt, hatten Roggenkörner schon benutzt. Sie bildeten eine wertvolle Bereicherung des Nahrungsmittelschatzes. Aus seiner Heimat Rußland oder Thracien nach Westen gedrungen, hatte der Roggen im römischen Reich wenig Verbreitung gefunden. Wurde sein Anbau auch bei Kelten, wie Bretonen, Basken, getrieben, so zeigt der Roggen in Mitteleuropa sich später hauptsächlich im Gefolge der Slawen. Mit ihm empfing die Ernährung der Masse ein neues, für lange Zeit das einzige gewonnene Volksnahrungsmittel.

5. Kapitel.

Ernährung neuerer geschichtlicher Völker vom Frühmittelalter bis zum Ausgang des 18. Jahrhunderts.

Wo immer Germanen hindrangen, und bis zur Zeit Karls des Großen waren dies Nord-, Mittel-, West- und Südeuropa, verwandelten sich die Grundherrschaften in Lehensgüter. Stärker als zuvor trat in der neuen Ordnung des Grundbesitzes der Unterschied in der Größe des Ertrages hervor, der dem einzelnen aus ihm erwuchs. Aus diesem System entwickelt sich die Gliederung der Stände, der Sozialklassen jener Zeit. Die Spitze der Pyramide bildet der König, ihm bei- und nachgeordnet Lehensherren, weltliche und geistliche Größen, die Freien; je weiter nach unten, je zahlreicher wurden die Glieder der Unterschicht, der Unfreien. Die Bebauung des Bodens, die Viehzucht, die Bereitung der Nahrungsmittel erfolgte, wo immer dies die Umstände ermöglichten, bei den alten wie bei den neugebildeten Völkern durch Unfreie, Abgabe-, dienstpflichtige Kolonen. Der im Kampf Unterlegene verlor das Anrecht nicht nur auf seinen bisherigen Besitz, auch seiner Person, seiner Familie nahm man die Freiheit der Bewegung, die Verfügung über sich. So entstand die Masse der Unfreien, Abhängigen. Ihnen lag in Wahrheit ob, die Freien mit dem Ertrag der Wirtschaft zu versorgen.

Von Kaiser Konrad I. an, dann hauptsächlich durch Heinrich den Städtebauer vermehrt sich auch im östlichen Teil des Deutschen Reiches die Zahl der Städte. Bis dahin waren sie auf altem römischen Gebiet hauptsächlich anzutreffen. Diese Gründungen vermehrten die Märkte, die mit der Zeit sich zu Ansammlungen von Menschen ausbildeten, die in Handel und Gewerbe ihre Arbeitskraft benutzten. Es entstand eine zahlreiche Klasse, die Lebensmittel nicht erzeugen half, nur verbrauchte. Der Landbauer erzielte damit Absatz für die über seinen Bedarf hervorgebrachten Lebensmittel, diese erhielten einen Markt. Zugleich aber verschob sich der Verbrauch; er wurde für eine zahlreiche Klasse von Menschen abhängig nicht von ihrer zur Erzeugung unmittelbar verwendbaren Arbeitskraft. Nur soweit diese sonst Entschädigung für ihren Erwerb fand, konnte der Konsument am Verbrauch auch von Lebensmitteln sich beteiligen. Alle Stände durchdrang, in gleicher Weise zunehmend an Zahl nach unten, indessen aus eigenem Recht überall persönlich frei, ein besonderer Stand, die Geistlichkeit. Auch sie, mit Land in Form von Lehen begabt, in ihren oberen Gliedern ebenfalls der unmittelbaren Nahrungssorge überhoben. Durch die Geistlichkeit aber wurde mit der Religionsübung christliche Lehre verbreitet.

Während nach der jüdischen Auffassung jedes zur Verfügung stehende Gut besondere Schätzung auch deshalb erfuhr, weil es die Fürsorge Jahves für sein auserwähltes Volk und für den einzelnen deutlich erkennbar machte, während der Buddhismus jedes Gut als etwas Geringwertiges zu verachten lehrte, trat in der christlichen Auffassung die Anschauung hervor, daß der Begüterte, zur rechten Benutzung des ihm Verliehenen, mit dem Unbegüterten den Besitz zu teilen habe, das Verlangen der Einschränkung selbstsüchtigen Genusses. Schon dadurch, daß die Kirche eine zeitweise Enthaltung von Fleischspeisen verlangte, sind diese Anschauungen nicht ohne Folgen auch für die Ernährungsfrage in allen Klassen der Bevölkerung geblieben. Verfolgen wir die Ernährung nach Ständen, so erscheint für die oberen durch die folgenden Jahrhunderte hindurch als eine Hauptsorge die, einen Teil der Fleischnahrung sich allein zu sichern. Das Streben nach der Sicherung des Jagdprivilegs bildet dafür den Ausdruck. Je länger je häufiger gelangt das nachdrückliche Bestreben zum Vorschein, Wildfleisch als eine bevorzugte Speise denen vorzubehalten, die das alleinige Recht der Jagd beanspruchen. Mag man die Jagd als körperliche Übung oder als Vergnügen auffassen, der tatsächliche Erfolg war derselbe. Im 13. Jahrhundert scheint der Wildbestand in Mittel-, West- und Südeuropa stark zurückgegangen zu sein. Zu dieser Zeit aber *setzt das Bestreben ein, seine Nutzung zu einem Monopol des Großgrundbesitzes zu gestalten.*

Im bekannten Capitulare de villis vel curtis imperialibus Karls des Großen [1]) sind nach mehreren Seiten hin Bestimmungen enthalten, die die Ernährung an seinem Hof betreffen. Einmal schreibt die Verordnung (§ 30) vor, daß bei Beginn eines Feldzuges jeder Karren mit 12 Modien Mehl zu beladen sei, die Weinkarren mit ebensoviel Wein. Das ist der Art nach das gleiche, was Telemachos von Eurykleia für seine Reise zu Nestor erbittet, Ferner wird (§ 34) verlangt, daß alle Nahrungsmittel mit größter Reinlichkeit zu fertigen sind, seien dies Speck, Rauchfleisch, frische oder geräucherte Wurst, Käse, Butter, Essigfische, Mehl, Honig Getränke. Aus den folgenden Paragraphen ersehen wir, daß es Mastochsen, Masthammel, gemästete Schweine gab. Es macht den Eindruck, als ob die Rindviehzucht gegenüber der der Schafe, Schweine und des Geflügels zurücktrat. In § 44 werden als Fastenspeise Fische, Käse, Butter genannt, sodann Hülsenfrüchte, Hirse, Fennich (Kolbenhirse), getrocknete Bohnen, grüne Gemüse, Rüben usw. Unter diesen Nahrungsmitteln vermissen wir nur wenige, deren wir uns heute erfreuen.

Für seine Beamten regelte Ludwig der Fromme die auf den Königlichen Höfen zu gewährende Verpflegung. Für alle ist sie gleicher Art und besteht aus Brot, Schweinen, Hühnern, Eiern, Bier. Nur in der Menge des Gereichten stuft sie sich je nach dem Rang des Beamten und der damit wechselnden Zahl seiner Begleiter ab.

Erst die Kreuzzüge vermitteln die nähere Bekanntschaft mit

[1]) Pertz, Monum. Germ. II, 181.

der Lebenshaltung im Osten; erst mit den über Italien bezogenen Gewürzen fängt die Form, in der die Nahrungsmittel genossen werden, ihre Zubereitung an zu wechseln. Sie werden vielgestaltiger verzehrt. Dann wird die Weise der Herstellung, die Kochkunst in Lehr- und Lernbüchern zusammengefaßt, die Weise der Darreichung wird eine Hauptsache. Die Küche der Vornehmen, die des Mittelstandes, die der breiten Menge trennen sich deutlicher, ein Umstand, der auch hier geldwirtschaftlich begründet ist. Je nach den vorhandenen Geldmitteln nur können die teuren Zutaten Verwendung finden. Welcher Art die Preise waren, läßt sich vergleichsweise schließen. Im Jahr 1393 kostete ein Zentner Schmalz 9 Pfennige, ein feister Ochse 11 Schillinge. Es wurde jedoch Zucker das Pfund mit 58 Schillingen, 1 Pfund Muskat mit 80 Schillingen bezahlt [1]).

Aus Kreisen der Geistlichkeit stammt vermutlich das in Würzburg im 14. Jahrhundert handschriftlich auf Pergament entstandene Kochbuch, das jetzt in der Universitätsbibliothek in München aufbewahrt wird. Bezeichnend ist es, daß unter dem Namen des Apicius, eines bekannten römischen Feinschmeckers, die ersten gedruckten Kochbücher [2]) in lateinischer Sprache erscheinen. Ihnen schließen sich in den verschiedenen Landessprachen verfaßte erst ab Mitte des 16. Jahrhunderts an. Da aber die Kunst des Lesens selbst zu dieser Zeit keine allgemein verbreitete war, so ist auch hieraus zu schließen, daß die Anwendung der Lehren auch um diese Zeit nur in sehr engem Kreis befolgt werden konnte. In der Hauptsache aber handelt es sich bei der mit Hilfe dieser Kochbücher zu verbreitenden Kenntnis um Vielfältigkeit in der Gestaltung der Fleischnahrung, um die Frage, wie diese durch allerlei Zutaten zu verändertem Geschmack gelangen kann. Denn die Kost litt gerade in bezug hierauf an großer Eintönigkeit. Mitte des 15. Jahrhunderts wurde frisches Fleisch nur von Johanni bis Michaelis genossen. Nur gesalzenes oder geräuchertes Fleisch neben Wild und Fischen bildete sonst die Fleischnahrung. Das zeigt um diese Zeit mit aller Deutlichkeit für England das Northumberland

[1]) Freyberg, Sammlung historischer Schriften.

[2]) De re coquinaria, Mailand 1490, und De re culinaria, Basel und Lyon, 1541.

household book[1]). In vermöglichen Familien bildete Fleisch in Wechsel mit Fischen immer noch den Grundstock der Nahrung auch in Deutschland. Gleiches gilt für Venedig[2]). Ähnliches beweist für das Ende des 16. Jahrhunderts der Voranschlag, der im Archiv zu Kassel aufbewahrt wird, zu einer Wirtschaftsrechnung eines Beamten. Montag, Mittwoch, Freitag, Sonnabend wurde als Fleisch nur Fisch verzehrt. Jeden Tag gab es zweimal, morgens und abends, Fisch oder Fleisch. Jede dieser Mahlzeiten bestand aus zwei Fleisch- oder Fischgängen. Das geht ferner aus den vielfältig veröffentlichten Zahlen über den Lebensmittelverbrauch bei Hochzeiten hervor. Bei solchen Gelegenheiten pflegen die Minderbemittelten wie die mit Glücksgütern Gesegneten zu leben. 1569 wird in Marienthal bei Helmstedt von einer geladenen Person $^{3}/_{110}$ eines Schweines und $^{3}/_{110}$ Scheffel Gerste verbraucht, gegenüber $^{2}/_{110}$ eines Ochsen stehen $^{3}/_{110}$ Scheffel Roggen. Zu den genannten Fleischarten kamen noch Kalbfleisch, für die Person $^{1}/_{11}$ Stück Kalb, ebensoviel an Lammfleisch, ein halbes Huhn, $^{1}/_{11}$ eines Hechtes und 6 Eier hinzu. Die Dauer des Festes ist nicht mitgeteilt, der Tagesverbrauch eines Teilnehmers nicht ermittelbar. Jedenfalls aber wog das Fleisch im Verbrauch vor. Allem Wohlleben, das sich für die Oberschicht herausgebildet hatte, bereiteten die ganz Europa erschütternden kriegerischen Unruhen einen Niedergang. Nach dem 30jährigen Krieg werden Spezereien immer mehr zur Apothekerware. Mit dem Eindringen der französischen Küche ist dann eine Abnahme der Verwendung von Fleisch verbunden. Mehl-, Milch-, Eierspeisen, Kuchen, Konditorwaren halten ihren Einzug auch in Deutschland; sie werden mehr und mehr zum Kennzeichen des Verbrauches der Begüterten. Auch diesen machte sich die Abnahme des Fleischvorrates, eine Folge der steigenden Unergiebigkeit des Landbaues, fühlbar. In allen Ländern wird ersichtlich, wie die Oberschichten der Bevölkerung Ersatz in neuen, wohlschmeckenden, ohne Fleisch bereiteten Gerichten suchen.

Wenden wir uns nunmehr der Schicht zu, die am zahlreichsten

[1]) Neudruck: Pickering, London, 1827, Bd. IV des Antiquarian Repertory.

[2]) Cecchetti, Il vitto, Arch. Veneto Bd. XXX, S. 209.

vertreten gewesen sein muß, der der unfreien und freien Landbauern. Unmittelbar durch Arbeit mit dem Boden verknüpft, mußten dessen Erzeugnisse ihnen in der Mehrzahl der Fälle allein Nahrung bieten. Seit römischer Zeit hatten Weizen und Spelt in Südeuropa, in einem Teil Galliens und in Deutschland bis zum Limes die Brotfrüchte gebildet. Je länger je mehr hatte Weizen in Gallien die Gerste im Verbrauch eingeschränkt. In Deutschland kämpften und kämpfen noch heute Weizen und Roggen um den Rang der ersten Brotfrucht; Spelt ist auf seiner ursprünglichen Anbaufläche auch heute noch im Verbrauch anzutreffen. Vom Südosten Europas her, dort schon zur Zeit Attilas betrieben, oder von Gallien her war innerhalb der Zone des Weinstockes der Hirsebau möglich und eingeführt worden. Im Norden Europas waren, wie noch heute, Gerste und Hafer für die Menge des Volkes Brotfrüchte. Für die kaiserlichen Höfe hatte schon Karl der Große den Anbau aller Früchte und Gemüsearten der antiken Zivilisation anbefohlen. Daß er dabei nur ein warmes Klima im Auge hatte oder seine Anordnungen auf Grund von in solchen gemachten Beobachtungen etwas schematisch gab, lehrt seine Forderung der Kultur von Lorbeer-, Feigen- und Mandelbäumen sowie von Melonen. Den Bestrebungen des Kaisers folgten die der Mönche, besonders die der Zisterzienser. Sie verbreiteten, ebenso wie die Pflanzstätten Karls des Großen, neben dem Anbau von Heil- auch den von Würzpflanzen. In der Hauptsache machten sich die Mönche jedoch um den Anbau von Gemüsearten und Wurzelgewächsen verdient. Im Gegensatz zu M. Heyne [1]), der auch den Kohl als so verbreitet ansieht, steht die Meinung De Candolles [2]), der Kohl als schon vor arischer Einwanderung angebaut betrachtet. Bezieht man die klösterliche Wirtschaftstätigkeit als auf die Verbreitung von Spielarten des Kohls gerichtet, so mag sich für beide Meinungen eine Erklärung ergeben.

Diesem alteingebürgerten Schatze von Nahrungsmitteln reihten sich neue an. An das Vordringen der Araber knüpft sich die Entstehung des Reisbaues auch in Europa. Den Griechen durch die Feldzüge Alexanders des Großen im unteren Euphrat- und Tigristal be-

[1]) M. Heyne, Deutsche Wirtschaftsgeschichte II, 68.

[2]) De Candolle, Orig. d. plantes cultiv.; Chou.

kannt geworden, von den Römern zur Krankenkost benutzt, gelangte der Reis zuerst in Spanien als Nahrungsmittel zur Aufnahme. Am Ende des 15., anfangs des 16. Jahrhundert hielt der Reis seinen Einzug über Sizilien nach Süditalien und drang bis nach Norditalien vor. Während gesetzliche Verbote seines Anbaus, zur Verhüfung der Verbreitung von Fieberluft, sie aus Süditalien verdrängten, hat sich die Reiskultur in Norditalien erhalten.

Dem Osten verdanken wir später den Buchweizen, das „Tartaren"korn. Um 1436 wird seiner zuerst, und zwar in Mecklenburg Erwähnung getan. Im 16. Jahrhundert eroberte er die armen Böden Mitteleuropas und verbreitete sich bis nach Belgien, Frankreich und nach Italien. Seine Bedeutung als Nahrungsmittel blieb auf die Gegenden beschränkt, in denen er ergiebig gedieh.

Eine Umwälzung in der Erzeugung pflanzlicher Nahrung in Europa brachte die Entdeckung Amerikas hervor. Der in Mexiko, und Peru übliche Maisbau wurde vorbildlich für die wärmeren Gegenden Europas. Dem nördlichen Europa mußte der Anbau von Mais, der ein wärmeres Klima beansprucht, fernbleiben. Dagegen erhielt Nordeuropa von den Hochebenen Chiles her die Kartoffel.

Umgekehrt vollzog sich die Einwirkung der beiden Weltteile auf dem Gebiete der aus dem Tierreich stammenden Nahrung. Den Europäern folgten ihre Haustiere nach Amerika. Die von den Eingeborenen der höheren Gebirgsländer Südamerikas als Haustiere seit altersher benutzten Lamaarten haben sich in dieser Nutzungsweise trotzdem bis heute erhalten.

Wieweit nun die Nutzung der so allgemein geschilderten Produktion dem einzelnen einen Anteil gewährte, ist genau nicht zu verfolgen. Auch hierfür bieten nur allgemeinere Andeutungen das zu benutzende Material. Die reicheren unter den Bauern mögen immer den Verbrauch von allerlei Fleischnahrung sich haben gestatten können. Fleisch galt ihnen in den Formen der überlieferten Bereitung „guet flaisch, brates, pfeffer" oder von „guet fisch und grosz krebs" mehr als „bastetten und torten" [1]). Der armeren Bevölkerung fiel von dem Fleisch der auf der Jagd

[1]) Zimm. Chron. 4, 281.

erlegten Tiere der weniger begehrte Teil zu. Die mehr Muskelsubstanz aufweisenden Teile des Wildes gehören auf den Herrentisch. Hingegen verblieben den ärmeren Leuten das Kehlstück, das Geschlinge, Milz, Lunge, Kopf, die nicht sehr nahrhaften Teile. So war es schon am Anfang des 13. Jahrhunderts [1]). Unsere Quelle, die Übertragung eines altfranzösischen Originals, das allerdings nicht vorliegt, gibt der Vermutung Raum, daß diese Verteilung in der Benutzung des Wildfleisches allgemeiner festländischer Brauch war. Ein gleicher Vorgang läßt sich, wenigstens für die Stadtbevölkerung, bei der Fleischnutzung der Haustiere nachweisen. Bei und neben den städtischen Schlachthäusern bilden sich die Kuttelhöfe, Vertriebsstätten der minderwertigen Fleischteile [2]). Hat der Bauernsänger Steinmar nicht die städtische Gepflogenheit nur übertragen, so waren die inneren Teile der Haustiere auch eine begehrte Nahrung der Landbevölkerung.

Einen Rückgang in der Möglichkeit der Ernährung mag man aus folgendem Umstand ferner schließen. Das Mindestmaß dessen, was zur auskömmlichen Nahrung erachtet wurde, war Brot und Käse. Heyne [3]) nennt sie „die allgemeinste Hausnahrung, sie dürfen, wenn auch keine bessere Speise vorhanden ist, nicht fehlen". Sie machen für den Boten den sicher zu erwartenden Teil des Lohnes für seinen Botengang aus. Das liefert einen Beweis für die Anschauung, daß zur leiblichen Erquickung ein gewisser Teil an tierischer Nahrung für nötig erachtet wurde. Zugleich aber beweist dies, daß Fleisch von dem Boten hierfür nicht erwartet wurde oder nicht mehr erwartet werden konnte. Der Unterstufe war der Verbrauch an Fleisch fernergerückt.

Von den Liedersängern, die das Leben der Bauern im 13. Jahrhundert beschreiben, sind es insbesondere Nithart und Meister Steinmar, die allerlei Speisen aufzählen. Ob aber die lange Liste der Fleischspeisen bei Nithart, die alle Haustiere, Wild, darunter „hasen, vühse unde lühse" aufführt, „große braten wolgeraten, lang glichsam die ellen und würst noch lenger dan ein sper" nicht sehr

[1]) Gottfr. v. Straßburg, Tristan.

[2]) Moritz Heyne, Das deutsche Nahrungswesen, II. Bd., S. 292. Leipzig, Hirzel, 1901.

[3]) Moritz Heyne, a. a. O. S. 321.

idealisch abgefaßt wurde, ob Steinmars Anführung „vische, gense, huener, vogel, swin", Pfauen, Rippen vom Schwein, mit Wein begossen, Speisen vorführt, die die tägliche Nahrung bildeten, darf billig bezweifelt werden. Denn gerade in diese Zeit fällt die Entstehung eines Gerichtes „geisslitze, geisslutz", das eine erhöhte Ausnutzung tierischer Abfälle zur Nahrung beweist. Diese gewürzte Gallerte, mit Ochsen- und Kalbsfüßen hergestellt, wurde vom niederen Volk, der dienenden Klasse, den dienenden Brüdern der Klöster verspeist. Sie wird bis heute — in der Schweiz „G'nagi" genannt — noch hier und in Österreich verzehrt. Diesen Widerspruch möchten wir eher dahin auflösen, daß Fleischnahrung seltener geworden war.

So konnte um 1544 Sebastian Münster [1]) die Speise des vierten Standes seiner Zeit schildern: „Ihre Speiss ist schwarz rucken Brot, Haberbrey oder gekocht Erbsen und Linsen. Wasser und Molken ist fast ihr Trunk." An Bestrebungen seitens des vierten Standes diese Verhältnisse günstiger zu gestalten, hat es nicht gefehlt.

Die Unmöglichkeit einer gesicherten Ernährung bereitete der Wirksamkeit aufrührerischer Köpfe früh den Boden.

Der Jacquerie, dem Nordfrankreich verwüstenden Bauernaufstand von 1358, folgte 1493 im Elsaß die unter dem Namen „Der Bundschuh" auftauchende Bewegung. Unterdrückt, flackerte sie in Baden um 1503 auf. 1510 unterlag Erfurt einer Pöbelherrschaft, 1512 verfolgte in Württemberg der unter dem Namen „der arme Konrad" bekannte Bund ähnliche Ziele. Nachdem von 1507 ab in Steiermark, Kärnthen, Krain kleine Bewegungen sich gezeigt hatten, kam es von 1514—1516 dort zu einem großen gewaltsamen Ausbruch.

Die erhobenen Ansprüche kamen fast überall in gleicher Weise zum Ausdruck. Rückkehr zu den alten, verbrieften Lasten, Abschaffung der kleinen (Vieh-)Zehnten, Beibehaltung des großen (Korn-)Zehnten aber Verwendung seines Ertrages für öffentliche Zwecke. Rückgabe der den Gemeinden widerrechtlich entzogenen Waldungen, Freiheit der Jagd, um dem gewaltigen Wildschaden zu entgehen. Wild, Wasser, Wald sollen Gemeingut sein und bleiben.

[1]) S. Münster, Kosmographie.

Erst durch das dem Bauernstande nicht angehörende fahrende, besitzlose Volk aller Art drangen mehr und mehr kommunistische Ideen in diese Forderungen. Abgesehen von Kursachsen rauchte schließlich bei der gewaltsamen Unterdrückung 1524/25 das platte Land Mittel- und Süddeutschlands vom Blut der Erschlagenen. Was diese Bewegungen nicht erzielten, wurde teilweise im Gefolge der französischen Revolution erreicht und dazu noch mehr.

Zwei Forderungen der Agrarbewegungen sind für uns hier von Bedeutung. Abschaffung der Viehzehnten, Freiheit der Jagd besagen nur Gewinnung von Fleischnahrung für die, denen sie bisher geschmälert war, Gewährung von Abwechselung in ihr. Da die Bereitung der Fleischnahrung für den vierten Stand notgedrungen eine trostlos einförmige sein mußte, so konnte nur die Fleischart wechseln. War Fleischnahrung überhaupt möglich, so war sie bei den Bauern und ihnen im Verbrauch gleichzuachtenden Klassen eintöniger als bei den Vornehmen.

Für die Zeit vor und während des 30 jährigen Krieges gibt der „Simplicissimus" [1]) ein Spiegelbild des bäuerlichen Lebens im Spessart. Auch hier scheint noch von dem Hofe aus durch Roden eine Vermehrung des Ackerlandes stattgefunden zu haben, dem der Bauer, „aller Ernden eine reiche Beute abjagte". Von dem Viehstand wird folgendes aufgezählt: „erstlich seine Säu, zweitens seine Ziegen und zuletzt seine ganze Herde Schafe"; dies läßt Rindvieh vermissen. Nach weiteren Hinweisen wurde Vieh im Wald gehütet. Pferde waren dem Simplicius damals unbekannt. Das Haus umgab ein Krautgarten. Die Miststätte war von Hühnern bevölkert. Als Fleischnahrung wird dann Speck und anderes Dürrfleisch erwähnt. Seit der Zeit Karls des Großen scheint also eine Veränderung in der Art der Fleischnahrung in Deutschland kaum zu verzeichnen. Schweinefleisch in Verbindung mit Sauerkraut galt für den Bauer im 14. Jahrhundert als Festspeise.

Von der Gegend von Lindau erzählt Montaigne [2]) 1580/82, sie bringe viel „chous cabus" hervor, den „Kabbes" des Rheinländers. Zerkleinert, mit Salz gemengt und in Fässern aufbewahrt, werde er als winterliches Gemüse genossen. Der gleiche Kohl sei

[1]) Grimmelshausen, Simplicius Simplicissimus. I. Buch, Kap. I—IV.

[2]) Montaigne, Voyages. Paris, Le Jay, 1774.

in Savoyen und der Schweiz sehr verbreitet. Der Verbrauch von Sauerkraut war allgemeiner geworden. In Konstanz hingegen vermerkt er, daß den Arbeitsleuten morgens zum Frühstück Teile eines flachen Gebäckes gereicht wurden mit Fenchel, kleinen Speckstücken und Knoblauch bestreut. War hier die Ernährung noch eine verhältnismäßig gute, so fiel ihm das Gegenteil für Italien auf. In der Gegend um Lucca macht er die Beobachtung: Die Leute sind hier so arm, daß sie unreife Maulbeeren essen müssen, um ihr Leben zu fristen.

Als Goethe [1]) 1786 Italien aufsuchte, bemerkte er auf dem südlichen Abhang des Brenner die elenden Gesichtszüge, den krankhaften Zustand der Bevölkerung. Der fast alleinige Gebrauch des Mais und Buchweizens als Nahrung erschien ihm hierfür als Grund. Während am Nordabhang das Mehl aus diesen Körnern in Wasser zu einem dicken Brei gekocht, mit Butter wenigstens gebraten werde, „aßen die welschen Tiroler ihn so weg, manchmal Käse darauf gerieben, und das ganze Jahr kein Fleisch“. „Außerdem essen sie noch Früchte und grüne Bohnen, die sie in Wasser absieden und mit Knoblauch und Öl anmachen.“

Wie Münster die Landleute im Deutschen Reich schilderte, so beschreibt sie fast gleichlautend La Bruyère [2]) später, 1689, in Frankreich. „Auf dem Lande gibt es wilde Tiere, Männchen und Weibchen, schmutzig, hager und fahl, wetterbraun, dem Boden, den sie bebauen, mit Zähigkeit anhangend. Es sind wirklich Menschen! Nachtsüber ziehen sie sich in Höhlen zurück, dort verzehren sie kärgliche Mahlzeiten, die aus Schwarzbrot und Rüben bestehen, wozu sie Wasser trinken!“ Dieser Zustand verbesserte sich nicht, er wurde für Frankreich bis gegen das Ende des 18. Jahrhunderts immer ausgesprochen schlimmer.

1740 [3]) schreibt ein Bischof an den damaligen Minister Fleury: „Unseren Landleuten fehlt die Hälfte des Jahres ihr Brot aus Gerste und Hafer, das ihre einzige Nahrung bildet.“

[1]) Goethe, Italienische Reise.

[2]) La Bruyère, Edition Destailleurs, II, 97.

[3]) Taine, Les Origines de la France contemporaine. L'ancien régime, 5. Buch.

In einer Ansprache an das Parlament der Normandie sagte Floquet 1752: „Die Wohlhabenden haben Mühe, ihr Leben mit Brot zu fristen, das gemeine Volk entbehrt es völlig, und muß, um nicht Hungers zu sterben, zu Nahrungsweisen greifen, die der Menschheit zur Schande gereichen.“ Es brechen Unruhen 1770 in Rheims, 1775 in Dijon, Versailles, Paris, 1782 in Poitiers, 1785 in Aix in der Provence, 1788 und 1789 in Paris und ganz Frankreich wegen mangelnden Kornes und Brotes aus.

1783 lebt das Volk bei Toulouse von Mais, einem Gemisch geringwertiger Körner, mit wenig Weizen. Die Bergbewohner leben von Edelkastanien, bei Troyes nährt Buchweizen das Volk, bei Limoges Buchweizen, Edelkastanien, saure Milch und geräuchertes oder eingesalzenes Ziegenfleisch, in der Beauce ein Gemenge von Gerste und Roggen, in der Landschaft Berry Gerste und Hafer gemengt. Es fehlt an Weizenbrot und ebenso an Fleisch, bis auf das eines jährlich für je eine Familie geschlachteten Schweines. In der Normandie gab es Dörfer, deren Bewohner Gerstenbrot allein nährte, andere, in denen Haferbrot und naßgemachte Kleie diesen Dienst versehen mußten.

Die Ernährung der Landbevölkerung erscheint uns in allen betrachteten Ländern mit der Zeit unzureichend geworden.

War der Landmann aber frei geworden, durch Freilassung oder weil er sich hinter die Mauern der bald mit eigenem Recht begabten Städte geflüchtet hatte, so wechselte er nur den Ort, nicht die Speise. Diese Städte waren bei den Neugründungen nur vergrößerte Dörfer. Des Städters Scheunen, seinen Viehstand umschloß die Stadtmauer, ebenso wie der Hag das Dorf. Bis in das 19. Jahrhundert hinein sind derartige Zustände in den Städten zu verfolgen. Immer und immer wieder wird, sogar in fürstlichen Residenzen, den Einwohnern polizeilich verboten, Kleinvieh auf den Straßen herumlaufen zu lassen, und diese als Ablagerungstellen für Dung zu benutzen. Die Haushaltung der Städter, der eigentlichen Bürger, war gleicher Anlage wie die der Bauern. So wird auch der Lebensmittelverbrauch der gleiche gewesen sein, beruhte er doch auch hier unter Umständen auf eigener Erzeugung der dafür benötigten Materialien.

An den einzigen nennenswerten Verkehrsstraßen jener Zeit,

den Flüssen, dem Meer, an den Umschlagstellen der Waren, die fürstliches Machtwort zu einer ergiebigen Einnahmequelle machte, an den mit Marktrechten immer häufiger begabten Plätzen sammelte sich bald ein Handelsstand. Aus ihm entwickelte sich eine Oberschicht, die es im Verbrauch der Lebensmittel den ländlichen Grundbesitzern nicht nur gleichtat, sondern sie darin bald übertraf. Für den Adel war dies eine Quelle ständigen Ärgernisses. Der Mittelstand jedoch, dessen Lebensmittelverbrauch Hirsebrei, Rüben, Kohl, dazu Kalbfleisch, Rindfleisch und Hühner bildeten, mag sich nur in der häufigeren Verwendung dieser tierischen Nahrung von den Gewohnheiten des Bauern unterschieden haben. Die Unterschicht, kleine Handwerker, die wenig oder gar keinen Landbesitz aufwiesen, alle, denen keine Arbeitsgelegenheit geboten war, litt häufig Hunger. Alle Berichte von Reisenden schildern bald die Städte als angefüllt mit Bettlern. Selbst da, wo gewisse Industrien jener Zeit, Metallbearbeitung, Weberei, Walkerei, Färberei von Tuchen sich gehäuft hatten, schwankte infolge des unsicheren Absatzes die Arbeitsgelegenheit; dazu trat die Unmöglichkeit, den Beruf zu wechseln. Das starre Zunftwesen kannte oder erlaubte nur „gelernte Arbeiter". Die „ungelernten Arbeiter" unserer Zeit waren seltene und unbeliebte Erscheinungen. Für sehr viele Stadtbewohner entfiel damit Verdienst aus Arbeit, sie wurden zu Bettlern. Dazu kam, daß die Zahl der wegen körperlicher Schäden zur Arbeit Untauglichen ungleich größer erscheint als heute. Mangelnde Heilkunst, Unsorgsamkeit bei der Krankheitspflege verdammten früher weit mehr Menschen zur Erwerbslosigkeit. Auch sie wurden zu Bettlern. Im 16. Jahrhundert muß sich das Bettlerunwesen zur Unerträglichkeit gesteigert haben. Hieran mag die Aufhebung der Klöster manches verschuldet haben. Ein gewisser Teil der Armen hatte an deren Pforten Speise gefunden. Nun mußte sie von Begüterten erbeten werden. Die Obrigkeit aller Länder fing an, dem Bettelunwesen ihre Aufmerksamkeit zu schenken, durch gesetzliche Maßnahmen es zu beschränken. So ging man in Nürnberg, Ypern, Brügge, in England unter Heinrich VIII. und Elisabeth vor. Trotz der hier vorhandenen, durch allerlei Manufakturen geschaffenen Arbeitsmöglichkeiten mit geringem Erfolg. In diesem Zusammenhang ist der Vergleich von Bedeutung, den

Macaulay [1]) auf Grund der Schilderungen älterer Beobachter mit den Zuständen seiner Zeit, Mitte des 19. Jahrhunderts, zog. So sagt er von Sheffield, dieser „seit alters, schon von Chaucer so gekennzeichnete Sitz der Eisenbearbeitung zählte unter Jacob I. an 2000 Einwohner, davon ein Drittel halbnackt und verhungert. Zur Zeit Karls II. waren die Einwohner auf 4000 angewachsen. Jedem Reisenden fiel an ihnen die unerfreuliche Wirkung auf, die ihre Arbeit auf ihre Gesundheit ausübte." Für die ländliche, die körperliche Arbeit leistenden Menschen, für einen nicht unbeträchtlichen Teil der städtischen Bevölkerung scheinen sich im Verlauf der Jahre von 800—1800 die Ernährungsmöglichkeit sowie die Art der Ernährung verschlechtert zu haben. Das Empfinden, daß dem so sei, brach bei vielen Denkenden jener Zeit durch. Vom 12. Jahrhundert ab muß sich in Spanien, nach Verordnungen der Könige Alonzo Onzeno und Peters des Grausamen von Kastilien, ein Nachlassen im Ertrage der Felder und in der Viehzucht bemerkbar gemacht haben. Unter Karl V. wiederholten sich die Einschärfungen von Maßnahmen, um den Ertrag zu heben. Herrera [2]) wirft im Jahre 1598 die Frage auf: „Was mögen wohl die Gründe sein, daß sich heutigen Tages die Unzulänglichkeit der Lebensmittel im ganzen Lande fühlbar macht und jetzt, im Frieden, ein Pfund Fleisch mehr kostet, als früher, mitten im Krieg, ein ganzer Hammel?"

Es ist bezeichnend, daß solches Empfinden gerade in Spanien diesen Ausdruck fand, in einem der ältesten Kulturländer. Hier war man, von der Zeit der Maurenherrschaft her, dazu übergegangen, bei der Züchtung der Schafe hauptsächlich deren Wollertrag zu erhöhen. Die sonstige Nutzung dieser Tiere aus ihrem Fleisch, ihrer Milch wurde der Wollerzeugung untergeordnet. Einsichtsvolle Landwirte sahen bald ein, daß höchsten Ertrag an Milch und gleichzeitig solchen an Wolle erzielen zu wollen sich ausschließe. Die zur Wollproduktion gezüchteten Tiere wurden durch die dabei befolgte Inzucht kleiner und kleiner. Damit sank der Fleischertrag. In allen Ländern Europas aber wurden spanische Schafe ihrer besseren Wolle wegen begehrt. In allen Ländern Europas sank damit, besonders gegen Ende unserer Zeitperiode, die Menge vorhandener

[1]) Macaulay, a. a. O.

[2]) Herrera, Spanische Landwirtschaft, 1598.

tierischer Nahrung. Aber auch der Ertrag an Körnerfrüchten schien abzunehmen. An diese Frage knüpfte sich schließlich eine nicht endenwollende Diskussion. Den Späterlebenden gab Liebig den Schlüssel des Rätsels. Er bewies, daß mit der Zahl der Ernten von gleicher Fläche, ohne Ersatz der durch sie dem Boden entzogenen Mineralstoffe, die Erträge abnehmen müßten. Liebig berechnet [1]), daß in Rheinhessen im Durchschnitte der Jahre 1833/47 Weizen im Ertrage um 20% abgenommen habe. In Hohenheim, Württemberg, von 1832/60 um etwa 6%. Er vermochte auf Grund der statistischen Erhebungen für Preußen und Bayern die gleiche Meinung zu erhärten und „war nicht zweifelhaft darüber, daß in allen Ländern, Frankreich und England eingeschlossen, gleiche Verhältnisse gelten".

Für England liegt für das Jahr 1696 eine Schätzung der Getreide- und Hülsenfruchternte vor [2]). Sie betrug ungefähr ein Drittel dessen, was Mitte des 19. Jahrhunderts dort erzeugt wurde. Weizen machte nur ein Fünftel des Ernteertrages aus. Damit wird auch verständlich, warum man in England schon Ende des 15. Jahrhunderts dazu übergehen mußte, den Getreidebedarf aus dem menschenleereren Osten Europas zu decken. Um diese Zeit (1473) sandte Danzig einmal in einem Jahre 1100 Schiffe mit Getreide nach England, häufig 600—700 Schiffe [3]). Der Rückgang in den Erträgen des Landbaues in den einzelnen Ländern erhellt aus diesen Tatsachen. Mit den Erträgen sank, besonders in jenen Zeiten unausgebildeteren Verkehrs, die Möglichkeit der Ernährung.

Aus allen betrachteten Schichten der Bevölkerung aber entstand der Geistlichkeit Nachwuchs. Während die Weltgeistlichkeit in Fragen der Ernährung nur den allgemeinen Geboten der Kirche unterworfen war, standen die Klosterinsassen unter besonderen, die Ernährung betreffenden Bestimmungen. Die Bekanntschaft mit ihnen kann hier nach verschiedenen Seiten förderlich werden. Denn da solche Vorschriften eine Be-

---

[1]) Liebig, Die Chemie in ihrer Anwendung usw.

[2]) King, Natural and Political Conclusions.

[3]) G. Freytag, Bilder aus der deutschen Vergangenheit. G. Schanz, Engl. Handelspolitik gegen Ende des Mittelalters 1881.

schränkung der Nahrungszufuhr wünschen, so kann in ihnen die Angabe eines Mindestmaßes dessen erblickt werden, was zur Deckung der Erfordernisse des Leibeslebens nötig schien [1]).

Im allgemeinen kann man sagen, daß die Benediktinerregel die Grundlage aller Vorschriften in bezug auf Nahrungsaufnahme römisch-katholischer Mönche auch heute noch bildet. Diese Regel beschäftigt sich in Kap. 35—42 mit der Sorge für Mahlzeiten Gesunder und Kranker, in Kap. 49 mit dem Fasten. Alle Mönche sollen gleich gehalten werden, alle, mit Ausnahme der Schwächlichen und der Kranken, haben sich des Fleisches der vierfüßigen Tiere und der Vögel zu enthalten. Mittags und abends sind zwei gekochte Speisen vorzusetzen, damit eine Speisewahl möglich ist. Wird aber nur Obst und junges Gemüse gereicht, so kann ein drittes Gericht verabfolgt werden. An Brot ist jedem Mönch 1 Pfund für den Tag bestimmt, bei besonders schweren Arbeiten mehr. Mittwoch und Freitag sind Fasttage, an denen nur einmalige Sättigung gestattet wird. Zur Zeit Karls des Großen galt die Benediktinerregel für alle Klöster unbedingt. Mit der Zeit jedoch haben sich allerlei Abweichungen herausgebildet. Für Bayern war, mit Ausnahme von Mittwoch und Freitag (mittags?), Fleisch zu essen erlaubt.

Auch die allgemein für Verbreitung des Ackerbaus sehr bedeutungsvolle Unterabteilung der Benediktiner, die der Zisterzienser, folgte in bezug auf Ernährung der Regel des hl. Benedikt ohne Ausnahme und Milderung. Zwar begnügten sie sich für ihre Ernährung anfangs mit aus Baumblättern gekochter Suppe, mit Brot aus Gerste und Hirse, so schwarz, daß ein Mönch aus einem anderen Kloster es nicht ohne Tränen sehen konnte und ein Stück mitnahm, um es seinen Mitbrüdern zu zeigen. Zunehmender Reichtum und Macht scheinen auch bei ihnen Wohlleben erzeugt zu haben. Nach der ersten Klostergründung, im Jahre 1098, wuchs die Zahl ihrer Klöster in 100 Jahren auf 2000 an. Schon um 1315, nach kaum 200 jährigem Bestehen, zeigten sich in dem Orden Abweichungen, namentlich seitdem gegen die Regel des hl. Benedikt in manchen Klöstern Fleisch gegessen wurde. Welche Entwicklung

---

[1]) In der Wiedergabe dieser Regeln und in der Beschreibung ihrer Befolgung folgen wir hauptsächlich Heimbucher, Geschichte der Orden und Kongregationen. Paderborn, 1907.

die Anschauungen über Ernährung gegenüber den ersten Ordensregeln genommen, geht schließlich aus der Bitte der letzten Mönche Lehnins, von Prior, Subprior und Senior, an den Kurfürsten Joachim II. von Brandenburg (1542) hervor. Sie wünschen, daß ihnen als Mittagessen: 4 Gerichte, als Abendessen: 3 Gerichte, dazu an Bier: 1 Tonne wöchentlich, an Wein: 8 Tonnen jährlich, außerdem zu Neujahr und Mitfasten ein Pfefferkuchen gewährt werde[1]).

Eine weitere Abart, die Trappisten, hat später wiederum, als strikterer reformierter Zisterzienserorden, die Enthaltung von Fleisch, Fett, Eiern, Fischen und Wein seinen Mitgliedern zur Pflicht gemacht.

Ganz abweichend von St. Benedikt gab der hl. Franziskus im dritten Kapitel seiner Regel, um 1220 und 1221, seinen Brüdern die Vorschrift: „und dem hl. Evangelium gemäß soll es ihnen gestattet sein, von allen Speisen, die man ihnen vorsetzt, zu essen" (Ev. Luk. 10, 5. 8). Alle Freitage gelten als Fasttage, alle anderen gewöhnlichen Fasten bis zur Auferstehung des Herrn sind geboten, ebenso von Allerheiligen bis Weihnachten. Das 40 tägige Fasten vom 6. Januar an ist ein freiwilliges. Der hl. Franziskus scheint dem hl. Augustinus gefolgt zu sein, der im dritten Kapitel seiner Regel sagt: „Euer Fleisch bezähmt durch Fasten und Enthaltsamkeit in Speise und Trank, soweit es die Gesundheit erlaubt; wenn jemand aber nicht fasten kann, so soll er wenigstens außer der Tischzeit keine Speisen zu sich nehmen, es müßte sein, daß er krank ist."

Fallmerayer[2]) hat in einer seiner Schilderungen auch auf die Wiedergabe der Ernährungsweise der griechischen Mönche Wert gelegt. Wir führen auch ihn wörtlich an: „Für die meisten von uns hat schon der Gedanke an die Athoskost etwas Abschreckendes. Oder würden Oliven, grünes, in Wasser gekochtes Gemüse ohne Zutat, rohe Gurken, Knoblauchstengel, süße Zwiebeln, Salzfische, weicher Käse, Bohnenbrei, Obst, Honig, Brot und Wein ohne alle Abwechselung das ganze Jahr und das ganze Leben

[1]) Fontane, Wanderungen durch die Mark Brandenburg. Berlin, 5. Aufl. 1892.

[2]) Fallmerayer, Der heilige Berg Athos, in „Fragmenten aus dem Orient", Stuttgart, 2. Aufl. 1877.

hindurch genossen in Europa nicht auch dem strengsten Büßer ungenügend sein? Fleisch ist innerhalb der Klöster auf ewig versagt; an Fasttagen, das ist nahezu 8 Monate des Jahres, sogar das Ei, der Fisch und das Öl verbannt, alles unabänderlich und ohne Widerrede."

Also Käse bildet bei allen christlichen Mönchen sicher eine Quelle des animalischen Eiweißes, die fast das ganze Jahr hindurch benutzt werden darf. Zu ihm tritt bei einigen Orden außerdem Fisch. Auch die christlichen Mönche sind, entsprechend ihren Regeln, nicht absolute Vegetarier.

Dagegen gestattete die älteste Regel der Deutschordensritter, die im Gegensatz zu den beschaulicher lebenden Klosterinsassen ein weltlich-kriegerisches Leben führten, daß sie drei Tage in der Woche Fleisch essen durften, drei Tage Molken und Eier, am Freitag jedoch Fastenspeise — auch Brot wird aufgeführt. Mus und Trank hatte jeder allein. Nicht immer war es den Rittern möglich, in dieser Weise Nahrung zu finden. Dies erwies das Jahr 1260. Der Aufstand der Bevölkerung zwang die Brüder zum Hunger und dazu, ihre Rosse zu verzehren und am Leder ihrer Schuhe zu nagen!

Später gingen auch solche Ordensritter zu einer Ernährung über, die denen der Begüterten entsprach. So ist der Schilderung eines ihrer Festmahle [1]) zu entnehmen, daß die Ritter, außer Suppe aus verschiedenen Gemüsearten, noch sechs verschiedene Gemüse gesondert, acht Fischarten und weiter Krebse, sechs Fleischarten von Haustieren, von Wild sieben Braten, darunter solchen von Eichhörnchen, von Vogelarten Stare und Kraniche sich reichen ließen. Die Speisenfolge wies weiter Mehlspeisen, Kuchen, Obst auf. Zwischen diesen Gängen gelangten noch Neunaugen, Käse, Heringe zum Verzehr. Das erinnert an das von uns betrachtete Mahl aus der Zeit Caesars und führt zu gleichen Schlußfolgerungen.

Das Bestreben also, die Menschen dauernd von Fleischnahrung fernzuhalten, erscheint auch unter Anwendung von Zwang nicht möglich, selbst wenn solcher Zwang der Zustimmung derer ursprünglich sicher ist, die sich ihm freiwillig unterwerfen. Nicht genau verfolgbar, nicht an dem einzelnen wahrnehmbar, scheint es doch für

[1]) Raumer, Historisches Taschenbuch, 1830.

die Gesamtheit der einer Regel Unterworfenen nachweisbar, daß die menschliche Natur auf Genuß animalischer Nahrung höher eingestellt ist, als die Regel von ihr zu verzehren gestattet. Dieser Drang nach Fleischnahrung setzte sich in den Genossenschaften durch. Der Weg, auf dem er Befriedigung suchte, ergibt sich aus den Regeln selbst. Schwächlichen und Kranken ist der Genuß des Fleisches der vierfüßigen Tiere und der Vögel gestattet. Unter der Voraussetzung dieser beiden durch längeres Klosterleben erklärlichen Erscheinungen bei dem einzelnen, konnte Fleischnahrung auch bei der Gesamtheit sich durchsetzen.

Den Registern der Klöster, ihren Urbaren verdanken wir manches Hierhergehörige. Es folge hier die Speiseordnung der Klosterbrüder von Werden, vor 1063 aufgestellt: „a pascha usque ad Kalendas novembris festinis diebus annonam piscis unam et quartam partem casei. ad cenam uero iterum quartam partem casei. ceteris diebus feria II et IV et VI annonam piscis et IV ova. ad cenam item caseum sicut antea. Feria III et V et sabbato dimidium caseum et legumina et ad cenam quartam partem casei. a Kalendis novembris usque in pascha alleces et legumina. Festivis diebus ad mensan mensuram unam ceruise et dimidiam vini, ad cenam autem mensuram cervise. Dominicis diebus dimidiam mensuram medonis. Precipuis festivitatibus in vigilia ad cenam dimidiam mensuram vini cum cervisa.“ Von Nahrungsmitteln finden hier also nur Käse, Eier, Fische, Hülsenfrüchte Erwähnung, kein Fleisch.

Aus den Zehntregistern von Herford, Prüm, Maurusmünster geht später indessen hervor, daß im Sommer Schaffleisch, im Winter Schweinefleisch geliefert und von den Nonnen zu Herford Schaffleisch vom Himmelfahrtstage bis Michaelis gegessen wurde. Die Zeitbestimmung für diese Lieferung war in der damaligen Viehhaltung begründet. Die Schafe lammten im Frühjahr, die Schweine wurden durch Waldmast erst im Herbst zum Verbrauch reif.

Einzelbilder, Gesamtvorgänge zeigen gleiches, nämlich das Bestreben, von der fleischlosen Kost abzuweichen.

Die kirchliche Reformation in den Ländern Nordeuropas beschränkte zeitweise das Klosterwesen. Wenn trotz dieser Bewegung die Andauer klösterlicher Anstalten in anderen Ländern, ihre Zunahme in Nordeuropa jetzt wieder erkennbar wird, so beweist dies nur, daß der Hang zur Abscheidung, zur Flucht aus dem wirtschaftlichen Leben der Allgemeinheit scheinbar unausrottbar ist. Es beweist nicht, daß es den Klosterleuten der Neuzeit gelingen wird, sich mit ihren Anschauungen in bezug auf Ernährung mit größerem Erfolg durchzusetzen, als er ihren Vorgängern in dieser Beziehung beschieden war. Es ist um so unwahrscheinlicher, als die Reformation der Kirche bei den Laien allgemein den Hang erweckte, über den Zusammenhang von Ursache und Wirkung nachzudenken. Das Bestreben, auch in die Art des Verlaufes wahrnehmbarer wirtschaftlicher Erscheinungen einzudringen, ist ein viel allgemeineres geworden als das, in beschaulicher Ruhe sich im Diesseits für das Jenseits vorzubereiten und damit dem Kampf für das Leben im Diesseits zu entsagen. Die Renaissance hat der wissenschaftlichen Erkenntnis die geistlichen Fesseln abgestreift. Nur die dem menschlichen Geist natürlich gezogenen Grenzen, nicht Dogmen sollten von nun an das Bestreben beengen, auch zu ergründen, warum die Ernährung für die verschieden beanlagten, verschieden sich betätigenden Menschen verschieden verläuft. Dieses Bestreben hat dann weiter unter dem Einfluß der französischen Revolution neue Grundlagen erhalten. Die französische Revolution übte auf dem europäischen Festlande tiefgreifende Folgen auf die Landwirtschaft aus. Je nach den in Frage kommenden Ländern sanken zu verschiedenen Zeiten die Abgabepflichten, die dem Bauer den Ertrag schmälerten. Er wurde Herr seines Bodens, seines Bodenertrages. Die bisher der Oberschicht aus Rechten zugeflossenen Einnahmen verringerten sich oder verschwanden ganz und gar. Eine gleichmäßigere Verteilung der Einnahmen war die Folge. So geht denn aus unseren Ausführungen hervor, daß der Hang des Menschen zur Fleischnahrung ein allgemeiner ist. Die Möglichkeit der Befriedigung dieses Triebes sank durch Jahrhunderte in Europa für die große Menge; sie fand nur Befriedigung bei denen, die als Oberschicht den Sorgen um das tägliche Brot entrückt waren.

6. Kapitel.

Die Vervollkommnung in der Benutzung pflanzlicher Nahrung.

In den vorstehenden Erörterungen sind nur die Grundlagen der Ernährung bei den verschiedenen betrachteten Völkern berücksichtigt worden. Wenig nur konnte gesagt werden über die Formen, in denen die bei ihnen erzielbaren oder erzielten Rohstoffe Verwendung fanden. Wir verfolgen die hauptsächlichsten Nahrungsmittel darum nunmehr in der Weise des Werdeganges ihrer Bewertung.

Wenn die Verwendung der Körnerfrüchte zu einer der hauptsächlichsten Grundlagen der Ernährung ausgebildet wurde, so ist nunmehr der Verlauf dieser Entwicklung genauer zu beschreiben. Zweierlei Vorteile boten sie von vornherein dem Verbrauch. Innerhalb von 8 bis 9 Monaten folgt die Ernte der Saat. Nach der Ernte ist die Aufbewahrung der Körner leicht und langdauernd möglich. Diese Vorzüge allein festzustellen, reicht jedoch zu weiterem Verständnis der allgemeinen Benutzung der Zerealien nicht hin. Ohne ein Eingehen auf den äußeren und inneren Bau des Kornes würden die letzten Gründe für die Entwicklung der Benutzung nicht erkennbar sein. Die Körnerarten der Zerealien, zu denen auch der Reis und Mais zu rechnen sind, bergen ihr Samenkorn in verschiedenen harten Hüllen, die ihrerseits wieder zu einer Ähre oder Rispe vereinigt erscheinen. Diese das Korn tragenden, schützenden Teile sind für die menschliche Ernährung nicht nur nutzlos, sondern ihrer harten, beinahe stacheligen Beschaffenheit wegen ein Hindernis für das Verlangen, das Korn, das die für die Ernährung wertvollen Teile birgt, zu erreichen. Dieses selbst, in seiner ersten Reifezeit wachsweich, härtet sich durch Wasserverlust mehr und mehr. Das Korn ist in sich ungleichartig. Unter einer zarten Oberhaut ruht eine die Eiweißstoffe führende Zellschicht. Sie umschließt den hauptsächlich stärkeartige Stoffe enthaltenden Mehlkörper. An dem an der Ähre befestigten Teil, also am geschütztesten, liegt der die Art in ihrer Dauer sichernde Keimkörper, der sich als besonders fetthaltig erweist. Die Zellhaut der Oberdecke geht als zartes Gerüst durch das Korn. Sie setzt sich aus einem Kohlehydrat, der Zellulose, zusammen, die wenig Wert für die Ernährung besitzt, ja, für die Ausnutzung der übrigen Bestandteile ein Hindernis bildet, in dem sie sie vor der Wirkung der Verdauungssäfte birgt. Im Korn sind an Zellulose kaum 2 vom Hundert des Gewichtes vorhanden. In gleicher Höhe bewegt sich der Gehalt an Salzen, der Hauptsache nach phosphorsaure Kali- und Magnesiasalze. Wie die Zellulose, sind auch diese Salze ziemlich gleichmäßig durch das Korn verteilt. In gleicher geringer Menge ist Fett vorhanden. Der Hauptsache nach sind es Eiweißkörper und Kohlehydrate, die die Körner der Nahrung bieten. Jedoch kommen diese Nährstoffe in verschiedenem Verhältnis und beide in verschiedenem Zustand im Korn vor. Sind an eiweißartigen Stoffen wohl nur 14% im Korn, so sind hiervon ein Siebentel in kaltem Wasser löslich, 12 vom Hundert aber unlöslich. Von den 66 vom Hundert an vorhandenen Kohlehydraten sind ein Neuntel als Dextrine löslich, der Rest ist als Stärke unlöslicher.

Diese dem Menschen völlig unbekannten Verhältnisse hatte er sich, Erfahrung sammelnd, nutzbar zu machen.

Es war natürlich, daß der Mensch damit anfing, die ihm wertloseren Teile, die Ähren und Hüllen zu entfernen, das Korn somit einer ersten Vorbereitung zu unterwerfen. Die Anwendung des Feuers bot zu diesem Vorgehen die Möglichkeit. Getreideähren, an der Flamme geröstet, ließen das Korn ihnen nicht nur entfallen, sondern dieses geblähte Korn war leichter mit den Zähnen zu zermalmen.

Die Religionsvorschriften, konservativ am Vergangenen festhaltend, lassen auch hier Entscheidendes erkennen. So schreibt 3. Mos. II, 14 vor: „Willst du ein Dankopfer tun von den ersten Früchten, sollst du die Sangen, am Feuer gedörret, klein zerstoßen" (Sangen bedeutet das Gesengte). Dies Dörren, Sengen der Getreideähren kannte auch Plinius[1]). Es sei eine Gewohnheit der Etrusker, sagt er, die Ähren des Dinkel zu rösten und dann

[1]) Plinius, Hist. nat. XVIII, 23.

zu zerstoßen. Von den Rothäuten weiß man, daß sie noch heute Mais als Vorbereitung zum Verzehr nur rösten. Von ihnen haben die Weißen in Nordamerika das gleiche Verfahren angenommen und genießen geröstete, geblähte Maiskörner als Zwischenmahlzeit. Nicht alle Zerealien sind solchem Verfahren mit gleichem Vorteil zu unterwerfen; die faltigeren Hüllen der Gerste und des Reis lösen sich leichter vom Korninhalt, wie die glatten des Roggen und Weizen. Immerhin ist so geröstetes Edelgetreide glasig, hart und schwierig zu zerkauen.

Die Nachahmung des von den Zähnen besorgten Zerkleinerungsgeschäftes durch mechanische Hilfsmittel hatte einzusetzen. Die um die Behausungen von Pfahlbauern gefundenen runden Steine, dem Handinnern angepaßt, konnten benutzt werden, um sowohl geröstete wie in natürlichem Zustand belassene Körner auf platten Steinen zu zerreiben. Es war ein sehr mühsames, zeitforderndes Geschäft. Setzt man den täglichen Bedarf an Körnern für eine Person zu einem Kilogramm an, so bedeutet dies für eine zahlreiche Familie eine beträchtliche Menge. Schon die Schwere dieser Arbeitsleistung legte es nahe, sich selbst der dauernden Mühe dieser Vorbereitung zu entheben; auch hierin liegt eine Erklärung für das Halten von Sklaven oder Sklavinnen, die zum Mahlen überall verwendet wurden.

Die Zerkleinerung der Körner erfolgte zuerst nur zwischen zwei zerreibenden Steinen. Einer wurde von der Hand gehalten, einer lag fest. Dies hatte die Aushöhlung des unteren festliegenden Steines zur Folge, wenn er weicher war als der geführte Stein. Die so gebildete Vertiefung schuf das Urbild des Mörsers, die Notwendigkeit, der geschaffenen Vertiefung zu folgen, ließ das Pistill entstehen. Diese Anordnung der Mahlvorrichtung war auch zugleich sparsam, sie verhütete das Wegspringen der Körner. Größerer häuslicher Bedarf an gemahlenem Getreide mag später auch die Formen vergrößert und damit die Notwendigkeit geschaffen haben, mehrere Personen den Inhalt eines großen Gefäßes zugleich behandeln zu lassen. Eine Urform der Mühle mit Handbetrieb ergab sich so von selbst. Im größten Teil Afrikas geschieht das Mahlen in einer Steinmulde mit einem runden Stein. Stellenweise (Massaua) werden dazu zwei runde Steine benutzt, von denen der obere mit einer Kurbel versehen ist. Mühlen müssen den arischen Völkern vor ihrer Trennung bekannt gewesen sein. In den Sprachen arischen Typs weisen die jetzt dafür gebräuchlichen Worte auf gemeinsame Wurzeln hin. Nun ist es klar, daß es nicht jedermann möglich wurde, Sklaven zum Mahlen zu halten. Es war auch nicht jedermann möglich, ohne Vernachlässigung der sonstigen Beschäftigung, das nötige Mehl sich selbst herzustellen. Diese Notwendigkeiten förderten die Benutzung anderer als menschlicher Kräfte zum Mahlen. Es entstand die Form der durch Tiere getriebenen Mühlwerke. Dann gelangten weiter andere Naturkräfte bei der Herstellung des Mahlgutes zur Benutzung. In Mesopotamien, das früh schon mit Wasserzuführungen für den ausgebreitet dort geübten Weizenbau versehen war, bot sich auch die Möglichkeit, die treibende Kraft des Wassers zu beobachten und für Räderwerke nutzbar zu machen [1]). Nach Strabo [2]) gelangten die Römer erst im letzten Jahrhundert v. Chr. zur Kenntnis der von Wasser getriebenen Mühlräder. Bezeichnenderweise geschah dies nach ihren Kriegen in Kleinasien und gegen Mithridates. Solche Mühlen fanden sehr schnell Verbreitung. Plinius [3]) kennt sie so in ganz Italien. Ausonius erwähnt sie im 4. Jahrhundert an der Mosel. Es waren jedoch oberschlächtige Mühlen, ihr Gebrauch blieb also an den natürlichen oder künstlich erzeugten Fall des Wassers gebunden. Unterschlächtige [4]), durch die Stoßkraft des Stromes getriebene Mühlen soll Belisar auf dem Tiber gelegentlich der Belagerung Roms durch die Ostgoten unter Vitiges (537) zuerst in Italien angewendet haben. Der Nachteil auch dieser Mühlen, daß ihre Benutzung an das Vorkommen fließenden Wassers geknüpft war, wurde durch Einbeziehung des Windes als treibende Kraft zwar da umgangen, wo Wasser fehlte, eine Abhängigkeit von den unmittelbaren Naturkräften bedeuteten aber auch Windmühlen.

Als jedoch 1786 die erste Dampfmühle in London entstand, war die Möglichkeit gegeben, allüberall Mühlen da zu haben, wo

---

[1]) Herodot, I, 193.

[2]) Strabo, Geogr. XII, 3.

[3]) Plinius, a. a. O. XVIII, 23.

[4]) Gregorovius, Gesch. d. Stadt Rom im Mittelalt. I, 300.

die Ansammlung großer Menschenmengen einen dauernden Verzehr von Mehl örtlich und zeitlich bedingte.

Mit der Entwicklung des Bedarfes an Mehl und der Vorsorge für ihn hielt die Möglichkeit Schritt, die Quantität des aus einer gegebenen Menge an Korn zu gewinnenden Mehles und dessen Güte zu erhöhen.

Mit der Benutzung mechanischer Kräfte war es möglich, das Mahlen an dem gleichen Gut mehrmals zu wiederholen, sei es, daß man das Feingemahlene von dem weniger Feinen trennte, was früh geschehen sein muß (Haarsiebe der Gallier), sei es, daß man an dem gleichen Gut den Mahlvorgang und den des Siebens solange wiederholte, bis das Mehl den Ansprüchen der Kundschaft genügte.

Was auf Grund der Einbeziehung des Dampfes für die Zwecke des Mahlens geschaffen wurde, zeige das Werden in der deutschen Müllerei. Die Verbesserungen datieren hier seit 1820, zu welcher Zeit man anfing, den entschieden an Quantität und Qualität höheren Leistungen der verbesserten englisch-amerikanischen Getreidemühlen gebührende Aufmerksamkeit zu schenken. Der damals noch bestehende Mahlzwang, die Bannrechte und nicht zum mindesten Vorurteile vermochten zwar die allgemeinere Einführung der vollkommeneren Konstruktionen und Mahlmethoden der Amerikaner und Engländer zu verzögern, allein keineswegs zu verhindern. Die intellektuelle Industrie blieb schließlich Siegerin im Kampfe mit der alten Zunft des Müllerhandwerks, das bloße Mehlmachen gestaltete sich zur fabrikmäßigen Produktion. In Norddeutschland hat Preußen das Verdienst, die ersten verbesserten Mühlen (auch Dampfmühlen) von 1825 an in Gang gebracht zu haben; ihm folgten im Anfange der 30er Jahre Württemberg und Bayern sowie nachher auch Sachsen und andere deutsche Staaten. Man kann diesen Zeitabschnitt als die erste Periode der neueren deutschen Getreidemüllerei bezeichnen und ihn bis 1835 reichen lassen.

Die zweite Periode beginnt mit dem Auftreten der Frauenfelder (Schweizer) Walzenmühlen und mit der Verwendung der Fourneyronschen und Henschelschen Turbinen zum Betriebe der Mühlen. Dieser Zeitraum reicht bis in die 60er Jahre hinein, wo man erkannte, daß das Walzenmühlsystem an zwei großen Übeln litt, nämlich daran, daß es nicht zum Ausmahlen dienen konnte und außerdem fast unausgesetzt Reparaturen nötig machte. Als selbständiges Mahlsystem mußte dies Verfahren verlassen werden.

Die dritte Periode charakterisierte zunächst der Kampf zwischen Flach- und Hoch-(Gries-)Müllerei, dann die Bemühungen, völlig zufriedenstellende Getreideschälmaschinen zu konstruieren, den Oberstein ruhen und nur den Unterstein laufen zu lassen, die Walzenarbeit zum Quetschen beim Griesmachen zu verwenden, die Carrsche Schleudermühle (Desintegrator) zum Schroten zu benutzen usw. Hierbei indes hat man in bezug auf die Mahlmethode soviel erkannt, daß die Griesmüllerei mehr für Süddeutschland, mehr für Mehlspeisenesser, als für die an gröbere Kost gewöhnten Norddeutschen und ferner nur dort am Platze ist, wo man weiß, was man bei der geringen Menge edleren Mehles (Kaisermehl) mit der großen Masse ordinärerer Mehlsorten anfangen kann.

Durch diese Methoden gelang es, wesentlich weißere Mehle zu gewinnen. Wie man bald erkannte, ging dies mit der Entfernung der färbenden Zelluloseteile einher, zugleich aber verminderte man den Gehalt an Eiweißstoffen. Die so gewonnenen Mehle, selbst wenn man mit ihnen auf die eine oder andere Weise dem Korn gleiche Mengen an Eiweiß wirklich abgewann, zeigten doch einen Unterschied. Die Arten der in ihnen vertretenen Eiweiße waren verschieden. Die Kleberarten, unlösliches Eiweiß, waren betonter in den durch Steinmühlen erzielten Produkten, die löslichen Eiweiße in den in Zylindermühlen gewonnenen Mehlen. Der Wunsch nun, diese für die Ernährung wertvollen Teile der menschlichen Ernährung nutzbar zu machen, statt sie mit der Kleie den Tieren zu überlassen, hat zu einer ganzen Reihe von Versuchen angeregt.

Ein von Plinius [1]) beschriebenes Verfahren bestand darin, das Getreide anzufeuchten, ihm die Zellhaut im Mörser zu entnehmen und so das Produkt von den Zelluloseteilen zu befreien. Ein solches Verfahren wurde im großen 1870/71 während der Belagerung von Paris dort geübt [2]).

[1]) Plinius, Hist. nat. XVIII, 23.

[2]) „Nötis“ der Ungarn wird auf gleiche Weise gewonnen. Reich, l. c., S. 53.

Einem weiteren Verfahren zur direkten Gewinnung aller Kornteile für die menschliche Ernährung lag der Gedankengang zugrunde, Brot unter Umgehung des Mahlprozesses herzustellen. Dies hat viel Bestechendes für sich, da nachgewiesen ist, daß hierbei die stickstoffhaltige Substanz des Korns besser als z. B. im Kommißbrot der Soldaten verwertet wird. Der Anteil stickstoffhaltiger Substanz in dem aus ungemahlenem Getreide bereiteten Brot steigt auf 12 vom Hundert. Außerdem tritt der Gehalt an Holzfaser und Asche zurück. Die ganze Herstellungsweise spricht ebenfalls zugunsten solchen Erzeugnisses. Das beabsichtigte Verfahren ist nachstehend geschildert. Wenn das Getreide von Unkrautsamen, Sand und Steinen befreit ist, wird es gründlich gewaschen, mit heißem Wasser verrührt und zu einem gleichmäßigen Teige verwandelt. Eine solche Teigmühle neuerer Konstruktion ist folgendermaßen beschaffen. Zwei Zylinder drehen sich in entgegengesetzter Richtung. Der Mantel des äußeren Zylinders ist durchlocht. Am inneren Zylinder sind nebeneinander Streichfedern und Bürsten in größerer Anzahl angebracht, die dem Mantel des äußeren Zylinders entlang streifen. Führt man das erweichte Korn in den Raum zwischen die beiden Zylinder ein, dann drücken die Federn und Bürsten den plastischen Körnerinhalt als Teig durch die Öffnungen des äußeren Zylindermantels hindurch, so daß er in Strähnen herausquillt, die ein außen angebrachtes Messer nach einem Sammelbehälter abstreicht. Dagegen werden die Hülsen zurückgehalten und durch die Bürsten von dem anhaftenden Teig gänzlich befreit, worauf sie unter dem Druck einer Förderschnecke am anderen Ende des Apparates in einen besonderen Behälter herabfallen. Die ganze Arbeit ist geleistet, ohne daß die Masse mit den Händen berührt zu werden braucht. Der Teig bedarf nunmehr noch des Sauerteigzusatzes, wird dann geknetet, geformt und nach dem Aufgehen gebacken.

Einem ähnlichen, auf mehr physiologische Erwägungen gegründetem Gedankengang, folgte Finkler[1]) zur Herstellung seines Finalmehles. Er mahlt wie bisher, trennt wie bisher die Kleie vom Mehl. Die Kleie wird dann mit einer etwa

[1]) Finkler, Die Verwertung des ganzen Kornes zur Ernährung. Bonn, Hager, 1910.

einprozentigen Chlornatriumlösung in kalkhaltigem Wasser im Verhältnis von etwa 1 : 5 versetzt, gut gemischt und nun auf Raffineuren oder Walzen, welche rollende und schiebende Bewegungen machen und sich mit ungleicher Geschwindigkeit drehen, gemahlen. Nach genügender Einwirkung der Maschinen resultiert eine weiche breiartige Masse, die etwa wie Senf aussieht. Diese ist beim Zerreiben zwischen den Fingern gleichmäßig weich, ohne fühlbare Rauhigkeiten; zwischen zwei Objektträgern zerdrückt, läßt sie unter dem Mikroskop keine Schalenteile mehr erkennen. Die Masse wird auf Walzen getrocknet, von denen sie wie Papier abfällt, und kann nun trocken nachvermahlen werden. Zur Brotbereitung kann sie auch ohne Trocknung mit dem noch nötigen Mehl sofort vermischt und zu Teig verarbeitet werden. Die ganze Methode ist also sehr einfach; man muß sich wundern, daß nicht schon lange jemand auf diese einfache Methode der Naßvermahlung gekommen ist (s. S. 80). Die erwähnten Zusätze sind billige Substanzen und als Gehalt des späteren Mehles und Brotes unschädlich. Da die Kleie ganz anders geformt ist als die Mehlteile, so ist ein einheitliches Verfahren der Zerkleinerung für die Müllereitechnik ausgeschlossen. Die Kleie wird stets eine viel größere Kraft verbrauchen zur Zerkleinerung, als der Mehlkern, und es würde schon deshalb eine Kraftvergeudung sein, wenn man mit einer Maschine das ganze Korn, d. h. also die Kraft verschwendende Kleie und den Mehlkern, in gleicher Weise behandeln wollte. Will man aber nur die Kraft anwenden, die zur Herstellung des Mehles aus dem Mehlkern notwendig ist, so bleibt die Kleie eben unvermahlen." „Bei meinem Verfahren", sagt Finkler, „habe ich gefunden, daß der Zusatz des Mehles zu der Kleie für die nasse Vermahlung ein Nachteil ist, weil die Kleieteile von den weicheren Mehlteilen wie von einem Polster umschlossen werden und sich deshalb der Zerkleinerung entziehen. Man würde also bei einem Versuche auch nach meiner Methode das ganze Mehl herzustellen aus dem Korn die an und für sich leicht zu mahlende Mehlmasse des Kernes immer wieder durch die Maschine durchschleppen ohne Sinn und ohne Vorteil. Es wird deshalb, soweit ich bis jetzt übersehen kann, nichts anderes übrig bleiben, als die Müllerei in ihrem jetzigen Gang ungestört zu lassen und die Kleie für sich dem von mir vorgeschlagenen Verfahren zu unterwerfen. Hat man darnach die Kleie in einen feinen Brei verwandelt, so kann man denselben entweder direkt zur Brotbereitung benutzen, indem man soviel des anderen Mehles zusetzt, wie man will, oder aber, man wird diesen Brei trocknen, das Finalmehl daraus herstellen und dieses dann nachher zur Brotbereitung mit dem Mehl vermischen. Dadurch wird das Müllereigewerbe in keiner Weise gestört, es handelt sich nur um die Anlagen zur nassen Kleievermahlung."

Damit wäre allerdings alles für menschliche Ernährung verwertet, was aus dem Getreidekorn nutzbar zu machen ist. Ob und wie schnell aber die Erkenntnis eine allgemeine wird, daß hiermit und nicht mit den nach bisherigem Verfahren gewonnenen Mehlen dem Verbrauchenden am besten gedient sei, ist abzuwarten. Die geschilderten Vorgänge in der Mehlgewinnung haben Jahrzehnte gebraucht, um sich durchzusetzen. Auch hier haben Geschmacksrichtungen des Publikums das entscheidende Wort. Diese Gewohnheiten ändern sich nur unendlich langsam.

Diese ausführliche Darstellung in bezug auf den Gang der Mehlgewinnung zeigt uns hier vor allen Dingen, daß jede Zeit unter dem Begriff Mehl ganz andere Werte vereinigt hat. Dieser Wert war abhängig von der Beschaffenheit und der Behandlung des Kornes. Verlief die Ausbildung dieser Behandlung lange Zeit dahin, daß im Mehl hauptsächlich dessen Gehalt an Kohlehydraten geschätzt wurde, so scheint nunmehr eine rückläufige Bewegung eingesetzt zu haben. Neben den Kohlehydraten erfahren die Eiweißstoffe im Mehl erhöhte Wertschätzung.

Um den Werdegang des unter dem Begriff Brot bekannten Nahrungsmittels zu verstehen, kehren wir zur Betrachtung der ursprünglichen Mahlweise zurück. Die zerkleinerte Körnermasse war grob. Noch heute benutzen wir ein ähnliches Produkt in Form von Hafergrütze. Mit Vorteil wurde eine solche Masse, ein Gemenge verschiedener Teile des Kornes in verschiedener Größe, zur Trennung ihrer Bestandteile dem Wasser anvertraut. Geringeres spezifisches Gewicht brachte dabei Grannen, Hülsenteile an die Oberfläche, sie wurden so entfernbar. Durch Erhitzen des Wassers vermehrte man scheinbar die Menge. Denn die Verkleisterung der Stärke, die Gerinnung der löslichen Eiweiße ließ Grütze und Wasser zu einem unter Umständen festen Brei gestehen. Dieser Brei war von allen Arten der Körner zu erzielen. Es ist der puls der Römer. Von ihm sagt Plinius, es sei bekannt, daß er früher die Bewohner Latiums genährt habe, wie zu seiner Zeit Brot die Römer. Er erhielt sich als Nahrungsmittelform durch das Mittelalter, wie aus folgendem zu ersehen ist.

Die Vorbereitungen zu einem Seekrieg am Ende des 16. Jahrhunderts, — sie betreffen die geplante Unternehmung Alexander Farneses gegen England 1587, — kennzeichnet ein Bericht [1]) aus jener Zeit. „Eine große Zahl kleiner Mühlen, um Korn zu mahlen, hat der Prinz anschaffen lassen.“ Hieraus scheint hervorzugehen, da Gelegenheit zum Backen an Bord der Schiffe jener Zeit kaum vorhanden war, daß die auf Handmühlen gemahlenen Körner von den Soldaten zur Bereitung von Brei benutzt und in dieser Form genossen wurden. Aber auch heute entbehren wir des Breies nicht. Den Kindern, die an feste Nahrung gewöhnt werden sollen, dient der aus verschiedenen Materialien hergestellte Brei als Übergangsform zu der ihnen später gereichten Ernährung der Erwachsenen.

Die zufällige Beobachtung, daß eingetrockneter Brei genießbar war, mag dahin geführt haben, den Mehlbrei absichtlich zu trocknen. In der getrockneten Form war es so möglich, den Brei als Vorrat bei Wanderungen, Jagdzügen mitzunehmen, denn der nur in einem Gefäß mitzunehmende Brei ist hierzu wenig geeignet. Ganz anders, wenn er eingetrocknet wurde. Diese erste Form eingetrockneten Breies bewahren wir noch in den rituellen Gebäckformen der Matzen und der Hostien; sie sind von geringem Wohlgeschmack; weiter aber in der Form von Teigwaren (Makkaroni usw.). War aber solcher neu hergestellter Brei, durch ältere, säuerlich gewordene Reste selbst säuerlich geworden, dann am und über dem Feuer gehärtet, so lag die erste Form unseres Brotes vor. Zu seiner Herstellung eigneten sich aber nur die Arten der Edelgetreide, der Roggen und der Weizen besonders.

---

[1]) John Giles to Walsingham, Engl. State Pap. Off. M. S.

Eine in ihnen in ausreichender Menge enthaltene Form des Eiweißes, Kleber, verleiht dem Brei und Teig Formbarkeit, größere Behandelbarkeit; eine Verwendung von Reis allein zur Brotbereitung ist nicht wohl möglich. Aus dem Altertum sind wenige Brote uns überkommen. In Ägypten, in den schweizerischen Pfahlbauten, in Pompeji sind uns Brotfunde zuteil geworden. Zurzeit ist natürlich kaum mehr an ihnen zu erkennen, als was das Mikroskop uns zeigt: die nach unseren Begriffen ungenügende Mahlung und die Gewißheit, daß zu Broten auch uns bekannte Getreidemehle Verwendung fanden. Die Ausgrabungen in Pompeji förderten außerdem die Erkenntnis, daß Müllerei und Bäckerei gewerblich in einem Unternehmen noch vereinigt waren.

Nach Juvenal [1]) (60—130 n. Chr.) verzehrt der Patron das vortrefflichste Weizenbrot, der Klient schlechtes, hartes. In ersterem waren also mehr Kohlehydrate vorhanden als im anderen. Im Brot des Klienten waren die Kleieteile vorwiegend enthalten. Später wurde das aus dem abgesiebten Mehl gewonnene Brot „panis papalis" genannt. „Panis secundus, cui furfuris (Kleie) aliquantum admixtum est" wurde aus dem auf dem Sieb verbleibenden Teil hergestellt. Von diesem Brot meint Constantinus Africanus [2]), es sei der Kleiebeimischung wegen weniger nahrhaft, aber schneller verdaulich.

Für eine dritte Brotsorte, panis cibarius, was mit Hausbrot wohl zu übersetzen wäre, wurde dem kleiehaltigen Spelzmehl noch Gerstenmehl zugesetzt.

Aus Schweden (Ostgotland) ist ein aus Getreidemehl gebackenes Brot aus dem 4. Jahrhundert n. Chr., ein aus Erbsenmehl und Kiefernrinde im 9. Jahrhundert n. Chr., der Wikingerzeit ungefähr, gebackenes Brot erhalten. Verallgemeinern lassen sich die Anschauungen über Brot auf Grund dieser Funde schon darum nicht, weil besondere Umstände, z. B. Hungersnot, die letztere Brotbereitung haben veranlassen können. Die Vereinigung von Müllerei und Bäckerei wiesen auch die Klöster auf. Nach Adalricus [3])

[1]) Juvenal, Sat. 5.

[2]) Const. Afric. l. c. Kap. 15.

[3]) Consuetud. Cluniac. III, cap. 18.

war der Vorsteher des Getreidebodens, granatarius, der zweite im Rang der beamteten Brüder. „Die Müller waren ihm unterstellt, die nach Empfang des Getreides zwei Arten Brot zurückzugeben gehalten sind.“

Auf dem Konzil zu Frankfurt, anno 794, cap. 26, wurde bestimmt, daß ein halbes Brot, ein Pfund wiegend, jedem Mönch täglich genügen müsse. Nach cap. 4 war dies nur Gerstenbrot, panis hordeaceus. In England [1]) sollen „Mönchsbrote“, jedes 65 solidi in Gewicht, verteilt werden. Es heißt dann weiter [2]), der Granatarius solle den bettelnden Kranken täglich zwei Brote „armigerum“ verteilen. Es scheint sich also auch hier um die zwei Arten Brote zu handeln; feinerem Mehle das eine, mit gröberem Rückstand gemischtem das andere seinen Ursprung verdankend. Als eine besondere Art der Kasteiung galt es, wenn jemand nur von Brot lebte, dessen Mehl er dazu selbst gemahlen hatte. Nur wenige würden heute einen solchen Gedanken überhaupt fassen können! Es kann jedoch die Bestimmung, daß zwei Arten von Brot zu liefern seien, auch nach der Seite des dazu verwendeten Getreides auslegbar erscheinen. In den Charta Ludovici Pii Imp. [3]) wird bestimmt: aus Weizen solle Mönchen und ihren Gästen im Refektorium Brot gereicht werden, ihren Dienern aus Roggen bereitetes. Dieses Roggenbrot wurde gemeinhin turta genannt [4]).

In Zeiten der Not wurde dem Getreide sonstige überhaupt vorhandene Frucht beigefügt. So rühmt Sebizius darum die Lupine (Feigbohne), „denn man macht auch Brot daraus, wann ohne das die Frucht zu thewer ist“. Auch heute noch werden auf dem Lande nicht selten Hülsenfruchtmehle (Bohnen) dem Getreidemehl zugesetzt, um das Brot schmackhafter zu gestalten.

In die Einförmigkeit der Brotnahrung kam durch die Art ihrer Herstellung nach und nach Abwechslung. Drei Arten davon sind uns durch die Griechen überliefert: auf dem Herd, unter einem Topf, der mit glühender Asche überhäuft war, und im Ofen gebackenes Brot. In dieser Folge sind sie wahrscheinlich entstanden.

---

[1]) Monast. Angl. I, 149.

[2]) Ebenda, I, 420.

[3]) Chart. Lud. P. Imp. apud Doubletum, S. 740.

[4]) Cons. Cluniac. IV.

Wenigstens ist die Art des Backens auf dem Herd noch heute stellenweis in den einfachsten Lebensverhältnissen üblich. Für Norwegen wird sie folgendermaßen beschrieben: Man rollt einen Teig aus Hafermehl so dünn als möglich aus, legt die einzelnen Fladen auf eine runde eiserne Platte und röstet sie etwa 5 Minuten lang auf einem hellen Holzfeuer (Fladbrot). Nur die Reicheren essen Roggenbrot; Hafer- und Gerstenbrot sind verbreiteter; in Hungerjahren hilft auch Rindenbrot aus. Das erinnert an das genannte Wikingerbrot.

Das unter Asche gebackene panis temperatus empfiehlt Constantinus Africanus [1]). Im Jahr 1054 bestimmt ein französischer Abt die Verteilung solchen Brotes an seinem Todestage.

Die Notwendigkeit indessen, größere Mengen von Brot zu gleicher Zeit backen zu können, ließ Vorrichtungen ausbilden, die man schließlich zu Backöfen gestaltete. Durch Verbrennen von Material in ihnen wurde das die Öfen bildende Mauerwerk erhitzt. Die Asche wurde entfernt. Das Mauerwerk gab nach Einschieben des geformten Teiges die aufgespeicherte Hitze den Laiben ab. Ein nicht ganz einwandfreies Gebäck war darum die Folge, weil verbliebene Kohlen- und Aschenteile dem Brot sich leicht mengten. Auch hier schaffte erst die Anwendung des Dampfes zur Erhitzung Wandel. Sie gestattete Backöfen zu ersinnen, die, von einem Röhrenwerk umgeben, den Inhalt des Ofens mit Hilfe von Wasserdampf oder erhitzter Luft auf die nötige Temperatur brachten.

Indessen ist das häusliche Backen selbst unter städtischen Verhältnissen nicht geschwunden. In den Vereinigten Staaten von Nordamerika sind die Hausfrauen, besonders die eingewanderten, in Verzweiflung über die Schnelligkeit, mit der das Brot austrocknet. Von ihrer Heimat her gewohnt, das Brot für mehrere Wochen zu backen, sehen sie es hier, auf gleiche Weise bereitet, in wenigen Tagen hart und ungenießbar werden. Bald nehmen sie die amerikanische Sitte an, jeden oder jeden zweiten Tag zu backen. Der Grund des Austrocknens ist die Trockenheit der Luft, die andererseits das Schimmeln des Brotes weniger befürchten läßt.

[1]) Const. Afr. lib. de ratione victus aegrorum S. 278/279.

Die frühzeitig Schiffahrt treibenden Völker mochten zu der von ihnen anfänglich nur betriebenen Küstenschiffahrt mit Mehl als Mundvorrat sich begnügen. Verlief jedoch die Reise nicht plangemäß, dauerte die Abwesenheit von Hause länger, so ging man an günstigem Ort zum Feldbau über. Es mag dieses Vorgehen der Anfang mancher Kolonie gewesen sein. Auch bei Zügen auf dem Festlande trat die Notwendigkeit des Überganges zum Feldbau ein. Noch in unserer Zeit, im Kriege der Chinesen gegen Turkestan 1873—1878, mußte die chinesische Armee von selbstgesäetem und geerntetem Korn leben [1]). Zur Sicherung eines ausreichenden Mundvorrates kannten die Alten jedoch noch ein weiteres Mittel. Sie trockneten den mit Mehl angerührten gekochten Brei völlig ein. Phöniziern wahrscheinlich, Griechen und Römern sicher war diese Form des späteren Zwiebacks bekannt. Später, in Form völlig getrockneten Brotes, kommt er häufig zur Erwähnung.

Im Jahre 1242 n. Chr. bemerkt das Chronicon Ricardi de S. Germano: „Biscoctum fieri jubet per loca maritima". Paulus Venetus [2]) erzählt von den Bewohnern der Gegend um Aden, sie hätten aus zerkleinerten und weiter nach Art des Mehles hergerichteten Fischen „panes biscoctos" gemacht. Diese Nachricht ist von großem Wert. Wäre sie zu verallgemeinern, so bewiese sie schon früh ein allgemeines Bestreben, neben pflanzlicher auch tierische Nahrung in brauchbare, wenig Raum beanspruchende Dauerformen zu bringen. Jedenfalls aber liegt in diesem aus Fischen bereiteten Zwieback ein Vorläufer für Gebäcke vor, die heute durch Zusatz von Kleber oder Blut oder von reinem Eiweiß erzielt werden. Gelegentlich der Vorbereitungen des Alexander Farnese zu seinem beabsichtigten Zuge nach England (S. 84) wird ebenfalls Zwieback unter dem Proviant aufgeführt. Auch heute noch kann in jedem Hafenort die Verproviantierung der Segelschiffe auch mit Zwieback, Schiffszwieback, erfolgen. Auch auf diesem Gebiet zeigt sich Kontinuität. Geringe Fortschritte nur hat in der Verwendung der Nahrungsmittel das Menschengeschlecht zu verzeichnen, Überliefertes hat es langsam verbessert, Neues langsam angenommen.

---

[1]) v. Brandt, Dreiunddreißig Jahre in Ostasien, III, 149.

[2]) Paulus Venet. lib. 7, cap. 46, de provincia Aden.

Es geschah der Säuerung des Mehlbreies durch zufälliges Hineingeraten der die Luft erfüllenden Kleinwesen Erwähnung. Die Säuerung wurde bewußt erzielt mit dem Rückstande der Gärung von Beerenmost oder auf Bier verarbeiteter Flüssigkeit. Die hierbei sich abspielenden Vorgänge, durch Jahrtausende benutzt, wurden erst 1835 durch Schwann und Cagniard de Latour, dann nochmals, 1860, durch Pasteur, klargestellt. Alle beruhen sie auf dem Wachstum des Hefepilzes (Hefe, Berme, Gest).

Wie in dem Saft der Traube oder in dem wäßrigen Malzauszug, so findet der Hefepilz in dem angefeuchteten Mehl die Vorbedingungen seines Wachstums. Um dieses jedoch in möglichst schneller Weise zu erzielen, bedarf es eines innigen Mischens der Hefe mit dem Teig, des Knetens. Eine weitere Bedingung ist es, daß das geknetete Gut bei der entsprechenden Temperatur, 30—35°, sich überlassen bleibe. Wie in dem Beerensaft, dem Malzauszug, wachsen auch in dem Teig die Hefezellen, d. h. sie verzehren dabei einen Teil der Kohlehydrate und wenig Eiweiß. Auch hier sind die Produkte solchen Wachstums die gleichen wie in den Rohmaterialien, die zur Bereitung alkoholischer Flüssigkeiten dienen. Sie sind hauptsächlich Alkohol und Kohlensäure. Statt aber den Flüssigkeiten sich frei mitteilen zu können, hält sie in dem Teig der Widerstand der ihn bildenden festen Teile zurück. Außer Kohlensäure und Alkohol in gasiger Form entstehen bei der Gärung noch schmeckende und feste Substanzen, Milch-, Butter-, Bernsteinsäure. Wird so vorbehandelter Teig nun der nötigen Hitze von 200—270° C. zum Backen unterworfen, so dehnen sich ganz besonders die Gase aus. Ihrem Durchbruch steht die zähe Masse auch weiter entgegen. Die Gase entweichen um so weniger, je schneller der von außen erhitzte Laib sich mit einer dichteren Rinde umkleidet. Der Teig wird durch den Vorgang weitergelockert. Die ursprünglichen Teigbestandteile verändern sich gleichfalls unter dem Einflusse der Hitze und ebenso die sonstigen Produkte der Hefeeinwirkung. Alle diese Vorgänge beeinflussen den Geschmack des Brotes, des Endproduktes der geschilderten Behandlungen. Das Verfahren der Bereitung des Teiges mit Hefe ist mit Verlust an Teigsubstanz verbunden. Der nicht unbeträchtliche Verlust an Substanz hat

Veranlassung gegeben, die Hefewirkung durch zweckentsprechende, Kohlensäure entwickelnde, mineralische Mischungen zu ersetzen oder Kohlensäure direkt mit dem Teig (Aërated bread, Feldbrot) zu mengen. Auf diese Weise ersetzt man aber nur die mechanische Wirkung der Hefe. Da die chemische Wirkung ausbleibt, erhalten so gewonnene Backwaren einen veränderten und ungewohnten Geschmack.

Man hat weiter, gefördert durch die fortschreitende Erkenntnis der Art und Wirksamkeit der Kleinlebewesen, der Zucht von besonderen Hefestämmen Aufmerksamkeit gewidmet. Früher benutzte man zur Brotbereitung besonders die Hefen von Bieren. Zu der Bierbereitung werden langsam und schnellwirkende Hefen verwendet. Die langsam wirkenden Hefen geben untergärige Biere. Da diese letzteren mehr und mehr im Verbrauche zugenommen haben, die Bäckerei aber schnellwirkende Hefen, von obergärigen Bieren, wünscht, so ist man jetzt dazu übergegangen, eigene Hefen für Backzwecke zu züchten. Sie werden, des leichten Transportes und der Haltbarkeit wegen, von Wasser befreit, abgepreßt und als Preßhefe in den Handel gebracht. Als Elemente der Brotbereitung kam also erstlich die von lokalen Anbaumöglichkeiten abhängige Getreideart in Betracht. In ihrer Beschaffenheit wechselte sie mit den Bedingungen des Anbaues. Gegenüber den in Europa zuerst für Brotbereitung in Frage gekommenen Gerstenarten machte sich später die Verwendung von Roggen und Weizen geltend. Seit dem 18. Jahrhundert tritt Weizen als Brotgetreide besonders in den Vordergrund. Die aus dem Getreide hergestellten Mehle wechselten in ihrer Beschaffenheit mit dem geübten Mahlverfahren. Seit der Mitte des 19. Jahrhunderts werden die Mahlverfahren in allen Ländern gleichmäßiger. Erst damit ist die Möglichkeit vorhanden, anzunehmen, daß die Mehle in sich gleichmäßiger ausfallen. Das gewährte die Möglichkeit, Mehle aus gleichen Getreidearten, aber verschiedener örtlicher Herkunft und daher ungleichartiger chemischer Beschaffenheit, zu mengen. Damit wuchs die Gleichmäßigkeit der Zusammensetzung der aus ihnen bereiteten Teige. Daher kann man annehmen, daß jetzt auf vier Teile Mehl ungefähr drei Teile Wasser zur Teigbereitung nötig sind. Es wuchs ferner die Gleichartigkeit der Hefe. Es läßt sich annehmen, daß auf 100 Teile Mehl ein Zusatz von 2 Teilen Preßhefe nötig ist. Es bildete weiter die maschinelle Behandlung des Teiges, die Anwendung von Öfen, die in bezug auf die Temperatur beim Backen kontrollierbarer waren, eine Gewähr nicht nur örtlich gleichmäßig ausfallender Backware, sondern allgemein, von Land zu Land empfing der Begriff Brot einen weniger wechselnden Inhalt.

Wie in der Müllerei bei der Behandlung des Kornes die Menschenkraft mehr und mehr ausgeschlossen wurde, so hat man in der Bäckerei den gleichen Weg jetzt so weit beschritten, daß die menschliche Hand mit dem zur Nahrung Bestimmten nicht mehr in Berührung zu kommen braucht. Damit wurde, neben Ersparnis an Arbeitskraft, auch ein Schutz gegen Übertragung von Krankheitskeimen erlangt. Die Wichtigkeit der Brotnahrung in allen Kulturstaaten, die hierfür nötige Versorgung mit möglichst gleichmäßiger Ware, vor allem aber die Bedürfnisse des börsenmäßigen Handels, haben dazu geführt, Regeln aufzustellen, die die Begriffe Körner, Mehl, Brot nach äußeren Merkmalen festzulegen suchen. Für unsere Brotfrüchte sind es die, daß die Körner trocken, gesund riechend, frei von Mutterkorn, Brand, Sand und ausgewachsenen Körnern sind; es dürfen Unkrautsamen nicht in auffälliger Menge enthalten sein, d. h. nicht mehr als 0,5% Kornrade und 0,2% Mutterkorn; Insekten und deren Spuren (Wurmgespinste) dürfen Körnerfrüchte nicht aufweisen.

Als „Standard"-Weizen gelten daher nur die Körner der Triticum sativum genannten Graminee in ihren verschiedenen Unterarten, mit einem Gewicht von 700—800 g für einen Liter.

Von Roggen, dem Korn der Secale cereale genannten Pflanze, fordert man ein Gewicht von 680—790 g für das gleiche Hohlmaß.

Die Gerste entstammt verschiedenen Hordeumarten im Gewicht von 500—700 g, ebenso für einen Liter.

Von dem Produkt der Mahlung solcher Körner, dem Mehl, ist zu verlangen, daß es weiß erscheint, weder dumpfig riecht noch bitter schmeckt. Es soll einen um 12—15% liegenden Wassergehalt haben.

Seitdem es nun möglich geworden, die Kulturstaaten mit Getreide aller möglichen Herkunft zu versorgen, hat sich herausgestellt, daß je nach dem Ursprungslande die Körner besonders in bezug auf Klebergehalt wechseln und damit für Backzwecke nach Meinung der Bäcker verschiedenen Wert besitzen. Je trockener das Klima des Landes, in dem die Körner wuchsen, je höher sei der Klebergehalt, je höher steige die Backfähigkeit.

Die Kunst des Müllers besteht also nunmehr auch darin, die Getreidesorten so zu mengen, daß im Mehl ein gleichmäßiger Klebergehalt entsteht. Nun ist der Begriff der Backfähigkeit kein fester, umgrenzter. Da Kleber die Fähigkeit besitzt, bis zu 200% seines Gewichtes an Wasser aufzunehmen, kann der Grad der Backfähigkeit der Fähigkeit hoher Wasseraufnahme gleichgestellt werden. Die hierüber gemachten Versuche sind noch nicht abgeschlossen. Soviel scheint aber sicher, daß an Kleber reichere Mehle derzeit gesuchter sind. Auf diesen Umstand kommen wir zurück. Die Art der Mehlgewinnung, der dem Mehl gemachte Zusatz von Wasser, Milch, Fett, die dem Teig gegebene Form, die je nach Dicke des Teiges ein verschiedenes Verhältnis der Mengen von Kruste und Krume bedingt und so den Geschmack beeinflußt, haben zu einer Unzahl verschiedener Gebäckarten geführt. Unter dem Namen Schwarzbrot, Graubrot, Weißbrot einerseits, Wasser- und Milchgebäck andererseits, sind sie einigermaßen auch artlich zu unterscheiden.

Die amtlichen Werke über Verpflegswesen geben über die entscheidenden Merkmale des Brotes keine eindeutige Auskunft. So bezeichnet das Schweizerische Lebensmittelbuch „nur ein aus Mehl und Wasser unter Zuhilfenahme von Auflockerungsmitteln bereitetes Gebäck“ als Brot [1]); die Preußische Friedensverpflegungsvorschrift erwähnt unter den Angaben [2]) zur Beurteilung der Beschaffenheit der hauptsächlichsten Verpflegungsmittel Brot überhaupt nicht. Auch das Deutsche Lebensmittelbuch [3]) läßt, wohl wegen der Fülle, „vielnamiger und vielgestaltiger“ Brotsorten die tatsächlichen Merkmale fast unerörtert. Träfe man die Begriffsbestimmung: „Brot ist ein aus dem Mehl der Körnerfrüchte, durch Zusatz von Wasser, Milch (und Butter), Salz, unter dem Einfluß von Lockerungsmitteln (Hefe, Backpulver, Kohlensäure) ge-

[1]) Schweizerisches Lebensmittelbuch, S. 49.

[2]) Preußische Friedensverpflegungsvorschrift = Fr. V. V. ab S. 149.

[3]) Heidelberg, Winter, 1909.

wonnener Teig, der nachfolgend bei genügender Temperatur gebacken würde", so träfe man damit verschiedene Brote nicht. In Oberbayern ist Koriander, in anderen Gegenden Kümmel, in England geriebenes Kartoffelmehl, stellenweise Mehl von Hülsenfrüchten [1]) als Beigabe beliebt. Es müßte also nach „Salz" eingeschoben werden „oder weitere nach örtlichem Gebrauch 1% nicht übersteigende Zusätze organischer, auch sonst der Ernährung dienender Stoffe". Zu überlegen wäre ferner, ob nicht wegen des schon vorher erwähnten Verhaltens des Klebers eine Höchstgrenze für Wassergehalt festzusetzen wäre. Unter Umständen können 16% Kleber in lufttrockener Substanz 50% nassen Kleber ausmachen. Vergleicht man Brotanalysen älterer und neuerer Zeit, so möchte man zu der Ansicht kommen, der Wassergehalt des Brotes habe, vielleicht infolge der Verwendung solcher Mehle, zugenommen. Um eine Grenze zu schaffen, wäre diese für den Wassergehalt zu setzen:

Feines Weizenbrot	33%	als Höchstmaß.
Gröberes Weizenbrot	36%	
Roggenbrot	45%	
Graubrot, Mischung von Roggen- und Weizenmehl	45%	

Kürzer können wir uns in bezug auf eine andere Gruppe von Nahrungsmitteln aus der Pflanzenwelt fassen, die Hülsenfrüchte. Ihre Verwendung ist eine vielseitige, insofern sie in einzelnen Arten mit dem Fruchtstand, der Schote, sodann nur mit ihren Früchten, frisch und getrocknet, der Ernährung dienen.

Wie die Körnerfrüchte, so haben auch die verschiedensten Arten der Hülsenfrüchte den Völkern seit lange Nahrung gewährt. Für Japan leistet die Sojabohne (Dolichos Soja, Linné) das, was Glycium subterranea (Linné fil.) für die Einwohner Madagaskars bedeutet.

Für die europäischen Völker haben wenige Arten sich dem Verbrauch geeignet gestaltet, und es macht den Eindruck, als habe die Zahl der Arten in ihrer Benutzung sich verringert, ebenso wie die zur Ernährung verbrauchte Menge an trockenen Hülsen-

[1]) Lehrbuch für Bäcker, Berlin, S. Mode, o. J., S. 56.

früchten überhaupt. In den südlichen Ländern: Spanien, Italien, im ehemals spanischen Südamerika gehören Bohnen fast zur täglichen Nahrung. In diesen Ländern wurde aber früher, mehr als jetzt, hierzu von der Kichererbse Gebrauch gemacht. Im Norden Deutschlands wurden die Früchte der Felderbse, Pisum arvense, graue Erbse, häufiger verzehrt. Im südwestlichen Deutschland bildet die nicht ganz reife Frucht der Pferde-, Saubohne, Vicia Faba, im Frühjahr eine beliebte Speise. Volksnahrungsmittel bilden allgemein die getrockneten Früchte von Phaseolus vulgaris, Pisum sativum, Gartenerbse, und Ervum Lens, Linse.

Der geringe Verbrauch der Hülsenfrüchte zur Nahrung mag mit dem Umstand zusammenhängen, daß sie nicht leicht verdaulich sind. Einen Grund hierfür bildet mitunter das Alter der Samen, die äußere Hülle liefert wohl den letzten Grund, denn sie gerade zieht sich beim Altern der Samen stark zusammen. Schon die Schule von Salerno sagte:

Pellibus ablatis est bona pisa satis
Est inflativa cum pellibus et nociva.

Ein Weg also, die Hülsenfrüchte verdaulicher zu machen und dadurch ihren Verbrauch wieder zu heben, beruht einmal in Befreiung von der Schale und dann in ihrer Verwendung in Form von Mehlen. Die Früchte sollen außerdem durch Zusatz von doppeltkohlensaurem Natron beim Kochen weicher werden. Einfacher noch ist der Weg, sie zwei Tage lang in Wasser vor dem Kochen stehen zu lassen. Die vorstehende Erwähnung der Sojabohne gibt Veranlassung, darauf hinzuweisen, daß sie in Japan zur Herstellung eines Pflanzenkäses Verwendung findet. Die Benutzung der Soja zu käuflichen Saucen, wie sie von England vertrieben werden, zeigt, daß der Geschmack dieses Käses uns wohl zusagen könnte. Vielleicht liegt hier eine Möglichkeit vor, den Verbrauch dieser Bohne auch für unsere menschliche Nahrung nutzbar zu machen, während sie bis jetzt bei uns fast ausschließlich zu Futterzwecken für Tiere zur Einfuhr gelangt. Der Versuch des Anbaues der Sojabohne ist schon seit 1870, besonders in Österreich, gemachtworden. Ihre lange Vegetationsperiode, 25 Wochen, verbunden mit dem Umstand nur spät möglicher Aussaat, scheint einem Abbau im großen hinderlich zu sein. Neuerdings — 1912 — sind, wie man hört, mit gutem Erfolge weitere Kulturversuche mit Soja in der Nähe von Zerbst angestellt worden [1]).

Für die Volksnahrung des Festlandes ist seit etwa 120 Jahren die Kartoffel fast wichtiger als die Hülsenfrüchte. Die Einführung dieser südamerikanischen Pflanze erfolgte um 1560 über Spanien nach Italien und Burgund; sie kam 1584 oder 1586 zuerst nach England, dann wieder 1623; 1686 taucht sie in Österreich auf; erst 1705 ging man bei Chemnitz zu ihrem Anbau über, weiter 1710 in Mittelfranken, 1712 bei Großenhain, 1730—1750 im Voigtlande, von 1740 angefangen in Brandenburg, 1746 in Hinterpommern, 1753 bei Jena, seit 1756 in Hannover; 1764 wurde ihr Anbau in Schweden befohlen, 1797 begann er in Bayern, erst 1820 in Böhmen. „Der arme Mann im Tockenburg“ (Schweiz) bemerkt, im Jahre 1740 seien die ersten Erdäpfel in seinem Ort gepflanzt worden. Als Arthur Young kurz vor der Revolution Frankreich bereiste, war dort die Kartoffel eine fast unbekannte Frucht. Von hundert Bauern hätten sich, wie er sagt, wohl neunundneunzig geweigert, sie nur in den Mund zu nehmen. Der Verwendung der Kartoffel als Nahrungsmittel standen ganz besondere Schwierigkeiten darum gegenüber, weil ihr Anbau wie ihre Benutzung eingehende Belehrung erforderte. Nicht selten scheinen die Fälle gewesen zu sein, in denen die Früchte als die nutzbaren Teile angesehen wurden, nicht die Knollen. Nicht selten wurden auch bis in das 19. Jahrhundert, unter dem Drucke des Nahrungsmangels, die Knollen noch unreif aus dem Boden gerissen und die Verbraucher, durch den unzeitigen Verzehr, von Krankheiten heimgesucht. Auf den verschiedenen Böden und unter den verschiedenen Kulturbedingungen hat man die verschiedensten Arten der Kartoffel gezogen. Viele von ihnen verschwanden, neue kamen und kommen auf. Zwei Richtungen lassen sich jedoch in der Zucht dieser Arten unterscheiden. Die eine sucht die Vegetationszeit so zu verkürzen, daß es frühreifende, frühbenutzbare Arten neben den spätreifenden gibt. Durch solche

[1]) Siehe auch: Kalle, Ein vorzügliches Nahrungsmittel, Das Rote Kreuz, XXXI. Jahrg. Nr. 13, während des Druckes erschienen.

frühen Arten wird die Zeit, in der es möglich ist, gutschmeckende Kartoffeln zu benutzen, verlängert. Sodann aber ist es die Höhe des Gehaltes an Stärkemehl, der artlich verschieden betont wird.

Die Kartoffel ist ein voluminöses, das Hungergefühl hilfsweise beseitigendes Nahrungsmittel, ein scheinbarer Ersatz des Brotes. Vergleicht man die Wärmewerte von Kartoffeln mit denen des Brotes, so deckt das gleiche Gewicht von Kartoffeln kaum ein Drittel dessen, was Brot dem Körper liefert. Gäbe es also keine Kartoffeln, so müßte ein Drittel des in ihr verzehrten Gewichtes an Brot mehr genossen werden. Diese Wärmewerte entstammen jedoch fast nur einem Nährstoff. Dies macht den Wert oder Unwert der Kartoffel aus. Dieser Nährstoff ist ein Kohlehydrat, die Stärke. Die Kartoffel vermochte daher auch nur den Stärke-Kohlehydratgehalt des Brotes, auch dessen Fettgehalt entsprechend, zu ersetzen. Sie versagt fast völlig in bezug auf den Ersatz der im Brot enthaltenen Eiweißkörper. Die Kartoffel jedoch findet in zwei Formen, in Form ihrer Knollen und in der des Abfalles der Spiritusbrennerei, als Schlempe, Verwendung als Futtermittel. Vielfach wird sie so bei der Aufzucht und Mast von Schweinen benutzt. Diese Tiere erhalten dann als Zugabe billiges, eiweißhaltiges Futter. Die Kartoffel beteiligt sich so weiter an der Gewinnung eines Nahrungsmittels, das gerade das enthält, was ihr an chemischem Gehalt abgeht, sie schafft Eiweiß und Fett mit in Form von Schweinefleisch. So war mit dem Kartoffelbau ein Wandel in der Gewinnung auch tierischer Nahrung verknüpft. Wenn der Kartoffelverzehr also innerhalb der durch das Volumen der Kartoffel bedingten wünschenswerten Grenze verläuft, oder mit ihm zu gleicher Zeit ein Verbrauch an Schweinefleisch erfolgt, wird die Kartoffel zu einem vollgültigen Nahrungsmittel. Anders da, wo die Ernährung einseitig mit ihr verläuft, nur mit ihr rechnet, auf Kartoffeln durchgehend sich aufbaut.

In einzelnen Gegenden Europas (Irland, Bayrische Oberpfalz, Oberschlesien, Sachsen) ist der Verbrauch an Kartoffeln ein sehr bedeutender. Irländer sollen davon täglich 4—6½ kg im Durchschnitt auf den Kopf verbrauchen. Rubner[1]) ernährte einen

[1]) Rubner, Zeitschr. f. Biol. 15, 1879.

Soldaten nur mit Kartoffeln. Obgleich der Mann den ganzen Tag über aß, bewältigte er nur die Hälfte der für Irländer angegebenen Menge; sie erscheint übertrieben hoch angegeben. Die von mir [2]) untersuchte deutsche Menagenverpflegung zeigt bei gemischter Nahrung im Höchstfalle einen Verzehr von rund 1300 g Kartoffeln auf den Kopf und Tag, im Durchschnitt aller Aufnahmen und Landesteile 950 g. Sehr gering dagegen gestaltet sich der durchschnittliche Verbrauch dieser Knollenfrucht in den südlichen Ländern Europas, als ein mittlerer ist er für Frankreich und England zu betrachten. In zwei Formen werden Kartoffeln von der Küche dem Verzehr zugeführt, als ungeschält gekochte und nach dem Schälen gekochte. Die wirtschaftlichere, mit geringerem Abfall begleitete Verwendung ergibt die ungeschält gekochte Kartoffel. Der unwirtschaftliche Verbrauch überwiegt jedoch. Es ist dies um so beklagenswerter, als ein sehr beträchtlicher Teil der Kartoffelernte durch Faulen und Keimen der Knollen überhaupt dem Verzehr entgeht. Der Grund für das Schälen der Kartoffeln mag in diesem Faulen liegen, denn mitunter erkennt man die Ausdehnung der fauligen Stellen erst bei dem Schälen, kann sie also nur dann durch Ausschneiden völlig entfernen. Dieses Verhalten des leichten Verderbens von Kartoffeln beim Aufbewahren legt den Gedanken nahe, die frisch geerntete Kartoffel, von der Schale sorgsam befreit, zu trocknen und sie so als Konserve dem Verbrauch zuzuführen. In dieser Form würde beim Aufbewahren ein weiterer Übelstand gemildert. Der von einer Familie für etwa 9 Monate an Kartoffeln aufzuspeichernde Vorrat ist nicht unbeträchtlich, er erfordert sehr viel Kellerraum. Selten aber verfügen minderbemittelte Familien über diesen Raum. Speicherte man indessen Kartoffeln in Gestalt von Konserven auf, so würde man also zwei Vorteile erreichen. Man bedürfte eines geringeren Raumes und verhütete Verluste an diesem so geschätzten Nahrungsmittel. Obgleich nun solche Konserven als Viehfutter Verwendung finden, wird ihrer Einführung zum menschlichen Verbrauche Widerstand entgegengesetzt. Es ist möglich, daß diese Konserven nicht alle Geschmacksrichtungen befriedigen.

---

[2]) Lichtenfelt, Bas. Volksw. Arb. Nr. 2.

Der Verbreitung der Gemüse ist schon früher (S. 60) Erwähnung geschehen. Ihr Wert als Zukost, die so zu der Zeit, da die Kartoffel noch unbekannt war, weit bedeutender war, ließ es wünschenswert erscheinen, während des Winters sich der Gemüse bedienen zu können. Die Aufbewahrung der Hülsenfrüchte hatte nicht anders als für die Körner der Zerealien zu erfolgen. Für andere Gemüse, für die Kohlarten und Rübengewächse gelang die Überwinterung, wenn man sie zugedeckt in Kellerräumen oder, in größeren Mengen vereinigt, mit Erde bedeckt vor Frost schützte. Eine andere Art der Aufbewahrung bestand darin, die Gemüse einzusalzen. Sie war für nur wenige Gemüse (Gurken, Kohl, grüne Bohnen) anwendbar. Für Gurken erfolgt sie besonders unter Zusatz von Essig. Diese Salz- und Essiggurken sowie der Sauerkrautkohl liefern hauptsächlich Volksnahrungsmittel. Bei der Verarbeitung von Kohl zu Sauerkraut, bei der nach erfolgter Zerkleinerung des Kohles ein Einlegen von Kohl und Salz in abwechselnden Schichten unter schließlicher Beschwerung (Zusammendrücken) erfolgt, setzt eine Milchsäuregärung ein. Es ist jedoch zu bemerken, daß örtlich durch allerlei Zusätze, getrocknete Wacholderbeeren, Kümmel, Wein der Geschmack des Sauerkrautes beeinflußt wird. Die Milchsäuregärung hört nach spätestens 4 Monaten auf, ebenso die Essigsäuregärung; nach diesem Zeitraume macht einsetzende Fäulnis Kohl und Gurken ungenießbar.

Seit Masson, der Obergärtner des Luxemburg-Palastes in Paris, im Jahre 1845 zeigte, daß es durch Trocknen und Pressen möglich ist, jedes Gemüse in einen Dauerzustand zu versetzen, hat eine ausgedehnte Industrie dieses Verfahren ausgenützt, und zwar vor allem dort, wo örtliche Bedingungen die billige Erzeugung von Gemüse gestatteten. Der dabei befolgte Vorgang ist im allgemeinen der, daß in kleine Stücke geschnittene gereinigte Gemüse auf Hürden in 5—6 Minuten unter Druck von 5—6 Atmosphären gekocht, dann weiter bei 45—50 Grad in 3—4 Stunden getrocknet werden. Zu diesem Zwecke streicht mit Hilfe eines Ventilators Luft von obiger Temperatur während dieser Zeit über die zu trocknenden Massen. Ehe die Gemüse nun weiter unter Druck zusammenpreßbar werden, setzt man sie durch einige Zeit bei gewöhnlicher Temperatur dem Einflusse der umgebenden Luft aus. Der ihnen so verbleibende Wassergehalt soll 15% nicht übersteigen. Vor dem Genuß müssen die Gemüse in lauwarmem Wasser mit diesem gesättigt und schließlich gekocht werden.

Die wissenschaftlichen Methoden der Sterilisierung (Pasteur, Koch) finden seit den 80er Jahren des 19. Jahrhunderts in Fabriken zur Herstellung von Dauergemüse in Büchsen Anwendung. Für die breite Masse liefern sie immer noch mehr Genuß- als Nahrungsmittel, da solche Gemüse nicht billig sind. Auch die zur Übung gelangte Methode, Gemüse und Früchte im Hause in Büchsen durch aus der Erfahrung abgeleitete Wärme-(Hitze)Wirkung zum Genuß dann für später aufzubewahren, wenn der Markt solche Gemüse und Früchte zu billigen Preisen bietet, kann meist nur von Bemittelten in ausgedehntem Maße geübt werden.

Pflanzlichen Ursprunges sind auch die beiden Süßstoffe Honig und Zucker.

Honig bildete durch das ganze Altertum für die Völker Europas den einzigen Süßstoff. Ward er zuerst nur als das Produkt wilder Bienen gesammelt, so ging man mit der Abnahme der Wälder, dem Verschwinden hohler Bäume, in denen Bienen hausen konnten, zur künstlichen Bienenhaltung allgemein über. Mit der Zunahme der kultivierten Fläche verschwand eine ausgedehnte wilde Flora, die den Bienen bisher Nahrung geboten hatte. Die Haltung der Bienen wurde erschwert. Bildete sie früher einen Teil der Landwirtschaft, so zog sich, auf Grund dieser Verhältnisse, die Bienenhaltung dorthin zurück, wo die wilde Flora kostenlos die Gewinnung des Honigs gestattete. Konnte Bartholomaeus Sastrow, Bürgermeister von Stralsund, Ende des 16. Jahrhunderts seinen Eltern nachrühmen: „Sie saßen in voller Nahrung und Gedeihen mit Federn, Wolle, Honig, Butter, Korn“, so ist, auch unter dem Einfluß des im Gebrauch sich mehr und mehr einbürgernden Zuckers, Honig jetzt nahezu zu einem lokalen Genußmittel geworden. Er findet außerdem noch in der Pharmazie und in der Form von Honigkuchen Verwendung. Als Nahrungsmittel ist er kaum noch zu bezeichnen.

Die Feldzüge Alexanders des Großen brachten die klassischen Völker in stärkste Berührung mit einem anderen Kulturkreis. Unter dem Einfluß des subtropischen Klimas Indiens hatten hier andere Erzeugnisse gefördert werden können, wie in dem rauheren Klimaten Griechenlands und Italiens. In Indien war das Zuckerrohr und der aus ihm gewonnene Saft zum Teil der Nahrung geworden, und zwar schon acht oder gar zwölf Jahrhunderte vor unserer Zeitrechnung. Griechen und Römern war er eine Seltenheit, eine Art „gefrorenen Honigs“ [1]).

Gelegentlich der Sendung des Priscus, eines byzantinischen Höflings, an Attila (446) wurden in Zucker eingemachte Palmensprossen den Frauen überreicht „als Naschwerk, welches bei den Barbaren in Ehren steht, weil es nicht inländisch ist“. Die Araber erst brachten die Kultur des Zuckerrohres dem Osten näher, die am südlichen Rande des Mittelmeeres, in Südspanien, auf Sizilien, den Kanarischen Inseln Verbreitung fand. Nach der Entdeckung Amerikas folgte die Kultur den Spaniern dorthin. Ende des 17. Jahrhunderts werden Raffinerien westindischen Zuckers in Bristol erwähnt [2]). Der steigende Verbrauch von Kaffee und Tee hob auch den des Zuckers, der zur Süßung dieser Getränke sich schon durch seine Form empfahl. Dieser Rohrzucker, Kolonialzucker, erfuhr einen Ersatz nach der Entdeckung Marggraffs, 1747, der bewies, daß ein dem Rohrzucker gleichwertiger Stoff in Rüben enthalten sei. Die industrielle Gewinnung dieses Rübenzuckers war jedoch in der Hauptsache die Folge politischer Verhältnisse. Es war dem Kontinentalsperrsystem Napoleons I. und den Repressalien Englands vorbehalten, der Rübenzuckerindustrie die allgemeine Aufmerksamkeit und Beachtung zuzulenken. Der rasch und zu einer enormen Höhe gestiegene Preis des Kolonialzuckers wurde Veranlassung, daß zahlreiche Fabriken erstanden, freilich meist gegründet von unfähigen Geldspekulanten, die der neuen Industrie weder aus Liebe zugetan waren, noch auch technische Befähigung für industrielle Unternehmungen besaßen. Daher kann es nicht wundernehmen, daß diese Fabriken mit dem Sturze des Kontinentalsystems ebenso rasch wieder verschwanden, als sie entstanden waren. Napoleon I., vom Hasse gegen die Engländer getrieben, beschützte und förderte

[1]) Plinius, Hist. nat. XII, 17.

[2]) Macaulay, History of England, I, Kap. III.

die junge Industrie in jeder nur möglichen Weise; so wies er 1 Million Franken und 32 000 Hektare Land für den Anbau von Rüben an und errichtete fünf Fachschulen für den theoretischen und praktischen Unterricht in der Rübenzuckerfabrikation. Die Engländer dagegen boten alles auf, um die neue Industrie niederzuhalten. Nach dem Sturze Napoleons I. ruhte die Rübenzuckerfabrikation in Deutschland, sie wurde jedoch in Frankreich selbst beibehalten und durch Einführung wesentlicher Verbesserungen, so namentlich durch Benutzung des Dampfes für den Fabrikbetrieb und der gekörnten Knochenkohle für die Reinigung der Säfte usw. ausgebildet. Erst in den Jahren 1830 bis 1835 sehen wir die Zuckerfabrikation auf deutschem Boden wieder, den sie nun nicht verläßt; sie beginnt vielmehr, dank den Fortschritten der Naturwissenschaften, sich kräftig auszugestalten und auszubreiten. Sie hat seitdem den Kolonialzucker von dem deutschen Gebiete vollständig verdrängt. Seit dem Jahre 1840 wird sie mit einer Steuer von 5 Pf. auf 100 kg verarbeiteter Rüben belegt, und, weit entfernt durch diese Steuerbelastung gelähmt worden zu sein, ist sie von da ab in steter und intensiver Entwicklung begriffen, trotzdem diese Steuer seitdem die 32 fache Höhe angenommen hat und bis auf 1,60 Mk. auf 100 kg Rüben gestiegen ist. Unter dem Einfluß der allmählichen Steigerung dieser Steuer und des Wettbewerbes der verschiedenen Rübenbau treibenden Staaten Europas ist die Technik dieser Industrie dauernd in lebhaftem Fortschreiten geblieben.

Außer der bereits erwähnten Einführung des Dampfbetriebes und der Benutzung der gekörnten und daher der Wiederbelebung fähigen Knochenkohle, hat die Zuckerfabrikation im Laufe dieser Zeit verschiedene epochemachende Verbesserungen und Umwälzungen erfahren. Mit ihrer Hilfe, gefördert durch das Bestreben, immer zuckerreichere Rüben zu bauen, stieg die gewonnene Zuckermenge. Wurden im Zollverein 1836/37 aus 100 kg Rüben 5,5 kg Zucker gewonnen, so stieg die Ausbeute 1905/10 fast auf das Dreifache, 16 kg Zucker aus 100 kg Rüben.

Der Konsument erfreut sich dieses Umstandes um so mehr, als der Preis, der 1874 ungefähr 0,79 Mk. für das Kilogramm betrug, auf 0,47 Mk. (Magdeburg 1910) fiel. Es stieg denn auch der Verbrauch auf den Kopf jährlich von [1])

in Großbritannien und Irland,		im Deutschen Reich,		in Frankreich,	
1870/74..	22,6 kg	1836......	2,05 kg	1870/74...	7,8 kg
1880/84..	31,3 „	1874......	7,3 „	1880/84..	12,0 „
1909	37,0 „	1909/10 ..	17,5 „	1909	17,06 „

Ganz sicher trug die gehobene wirtschaftliche Lage der Verbraucher zu dieser Erhöhung bei. Zugleich aber auch die Verbilligung des Verbrauchten; ein Beweis, daß verbilligte Nahrungsmittel im Verbrauch ansteigen und damit die Ernährung sich ausreichender vollzieht.

Gegenwärtig gestaltet sich die Zuckergewinnung ungefähr so, daß 8,5 Millionen Tonnen aus Zuckerrohr, 5,5 Millionen Tonnen aus Rüben gewonnen werden (1909/1910). Rohrzucker aber wird so gewonnen, daß davon 21% auf Kuba, 20% auf Java, 25,4% auf Britisch-Indien entfallen. Von Rübenzucker stammen 32% aus dem Deutschen Reich, 21,4% aus Rußland, 19,4% aus Österreich-Ungarn, 9% aus Frankreich.

In England und Amerika ist der Verbrauch von Rohrzucker noch bedeutend. In den Vereinigten Staaten von Nordamerika werden beide Zuckerarten zu gleichen Teilen benutzt, und außerdem wird Zucker aus dem Saft des Ahornbaums verbraucht. In allen Ländern, wie die angeführten Ziffern beweisen, ist der Verbrauch von Zucker auf den Kopf der Bevölkerung gestiegen. Allgemein mag der billige Preis des Zuckers einen Grund für diese Wahrnehmung bilden. Uns aber berührt sie um so mehr, als sie besonders in zwei Formen in die Erscheinung tritt. Einmal wird Zucker in Verbindung mit Kakao als Schokolade, sodann als Zusatz zu zerkleinerten Früchten und Fruchtsäften stark verwendet. Der allgemeiner gewordene Verbrauch von Schokolade läßt sie beinahe als ein gelegentliches Nahrungsmittel auch für Unbemittelte erscheinen, Fruchtkonserven aber sind infolge ihres hohen Preises immer noch ein Genußmittel.

[1]) Nach Juraschek, Übers. d. Weltwirtschaft, den Internat. Übers. d. Stat. Jahrbücher des Deutsch. R.; vergl. ferner H. Paasche, Zuckerindustrie und Zuckersteuer, Hdw. d. Staatsw. VIII. Bd. 1911.

Mit ungleich größerer, aber weitaus noch vervollkommnungsfähiger Ökonomie setzt also der Mensch, wie in urgeschichtlicher Zeit, auch in den geschichtlich verfolgbaren Perioden die Auswahl des für seine Nahrung Geeigneten fort und verändert ihr gemäß ihre Erzeugungsweise[1]). Gerste, Hafer, Hirse, Hülsenfrüchte finden nicht mehr die Verwendung zur Ernährung wie früher. Weizen, Roggen nahmen in der Benutzung eine immer bevorzugtere Stellung ein, weil sie sich für den Zweck der Herstellung von Brot besonders geeignet erwiesen. Dessen Verwendung wird zu einem Kennzeichen fortschreitender Gesittung. Neue Nahrungsmittel wie Mais, Kartoffeln werden in verhältnismäßig kurzer Zeit in sinngemäßer Weise den Bedürfnissen angepaßt, Kakao in Verbindung mit Zucker fängt an, zu einem verbreiteten Nahrungsmittel zu werden. Das Verschwinden der rechtlichen Schranken des Verbrauches und der ständischen Gliederung führt eine größere Gleichmäßigkeit des Verbrauches auch der Nahrungsmittel pflanzlichen Ursprunges herbei.

Die Sicherung einer gleichmäßigeren Ernährung, unabhängig von den Jahreszeiten, führt zur Ausbildung besonderer Bewahrungsmethoden. Dieser Vergleichmäßigung wirken auch heute noch privatwirtschaftliche Verhältnisse entgegen. Sie sind zurzeit noch ausschlaggebend. Immerhin sind die geschilderten Vorgänge, symptomatisch betrachtet, zur Begründung weiterer Entwicklungsstufen nicht zu vernachlässigen. In der Behandlung aber aller zur Nahrung herangezogenen pflanzlichen Rohstoffe ist das Bestreben zu erkennen, sie, soweit irgend möglich, vollständig in den Dienst der Ernährung zu stellen, in ihnen für den Menschen auszubeuten, was irgendwie nutzbar ist.

Diesem Bestreben läuft ein anderes parallel. Mit dem Namen der Nahrungsmittel versucht man, mehr als früher möglich, auch genauere, die Sache kennzeichnende Merkmale zu verknüpfen. Das die Nahrungsmittel bezeichnende Wort wird auf sie nur anwendbar, wenn objektiv bestimmbare Eigenschaften an dem Nahrungsmittel sich zeigen.

---

[1]) Nach „Urwaldsbote“, S[a] Catarina, Brasilien, vom 24. Mai 1913, kommen neuerdings Maiskolben, im ersten Stadium ihrer Entwicklung ausgebrochen, als Rohmaterial für Zuckergewinnung in der Provinz Tucuman, Argentinien, zur Verwendung.

7. Kapitel.

Der Ausnutzungsgrad der tierischen Nahrung.

Unter den Geschöpfen des Tierreichs, die dem Menschen mit den geringsten Aufwendungen an Kosten als Nahrung zu Gebote stehen, sind die Fische nach der Menge ihres Vorkommens am geeignetsten, etwa fehlendes Fleisch anderer Tiere zu ersetzen. Wertschätzung nach dieser Richtung war ihnen nie versagt. Ja, sie führte zum Raubbau, denn die Meinung, daß das Wasser allen Anforderungen der Menschen durch unbegrenzte Erzeugung von Fischnahrung gerecht werde, ist irrig. Es bedarf einer schonenden Benutzung auch dieser Naturgabe. Das wußten schon die Alten.

Ausonius führt in seiner Mosella, etwa 370 n. Chr., eine ganze Reihe von Fischen an, „die sich drängt und schwimmt in Scharen". Wie gut er beobachtete, geht daraus hervor, daß er vom Stör sagt: „sein Erscheinen ehret den Fluß mehr". Und allüberall, „wo's einen Weg nur gibt, der bequem zum Ufer hinabführt, räuberisch stürzet die Schar (der Menschen) dorthin und durchwühlet die Tiefen".

Es schien also damals ganz sicher, daß der Fluß allüberall dem zum Fange Eilenden Beute bot! Und rücksichtslos wurde sie gewonnen! Zur Zeit der Merowinger (Fortunatus, um 600 n. Chr.) ist uns die Fahrt beschrieben, die die Könige von Metz nach Andernach unternahmen:

„Während der Reise schenkten die Wasser den Königen reichlich Fische, In wimmelnder Schar bot sie den Fürsten der Strom!"

„Aber noch reicher ist an Gut diese liebliche Landschaft, Denn für das Volk entwächst noch eine Ernte dem Strom!"

Sodann:

„Emsig beide (Rhein und Mosel) bemüht, Fische zu spenden dem Ort!"

Es mag dichterische Übertreibung mitbeteiligt sein, aber es scheint doch, daß man auch damals noch ein fließendes Gewässer hauptsächlich seines Fischbestandes wegen schätzte.

Nun ist die Erde ja der Hauptsache nach mit Wasser bedeckt, zu zwei Dritteln mit Meeren. Auch der Anteil, den Flüsse, Teiche und Seen an dem verbleibenden Festlande nehmen, ist nicht unbedeutend. Die Möglichkeit, durch alle diese Gewässer zu Fischnahrung zu gelangen, ist daher sehr groß. Es ist zwar nicht beweisbar, jedoch vermutbar, daß diese Möglichkeit stellenweise abgenommen hat. Verschiedene Gründe sind hierfür maßgebend.

Ein nicht geringer Grund liegt im Verzehr von Fischeiern. Es dienen zu dem als Kaviar bezeichneten Produkt nicht nur die Eier des Stör. In Rußland benutzt man die Eier aller Süßwasserfische dazu. Milliarden von zukünftigen Fischen verschwinden so. Nun besitzt der Fisch aber darum gerade so viel Eier, weil ihm, vom Menschen abgesehen, eine große Zahl von Feinden erwachsen ist. Wir verkleinern also durch den verbreiteten Genuß von Fischeiern die Möglichkeit der Fortdauer der Arten außerordentlich. Sind nun wirklich Fischeier trotzdem erbrütet, so werden kleine Fische in fischreichen Gegenden weiter häufig als Dünger oder als Mastfutter für Schweine verwendet. Wenn Fische nun auf diese Weise erst mittelbar dem Menschen als Nahrung dienen, so wäre es produktiver, sie sich kostenlos zu ihrer natürlichen Größe auswachsen zu lassen. An der unteren Elbe, am Kurischen Haff ist ein derartiges mißbräuchliches Vorgehen nicht selten. Es mag in der Benutzung von Fischbrut nun lange dauern, bis Tiere die Plätze, an denen ihnen dauernd nachgestellt wird, meiden. Aber sicherlich scheinen auch Fische hierfür Empfindung zu haben. Auf diese Weise ist der Stör aus deutschen Gewässern verschwunden, der lange hier hauste. Dem Grundherrn mußte bei jedem Fang ein besserer Fisch geschenkt oder zum Kauf vor allen anderen angeboten werden. Daher boten die Wormser Fischer, die am 24. Juli 1504 einen Stör gefangen hatten, diesen zuerst dem Bischof an [1]). In der handschriftlichen Chronik des Dorfes Lunow in der Mark sagt deren Verfasser: „Bis gegen fünfzig Schock Neunaugen hat ein Kahn an einem Tage noch zu Anfang des neunzehnten Jahrhunderts nach Hause geführt.“ „Aale werden zentnerweise gefangen. Störe, zehn bis

[1]) Boos, U. B. III, S. 496.

zwölf Fuß lang, fand ich noch 1850 in dem Gipfel der Rüster zu Hohen-Saathen (einem Nachbardorf) ausgestopft schweben, gleichsam als Wahrzeichen des Ortes." Für andere Fische des Süßwassers scheint eine derartige Abnahme ebenfalls bemerkbar. Das Stift des H. Swibert zu Kaiserswerth a. Rh. sollte der Herrschaft Hammerstein alljährlich am Sonntag Invocavit „acht Wagen, die da machen 416 Pfund Salmen" liefern. Anno 1426 am 31. Dezember beschwerte sich das Stift, „so wie wir großen Krud, schwere Mühe und Arbeit jährliches haben müssen, so vielen Salmen zu bestellen" [1]). Die Salmlieferung wurde darauf abgestellt.

Immerhin sah Baldner [2]) auf dem Straßburger Fischmarkt an einem Tage des Jahres 1647 143 Stück Lachse. Im Durchschnitt der Jahre 1893/96 wurden in der Rheinprovinz nur 1626 Stück gefangen, gegen 5695 imDurchschnitt der Jahre 1902/1905 (nach Jahresber. d. Rhein. Fischer-Ver., Bonn, Cohen, 1905). Es mag in den letzten Jahren daher wieder eine Zunahme zu begrüßen sein.

Ganz anders in den Ländern, in denen Industrie nicht allmächtig wirkt. Wie leicht, wie ergiebig die Fischerei in Japan ist, erhellt daraus, daß „Forellen, von denen die zahlreichen Wasserläufe wimmeln, lustig auf die auf umgebogene Stecknadeln gesteckten Würmer anbeißen" [3]). Sehr lehrreich ist besonders die Beschreibung eines japanischen „Diners, dessen Hauptstück ein kurz vorher gefangener Karpfen war; die eine Hälfte des Fisches war glatt abgeschnitten und in kleineScheiben zerteilt, und der noch atmende Fisch wurde in dieser Weise serviert". Man war also ganz sicher, dieses Schaustück dem Gast bieten zu können.

Solange das Bedürfnis herrschte, für die Fastenzeit frische Fische in Vorrat zu haben, besaß im Binnenlande durchaus fast jedes Kloster einen oder mehrere Fischweiher. Nicht immer bewirtschafteten die Klöster sie selbst. Sie überließen sie gegen Fischabgabe an Fischmänner. So hat nach dem Urbar von S. Pantaleon in Köln noch im Jahre 1659: 14. September „meister Leonard, Fischmenger, junge carpen in unseren weyer zum weißen hauß (Weißhaus b. Sülz) gesatz, soll jedes Jahr unserem Kloster zur

[1]) Rhein. Antiqu. Mittelrh. III. Abt. 6. Bd. S. 79.
[2]) Baldner, Vogel-, Fisch- und Tierbuch. Edid Lauterborn, 1903.
[3]) v. Brandt, a. a. O. II, 227 ff.

Pacht geben 3 referenders portionen, facit 90 Mark" damaliger Währung.

Wir beschränken uns weiter darauf, die allgemeine Tätigkeit des Menschen in bezug auf Süßwasserfische darzustellen [1]).

Die Tätigkeit des Menschen ist zwar auf den Fischbestand der Gewässer von großem, und zwar im allgemeinen nachteiligen Einflusse; doch ist diese Einwirkung mehr örtlich, so daß sie hinsichtlich der geographischen Verbreitung der Arten nur in untergeordnetem Maße in Betracht kommt. Die industriellen Anlagen, die Stromregulierungen und die Dampfschiffahrt haben eine starke Verminderung der Fische in den Flüssen zur Folge gehabt. Zahlreiche Gewässer, die ehemals eine reiche Fischfauna enthielten, sind infolge der Verunreinigung durch Fabrikabflüsse verödet. Durch Stromregulierungen sind vielen Fischen die geeigneten Laichplätze genommen, und durch die Anlage von Wehren ist den Wanderfischen das Aufsteigen in den Flüssen unmöglich gemacht. Durch die von den Dampfschiffen hervorgebrachten Wellen wird der Laich der Fische aufs Land geworfen und dem Verderben ausgesetzt. Auch unmittelbar hat der Mensch durch schonungslosen Betrieb der Fischerei den Fischbestand vieler Gewässer verringert und manche Arten an einzelnen Orten völlig ausgerottet.

Doch nicht bloß vernichtend hat der Mensch auf die Fischfauna der Gewässer eingewirkt, sondern er hat auch manche Fische in Gegenden gebracht, denen sie vorher fremd waren und dadurch die Fauna dieser Gegenden bereichert. Der Karpfen, im Schwarzen Meere und seinen Zuflüssen heimisch, ist durch den Menschen gleichsam als Haustier über fast ganz Europa und Nordamerika verbreitet worden. Durch Kanäle, die verschiedene Stromgebiete miteinander verbinden, wird den Fischen die Möglichkeit gegeben, aus einem Stromgebiete in das andere überzutreten. Da jedoch die Zahl der Fischarten, die nicht ohnehin zwei benachbarten Flußgebieten gemeinsam sind, im allgemeinen gering ist, so ist die zoogeographische Bedeutung eines solchen Eingreifens des Menschen in die hydrographischen Verhältnisse nicht sehr hoch anzuschlagen.

---

[1]) E. Schultze, Über die geographische Verbreitung der Süßwasserfische in Europa, Stuttgart, Engelhorn, 1890, sodann Paul Vogel, Prakt. Ratgeber f. d. rat. Bes. von Fischteichen, Bautzen, Hübner, 1901.

Über die Ursachen der in der geographischen Verbreitung der Fischarten sich vollziehenden Veränderungen jetzt schon Vermutungen aufzustellen, würde daher verfrüht sein.

Der Abnahme des Fischbestandes arbeiten Fischereivereine entgegen. Ohne Staatshilfe im großen scheint ihr Wirken jedoch beschränkt. So meinen denn praktische Fischzüchter: Die Fischerei in fließenden Gewässern, welche die Allgemeinheit durch Veränderungen und Einrichtungen geschädigt hat, muß auch der Staat wieder bessern. Es ist eine unabweisliche Pflicht des Staates, durch die in allen Bezirken bestehenden Fischereivereine auf seine Kosten die Aufbesserung der Fischbestände da durchführen zu lassen, wo die Vorbedingungen dazu noch vorhanden sind. Wo nachweislich die billigeren Brutaussetzungen nicht genügend wirken, müssen auf irgend eine Weise die Mittel für die zwar teuren, aber allein wirksamen Setzlingaussetzungen beschafft werden. Auch für die Vermehrung der Wildfische könnte viel getan werden, wenn staatlicherseits für die Anlage von Aufzuchtteichen hierfür gesorgt würde. Der Staat besitzt an allen fließenden Gewässern Ländereien, auf denen sich Aufzuchtteiche zum Zwecke der Massenproduktion von Wildfischsetzlingen errichten lassen. Statt ausschließlich die polizeiliche Aufsicht über die Fischerei auszuüben, müßten seine Fischereiaufsichtsorgane angewiesen sein, staatliche Anlagen, besondere Aufzuchtteiche zu bewirtschaften.

Bei dem unabweisbaren Bedürfnis indessen, zur Beschäftigung der zunehmenden Bevölkerung die industriellen Anlagen zu fördern, scheint es aussichtslos, Zustände herbeiführen zu wollen, die den Flußfisch wieder zum allgemeinen Nahrungsmittel machen würden. Hierzu wäre nötig, zu verlangen, daß zu industriellen Anlagen entnommenes und nach Benutzung wieder eingeleitetes Wasser gleiche Beschaffenheit aufweise. Denn das Wasser, als ein allgemeiner Besitz, muß jedermann in unverändertem, natürlichen Zustande zugänglich bleiben. Solange dieser Grundsatz aber nicht ein Bestandteil des internationalen Rechtes werden kann, würde es nutzlos sein, seine Anerkennung wenigstens in Mitteleuropa zu erstreben. Hier werden die Flüsse, Teile verschiedener Länder und Ländchen, von den ihre Nutzung regelnden Gesetzgebungen ganz verschieden behandelt. Die Elbe mit ihren Nebenflüssen durchzieht im Deutschen Reich allein die verschiedensten Staaten. Die beste Wassergesetzgebung zur Erhaltung des Fischreichtums nützt dem Staat Hamburg nichts, wenn in Schwarzburg ungehindert alle Effluvien irgendeinem Nebenfluß der Elbe zugeleitet werden, oder wenn in Anhalt oder Preußen Chlorkaliumabwässer die chemische Zusammensetzung der Nebenflüsse so verändern, daß das Wasser schon im Binnenlande zu Brackwasser wird.

Jeden Strom stempeln nun das eigene Quellgebiet, wie dasjenige seiner Nebenflüsse, das in Betracht kommende Gebirge und das von ihm durchquerte Flachland gewissermaßen zu einer Art von Individuum, in dessen Körper sich die Lebensbedingungen anders als in jedem anderen Körper ausgestalten. Es müßte daher das Bestreben dahin gehen, die Lebensbedingungen gerade in diesem von der Natur geschaffenen Zusammenhange zu erkennen. Aus dieser Erkenntnis müßte sich dann für jedes Stromgebiet ergeben, wie die Arten und Mengen an Fischen sich gestalten. Wir haben bisher keine Möglichkeit, solche Studien für Ströme und Meere zusammengefaßt zu verfolgen.

Da nun der Bedarf an Süßwasserfischen nicht mehr genügend und nur zu hohen Preisen gedeckt werden kann, so hat der Wunsch an Boden gewonnen, den Fischreichtum der Meere für die Ernährung der Menschen mit frischem Fisch dienstbar zu machen. Wenn früher nur oder fast nur die Küstenmeere für diesen Zweck ausgebeutet wurden, so wird das hohe Meer in der Neuzeit in wachsendem Maße dazu herangezogen. Dank den für diese Zwecke nutzbaren Einrichtungen, der Dampfkraft für die Beförderung und dem Eis oder der künstlichen Kälteerzeugung zur Erhaltung der Ware, hat das Absatzgebiet für Seefische sich schnell erweitert. Was für Lucullus unmöglich war, wird heute dem Fabrikarbeiter aller Länder geboten. Frische Seefische bilden allwöchentlich einmal den animalischen Teil der Nahrung sogar unserer Gefangenen. In diesen Tatsachen liegt eine kulturgeschichtliche Lehre, wie sie packender nicht in Bänden, durch Abbildungen und Photogramme vergilbter und verstaubter Pergamente belegt, uns erteilt werden kann.

Aber auch hier gibt es Wahrnehmungen, die da warnen, hierbei zu weit zu gehen. Aus der nachfolgenden Zusammenstellung ergibt sich, wie der Fang auf hohem Meer in den letzten 20 Jahren für Deutschland an Wert zunahm: Er betrug in 1000 Mark:

	Nordseemärkte	Ostseemärkte	Zusammen
1890	3 229	4 895	8 124
1900	11 691	6 911	18 602
1910	27 780	7 860	35 641

Der Wert des Fanges hob sich also in 20 Jahren zusammen um das Vierfache, für die Nordsee um das Neunfache, knapp um das Doppelte ließ der Wert des Fischfanges sich nur in der Ostsee steigern. Dieses Meer aber gibt in der Entwicklung der Hansa für uns ein lehrreiches Beispiel. Die Ostseehändler hingen in ihrem Handel von dem damaligen Reichtum der Ostsee an Fischen ab. Der Dorsch und seine Verwandten wälzten sich haufenweise in die ausgeworfenen Netze. Alljährlich kam der Hering in ungeheuren Wanderzügen durch den Nordsund. An den Flußmündungen wimmelten Lachs und Aal unter den Booten der Slaven.

Die politische Geschichte der Ostsee erhielt ihre Richtung durch die Heringszüge. Bis zum 12. Jahrhundert waren diese an der Küste Pommerns so dicht, daß man im Sommer nur den Korb in das Meer zu tauchen brauchte, um ihn gefüllt herauszuziehen. Nach 1400 suchte der Hering die holländischen Küsten auf. Der Handel der Ostseestädte sank von da ab.

Aber die Versorgung des Fischmarktes erfolgt jetzt schon aus viel größerem Kreise. Ostsee und Nordsee decken den Bedarf des Binnenlandes nicht mehr. Aus Britisch Kolumbien erhalten wir Lachs, eingefroren an Ort und Stelle und in Eis bis zum Verbrauchsplatz verschickt. Mit der Menschenmenge stieg auch der zu befriedigende Bedarf an Seefisch.

Für die Ernährung der breiten Schichten kommen seit langer Zeit nur Fische in Frage, die in großen Mengen zu gewissen Jahreszeiten vorkommen. Es sind dies Hering und Dorsch. Die Züge beider Fischarten sind jedoch unbeständig. Man hat auf Grund archivalischer Forschung berechnet, daß diese Züge in 60 jährigen Perioden, seit dem 10. Jahrhundert bis heute, örtlich ein Anschwellen und Abnehmen erkennen lassen. Unser Wissen über die Ursachen solchen Verhaltens hat sich insofern erweitert, als man der Nahrung gewiß ist, die vom Hering abwärts die einzelnen einander zur Beute dienenden Lebewesen verlangen. In der Änderung der Meeresströmungen, die ihrerseits eine verschiedene Verteilung von Wärme und Kälte verursachen, scheinen die letzten Gründe für die für die Fischzüge beobachteten Perioden zu liegen. Nach der Zeit der Wintersonnenwende naht sich in dichten Scharen der Hering der Küste Norwegens. In seinem Gefolge ein Heer seiner Feinde. Ihn erwartet der Mensch, der jedoch wahrscheinlich weniger Fische bewältigt als jene. Man schätzt seinen Anteil auf 1—2% der Gesamtmasse [1]). Zu gleicher Zeit beginnt bei den Lofoten der Fang von Gadus morrhua Linné (= Kabeljau = Dorsch = Bankdorsch = Skrei). Die Heringszüge schreiten weiter fort und erreichen im Juli bis September die Ostküste Englands. Der Kabeljau gelangt Mitte Juni an die viel umstrittenen Fischereibänke Neufundlands. Hier fängt ein Boot mit 7—8 Mann Besatzung während der Fangzeit mitunter 30—40 000 Stück im Gewicht von je 1—20 kg. Die landläufigsten Verfahren zur Benutzung des Fanges sind das Salzen, das Räuchern und das Trocknen an der Luft. Der Rundfisch mit Rückgrat, getrockneter Schellfisch von den Lofoten, wurde als Flachfisch schon 1477 in Köln gehandelt. Schellfisch, ohne Rückgrat getrocknet, Rotschar, begegnet uns als Rotscher zu gleicher Zeit am gleichen Ort. Als Stockfisch (Klippfisch) in neun verschiedenen Arten, ebenda zu gleicher Zeit gehandelt, kommt jetzt der Kabeljau, Babelau der Holländer, Cod der Engländer, Cabillaud der Franzosen, Baccalà der Italiener, in großen Mengen, 400—600 Millionen Stück jährlich, in den Welthandel. Er ist indessen schon leicht gesalzen. Wird er stärker gesalzen und in Fässer verpackt, so heißt er Laberdan.

Welche dieser Formen der Bereitung die ältere ist, ist schwer zu entscheiden. Natürlich eingedampftes Meerwasser mag mit seinem verstärkten Salzgehalt ebenso zur Beobachtung der Erhaltung von Fisch geführt haben, wie die Wirkung des schwelenden Feuers auf zurückgelassenen Fisch zur bewußten Benutzung der erhaltenden Kraft des Rauches Anlaß bot. Noch immer werden in Ostpreußen Fische, einfach in einer auf Steine

[1]) Heinke, Die nutzbaren Tiere der nordischen Meere.

gestellte Tonne aufgehängt, durch den Rauch eines darunter schwelenden Feuers frischen Holzes mit Rauch gebeizt.

Choulant [1]) stellt fest, daß schon im Jahre 1128 in Pommern Heringe gepökelt wurden. Es ist also jedenfalls eine Fabel, daß die Kunst des Einsalzens in Holland um 1340—1416 von Jan Beukel erfunden sei. Er mag sie vervollkommnet haben.

Schon die h. Hildegard (1098—1179), Äbtissin zu Ruppertsberg bei Bingen, bezeichnet in ihren um 1150 verfaßten „Physica" den Hering „plurima sale profunditus" als stark gesalzt. In den Rheinzollrechnungen [2]) *sind seit 1100 Salzheringe ständig verzeichnet.* Wir kennen auch ferner die Ansicht jener Zeit, daß nicht jedes Salz sich gleich gut zum Einlegen der Fische eigne. Den Hansestädten lag Lüneburg mit seinen Salinen zum Salzbezug recht bequem. Trotzdem wurde von ihnen das in der Bucht von Bourgneuf (Bretagne) hergestellte, grobkörnige „Bayensalz" als besonders wertvoll eingetauscht.

Den Alten war unter dem Namen „alec", eine Fischsauce bekannt. Eingesalzene Heringe führen in den Zollregistern den Namen alecia. Unser Ausdruck Lake bezeichnet vielleicht gleichfalls alec im ersteren Sinne? Es ergibt sich übrigens aus Untersuchungen über den Kölner Fischhandel [3]), daß, seit Mitte des 14. Jahrhunderts nachweisbar, die Tonne Heringe die gleiche Größe wie heute hatte. Ein Wechsel hat sich jedoch vollzogen. Während früher eine solche Tonne 1000 Stück enthielt, gilt dies jetzt nur für die zweite Qualität. In die gleiche Tonne werden jetzt von der ersten Qualität nur 800 Stück gepackt. Es hat sich also die Möglichkeit herausgebildet, die Heringe, allerdings zu höherem Preis, in besserer Qualität zu erhalten. Die sonstigen Arten, Fische zu erhalten, sie gekocht, in Essig oder in Öl gelegt zu versenden, schaffen vergleichsweise nur in geringer Menge Volksnahrung. Eine Ausnahme hiervon bildet für südliche Länder der Thunfisch. Aber auch die Abnahme seiner Ergiebigkeit wird beklagt.

Noch mehr als das Vorhandensein von Fischen hat mensch-

---

[1]) Choulant, Tafeln zur Gesch. d. Mediz. 1822, S. 15.

[2]) Lamprecht, D. wirtsch. Leb. i. Mittelalter II, 300 ff.

[3]) Westd. Zeitschr. f. Gesch. XXIV. Jahrg. III. Heft.

licher Eingriff das Vorkommen der Krebse geschädigt. In seiner uns erhaltenen Reisebeschreibung bemerkt Montaigne beim Verlassen nördlicher Stromgebiete: seit seinem Aufbruch in Südwestfrankreich habe er bisher täglich Krebse genossen. Für den Menschen der Jetztzeit sind Krebse nur eine selten und nur den Wohlhabendsten zugängliche Speise. Ob wir jemals wieder den Folgen der Krebspest entgehen, mag zweifelhaft sein.

In den Küstengebieten werden kleine Seekrebsarten „Garneel" häufig als Nahrung benutzt. Auf eine der größten Arten, die an der Mündung des Tiber unter dem Namen Gamberi Reali verzehrt wird, seien Züchter von Krebsen hiermit aufmerksam gemacht. Vielleicht fände sie auch anderswo die Bedingungen ihres Daseins.

Wir wenden uns den Tieren des Landes zu, zunächst den jagdbaren Arten.

Allerdings muß man sich, wenn von Jagd hier die Rede ist, schon das Wild der Urzeit und des Altertums ganz anders vorstellen, als das heutige. Ur (Wisent) und Elch allein boten ganz andere Mahlzeiten, der Menge nach, als unsere schon in geschichtlicher Zeit verkümmerten Hirsche. Wilde, verwilderte Pferde, das sumpfige Niederungen bevorzugende Wildschwein müssen in großen Mengen vorgekommen sein. In Spanien [1]) und in den Alpen [2]), in Norddeutschland [3]) waren Herden von Pferden verbreitet. Im Jahre 732 verbot Papst Gregor III. durch Bonifacius den Deutschen den Genuß des Fleisches wilder und zahmer Pferde [4]). Trotzdem findet sich um 1000 noch ein von Ekkehard IV. herrührender Heilspruch [5]) beim Genuß wilden Pferdefleisches: „sit feralis equi caro dulcis in hac cruce Christi".

In Schlesien fanden sich wilde Pferde noch im Jahre 1132 [6]). Um die gleiche Zeit heißt es von Pommern „equulorum agrestium

[1]) Varro, De re rust. II, 1, 5.
[2]) Strabo 4, 6, 10.
[3]) Plinius, Hist. nat. 8, 39.
[4]) Jaffé, Mon. Mog. S. 91 ff.
[5]) Keller, Mitt. d. antiqu. Ges. Zürich, III, 2, 99 ff.
[6]) Pertz, Mon. Germ. IX, S. 130 u. XX, S. 745.

redundat omnis provincia". 1316 werden in Westfalen [1]) bei Wild- und Forstbann und Fischerei auch „vagi equi" erwähnt. Ihr letzter Rest waren die der Senne noch in unserer Zeit. 1543 befahl Herzog Albrecht [2]), für die Erhaltung der wilden Pferde in der Nähe von Lyck zu sorgen. 1593 erwähnt Rößlin [3]) die wilden Pferde in den Vogesen.

Da Europa ganz sicher nicht die Heimat des Pferdes sein konnte — es verlangt ein trockeneres und wärmeres Klima —, handelt es sich in allen Fällen um verwilderte Pferde.

Mit dieser Aufzählung aber ist mittelbar zu beweisen, wie menschenleer, wie wilderfüllt das Land sein mußte, in dem sich Herden von Tieren bewegen konnten, die so viel Weideraum nötig haben wie Pferde. Man sieht außerdem, wie die Pferde zu eigener Erhaltung mit der Zeit immer menschenleerere Gebiete, die des Ostens und die Vogesen, aufsuchen mußten.

Wie die wilden Pferde, verschwand auch der Ur aus deutschen Landen. Der letzte wird 1568 erwähnt. Fast 200 Jahre länger hielt sich das Wisent, das die letzte Zuflucht im Walde von Bialowicz in Russisch-Polen fand. Die letzten Steinböcke sah 1706 das Zillertal. Hirsche, die im 8. und 9. Jahrhundert so zahlreich waren [4]), daß ihr Fleisch gleich dem der Schweine die Nahrung beeinflußte, werden das demnächst aussterbende Wild sein. Gleich ihnen hat auch das Wildschwein abgenommen. Neuerdings beginnt man Damwild als Freiwild anzusiedeln (Kottenforst bei Bonn), nachdem der 30jährige Krieg es in Deutschland fast vertilgt hatte.

Eine Zunahme scheint das Rehwild, scheinen Hasen, seitdem sie nicht mehr gehetzt werden, und das Rebhuhn erfahren zu haben.

Bis zum 15. und 16. Jahrhundert, der Zeit, wo wahllos Eßbares verzehrt wurde, waren Stare, im Netz gefangen, und selbst Sperlinge [5]) höfisches Essen. Verschwunden aber sind bei uns fast alle Arten

[1]) Kindlinger, Münst. Beitr. I. Urk. Nr. 8, S. 21.

[2]) Töppen, Geschichte Masuriens. Danzig 1830.

[3]) Das Elsaß und das gegen Lothringen grenzende wasgauische Gebiet Geleg. S. 21.

[4]) Lamprecht, D. Wirtsch. Gesch. i. Mittelalt. I, 487.

[5]) Landau, Beiträge z. Gesch. d. Jagd, 1849, S. 323.

wilder Gänse, einzelne Arten wilder Enten. Die zunehmende Verminderung der ungeregelten Gewässer vertrieb sie. Es verschwand aber auch der Ortolan (Emberiza ortolana). In Griechenland[1]) wird er gesotten, mit Essig und Gewürz behandelt, in Fässer verpackt zum Versand gebracht. In Italien, wo allgemeine Jagdfreiheit herrscht, jegliches gehegte Wild mehr und mehr schwindet, bereitet die eingeborene Mordlust bekanntlich allen Zugvögeln ein ähnliches Geschick.

Nach den im Deutschen Reich gemachten Feststellungen werden jetzt jährlich rund erbeutet: 22500 Stück Rotwild, 13 500 Stück Damwild, 190 000 Rehwild, 14 000 Wildschweine, 4 Millionen Hasen, 500 000 Kaninchen, ferner an Vögeln: 14 500 Stück Auer-, Birk- und Haselwild, 4 Millionen Rebhühner, 150 000 Wachteln, 400 000 Wildenten, 1300 Trappen, 50 000 Bekassinen. Der Ertrag dürfte in Wirklichkeit um den Anteil des Wilddiebstahls, sodann um den der Unterschätzungen der Jagdpächter höher sein. Immerhin entfällt auf je 7 Deutsche mindestens 1 Stück Wild.

Dieser Vorgang der Abnahme des Wildstandes, der hier nur für Deutschland eingehender dargestellt wurde, ist typisch für alle Zeiten und Länder, in denen die Bevölkerung dichter wird. Alle in Wildheit lebenden Tiere bedürfen einer Fläche, auf der sie, ungestört vom Tun und Treiben der Menschen, sich ausleben können. Je dichter eine Fläche von Menschen bevölkert wird, je geringer wird deren Wildstand sich erweisen. Damit verschwindet die Möglichkeit, daß die menschliche Nahrung aus dem Wildstand nennenswerte Zufuhr erhält. Je länger je mehr wird daher mit zunehmender Bevölkerung der Mensch auf Fleischnahrung angewiesen, die er sich selbst züchtet. Den Tieren, aus denen er durch die Viehzucht Nahrung gewinnt, kommt daher die weitaus größte Bedeutung zu.

Die Vielseitigkeit der Nutzung hat das Schaf wohl zu dem ältesten Haustier gestempelt. Bedenkt man jedoch, daß seinem Gedeihen ein trockenes Klima am förderlichsten ist, die noch vorhandenen Wildschafe (Muflon, Bighorn usw.) Höhen bis zu 6000 m bewohnen, so muß ihre Verbreitung mit den Menschen nach den

[1]) Brehm, Tierleben, VI, 287.

Ebenen zu, und zwar vor sehr langen Zeiträumen, erfolgt sein. Noch beim Propheten Hesekiel 34, 14 heißt es: „Ich will sie (die Schafe) auf die beste Weide führen und ihre Hürden werden auf den hohen Bergen in Israel stehen", ein Beweis, daß das Schaf auf den Bergweiden sich noch am wohlsten fühlte. Welche Nutzung, die als Träger der Wolle oder Spender von Fleisch oder Milch, am geachtetsten war, ist kaum zu entscheiden. Aber sehr pflegsam wurde das Schaf kaum behandelt. Bis zum Jahre 300 v. Chr. ungefähr dauerte auf dem Festland in Italien die Roheit, dem Schaf die Wolle auszurupfen [1]). Dieses Vorgehen soll noch auf den Faroerinseln geübt werden; es verringerte sicherlich den Milchertrag und die Fleischnutzung. Aus der Zeit der Karolinger gewinnt man den Eindruck, als ob Schafe neben Schweinen hauptsächlich Fleischnahrung gewährt hätten. Sicher blühte die Schafzucht im 12. Jahrhundert allüberall da, wo die Tuchindustrie sich entwickelte, gewährte also auch hier Fleischnahrung, hauptsächlich der breiten Schicht. Mit dem Bedarf an ackerndem Tiermaterial muß aber auch die Zahl des Rindviehes nicht unbeträchtlich sich vermehrt haben. Je nach den Ländern ist die Benutzung der Fleischarten also gebunden auch an andere von den Tieren erwartete Nutzungen.

Verfolgt man diesen Gedanken weiter, so zeigt sich, daß es auch in der Zucht von Schaf und Rind Zeiten gegeben haben muß, in denen die durch die Tiere gewährte Fleischnutzung das Nebensächlichere war. Die Hauptnutzung der Schafe konnte in der Gewinnung ihrer Wolle und ihrer Milch liegen. Sie konnte für das Rind in der Milchergiebigkeit oder in seiner Arbeitsleistung erblickt werden. Von allen Haustieren gewährt das Schwein allein den Menschen nur Fleisch- und Borstennutzung. Da nun von jedem Tierindividuum nach Maßgabe seines Zellenbestandes und der von diesem verarbeitbaren Nahrung nur ein bestimmter Grad der Leistungsstärke jeder Art zu erwarten ist, kann auch in diesen Spezialfällen die Grenze je einer der Leistungen eines Tieres sehr bald erreicht werden. Sie fällt für Schafe um so enger aus, als alle Produkte der Ergiebigkeit des Schafes einen gewissen

[1]) Varro, De re rust. II. 11. 10.

Stickstoffgehalt aufweisen. In der Menge des für die Aufzucht eines Tieres verwendbaren Stickstoffes ist es in seinen Leistungen beschränkt. Je mehr Stickstoff es in Milch oder Wolle liefert, je weniger wird es an Fleisch bieten können. Für das Rindvieh ist es in erster Linie die Milchnutzung, die jene des Fleisches ausschließt. Es scheint sehr lange gedauert zu haben, bis dieser Gedanke, aus praktischen Erfahrungen abgeleitet, derart zum Ausdruck gelangte, daß man, um von einem Tier mehr Fleisch zu erwarten, es von anderen Leistungen fernhalten müsse. Ein sich weiter ergebender Gedanke war dann der, daß es möglich sein müsse, Tiere zu züchten, deren Nutzung hauptsächlich im Fleisch zu bestehen habe. War es in England geglückt, Pferde zu der besonderen Leistung großer Schnelligkeit zu züchten, so ging man in diesem Lande auch zu Zucht von Schaf- und Rindviehrassen über, deren Hauptnutzung in ihrem Fleisch zu bestehen hatte. Eine gleiche Zuchtrichtung dehnte man auf Schweine aus. Von den großen Züchtern Englands, vor allem von Bakewell, ausgehend, hat seit Ende des 18. Jahrhunderts diese Richtung die Viehzucht aller Länder beeinflußt, in denen überhaupt rationelle Landwirtschaft betrieben wird. In dieser Periode der bewußten Erzeugung von Fleisch befinden wir uns noch heute. Je nach den in den einzelnen Ländern vorhandenen Möglichkeiten befaßt sich die Tierzucht vorwiegend bald mit dieser oder jener Tierart. Während sie in Europa und Nordamerika mehr und mehr ihren Schwerpunkt in die Zucht von Rindvieh und Schweinen verlegt, liegt dieser in Südamerika in der Haltung von Rindvieh und Schafen, in Australien und Südafrika besonders in der von Schafen. Mit den Beständen dieser Tierarten verknüpft sich auch der Fleischverbrauch; je größer der Bestand einer Tierart in einem Lande, desto größer wird die Wahrscheinlichkeit, daß seine Bewohner ihn zum Verbrauch besonders heranziehen. Der Gedanke aber, daß die Leistung eines Tieres einseitig ausgebildet werden müsse, hat nun weiter dazu geführt, auch ihre Bewegungsfreiheit soweit zu beschränken, daß man sie, die ursprünglich alle Weidetiere waren, vollständig zu Stalltieren gemacht hat. Unterstützt wurde die Möglichkeit dieser Lebensweise, die naturgemäß auch die Fütterung in den Stall verlegte, durch die Gewinnung von Abfallprodukten landwirtschaftlicher Gewerbe. Diese Art der Fütterung gestattet es, die Rindfleischgewinnung besonders nach einer Periode zu erzielen, während welcher das Rind der Milchgewinnung und Zucht oder der Arbeitsleistung gedient hat. Was allerdings die Schafe betrifft, scheint sich die Überzeugung mehr und mehr durchzuringen, daß bei bloßer Stallfütterung die Schafhaltung erschwert wird. Schweine jedoch scheinen, der Stallfütterung allein unterworfen, sich mehr zu Fett- als zu Fleischspendern zu entwickeln. Unsere Ausführungen zeigen, daß der Begriff „Fleisch" ein für die Tierart je nach Zucht oder Nutzung ganz verschiedener werden mußte. Es ist seit Ende des 18. Jahrhunderts nicht nur die Menge des von einem Tier durchschnittlich zu erwartenden Fleisches, sondern auch die Beschaffenheit des Fleisches eine andere geworden.

Nach diesen generellen Ausführungen über den Bedeutungswandel des Ausdruckes „Fleisch" ist die Eigenart der Fleischbereitung zu untersuchen. Wie schon aus dem Vorstehendem ersichtlich, ist die einem Tier gewordene Behandlung für seine Nutzung nicht gleichgültig. Die Erkenntnis des die Qualität des Fleisches auszuübenden Einflusses macht sich auch dahin geltend, daß das Tier vor der Schlachtung, also vor seinem Tode, möglichst in Ruhe gelassen wird. Angst, Aufregungen sind ihm zu ersparen. Schon die Alten benutzten diese Erkenntnis. Sie wußten, daß gehetztes Vieh ein schnell sich zersetzendes Fleisch liefert, dabei Wildgeschmack annimmt. Durch Hetzen der Haustiere versuchten die Römer sich künstlich Wildbret zu bereiten. Je länger nach einem Transport Vieh ruht, je besser wird sein Fleisch. Wird das Tier nun geschlachtet, so wird die älteste Methode dieser Vornahme das Schächten sein. Es läuft auf ein Ausbluten hinaus, das durch einen Gurgelschnitt, bei dem die Halsschlagadern getrennt werden, eingeleitet wird. Diese und ähnliche Methoden, Betäuben durch Beilschlag, Genicken sind alle mit Beunruhigung der Tiere mehr verbunden, als die in unserer Zeit empfohlene Anwendung des Schußapparates. In einzelnen Kantonen der Schweiz ist seine Anwendung gesetzlich vorgeschrieben. Allgemein ist in der Schweiz das Schlachten ohne Betäuben vor dem Blutentzug[1]) verboten.

[1]) Schweizer. Bundesratsverordnung vom 29. Januar 1909, Art. 6.

Bei Anwendung des Schußapparates erfolgt nach schnell ausgeführtem geeignetem Schnitt ein Ausbluten. Ein solches Verfahren gesetzlich allgemein vorzuschreiben, entspräche nicht nur dem Wunsche des Vermeidens unnötiger Tierquälerei. Es wäre geeignet, die Verbesserung der Güte des Fleisches zu erreichen.

Von den kleineren Tierarten werden Kälber und Schweine ebenfalls vor dem Entbluten betäubt. Seines durchaus ruhigen Verhaltens wegen ist die Betäubung bei Schafen unnötig. So entblutetes Fleisch hat, je nach der Art und dem Alter der Tiere, verschiedenes Aussehen. Je nach der Art und dem Futterzustand der Tiere weist „Fleisch" verschiedene Mengen Fett auf. Je nach dem Körperteil, von dem das Fleisch stammt, besitzt es verschiedene Güte, sie steigt mit der Abnahme der Menge dessen, was nicht als Muskel anzusehen ist.

Die Menge des von einem Tier zu erwartenden Fleisches drückt sich bis zu einem gewissen Grade in dem Gewicht des Tieres aus. Über den Begriff „Lebendgewicht" kann an und für sich kein Zweifel bestehen. Seine Ermittlung aber wird erschwert. Es stehen sich hierbei Interesse des Verkäufers und Käufers dadurch entgegen, daß kurz vor dem Verkauf gewährte Fütterung oder Wasseraufnahme das Gewicht des lebenden Tieres zum Nachteil des Käufers höher erscheinen lassen. Es bedarf also einer Festsetzung der zeitlichen Vornahme der letzten Tränkung oder Fütterung des zu wiegenden Viehes. Die zu Unrecht erzielte Differenz im Gewicht kann 1—2% betragen. Nettogewicht, Schlachtgewicht Fleischgewicht bezeichnen das vom Körper der Tiere Verbleibende nachdem Haut, Kopf, Füße, aber auch Blut, Lunge, Leber (auch Niere), Magen und Darm usw. von ihm getrennt sind. Das Gewicht des Verbleibenden wechselt je nach Alter, Rasse, Futterzustand in erheblichem Maße. Auch die Bezeichnungen des Zustandes der Tiere, in dem sie zur Schlachtung gelangen, ist je nach Land und Gegend verschieden. Verschieden fallen daher auch die Angaben über das Schlachtgewicht, bezogen auf Lebendgewicht = 100, aus. Während in England [1]) das Schlachtgewicht halbfetter Ochsen

[1]) Lawes and Gilbert, Philos. Transact. 1859, 2.

mit 64,8%, fetter Ochsen mit 66,2% angenommen wird, schätzen in Deutschland die Landwirtschaftskammern die Schlachtergebnisse derart ein, daß von

Ochsen,	gering genährt	45—46%
„	mäßig genährt	50%
„	jung, fleischig	54%
„	vollfleischig	58—61%

als Nettogewicht der Tiere berücksichtigt werden. Die englische Annahme beweist, daß die Tierzucht oder Fütterung dort bessere Resultate ergibt als in Deutschland.

Gleiches gilt im Vergleich mit Frankreich. Hier nimmt Brévans [1]) vier Klassen Rindvieh an, die zu 50—70% des Lebendgewichts ausgeschlachtet werden.

Kälber kommen nach den Landwirtschaftskammern in Deutschland in fünf Qualitäten vor, die zu 44—62% ausschlachten; Brévans kennt deren nur drei, die 50—63% ergeben. Noch größer sind die Unterschiede in bezug auf Schafe. Die Schlachtprozente wechseln nach den gleichen Quellen für Deutschland von 40—50%, in England von 53—63%, in Frankreich von 42—64%.

Schweine werden in Deutschland mit etwa 20—22% Tara gehandelt. Es werden also 78—80% als Schlachtgewicht angesehen. In England gelten 74—83% in Frankreich 70—76% des Lebendgewichtes als Nettogewicht. Es wurde also in England und Frankreich mehr Wert auf höheres Gewicht von Rindvieh und Schafen bei der Fleischerzeugung gelegt, während man in Deutschland das Gewicht der Schweine zu vermehren strebte.

Bei der Berechnung des Schlachtgewichtes nach dieser Weise wird jedoch eine ganze Reihe der für den Schlächter wertvollen Teile nicht berücksichtigt. Diese erscheinen auch für den Verbraucher in anderer äußeren Form, als in der des Fleisches, z. B. in der von Wurst. Solche Teile indessen betragen nach den Berechnungen E. Wolffs für Rindvieh

[1]) J. de Brévans, Le Pain et la Viande. Paris, Baillière et. fils, 1892. S. 240.

Blut	3,9—4,2%	des Lebendgewichtes
Zunge......	0,5—0,6%	„
Lunge	0,6—0,7%	„
Leber	0,8—0,9%	„
Milz	0,2—0,2	„
Summe	6,0—6,6%	des Lebendgewichtes.

Das ist denn doch nicht unerheblich. Es wird nun meist beliebt, diese Teile als wertlos hinzustellen. Es mag sein, daß sie dann im Gewicht niedriger bezahlt werden als das Kilogramm Lebendgewicht, wenn sie in unverändertem Zustand weiter verkauft werden. Durch ihre Verwertung zu Wurst erfolgt aber insofern wenigstens eine Veredelung, als diese Teile dann teurer bezahlt werden.

Aber auch sonstige Teile sind, wenn auch für die Ernährung, so doch an und für sich nicht wertlos. Es sind dies:

Knochen	= 7,1—7,4%	des Lebendgewichts
Kopf	= 2,6—2,8%	„
Haut	= 6 —6 %	„
Summa	15,7—16,2%	des Lebendgewichts.

Die geschlachteten Tiere werden weiterhin zerlegt. Örtlich haben sich hierfür verschiedene Methoden ausgebildet. Die einzelnen so gewonnenen Teile erhalten verschiedene Bezeichnung. Allgemein jedoch ist es, die Tiere in Hälften zu zerlegen. Während nun an einigen Orten der Vereinigten Staaten die Hälfte eines Stückes Rindvieh in 15 Teile zerwirkt wird[1]), wird sie in Paris[2]) in 17 Teile zerlegt. Verfolgt man auf den in den Schriften von Atwater und Brévans gegebenen Abbildungen die Schnittlinien, welche die einzelnen Teile trennen, so verlaufen diese ganz verschieden. Selbst also wenn eine Übersetzung Ähnliches trifft, wie neck = collier, so bezeichnet man damit anatomisch Verschiedenes. Gleiches gilt, wie für Rindvieh, auch für die anderen Haustiere. Für Kälber gilt nach Atwater die Bezeichnung „shoulder" für einen durch zwei Schnitte, einen vom Bug zum letzten Hals-

[1]) Atwater and Bryan, The chem. compos. of American. Food Mater. Bull. 28, Agr. Exp. Stat. Washington, 1899.

[2]) Brévans, a. a. O. S. 224.

wirbel, einen weiteren, der hinter dem Schulterblatt parallel zum ersten geführt wird, begrenzten Teil, während épaule nach de Brévans genau nur das Schulterblatt trifft.

Genaue Übereinstimmung ergibt sich nur für den ham-jambon = Schinken genannten Teil des Schweines.

Dieser Zustand der verschiedenen Gewinnung und Bezeichnung der Tierteile ist um so bedauerlicher, als er es erschwert, Fleischanalysen zu vergleichen. Da jedoch über die Entnahme von analysierten Proben kein Zweifel entstehen kann, wenn die Muskeln, denen die Teile entstammen, anatomisch bezeichnet werden, so wäre ein solches Vorgehen ungemein zu empfehlen. In einzelnen Arbeiten wird schon demgemäß verfahren. Da nun die verschiedenen Fleischteile verschiedene Preise erzielen, ist es von Wert zu wissen, in welcher Weise sie sich an dem Schlachtgewicht beteiligen. Leider scheint nur für Mastochsen dieses Verhältnis annähernd bekannt zu sein [1]). So gelangt „Fleisch" nunmehr an den Verbraucher. Man hat nun um seinetwillen versucht, den Begriff Fleisch näher festzulegen.

„Fleisch", erklärt das Deutsche Reichsgesetz vom 3. Juni 1900, „im Sinne dieses Gesetzes sind Teile von warmblütigen Tieren, frisch oder zubereitet, sofern sie sich zum Genusse für Menschen eignen."

„Als Fleisch" (frisches Fleisch im Sinne dieser Verordnung), erklärt der Schweizerische Bundesrat in einer Verordnung vom 29. Januar 1909, Art. 1, „gelten alle zur menschlichen Nahrung dienenden Teile von Tieren (Muskelfleisch samt den damit in

---

[1]) Nach Meinert (Armee- und Volksernährung, I, 258) berechnet, entfallen auf:

Schwanzstück	7 %	Oberweichstück	2,7 %
Lendenbraten	14 %	Unterweichstück	2,7 %
Vorderrippe	10,8 %	Wadenstück	2,3 %
Hüftstück	3,1 %	Mittelrippenstück	11,6 %
Seitenschenkelstück	10,8 %	Oberarmstück	4,7 %
vermutlich I. Qualität	45,7 %	Flankenstück	7,0 %
		Schulterblatt	4,2 %
		Brustkern	6,4 %
		vermutlich II. Qualität	41,6 %
		vermutlich III. Qualität	12,7 %

organischer Verbindung stehenden Geweben, Eingeweide, Speck, Fett usw.), welche , abgesehen von einem etwaigen Kühlverfahren, eine Zubereitung nicht erfahren haben." — Nach der deutschen Auffassung sind die Muskeln kaltblütiger Tiere (Fische, Frösche) kein Fleisch, wohl aber nach schweizerischer. Nach dem schweizerischen Gesetz ist Fischroggen Fleisch. Es sind aber nur Fischeier. Ihre Zusammensetzung, ihr histologisches Bild ist von Fleisch abweichend. Kaviar ist ein zur menschlichen Nahrung dienender Teil des Stör. Wird er, nur abgekühlt, jenseits der deutschen Grenze gehandelt, so ist er Fleisch! Einschränkender, dem Sprachgebrauch sich anpassend, erklärt man in Frankreich[1]): „Mit dem Namen „Fleisch" bezeichnet man allgemein den roten Teil der Muskeln, den nahrhaftesten der tierischen Gewebe. Gewohnheitsgemäß wendet man die Bezeichnung Fleisch nur auf die Muskeln der Säuger und Vögel an." Einen Übergang bildet „Carne" der Italiener; es ist „der Muskelteil der Tiere, welche Blut besitzen und der mit Haut bedeckt war. Zutreffend bezeichnet man so die Teile der Vierfüßler und Vögel. Mitunter und nicht selten dehnt man den Gebrauch auf die Muskelteile der Fische aus"[2]).

Man ersieht hieraus, wie schwer es ist, landläufige Begriffe nötigenfalls juristisch festzulegen. Es war daher für uns nötig, diese sprachliche Abschweifung zu machen, um internationale Mißverständnisse im Gebrauch des Ausdruckes „Fleisch" zu vermeiden. Wir verstehen darunter alle Muskelteile, glatte und quergestreifte, aller Tiere, sowie deren innere dem Genuß dienende Organe. Ungefähr ähnliche Spitzfindigkeiten bewegten die Menschen im Mittelalter. War der Fischotter, der Biber Fisch oder Fleisch? War das wilde Wassergeflügel, sofern es von Fischen lebte, nicht dem Fische gleich zu achten und daher ebenfalls erlaubte Fastenspeise?

Die Bereitung des Fleisches zur Genußreife erfolgt auf dreifache Weise, es wird gekocht, gebraten oder zu Dauerwaren verwandelt.

Die Anwendung des Feuers bezweckt, das Fleisch zu erweichen. Ursprünglich klopfte man es nur vor dem Verzehren, eine Vor-

---

[1]) de Brévans, a. a. O. S. 163.

[2]) Rigutini, Dizion. d. lingua parl. Firenze 1887.

bereitung, die auch heute noch erfolgt, der nunmehr aber die Erwärmung folgt. Während das Kochen des Fleisches keine dauernde Beaufsichtigung nötig macht, ist dies für das Braten der Fall. Es erfolgte ursprünglich am Spieß, machte dabei aber die Gegenwart mindestens eines Menschen nötig, der den Spieß drehte. So bildete sich der Braten zum Herrenessen, zum Teil des Mahles derer aus, die andere Menschen zur Wartung des Bratens halten konnten. Die Benutzung als gebratenes Fleisch war um so seltener, als der dazu verwendete Apparat seines höheren Preises wegen nur von Bemittelten beschafft werden konnte. So ist dem Inventar der Kirche St. Martini in Greußen i. Th. entnehmbar: „Im Jahr 1602, den 18. August, gab Herr Bürgermeister König einen Bratenwender mit sechs Spießen, daß ihn ein Knabe wenden könnte, 24 Thaler an Werth, in die Kirche. Weil er sowohl hier als auch an anderen Orten viel gebraucht wurde und man vor den halben 6 Groschen, von dem ganzen Werk aber 12—16 Groschen zu geben pflegte, hat er der Kirche viel eingebracht." Kochfleisch wurde das Essen derer, denen nur die eigene Zeit zur Bereitung der Speisen zu Gebote stand.

Wird nur zum Kochen bestimmtes Fleisch mit kaltem Wasser angesetzt, so laugt dieses zunächst das Fleisch aus. Ein Teil der löslichen Bestandteile geht in das Wasser über. Soweit dies lösliche Eiweißstoffe sind, gerinnen sie beim Erwärmen. Wird Fleisch dagegen sofort in heißes Wasser gebracht, so umgibt es sich mit einer undurchlässigen Schicht, und der Verlust der löslichen Stoffe wird ein geringerer. Beim Braten wird der gleiche Vorgang eintreten; da aber in der Brühe die ausgetretenen Teile mit etwa dazu getanem Fett erscheinen, so sind Nährstoffverluste nicht zu befürchten. In beiden Fällen aber verliert das Fleisch an Volumen auch dadurch, daß die durch Hitzewirkung sich zusammenziehende Substanz Bestandteile, und darunter schmeckende, auspreßt.

Ein Mittelding beider Verwertungsarten des Fleisches ist das Dünsten, bei dem mit wenig Wasser und bei mäßigem Feuer ein Schmoren des Fleisches in der eigenen Brühe — unter Zusätzen verschiedener Art — erfolgt. Alle Nationen des Balkan braten heute noch Schafe und Ziegen am Spieß. Jedoch werden junge Tiere — auch Hühner — mit erweichtem Ton überzogen und in Gruben mit heißer Asche gebracht; sie werden daher mehr gedämpft wie gebraten [1]). Die Bereitungsweise scheint nicht gewechselt zu haben, denn die ältesten serbischen Volkslieder erwähnen sie und nur sie.

Genau wie für Fische, so ist das Trocknen auch für Fleisch ein Weg zu dessen Aufbewahrung. Auch wie bei Fischen wird er jedoch nur in trockenem Klima ein sicheres Ergebnis zeitigen.

Eine Form getrockneten Fleisches, Charque tassajo, Carne secca, wird in Südamerika bereitet. Nach einem Einlegen von Fleisch mit Salz in Fässern, erfolgt die Trocknung an der Luft. So behandeltes Fleisch wird von den Bereitungsstätten in Argentinien oder Uruguay nach Zentralamerika, dem Norden Brasiliens, dessen Innern verschickt.

Getrocknetes Fleisch, mit Fett vermengt [2]), unter dem Namen „Pemmikan", wurde in Kanada als Reiseproviant hergestellt. In beiden Fällen handelt es sich um Rindfleisch.

Auch die Räucherung wird als Bewahrungsmittel für Rindfleisch verwendet (Nagelholz, Hamburger Rauchfleisch). Zum Räuchern empfahl schon Anthimus im 6. Jahrhundert [3]) besonders Kuh-, Ochsenfleisch, dann erst Schaf- und Schweinefleisch.

Nur gesalzen wird Rindfleisch, das vom Kamm oder Schulterblatt herrührt, es wird dann Pökelfleisch genannt. Nur gesalzen werden Ohren, Schnauze, Beine des Schweines, dann als Eisbein bezeichnet. Salz und Rauch indessen sind auch vereint seit alters gebrauchte Bewahrungsmittel für Schweinefleisch. Die Vielseitigkeit der Zubereitung des Schweines rühmt Plinius [4]) „quinquaginta prope sapores". Der belgischen, gallischen nach Italien gebrachten Schinken geschah schon Erwähnung. Nach Varro [5]) gebührte ein Lob ihrer Güte auch den iberischen. Eigentümlich berührt die Vorschrift des Papstes Zacharias an Bonifacius [6]) im

[1]) Trojanovic, Arch. f. Anthrop. 1902, XXVII, S. 240.
[2]) Allen, The American Bisons, Cambridge, 1876.
[3]) Anthimus, De obs. ciborum, cap. 3—13.
[4]) Plinius, Hist. nat. VIII, 51.
[5]) Varro, De re rust. IX, 4, 11.
[6]) Mon. Germ. Epist. Bonif. Nr. 87.

Jahre 751. Es soll Speck vor Ostern nur geräuchert oder gekocht, roh nur nach Ostern gegessen werden. Zu dieser Zeit war aber, da die Hauptschlachtzeit der Schweine nach der Mästung in den Herbst fiel, roher Speck wohl kaum noch vorhanden.

Im Laufe der Zeiten haben nun die 50 Arten der Benutzung von Schweinefleisch, die Plinius erwähnt, für die Allgemeinheit sich sehr eingeschränkt. Unter den Wurstarten haben deren acht, vielleicht örtlich einige mehr, sich zu *regelmäßigen Bestandteilen* der Nahrung der minderbemittelten Bevölkerung überall da ausgebildet, wo Schweinefleisch in der Ernährung besonders gesucht sein kann. Da unter den in Frage kommenden Ländern wohl in Deutschland am meisten Wurst verbraucht wird, so erörtern wir die Anforderungen, die an die hauptsächlich verwendeten Wurstwaren zu stellen sind, im Anschluß an die Friedensverpflegungsvorschrift der preußischen Armee, mit der die anderen deutschen Heeresteile nahezu gleichlautende Vorschriften besitzen. Es ist nicht einzusehen, warum Grundsätze, nach denen die Nahrungsmittel eines ausgesuchten Menschenmaterials beurteilt werden, 1% der Bevölkerung des Deutschen Reiches, nicht allgemeiner Maßstab für die Herstellung von Wurst werden könnten oder sollten. Hiernach wäre allgemein zu verlangen:

Zur Anfertigung der Wurstwaren darf nur tadelloses Rohmaterial, insbesondere nur Fleisch von gesundem, nicht zu magerem Schlachtvieh, verwendet werden.

Die Wurst muß einen angenehmen, kräftigen Geschmack haben. Künstliche Färbe- und Bindemittel wie Mehl usw., überhaupt künstliche Zusätze irgendwelcher Art, dürfen nicht verwendet werden. Bei geräucherter Wurst darf der Rauch nicht unangenehm vorschmecken. Für die einzelnen Wurstarten sind folgende Forderungen zu erfüllen.

Frische Blutwurst darf nur aus gutem, frischem Schweineblut, frischem, flüssigem Fett und würfelig geschnittenem, trichinen- und finnenfreiem Fleisch bestehen; unschmackhafte, nicht durchgekochte oder zu magere Wurst werde zurückgewiesen.

Zu Blutwurst (Fleischwurst) darf nur Blut von Schweinen verwendet werden. Sie muß zur Hälfte aus fettem, trichinen-

und finnenfreiem Schweinefleisch bestehen, gut gesalzen und gewürzt sowie gar gekocht sein. Auf 3 Liter Schweineblut müssen mindestens 5 kg in Würfel geschnittenes Fleisch verwendet werden.

Leberwurst muß aus feingehackter Schweinsleber angefertigt sein. Auf 120 kg Schweinefleisch (Bauchfleisch) müssen mindestens 200 kg Leber verwendet werden. Statt Bauchfleisch kann zum Teil auch das Fleisch von den sogenannten Knochenbacken mitverwendet werden. Die Wurst muß gut mit reinem Schweinefett durchfettet sein und würfeliges Fett enthalten. Sie muß gut gesalzen, gewürzt und gar gekocht sein, darf nicht riechen und muß stets frisch, auf Verlangen auch in angeräuchertem Zustande, geliefert werden.

Bratwurst muß aus bestem fein gehacktem, trichinen- und finnenfreiem Schweinefleisch bestehen. Die Beimengung eines kleinen Teiles Kalbfleisch wird gestattet.

Schlackwurst muß aus zwei Teilen besten Schweinefleisches und besten Fettes sowie aus einem Teil besten Rindfleisches — beides gut ausgedehnt — bestehen. Das Fleisch muß fein gehackt, gut gesalzen und gewürzt, gut durchgeräuchert und schmackhaft sein. Es darf nur sogenannte Winterware geliefert werden, die beim Durchschneiden eine gleichmäßige, schöne, natürliche Fleischfarbe haben muß.

Zervelatwurst, die in bester Sorte, sogenannte Dauerwurst, zu liefern ist, darf nur aus reinem trichinen- und finnenfreien Schweinefleisch ohne irgendwelche Zusätze hergestellt werden, muß hart sein und ein schönes Aussehen haben.

Zu Mettwurst — grobe — ist je zur Hälfte mittelfettes, trichinen- und finnenfreies Schweinefleisch und bestes Rindfleisch — grob gewiegt — zu verwenden. Sie muß mild gesalzen und gewürzt, äußerlich und innen schön von Farbe, darf nicht weich sein und muß einen guten Geschmack haben.

Mettwurst — feine — muß aus reinem mittelfetten, trichinen- und finnenfreien Schweinefleisch, welches ganz fein gewiegt ist, bestehen. Sie darf nicht säuerlich riechen und muß innen eine schöne rosa Fleischfarbe und außen eine schöne blanke rötlichgelbe Farbe zeigen.

Der bisher fortwährend ansteigende und sich fühlbar machende

Bedarf Europas an Fleisch, der Umstand, daß größerer Bedarf hieran auch anfängt, in Nordamerika bemerkbar zu werden, hat die Frage der allgemeinen Fleischversorgung zu einer akuten gemacht.

Betrachtet man zugleich die abnehmende Zahl an Vieh in Europa, so scheint man vor einem Rätsel zu stehen. Dem ist aber nicht so. Die Viehwirtschaft ist doch in erster Linie eine Weidewirtschaft. Da nun veränderte Ackerbausysteme das für Weide verfügbare Land mehr und mehr einschränken, so ist klar, daß der Viehbestand hierdurch eine Beschränkung erleidet. Ganz offenkundig ist dem so für Schafe. Es ist hauptsächlich Weidevieh. Da die Weiden abnehmen, müssen auch die Schafe abnehmen und weiterhin das Rindvieh. Was aber für Europa gilt, gilt nicht für unsere Erde allgemein. Die kultivierbaren Tiefländer der Erde können mit 1 170 000 Quadratmeilen angesetzt werden; man greift kaum fehl, wenn man das in älterer geregelter Wirtschaft befindliche Land zu 120 000 Quadratmeilen ansetzt. Also nur ein Zehntel der kultivierbaren Fläche bringt pflanzliche und tierische Nahrungsmittel hervor. Die verbleibenden 90% können immer noch nur der Tierproduktion gewidmet werden.

Schätzungen dieser Art klären uns darüber auf, daß noch auf dem überwiegenden Teile unserer Erde die Kultur über das erste Kindesalter nicht hinausgeschritten ist. Sie sagen uns weiter, daß die in dicht bevölkerten Gegenden die Gemüter bedrückende Sorge, es möchte in nicht ferner Zeit die Erzeugung von Nahrung mit der Bevölkerungszunahme nicht gleichen Schritt zu halten vermögen, und der Menschheit dürfte es bald auf dem Erdball zu enge werden, in nichts zerfließt. Befinden sich doch noch große Länder mit anbauwürdigstem Boden in einem solchen volkswirtschaftlichen Erstarrungszustande, daß ihr Gebiet kaum mehr Menschen ernährt als es Quadratmeilen umfaßt. Das wird nicht immer so bleiben. Und wie Australien, noch vor zweieinhalb Menschenaltern nicht viel mehr als eine englische Verbrecherkolonie, sich in verhältnismäßig kurzer Zeit zu einem beachtenswerten Standorte der Tierzucht emporzuschwingen gewußt hat, so werden allmählich auch andere Teile der Erde, die jetzt von den Strahlen der Kultur noch kaum getroffen werden, folgen.

In den Steppen Südrußlands und Asiens, in den Pampas des La Plata, den Ebenen Patagoniens, den Savannen des Mississippi, den Llanos des Orinoko und des Magdalenenstromes haben wir Flächen, auf denen das Grasland seine unbeschränkte Herrschaft behauptet [1]). Es gilt nur, den vorhandenen Viehreichtum der überseeischen Länder für uns nutzbar zu machen, in denen häufig mehr Vieh als Menschen zu zählen sind. Als hauptsächliche Quellen kommen Australien und Argentinien bisher in Betracht. Im letzteren Lande sind auf den Kopf der Bevölkerung 4 Stück Rindvieh und 12—15 Schafe vorhanden. Mit dem Jahre 1846 begannen ausgedehnte Versuche Charles Telliers, frisches Fleisch durch Kälte in verbrauchsfähigen Zustand zu setzen. 1872 erfolgte sein erster Versuch, Fleisch in größeren Mengen von Übersee zu uns zu bringen. Wie gewöhnlich bei solchen Versuchen, waren sie zuerst von wechselndem Erfolge begleitet. Für England ist indessen seit 1880 eine regelmäßige Einfuhr von Gefrierfleisch feststellbar. Seit einem Menschenalter also wird das Gefrierfleisch in Großbritannien eingeführt und demgemäß verbraucht.

Auch Frankreich wird seit langem mit gefrorenem Hammelfleisch versorgt.

Der Gefrierfleischindustrie dienen in Argentinien nicht weniger als acht große Etablissements, sogenannte „Frigoriferos". Dort werden Rinder und Hammel geschlachtet und in Gefrierkammern aufgehängt, um dann auf besonders eingerichteten Dampfern nach England zu gelangen. Diese acht Frigoriferos arbeiten mit einem Kapital von etwa 80 bis 90 Millionen Mark. Der bedeutendste von ihnen „La Negra" brachte 1905 nicht weniger als 1 002 146 gefrorene Hammel, 332 302 gefrorene und 59 535 gekühlte Rinderhälften im Werte von 1 585 390 Pfund Sterling in den Handel.

[1]) Settegast, Die Landwirtschaft und ihr Betrieb, S. 252 ff. Und: „Les espaces conquis par ces espèces sous la conduite de l'homme sont tels que, si l'effort paraît numériquement restreint, il est géographiquement prodigieux", sagt der hervorragendste neuere Authropogeograph, Jean Brunhes, La Géographie humaine, Paris, Alcan, 1910, S. 321.

Von diesem Jahr ab ist bei allen Gesellschaften ein Rückgang der Produktion bemerkbar, hervorgerufen durch Mangel an Absatzgelegenheit, während die vorhandenen Viehbestände noch eine erhebliche Erweiterung der Betriebe gestatten würden. Immerhin halten die Frigoriferos heute mindestens 5000 Tonnen Fleisch ständig versandfertig.

An Ort und Stelle ist übrigens bemerkbar, mit welchem Erfolge diese Aufspeicherungen in einigen Händen verknüpft sein können.

Infolge des ansteigenden Preises für Vieh in Europa, haben auch die Viehpreise in Argentinien angezogen. Erhält nun der Produzent dort für ein Kilogramm den Preis 20, so wird ihm zunächst für Vermittlung des Verkaufes hiervon 5% abgezogen. Der Vermittler des Verkaufes gibt gleiches Gewicht für einen höheren Preis an Engrosschlächter ab, von deren Vereinigung die Preisfestsetzung und die zum Teil nötige Kreditbewilligung an Detailfleischer einzig abhängt. Verschiedene Versuche, diesen Ring zu brechen, waren bisher erfolglos. Unter seinem Einfluß beträgt so der Preis, den das Publikum bezahlt, 40—100 je nach Qualität. Immerhin ist es bemerkenswert, daß der Kampf gegen die Engrosschlächter vom Frigorifero La Negra aufgenommen wurde und noch geführt werden kann.

Man hat in einzelnen Ländern die Einfuhr von Fleisch sehr erschwert. Man macht hygienische Gründe, für die Menschen und den Viehbestand, dafür geltend. Das Wohlbefinden eines Volkes kann man in gewissem Grade an der Sterblichkeit seiner Bewohner messen. Er starben auf 1000 Lebende

	1904	1909	Abnahme
im Deutschen Reiche.....	19,6	17,1	2,5
in England und Wales...	16,3	14,5	1,8
in Schottland..............	16,8	15,3	1,5
in Irland	18,1	17,2	0,9

Man sieht, wie trotz der erlaubten Einfuhr von Gefrierfleisch die Sterblichkeit in allen Teilen Großbritanniens abnahm. Allerdings nahm sie im Deutschen Reiche, wohin Gefrierfleisch nicht dringt, noch mehr ab. Heißspornen biete diese Schlußfolgerung ein neues Moment, dem fernerem Ausschluß des Gefrierfleisches das Wort zu reden. Immer deutlicher aber scheint die bakteriologische Erkenntnis dahin zu führen, daß Krankheitserreger für lange Zeit so niedrige Temperaturen, wie die Fleischbewahrung mit Kälte sie verlangt, nicht überdauern. Wird dies schlüssig bewiesen, so entfällt der menschlich-, ebenso wie der tierhygienische Grund des ferneren Ausschlusses von Gefrierfleisch vom Deutschen Markt. *Für letztere Seite der Frage ist es, nebenbei bemerkt,* bezeichnend, daß es, trotz aller bei der Einfuhr von Vieh geübten Vorsichtsmaßregeln innerhalb der letzten 10 Jahre nicht gelang, das Deutsche Reich vor der Maul- und Klauenseuche der Viehbestände zu bewahren.

Wenn neuerdings nun Versuche, Gefrierfleisch in Österreich abzusetzen, hie und da gescheitert sind, so wolle man bedenken, daß jede Neuerung, besonders wenn sie ein Umdenken seitens des großen Publikums voraussetzt, immer einer gewissen Zeit bedarf, um sich durchzusetzen.

Gegenüber diesem und anderen verfehlten Versuchen, Gefrierfleisch abzusetzen, sind doch auch für dieses Fleisch, abgesehen von dem dauernd in England geglückten Experiment, anderwärts Erfolge erzielt worden. So wurden in Belgien im Jahre 1905/06 einige Schiffsladungen gefrorenen Ochsen- und Hammelfleisches eingeführt. Die Ochsen wurden in zwei Hälften mit den anhangenden Lungen, die Hammel ganz importiert. In verschiedenen belgischen Städten, darunter auch in Ostende, wurden Lager eingerichtet. Während des ganzen Sommers des Jahres 1905 ist in allen großen Hotels Ostendes argentinisches Ochsen- und Hammelfleisch serviert worden, und die internationale Aristokratie Europas hat es gegessen, ohne dagegen Einwände zu erheben. Tatsächlich ist das Fleisch ausgezeichnet. Man mag gern zugeben, daß frisch geschlachtetes deutsches Vieh schmackhafteres Fleisch liefert, doch ist es nicht zuviel gesagt, wenn man annimmt, daß drei Viertel der deutschen Bevölkerung heute schlechteres Fleisch ißt als das argentinische gefrorene oder gekühlte Fleisch.

Argentinien exportierte in den ersten 5 Monaten:

	1912	1911
Ochsen-Viertel, gefroren	779 556	771 216
„ „ gekühlt	906 523	832 642
Hammel, ganz	1 507 911	1 734 469

Ungefähr dies gesamte Fleisch ging nach England, und da man in England die Güte von Fleisch sehr wohl zu beurteilen weiß, würde es nicht regelmäßige Abnehmer finden, wenn die Beschaffenheit ungenügend wäre. Mit dem für Gefrierfleisch andernorts erzielten Erfolg ist damit immer nur für Wissende etwas gesagt. Die Unwissenden, und auf Annahme durch diese wird doch besonders gerechnet, wollen meist selbst ihre Erfahrung gewinnen.

Die erhaltende Kraft der Kälte beruht darauf, daß die die Fäulnis fördernden Fermente bei einer Temperatur von über + 4° wirken. Bei und unter dieser Grenze fängt die Erhaltung auch des Fleisches an. Wie wäre es sonst möglich gewesen, das Fleisch noch an den in Sibirien gefundenen Mammutleichen erhalten zu sehen!

Ein anderes aber ist es einmal, diesen Vorgang so zu gestalten, daß er wirtschaftlich für den Unternehmer von Vorteil ist, andererseits dieMethode festzulegen, bei der dasFleisch am wohlschmeckendsten an den Verbraucher gelangt. Soweit sich jetzt übersehen läßt, liegt der Vorgang so, daß das frisch geschlachtete Fleisch langsam und vorsichtig abgekühlt werden muß. Bei erreichter niedriger Temperatur ist das Fleisch dauernd bei dieser zu erhalten; möglichst kurz vor dem Verbrauch soll es langsam bis zu der Temperatur der umgebenden Luft sich erwärmen. Es ist außerdem bisher nicht ersichtlich, daß die anwärmende Luft, ehe sie mit dem Fleisch in Berührung tritt, getrocknet und filtriert wird. Hier vielleicht liegt für die Zukunft ein Hauptmoment für das Vermeiden schneller Zersetzung. Sind wirklich bei der Abkühlung alle Fäulniserreger verschwunden, wird so nahezu steriles Fleisch bei der Erwärmung mit nicht steriler, feuchter Luft in Berührung gebracht, so muß mit dem Wasser aus der umgebenden Luft eine Unmenge von Fäulniserregern auf dem Fleisch niedergeschlagen werden. Wo immer also Vorrichtungen in dieser Kette fehlen, wo immer gefrorenes Fleisch unvorschriftsgemäß aufgetaut ist, da wird eine der Vorbedingungen fehlen, um es dem Verbraucher annehmbar erscheinen zu lassen. Sodann aber geht aus Obigem zweierlei hervor: Nur für Städte, die durch ihre große Bewohnerzahl einen entsprechenden Absatz versprechen, wird bisher, da nur für sie die zutreffenden Einrichtungen rentabel erscheinen, der Import von Gefrierfleisch annehmbar, aussichtsreich. Weiter aber liegt es bei der vorhandenen Aufbewahrungsmöglichkeit in der Hand solcher Städte, in den Kühlhäusern der Schlachthöfe sich Fleischvorräte zu schaffen. Aus ihnen kann dann in Zeiten der Teuerung oder geringer Fleischzufuhr eine den Verbrauch von Fleisch sicherstellende Reserve entnommen werden. Werden indessen solche Methoden, sobald ihr Plan, ihre Arbeitsweise erprobt sind, nicht benutzt, so machen sich die verantwortlichen Faktoren zu Mitschuldigen derer, die Teuerungen aus kurzsichtigem Privatinteresse hervorrufen.

Kommt gegenüber dem Gebrauch an Fleisch der vierfüßigen Haustiere die Konsumtion von Fischen in Europa fast nur örtlich in Betracht, so gilt ähnliches für das Fleisch des Hausgeflügels. Über die Menge dieses Geflügels sind wir auch nur in einzelnen Ländern unterrichtet. Nimmt man jedoch die steigenden Mengen an Geflügel als Maß, die jährlich aus dem Ausland nach Deutschland gelangen, so scheint eine derartige Betrachtung zu ergeben, daß der Verbrauch von Geflügelfleisch mit steigendem Wohlstand zunimmt. Dieser Verbrauch wird nur in wohlhabenden Schichten des Volkes erheblicher sein.

Entgegengesetztes möchte man da schließen, wo Pferde- oder gar Hundefleisch ansteigend im Verbrauch erkennbar werden, wo Lapins oder, wie in Süditalien an einzelnen Orten, Meerschweinchen als Nahrung Verwendung finden. Es scheint jedoch, als ob nur besondere Geschmacksrichtungen durch diese Fleischarten sich Befriedigung suchten. Mitunter mögen solche Fleischarten dazu dienen, um Täuschungen Vorschub zu leisten, sie gelangen unter anderen Namen an den Verbraucher. In solchem Verbrauch können aber auch atavistische Triebe zur Geltung kommen. Er erinnert an Zeiten, in denen der Hunger, durch allgemeine Geschmacksrichtungen nicht beeinflußt, Sättigung suchte. Daß der Bedarf an billigem Fleisch jemals im großen durch das dieser Tierarten gesichert werden könnte, ist eine verkehrte Annahme; ihr Fleisch wird immer nur wenigen gefallen.

Weitere tierische Nahrungsmittel bieten allen Kulturvölkern — mit Ausnahme Chinas — die Milch von Tieren und die aus ihr gewonnenen Produkte und die Eier von Vogelarten.

Die Milch ist ursprünglich zur Erhaltung der Jungen der Arten der Säugetiere bestimmt. Es kann die Not den Menschen veranlaßt haben, sich der Milch anderer Tiere zu bemächtigen. Die Fabel der 'mit Tiermilch aufgezogenen Menschenkinder bei verschiedenen Völkern (Romulus und Remus, Schmerzensreich, der Sohn der Genoveva) möchten schließen lassen, daß der Tod einer Mutter, der Wunsch, das verlassene Kind aufzuziehen, den Versuch der Ernährung von Menschenkindern mit Tiermilch gezeitigt habe.

Es kann aber auch der Tod eines jungen Tieres die Veranlassung gegeben haben, die milchreiche Mutter von dem für sie nicht verwendbaren Überfluß zum Vorteil der Menschen zu befreien.

Das Schaf wird als das erste der Tiere betrachtet, dessen Milch menschlichem Genuß verfiel. So meinte schon der Geschichtsforscher Schiller [1]). Auch die Ziegenmilch mag bald in der Benutzung gefolgt sein. Beide Tierarten sind anspruchslos in bezug auf die Güte ihres Futters und verlangen wenig davon. Sie sind leichter zu bewachen und dem Menschen ungefährlicher als Rinder.

Die Benutzung der Schafmilch ließ, wie erwähnt, erst nach, als man anfing, den Wollertrag der Schafe höher einzuschätzen als bis dahin geschehen, und die Bemerkung machte, daß es nur möglich sei, vorteilhaft den einen oder anderen Nutzen zu erzielen.

Als vielseitiges Nahrungsmittel bildete sich allüberall die Kuhmilch aus. Über ihren Ursprung, ihr Wesen zeigten sich lange Zweifel. Rousseau [2]) behauptet noch: „Le lait est un suc végétal.“ Die Vorstellung begründet er, nicht ausdrücklich aber dem Sinn

---

[1]) Thalia, 1789, 11. Heft.

[2]) Rousseau, Émile, S. 32.

nach, damit, daß die Milch aus pflanzlicher Nahrung erzeugt werde. „Selbst Wölfinnen“, sagt er, „weiden Gras ab.“ Später herrschte die Meinung, die Milch sei ein Zerfallsprodukt der Milchdrüse, bis sie schließlich als deren Sekret nun angesehen wird.

Nicht nur beruht auf der Beschaffenheit der Milch vielfach das Gedeihen der heranwachsenden Generation, sondern, da sie Volksnahrungsmittel ist, das der Bevölkerung überhaupt. Es wäre daher erwünscht, die Eigenschaften der Milch so festzulegen, daß jederzeit und von jedermann etwa vorgekommene oder gar mit ihr vorgenommene Veränderungen erkennbar wären. Kaum mit einem anderen Produkt ist auf dem Gebiet der Chemie der Nahrungsmittel so viel gearbeitet worden, wie an und mit der Milch. Vergleichen wir einige Ergebnisse dieser Arbeiten, so umschreibt das Schweizerische Lebensmittelbuch [1]) die Milch folgendermaßen: „Unter der allgemeinen Bezeichnung Milch verstehen wir Kuhmilch mit unverändertem Gehalt, wie sie von gesunden, gut gefütterten Kühen durch regelmäßiges, ununterbrochenes und vollständiges Ausmelken gewonnen wird.“ Das Deutsche Nahrungsmittelbuch [2]) gibt eine wörtlich gleiche Erklärung. Es vervollständigt sie nach „Milch“ jedoch durch: (Vollmilch, ganze Milch) und schiebt nach Ausmelken ein: „genügende Zeit nach dem Kalben“.

Das Schweizerische Bundesgesetz über den Verkehr mit Nahrungsmitteln läßt „gesund“ aus und setzt statt: gut gefüttert „richtig genährte Kühe“, ersteres bedeutet eine Verschlechterung der Erklärung, letzteres scheint besser gewählt.

Die Schiffsverpflegungsvorschrift der Kaiserlich Deutschen Marine versucht überhaupt die Erklärung von „Milch“ nicht, sondern geht nur auf ihre wesentlichsten Verfälschungen ein. Die Verpflegungsvorschriften für das preußische und die für das bayerische Heer geben gleichlautend die Bestimmung: „In den Truppenküchen darf nur gesunde, reine Voll- und Magermilch von Kühen verwendet werden. Die Milchsorten müssen frisch, weiß bis gelblichweiß und leichtflüssig sein, gut riechen und schmecken.“ Die Beurteilung ist demnach mangels einer objektiven

---

[1]) Schweizerisches Lebensmittelbuch, Bern, 1899.

[2]) Deutsches Nahrungsmittelbuch, Heidelberg, 1909.

Feststellung der Beschaffenheit und leicht anwendbarer und sicherer Methoden eine rein subjektive.

Es genügt aber auch weiter kaum, die Milch physikalisch und chemisch umschreiben zu wollen. Hiernach ist sie eine der Milchdrüse der Kuh entstammende, undurchsichtige, weiße bis gelblich weiße Flüssigkeit, von einem bei 15° C. bestimmten, um 1,0313 liegenden spezifischen Gewicht; die Milch soll von mild süßlichem Geschmack sein. Im frischen Zustand zeigt Milch amphotere Reaktion, d. h. die durchschnittliche Zusammensetzung der Vollmilch ist anzunehmen mit 87,3 Wasser im Hundert, 3,7 Fett, 3,4 stickstoffhaltige Stoffe, 4,9 Milchzucker, 0,7 Mineralstoffe.

Es zeigen sich jedoch Schwankungen:

für das spezifische Gewicht 1,0246—1,0368,
„ Wassergehalt 80,3—90,2%,
„ Fett 1,48— ? 9,88%,
„ Stickstoffhaltige Stoffe 1,64—5,79%,
„ Milchzucker 3,23—5,68%,
„ Mineralstoffe 0,50—1,45%.

Diese angeführten Eigenschaften zu bestimmen, sie zu kontrollieren, ist der Käufer meist durchaus nicht in der Lage. Ihn leiten bei seiner Beurteilung von Milch nur subjektive Eindrücke. Die Milch findet der Käufer „gut“ oder „schlecht“. Es wäre daher allerdings wünschenswert, trotz aller bisherigen ergebnislosen Versuche, dahin zu streben, der Milch ein Merkzeichen abzugewinnen, das überall und von jedermann beobachtbar, den unveränderten ursprünglichen Zustand der Milch erkennen ließe[1]). Bei der Verwirrung, die trotz aller Gesetze in den Köpfen der am Milchhandel Beteiligten herrscht, deren Bestreben, dem eigenen Nutzen

[1]) Dies wäre um so nötiger, als die Milchproduzenten und die Konsumenten räumlich mitunter sehr getrennt sind. So erhielten nach Dr. Petersilie, Die Versorgung von 41 Großstädten mit Milch, Ztschrft d. Preuß. Stat. Landesa. Mai 1913, z. B. aus einer Entfernung von mehr denn 200 Kilometern noch Milch die Städte Leipzig, Bochum, Frankfurt am Main, Breslau, Mannheim, Dresden, Berlin und Köln. Chemnitz erhielt sogar aus Schwerin in Mecklenburg (398 Kilometer Entfernung) noch ein erhebliches Quantum.

in erster Linie gerecht zu werden, wäre es sehr notwendig, entscheidende Merkzeichen für unverfälschte Milch aufzufinden. Wie rücksichtslos von Händlern verfahren wird, zeige nachstehender Niederschlag aus einem Erkenntnis des deutschen Reichsgerichtes, der ein Beispiel sei, nicht wie Milch immer, wohl aber, wie sie mitunter behandelt wird, bevor sie an den Verbraucher gelangt.

„Das Landgericht D. hat am 16. Juli 1912 den Molkereibesitzer M. wegen Vergehens gegen §§ 12 und 10 des Nahrungsmittelgesetzes zu einem Monat Gefängnis und 100 Mk. Geldstrafe, den Mitangeklagten G., einen Gehilfen M.s, zu 100 Mk. Geldstrafe verurteilt. Der Angeklagte soll sich des öfteren dadurch des genannten Vergehens schuldig gemacht haben, daß er von der Milch die obere Schicht, die Sahne, abzog und dieselbe trotzdem als Vollmilch verkaufte, oder ihr aber Wasser zusetzte. So beobachtete ihn im Juli v. J., als gerade eine große Milchnot herrschte, der Zeuge W., wie er in die Kanne Wasser hineinschüttete, in der sich Milch befand. Auf die Vorstellungen des Zeugen W. erwiderte er: „Wie soll man sich anders helfen, in der Not frißt der Teufel Fliegen.“ Ein anderes Mal kippte er eine Kanne Milch um. Letztere sammelte er, unterstützt durch den Mitangeklagten G., mittels eines Wischlappens und eines Besens auf, goß sie in die Kanne zurück und verkaufte sie dann als Vollmilch. Ein weiteres Vergehen gegen das Nahrungsmittelgesetz bestand darin, daß er der Milch, um sie haltbar zu machen, Natron oder Ozon zusetzte. Das Gericht hat in dem Verhalten des Angeklagten drei fortgesetzte Vergehen gegen das Nahrungsmittelgesetz erblickt, zumal die vom Boden wieder aufgenommene Milch durch einmaliges Durchlassen durch die Zentrifuge nicht von Schmutzteilchen und Bakterien gereinigt sein konnte. In der Revision machte er geltend, daß zu Unrecht eine Nahrungsmittelfälschung angenommen worden sei. Das Reichsgericht erkannte jedoch auf Verwerfung der Revision, da zur Genüge festgestellt worden sei, daß die Milch gesundheitsschädlich bzw. verwässert war und der Angeklagte, trotzdem er dies wußte, die Milch in Verkehr gebracht hatte.“ Man muß, trotz aller verhängten Strafen, überzeugt sein, daß nur die geringere Zahl der Fälscher zur Verantwortung gezogen wird. Die Wissenschaft aber ist weiter dahin gelangt [1]), Methoden zu finden, die nur ihr die Erkennung von Fälschungen der Milch ermöglichen. Das genügt aber dem allgemeinen Bedürfnis nicht. Das Streben muß, wie gesagt, dahin gehen, Weisen zu entdecken, die jedem Verbraucher ein objektives Urteil über die Beschaffenheit der Milch gestatten.

Beläßt man frische Milch in einem Gefäß an einem nicht zu warmen Ort, so sondert sie sich in zwei Teile. Der eine Teil, gelblich gefärbt, gelangt an die Oberfläche. Je länger die Milch stand, je leichter ist ihr dieser Teil zu entnehmen Je länger sie stand, je leichter säuert die Milch an. Die Milch sondert dann einen festeren Teil, den Käsestoff,mehr und mehr deutlich ab. Von weitab weidenden Herden zum Wohnplatz gebrachte Milch erwies solche Veränderungen. War die Entfernung für den Milchtransport sehr lang, so waren beide Teile noch entschiedener erkennbar, weil sie fester geworden waren: Butter und Käse waren entdeckt.

Diese Entdeckung blieb dem klassischen Kulturkreis nicht verborgen. Nur gelangte Butter bei Griechen und Römern als Nahrungsmittel nicht zur Verwendung. Von den Skythen erzählt Herodot mit Staunen, daß sie der Milch die Butter abgewönnen; damit die mit ihrer Bereitung beauftragten Sklaven sich ihrer Beschäftigung ganz widmeten, würden sie des Augenlichts beraubt. Den Hebräern war die Butter, sofern Luthers Übersetzung genau ist, bekannt [2]).

Wie bei den Skythen Butter nur durch Stoßen des Rahms im Faß gewonnen wurde, so wird sie auch heute noch in kleinen Verhältnissen erzeugt. Da aber, wo größere Milchmengen der Verarbeitung harren, werden mit Hilfe von Motoren zwei Arbeiten vorgenommen. Erstlich erfolgt eine Trennung des Rahms von der Milch durch Schleudern. Der seines Fettgehaltes wegen spezifisch leichtere Rahm setzt sich an den Wänden der Schleudertrommel an. Die schwerere Restmilch fließt ab. Der Rahm wird weiter im mechanisch getriebenen Faß zu Butter geschlagen. Die erwähnten Schleudervorrichtungen scheinen sich sehr vervollkommnet zu haben. Nach dem Jahrbuch Deutscher Konsum-

[1]) Schweizer Arch. f. Tierheilk. 1908, V. Jahrg.

[2]) 2. Sam. 17, 28 u. 29.

vereine[1]) berechnet, waren im Jahr 1900 29,4 kg Milch erforderlich, um 1 kg Butter zu erlangen, 1908 nur 26,2 kg. Im ersteren Falle wären der Milch 2,8% Fett, im letzteren 3,19% entnommen, wenn man eine mittlere Zusammensetzung von 83,7 Fett für Butter nach König in beiden Fällen voraussetzt. Da nun Milch nach König im Mittel von 705 Analysen 3,68% Fett enthält, sieht man, wie nahe die 1908 erzielte Ausbeute an Butter der überhaupt vorhandenen Möglichkeit kommt. Auch der Fettgehalt der Magermilch, 0,49%, verbliebe damit innerhalb des Bereiches des Beobachteten.

Zeigt sich zwar technisch eine Vervollkommnung durch Anwendung des Schleuderverfahrens für Milch, so ist andererseits nicht zu verkennen, daß dieses Verfahren gesundheitlich schädigend wirken kann. Durch das Schleudern können sich etwaige Tuberkelbazillen im Rahm und weiter in der Butter häufen. Weißenfeld[2]) läßt erkennen, daß von den untersuchten Butterproben unter Umständen 100% Tuberkelbazillen aufweisen.

Wir stellen auch hier Anforderungen zusammen, die in unseren Tagen an Butter gestellt werden. Die deutsche Schiffsverpflegungsvorschrift verlangt einen reinen Butterfettgehalt von 83%, die Friedensverpflegungsvorschrift mindestens 80% Milchfett, das Schweizerische Lebensmittelbuch mindestens 82%. Nach der Bekanntmachung des deutschen Reichskanzlers vom 1. März 1901 darf Butter mit weniger als 80% Fett gewerbsmäßig nicht verkauft oder feilgehalten werden. Der Wassergehalt darf bei Butter in deren ungesalzenem Zustande nicht mehr als 18, in gesalzenem nicht mehr als 16 Hundertteile des Gewichts ausmachen. Solche Vorschriften sind klar. Es wäre zu wünschen, daß sich ähnlich klare für alle Lebensmittel aufstellen ließen.

Als Magermilch kommt der Rückstand der Entrahmung der Vollmilch zum Verbrauch. Da der Preis solcher Milch fast immer nur die Hälfte des Preises der Vollmilch ausmacht, so bildet diese Milch eine relativ billige Nahrung. Magermilch soll ein spezifisches Gewicht von 1,032—1,0365 und nicht unter 8,5 vom Hundert als Trockensubstanz aufweisen (Schweizerisches Lebensmittelbuch).

---

[1]) Jahrbuch Deutscher Konsumv. 1910, I, 323.

[2]) Weißenfeld, Berl. klin. Wochenschr. 1899, Nr. 48.

Die deutschen sonst hier benutzten Vorschriften nehmen auf Magermilch nicht Bezug. Der Butterverbrauch war zu Zeiten des Plinius beschränkt auf die Oberschicht der Barbaren. Mit der zunehmenden Zahl dieser Schicht wurde auch der Butterverbrauch vermehrt und wird kaum jemals in allen Schichten der Bevölkerung den allein verbrauchten fettenden Stoff für die Nahrung geliefert haben. Die Unterschicht ging in Nordeuropa, wo der Ölbaum nicht gedieh, Olivenöl daher immer ein seltener Einfuhrartikel blieb, zu dem Verbrauch von anderen Pflanzenölen über. Unter diesen Ölen aus Pflanzenfrüchten war besonders das beliebt, das aus Rübsamen, Raps, gewonnen wurde. Es diente zugleich aber Beleuchtungszwecken. Die billigere Verwendung des Petroleums als Leuchtöl schmälerte die Rentabilität des Anbaues von Raps; der Anbau von Raps ließ dementsprechend bedeutend nach. Es machte sich daher die Notwendigkeit geltend, einen Fettstoff zu Speisezwecken zu gewinnen, der als Ersatz für Öl dienen konnte und billiger als Butter war. Im Jahre 1869 erteilte Napoleon III. dem Chemiker Mège-Mouriès den Auftrag, wissenschaftliche Arbeiten nach dieser Richtung vorzunehmen. Den Bemühungen dieses Mannes gelang es, dies Ersatzmittel zu finden, das unter dem Namen Margarine nunmehr bekannt ist. Ihr Verbrauch ist in immer ansteigender Linie verlaufen. Das Ausgangsmaterial für die Herstellung dieser Kunstbutter bildet das Fett frisch geschlachteter Rinder. In diesem Fett sind zwei leicht erstarrende Fettsäuren enthalten neben einer flüssigen Fettsäure. Durch Ausschmelzen und Abpressen der Fette gelingt es, die flüssige Fettsäure (Ölsäure) von den festeren Fettsäuren, Stearin und Palmitin, zu trennen. Je nach der beim Ausschmelzen angewendeten Temperatur aber kommt von den leichter erstarrenden Fetten ein größerer Anteil in die Preßflüssigkeit. Die reine Margarine wird durch Ausschmelzen bei einer Temperatur von 45° erhalten. Zu 50 kg Ölsäure werden 25 kg Magermilch und 25 kg Wasser zugesetzt, diese Mischung wird dann in einer Schleuder und einem Butterfaß solange bearbeitet, bis sich, wie aus der in gleicher Weise behandelten Milch, Butterkügelchen abscheiden, sich ansetzen. Das Waschen dieser butterartigen Masse, ihr Kneten und Salzen erfolgt weiter wie bei Naturbutter. Ist aber die Ausbeute an abgepreßter Flüssigkeit durch Erhöhung der Schmelztemperatur vergrößert worden, sind die leicht erstarrenden Fette also in der Preßflüssigkeit der Menge nach vermehrt, so bot der Zusatz von flüssigeren Pflanzenfetten, die aus den Samen von Baumwolle, Sesam, Erdnuß zu gewinnen sind, die Möglichkeit, die Preßflüssigkeit aus Rinderfett auf den für die Herstellung von Kunstbutter wünschenswerten Schmelzpunkt zu bringen. Auf Grund dieser Erkenntnis, die seit Mège-Mouriès sich zu bestimmteren Verfahren ausbildete, entstand eine bedeutende Industrie. Diese liefert nunmehr unter verschiedenen Namen verschiedene Produkte an Kunstbutter. In allen Ländern vertreten, versorgt diese Industrie die Unterschicht der Bevölkerung mit einem Fett als Nahrungsmittel, das billiger zu gewinnen ist als Butter, demgemäß auch billiger als diese verkauft werden kann. Wird der Gang der Fabrikation sorgsam überwacht, gelingt es, das Produkt reinlich und auf eine mit sanitären Grundsätzen vereinbare Weise zu gewinnen, so ist die Verwendung von Kunstbutter für die Verbraucher jedenfalls von wirtschaftlichem Vorteil. Daß der Verwendung der Kunstbutter Schwierigkeiten seitens derer bereitet werden, die in Verbrauch dieses Produktes eine Minderung des Butterabsatzes erblicken, ist schwerer verständlich. Wie bei den Barbaren des Plinius, so ist Butter immer, wie gezeigt, nur ein Verbrauchsartikel hauptsächlich der Oberschicht gewesen. Margarine, Kunstbutter, haben nur den Verbrauch in den Schichten hauptsächlich erhalten, in denen früher Pflanzenfette in unveränderter Form genossen wurden. Aus dieser historischen Betrachtung heraus schon erweist es sich als unbegründet, der Vermehrung des Verbrauches von Kunstbutter Schwierigkeiten zu bereiten. Dieses Vorgehen ist um so ungerechtfertigter, als bei der Kunstbutterbereitung abgerahmte Milch als Zusatz dient. Was also an Absatzmöglichkeit für Butter etwa verloren ging, wurde wiedergewonnen in der Möglichkeit des Absatzes minderwertiger Milch.

Während „Butter" nun ein mehr oder weniger einheitlicher Begriff ist, gilt dieses nicht vom Käse. Wir sahen vorab nur, daß durch Selbstsäuerung der Milch eine Ausscheidung des Käsestoffes erfolgt, der hierbei sonstige lösliche Eiweißstoffe, Fett und Milchzucker mechanisch mitreißen kann. Diese Abscheidung kann außerdem durch Lab- oder sonstigen Säurezusatz ebenfalls und in kürzerer Zeit hervorgerufen werden. Nachdem die Säuerung der Milch eingetreten, wird zu besserer Abscheidung auf 40° C. erhitzt, die geronnene Masse, der Quark, in einem Sacke oder Beutel ausgepreßt. Die Sauermilchkäse werden nicht gepreßt, sondern nur mit der Hand geformt und durch Einreiben mit Salzlösung gesalzen. Auch bei den durch Labzusatz gewonnenen Niederschlägen wird erhitzt. Nach der durch Lab bewirkten Gerinnung der Milch wird der „Bruch" mehr oder weniger stark zerkleinert, in die Formen gefüllt und unter die Presse gebracht, um dem Käse die gewünschte Form und Festigkeit zu geben. Nicht alle Käse werden gepreßt, sondern es kann die nötige Härte auch durch die Zerkleinerung und Bearbeitung des Bruches im Kessel bewirkt werden. Das Salzen der Käse wird vorgenommen entweder durch Zusatz des Salzes zum Bruche oder durch Einlegen der gepreßten Käse in eine konzentrierte Salzlösung oder endlich durch tägliches Bestreuen mit Salz oder durch Abreiben mit einem Salztuche. Reife Käse enthalten im Mittel 2—3% Salz. Die Reifung sämtlicher Käse besteht der Hauptsache nach in einer Umwandlung des Käsestoffes in zwei neue lösliche Eiweißstoffe, dann in der Zersetzung des Fettes in Glyzerin und Fettsäure, des Milchzuckers in Milchsäure und Kohlensäure und in Verdunstung des Wassers. Die Reifung der Sauermilchkäse und eines Teils der weichen Labkäse geht in einer von der der harten Labkäse verschiedenen Art und Weise vor sich; bei ersteren schreitet die Reifung von außen nach innen, bei letzteren gleichmäßig durch die ganze Masse vor. Nach dem mitgeteilten Unterschiede in der Gewinnung des Käsestoffes kann man sämtliche Käsesorten, deren es weit über 100 gibt, in zwei Hauptgruppen teilen, in Sauermilch- und Labkäse; letztere wieder nach der Bearbeitung des Bruches in Weich und Hartkäse. Hier kann man wieder Untergruppen machen einmal nach der Tierart, von welcher die verkäste Milch stammt, Rind, Schaf, Ziege, zum anderen nach dem Fettgehalte der Käse. In letzterer Hinsicht sind zu unterscheiden: überfette, fette, halbfette und magere Käse; erstere sind aus Vollmilch unter Rahmzusatz, die fetten aus Voll-, die halbfetten aus halbabgerahmter, die mageren aus Magermilch hergestellt.

Außer Käse, die eine Reifung vor dem Konsum durchmachen, gibt es auch solche, welche unmittelbar nach der Herstellung verzehrt werden, so der Rahmkäse in Frankreich, Giuncata in Italien, Glumse in Ostpreußen, Weichquark in Schlesien, usw.

Von dem harten Labkäse aus Kuhmilch sind die bekanntesten: Emmenthaler, Greyerzer oder Gruyère, Battelmatt (Alpengegenden), Cheddar, Chester, Derby, Gloucester (England), Edamer, Goudaer (Holland), Lodisaner, Parmesan (Italien), Holsteinscher Magerkäse, Radener Magerkäse (Mecklenburg); der Roquefort-Käse wird aus Schafmilch bereitet, und zwar nur in der Gegend eines im Departement Aveyron des südlichen Frankreichs belegenen Bergzuges Combalou, welcher aus Jurakalk besteht und in seinem Inneren Höhlen besitzt, deren Lufttemperatur während des ganzen Jahres zwischen 4 und 6° C. schwankt und deshalb für die besondere Reifung des Roquefort-Käse von so großer Bedeutung ist.

Von Weichkäse aus Kuhmilch sind zu erwähnen: Backstein oder Limburger, Camembert, Neufchatel, Mont d'or, fromage de Brie (letztere vier in Frankreich bereitet), Romadour (in Bayern), Gorgonzola, Stracchino (Norditalien), Stiltonkäse (England). Der Altenburger Ziegenkäse wird aus Ziegenmilch hergestellt.

Als Repräsentanten der Sauermilchkäse kann der Harz- oder Handkäse genannt werden mit verschiedenen Modifikationen: Märkischer Preß-, Nieheimer, Mainzer Hand-, amerikanischer Sauermilchskäse usw. Der Glarner Schabziger, auch grüner Kräuterkäse genannt, wird hauptsächlich im Kanton Glarus aus Sauerquark mit etwas Buttermilch unter Zusatz von gepulverten Blättern des Zigerklees (Melilotus coerulea) bereitet. Der Schabziger ist im Vergleich zu anderen Sauermilchskäsen sehr hart und deshalb lange haltbar [1]).

Man ersieht so, daß nicht nur jedes Land, sondern man möchte sagen, jede Landschaft, im Laufe der Zeiten ihr besonders eigentümliche Käsearten entwickelte. Es ist so zurzeit möglich, den Bedarf an verschiedenen Käsen fast überall zu decken. Trotz seines hohen Nährwertes und seines angeblich relativ niedrigen Preises wird hiervon nur beschränkt Gebrauch gemacht. Ein vorläufig

[1]) Nach Guido Kraft, Rindviehzucht.

nicht ganz verständlicher Umstand, den der Hinweis auf abweichende Geschmacksrichtungen kaum erklärt.

Da, wo Milch guter Beschaffenheit in größeren Mengen als der lokale Bedarf erheischt, vorhanden ist, hat sich unter Benutzung der Möglichkeit, sie einzudicken, die Industrie dieser Umstände bemächtigt und zeitigt so zweierlei Produkte, ohne und mit Rohrzucker bis zur Honigdicke eingedampfte Milch. Im ersteren Falle gelingt es, den Wassergehalt der Milch um ein Fünftel zu verringern, im letzteren um dreiviertel; in diesem Fall ist das Wasser der Milch in den Handelsprodukten fast genau durch Rohrzuckerzusatz ersetzt. Diese eingedickte Milch stellt eigentlich vorwiegend eine mit Milchbestandteilen durchsetzte hochgradige Rohrzuckerlösung dar.

Wesentlich einheitlicher als die Eigenschaften der Milch und ihrer Produkte sind die der Eier. Während früher die Eier der Vögel aller Art als Nahrung gedient haben[1]), Caesar[2]) für die Batаver aussagt: „man meint, sie lebten von Vogeleiern“, hat sich der Kreis der zur Nahrung benutzten Eier mehr und mehr verengert. „Eier“ bezeichnen zurzeit nur solche des Haushuhns. Durch Zucht ist die Legeperiode des Haushuhns die längste bei Vögeln beochtbare geworden. Nur eine kurze Zeit des Jahres ist die Ausbeute an Eiern der Hühner verringert. Die Eier anderen Hausgeflügels dienen daher fast ausschließlich zur Aufzucht. Ägyptern, Syriern war das Haushuhn lange unbekannt. Das Alte Testament erwähnt seiner nicht. Der Ausdruck „Glucke“ Hiob 9, 9 und Amos 5, 8 ist durch Luther in die Bibel gekommen. Er benutzte damit die volkstümliche Bezeichnung für „Siebengestirn“, „Plejaden“ für das, was hebräisch: Kimah = Häuflein, Haufe genannt war. An Eiern erwähnt die Bibel nur die von Vögeln überhaupt[3]), sodann besonders die von Strauß und Storch[4]).

In Persien, dem Sitz der Religion Zoroasters, wurde das Huhn für heilig erachtet. Homer, Hesiod kennen es noch nicht. Im 6. Jahrhundert v. Chr. kam es über Kleinasien nach Griechenland. Den

[1]) 5. Mos. 22, 6.
[2]) D. bell. g. 4, 10.
[3]) Siehe oben und Jesaias 10, 14, Jeremias 17, 11, Tobias 11, 14.
[4]) Hiob 39, 14.

griechischen Siedlern folgte es nach Italien. Den Germanen war es schon früh dienlich. Als die Römer nach Norden vordrangen, trafen sie es in Gallien und weiter in Britannien ebenfalls bei den dortigen Bewohnern. Mit der Zeit hat das Huhn mit seinem Fleisch eine besonders geschätzte Speise gebildet. Walter von der Vogelweide läßt dies schließen in seinen Worten: „Drum eßt nur, Pfaffen, Hühner, trinket Wein und laßt die dummen deutschen Laien fasten". Zu Heinrichs IV. von Frankreich Zeit läßt dessen bekannter Ausspruch, Sonntags solle jeder Bauer sein Huhn im Topf haben, Gleiches vermuten.

Auch beim Huhn haben örtliche und durch den Menschen beförderte Einflüsse die verschiedensten Rassen hervorgerufen. Diese züchtet man nach zwei Richtungen, nach jener der vorwiegenden Erzeugung von Fleisch oder nach jener der stärksten Ergiebigkeit an Eiern. Während erstere uns aus dem früher erörtertem Grunde hier nicht zu beschäftigen hat, ist der Gegensatz nur insofern festzulegen, daß die eine Zuchtrichtung zwar hier die andere nicht ausschließen kann, aber doch beeinflußt. Ein gleiches Verhältnis scheint in bezug auf die Menge der gelegten Eier und deren Gewicht zu bestehen. Nicht alle Rassen haben gleich gute Legerinnen. Je größer die Zahl der gelegten Eier, je geringer scheint das Gewicht der einzelnen Eier zu sein. Je geringer das Gewicht des einzelnen Eies, desto ungünstiger das Verhältnis zwischen Schale und Eiinhalt.

Nach König [1]) schwankt das Gewicht der Eier von 30—72 g, das Gewicht der Schale von 3—7 g. Die Schale beträgt also einmal 10, das andere Mal nur 9,7%. Im Mittel setzt er das Gewicht eines Hühnereies zu 53 g mit 11,3% für Schale an.

Für den Züchter wird nun, da Eier meist nach Stück gekauft werden, das Bestreben vorliegen, viele und daher kleine Eier zu erhalten. Im Gegensatz hierzu wird der Käufer große Eier bevorzugen. Aber auch der Käufer nach Gewicht müßte, des oben geschilderten Verhältnisses zwischen Ei und Schale wegen, auf eine geringe Zahl von Eiern im Kilogramm dringen.

Der Eiinhalt ist nun für die Ernährung nicht gleichartig.

---

[1]) König, Chemie d. m. Nahrungs- u. Genußm.

Nahezu so scharf, wie Eigelb und Eiweiß sich dem Auge erkenntlich absondern, trennen sie sich nach der Richtung ihrer chemischen Zusammensetzung. Das Eiweiß enthält fast gar kein Fett, der Dotter besteht zu einem Drittel daraus.

Da nun die Legeperiode nicht durch das ganze Jahr anhält, der Bedarf an Eiern aber ein ständiger bleibt, so ist man dazu übergegangen, Eier zu bewahren. Es geschieht dies allgemein so, daß sie von der Luft abgeschlossen werden; man bedient sich hierzu des Kalkwassers, in das man Eier legt, sodann des „Wasserglas" genannten Präparates oder des Fettes, um die Eier mit dem einen oder anderen Stoff zu überziehen. Solche Eier sind gegenüber den frischen minderwertig. Die Dotter werden wäßrig; Dotter und Eiweiß neigen dazu, sich zu vereinigen, sie sind, was für die Verwendung zur Speisebereitung hinderlich ist, schwer voneinander zu trennen. Der Geschmack der Eier leidet. Es ist daher empfehlenswert, eingekaufte Eier eingehend zu prüfen.

Frische Eier sind durchscheinend, in einer Kochsalzlösung sinken sie auf den Boden; je weniger frisch sie sind, je näher kommen sie dem Spiegel der Flüssigkeit. Über die Stärke einer solchen Kochsalzlösung besteht jedoch keine einheitliche Anschauung. Die preußische und die bayrische Friedensverpflegungsvorschrift verlangen zu dieser Feststellung eine 5prozentige Lösung, die Schiffsverpflegungsvorschrift der Kaiserlich Deutschen Marine eine 10prozentige Lösung, das Deutsche Nahrungsmittelbuch 120g Kochsalz in einem Liter Wasser von 15° C gelöst. Das spezifische Gewicht der Salzlösung soll 1,073 sein, d. h. also ebenfalls eine 10prozentige Lösung. Das Schweizerische Lebensmittelbuch berücksichtigt Eier überhaupt nicht. Das schweizerische Bundesgesetz über den Verkehr mit Lebensmitteln vom 8. Dezember 1905, in Kraft seit 1. Juli 1909, hingegen bestimmt: „Art. 74. Unter der allgemeinen Bezeichnung Eier dürfen nur Eier des Haushuhns in den Verkehr gebracht werden. Als frische Eier werden solche angesehen, welche außer Reinigung und Aufbewahrung in Kühlräumen keinerlei Behandlung erlitten haben. Konservierte Eier (Kalkeier u. dgl.) sind als solche zu deklarieren.

Art. 75. Verdorbene Eier, auch sogenannte Fleckeier, dürfen nicht als Nahrungsmittel in den Verkehr gebracht werden. Als

Brucheier dürfen nur Eier feilgehalten oder verkauft werden, deren Inhalt nicht verdorben ist.“ Das sind klare, befolgbare und nützliche Vorschriften.

In Gegenden, in denen Eier billig sind, wird fabrikmäßig Eiweiß aus ihnen gewonnen. Der Eidotter ist für die Zwecke, denen das Eiweiß dienen soll, ein Hemmnis. Er wird daher zum Nebenprodukt, macht aber bei geeignetem Absatz diese vorerwähnte Fabrikation rentabel. Trotzdem der Handel mit diesem getrockneten Eigelb nicht unbedeutend zu sein scheint, wird in den Lehrbüchern über seine Zusammensetzung keine Nachricht gegeben. So viel ist aber bekannt, daß das Eigelb, bei niedrigen Temperaturen vorsichtig getrocknet, die Eigenschaft des frischen, bei steigenden Temperaturen zu gerinnen, beibehält. Die Möglichkeit seiner Verwendung für Backwaren besteht also fort. Auch hier wäre die Vorschrift des angezogenen Schweizerischen Gesetzes nachahmenswert: „Art. 76. Eierkonserven (durch Trocknen haltbar gemachter ganzer Eierinhalt oder in dieser Weise behandeltes Eiweiß oder Eigelb) sollen in ihrer Trockensubstanz die ungefähre Zusammensetzung der Trockensubstanz der Eier, beziehungsweise des Eiweißes oder des Eigelbes zeigen.

Sie dürfen keine Konservierungsmittel außer Kochsalz und Zucker enthalten, nicht künstlich gefärbt und nicht verdorben sein.

Art. 77. Ersatzmittel für Eier, welche nicht ausschließlich aus Eisubstanzen bestehen, dürfen nicht in den Verkehr gebracht werden.“

Die Fassung dieses zuletzt angeführten Artikels ist allerdings nicht einwandfrei. Es sind in den letzten Jahrzehnten eine große Reihe von Präparaten an den Markt gebracht worden, die Ersatzmittel für Eier darstellen und nicht ausschließlich aus Eisubstanz bestehen. Diese Präparate werden unter dem Namen von Eiweißpräparaten vereinigt. Das in ihnen gelieferte Eiweiß entstammt teils dem Samen von Pflanzen, teils wird es auch tierischen Teilen entnommen, die bisher der menschlichen Ernährung nicht dienten. Es liegt bei dem Vertrieb dieser Präparate immer die Absicht vor, anderes Eiweiß in der menschlichen Nahrung und, wie man meint, in verbesserter, weil reinerer Form zu bieten.

Es wird durch diese künstlichen Eiweißformen auch Eiereiweiß ersetzt.

Solche Präparate umkleidet eine große Vielfältigkeit der Namen, die sich aus der Tatsache erklärt, daß die durch Eintragung geschützte Wort- und Bildmarke sich als ein größerer Schutz der im Verfahren repräsentierten Individualität eines Präparates erweist, als das Patent für ein Verfahren. Hierbei ist nun auf einen Umstand hinzuweisen. Jeder Patentmedizin muß ihre Zusammensetzung ablesbar sein. Ein gleiches Verfahren wäre auf die Eiweißpräparate auszudehnen. Es sind Angabe des Ausgangsmaterials und chemische Bestandteile des Produktes zu fordern. Da diese Präparate verlangen, daß auf ihren Eiweißgehalt seitens des Publikums Wert gelegt werden soll, so würde es hierbei nicht genügen, daß der Stickstoffgehalt oder der Gehalt an stickstoffhaltigen Stoffen angegeben wird, sondern der im Eiweiß vorhandene Stickstoff und der Eiweißgehalt (nach Stutzer) müßten besonders Erwähnung finden, wenigstens wäre der Mindestgehalt an Eiweiß anzugeben. Dieser Eiweißgehalt, als die Hauptsache für den Käufer, wäre auf jeder Packung in besonders großer, der größten auf der Packung überhaupt angewendeten Schrift, zu setzen. Nur durch dieses einfache gesetzliche Mittel, das objektive Merkmale nachweisen würde, wäre es möglich, gegenüber den mitunter doch die Tatsachen verschleiernden Anpreisungen gerade dem nicht sachkundigen Publikum das Urteil über den Wert der Eiweißpräparate zu erleichtern.

Auf dem Gebiet der pflanzlichen Nahrungsmittel ist es gelungen, ein fast nur aus einem Nährstoff bestehendes Nahrungsmittel, den Zucker, zu gewinnen. Bei Herstellung von Eiweißpräparaten wird versucht, aus Gaben beider Naturreiche ein reines Eiweiß zu erhalten. Es ist mit reinen Nährstoffen möglich, die Nahrung zu konzentrieren, ihr im geringen Volumen größeren Gehalt zu geben. Das Bestreben der Menschheit aber ist es, überhaupt die Erzeugung ihrer Nahrungsmittel so zu beeinflussen, daß deren Gehalt an nutzbarem Material, Nährstoffen, anwächst. Die Sicherung des Verbrauches überhaupt, die Sicherung erhöhter Güte des Verbrauchten, wie dies auch hier bei Besprechung der Benutzung der tierischen Nahrungsmittel aufzuzeigen möglich war, legen hierfür Zeugnis ab. Wie weit eine solche Konzentration in der Erzeugung und in der Benutzung der Nahrungsmittel sich treiben lassen wird, ist eine Frage, deren Beantwortung erfahrungsmäßig unmöglich ist. Den Fortschritten der synthetischen Chemie mag sie dereinst gelingen.

---

8. Kapitel.

Entwicklung der chemischen und physiologischen Erkenntnis in Bezug auf Ernährung.

Chemie und Physiologie, die Schwesterdisziplinen in den Naturwissenschaft, die berufen sind, die Ernährungsvorgänge zu erklären, haben sich erst spät von dem Banne naturphilosophischer Überlieferung befreit. Die Chemie, die Lehre von den stofflichen Eigenschaften der Körper und der sie treffenden Änderungen, konnte erst seit der zweiten Hälfte des 18. Jahrhunderts zu entscheidenden Folgerungen auf dem Gebiete der Ernährung beitragen. Seit dieser Zeit erst wurden bei chemischen Ermittlungen auch die Mengenverhältnisse der Grundstoffe ermittelt. Die steigende Ausdehnung des chemischen Erkennens hat auch in dieser Wissenschaft eine Teilung nach den zu betrachtenden Gebieten notwendig gemacht. Erst im letzten Drittel des 19. Jahrhunderts hat sich die Chemie der Nahrungsmittel als selbständiger Zweig der allgemeinen Chemie ausgebildet.

Seit Anfang des 17. Jahrhunderts wurde durch anatomische Feststellungen ein Übergang von der mehr die Organe beschreibenden zu der ihre Wirkungsweise schildernden Betrachtung gefunden. Die Physiologie der Tiere konnte erstehen. Aus der Vereinigung der auf chemischem Gebiet gewonnenen mit den physiologischen Kenntnissen entstand die physiologische Chemie. Für das Verständnis der Ernährungsfragen ist es daher nunmehr notwendig, die Ergebnisse der Forschung auf diesen Gebieten heranzuziehen. Gegenüber aller älteren wissenschaftlichen Erklärung liegt das die neuere exakte Forschung Unterscheidende überhaupt darin, daß sie auf meßbaren, wägbaren Ergebnissen ihre Folgerungen aufbaut. Sie geht dabei mehr und mehr in Einzelheiten ein, um schließlich auf erweitertem Gebiet umfassendere Einblicke zu gestatten.

Auf dem Gebiete der Chemie ist es die Zusammensetzung der Nahrungsmittel, die eingehender darum betrachtet werden muß, weil der Verbrauch an Nahrungsmitteln innig mit ihrer Zusammensetzung verknüpft ist. Das Ergebnis aller vorgenommenen Untersuchungen der Nahrungsmittel nach der Seite der in ihnen vorhandenen Nährstoffe wurde schon S. 4 von uns dargelegt. Aus einer Fülle von Einzeluntersuchungen ist im weiteren Verfolg eine ganz einzigartige Zusammenstellung, jene von König [1]), entstanden. Sie läßt die durchschnittliche Zusammensetzung der Rohmaterialien, die zu Nahrungsmitteln benutzt werden, und die der Nahrungsmittel selbst erkennen. Sie berücksichtigt indessen in der Hauptsache die Zusammensetzung der in Deutschland benutzten Nahrungsmittel. Für die Vereinigten Staaten von Nordamerika entstand eine weniger umfangreiche Arbeit von Atwater und Woods [2]). Vergleicht man die durchschnittliche Zusammensetzung einiger Nahrungsmittel auf Grund dieser beiden Werke, so enthält z. B. nach König:

	Stickstoffhaltige Stoffe	Fett
	in Prozent	
Ochsenfleisch, mager	20,56	1,74
Kuhfleisch, mager	20,54	1,75
Ochsenfleisch, mittelfett	20,59	5,53
Kuhfleisch, fett	19,86	7,70
Ochsenfleisch, sehr fett	18,92	23,65

Hiernach besteht für den Gehalt an stickstoffhaltigem Material des Rindfleisches nur ein geringer Unterschied, 1,44%. Ein sehr großer Unterschied, 22,9%, kann für den Fettgehalt vorliegen.

[1]) J. König, Die chemische Zusammensetzung der menschlichen Nahrungs- und Genußmittel. Berlin, Springer, versch. Auflagen; letzte 1903.

[2]) W. O. Atwater and Chas. D. Woods, The chemical composition of American food materials, Washington, 1906.

Nach Atwater und Woods ist anzunehmen, daß Rindfleisch folgende Unterschiede im Gehalt aufweist:

	Stickstoffhaltige Stoffe %	Fett %
bei Entnahme des Fleisches vom Vorderviertel	17,5	20,2
bei solcher vom Hinterviertel	18,4	18,5

Die Unterschiede im Gehalt beider Nährstoffe sind also bei amerikanischem Fleisch sehr gering. Vergleicht man aber die Ergebnisse der deutschen und amerikanischen Analysen, so zeigt sich, daß amerikanisches Rindfleisch in seiner Zusammensetzung deutschem sehr fetten Fleisch nahekommt. Werden also solche Zusammenstellungen die Unterlagen für weitere Berechnungen, so hat man dabei zu berücksichtigen, daß man nur Näherungswerte einsetzt. Die durchschnittliche Zusammensetzung von Schweinefleisch schwankt nach König von 14,5% an stickstoffhaltigem Material bei fettem Fleisch dieser Art bis zu 20,2% bei magerem. Atwater läßt indessen nur einen Gehalt von 12—19,7% an diesem Nährstoff gelten. Der Fettgehalt dieser Fleischart bewegt sich nach König in den Grenzen von 6,8—37,3%; Atwater verzeichnet 19—48,6% davon. Also auch diese Fleischart scheint in Nordamerika fettreicher wie in Deutschland.

Ein ähnlicher Vergleich, ausgedehnt auf pflanzliche Nahrungsmittel, zeigt bei diesen geringere Unterschiede. Denn es enthält in Prozenten

	Stickstoffhaltige	Fett	Kohlehydrate
Roggenbrot nach König	6,4	1,1	50,4
„ „ Atwater	10,1	0,7	55,9
Weizenbrot „ König	6,8—8,4	0,5—0,9	52—58
„ „ Atwater	9,5	1,2	52,8

Auch Kartoffeln aus beiden Ländern wechseln weniger in der Zusammensetzung. Prozentuell enthalten sie

	Stickstoff-haltige	Fett	Kohle-hydrate
Nach König	1.99	0,15	21.8
„ Atwater	2.1	0.1	18

Diese Vergleiche lassen bedauern, daß die chemische Zusammensetzung der Nahrungsmittel nicht für jedes Land in ausgedehnteren, dort vorgenommenen Analysen vorliegt. Nur vermöge solcher Zusammenstellungen würde ein ausgedehnterer Vergleich der Ergebnisse der Nahrungsmitteluntersuchung sich ermöglichen lassen. Er würde vielleicht bestätigen können, daß der Mensch einen größeren Einfluß auf die Zusammensetzung der Fleischnahrung auszuüben versucht, wie auf die seiner pflanzlichen Nahrungsmittel. Unsere Pflanzennahrung wird meist in Massen gezogen. In den geschlossenen Beständen der großen bebauten Flächen ist ein Eingehen auf die Bedürfnisse der Einzelpflanze untunlich. Die Kulturpflanzen gedeihen auf einer bestimmten Fläche unter nahezu gleichen Verhältnissen. Ihre chemische Zusammensetzung, innerhalb der Art, ist daher eine gleichmäßigere. Ganz anders in der Tierzucht. Jedes Individuum wird hier, bei der gegenüber angebauten Pflanzen geringeren Zahl der gehaltenen Tiere, von vornherein dem Willen der Menschen zugänglicher. Sind, wie gezeigt, die Schwankungen im Gehalt der Nahrungsmittel für stickstoffhaltige (N-haltige) Stoffe, sodann im Gehalt von Fett am beträchtlichsten, also in den Stoffen, um derentwillen z. B. Fleisch hauptsächlich verzehrt wird, so tritt noch ein anderer Umstand in die Erscheinung, der die höchste Berücksichtigung verdient. Nicht alle stickstoffhaltigen Stoffe in unseren Nahrungsmitteln sind gleichartiger Beschaffenheit, sie bieten dem Körper Ungleiches. Der Hauptmenge nach sind diese Stoffe Eiweiß, die anderen auffindbaren stickstoffhaltigen Stoffe sollten in den Pflanzen oder im Tier zu Eiweiß werden oder waren Eiweiß, das durch die Lebenstätigkeit zerstört wurde. Es ist daher von ausschlaggebender Bedeutung, daß der Versuch gemacht wird festzustellen, wie hoch der Anteil ausfällt, der in jedem Nahrungsmittel als Stickstoff in Form von Eiweiß zu betrachten ist, den Eiweißgehalt der Nahrungsmittel zu ergründen. Über diesen Gehalt an Eiweiß sich in kurzer Weise zu orientieren durch Zusammenstellung von Durchschnittwerten des Gehaltes an diesem Nährstoff in unseren Nahrungsmitteln ist bisher unmöglich. Seiner analytischen Bestimmung stellten sich bei sehr vielen Nahrungsmitteln Schwierigkeiten entgegen. An der Hand der in der Literatur vorhandenen Angaben läßt sich jedoch rechnerisch verfolgen, wie hoch der Gehalt auch an Eiweiß in den einzelnen Nahrungsmitteln anzunehmen ist. Dieser Weg ist verwickelt und die Rechnung muß für jedes Nahrungsmittel besonders ausgeführt werden. Diese rechnerischen Werte sind zwar wissenschaftlich ermittelt, bleiben jedoch Näherungswerte. Sie sind nur für praktische Zwecke der vergleichenden Betrachtung des Nährwertes der Nahrungsmittel geeignet. Dieser praktische Zweck legt es dann nahe, bei der Abfassung einer derartigen Zusammenstellung sich auf den Standpunkt des Käufers eines Nahrungsmittels zu stellen. Dem Käufer soll die Frage beantwortet werden, was er an nutzbaren Nährstoffen in einem Kilogramm eingekaufter Nahrungsmittel wirklich erhält. Ergründet man für diesen Zweck den Nährwert, so ist es auch möglich, die Zahl der betrachteten Nahrungsmittel überhaupt einzuschränken. Die Zusammenstellung braucht sich nur auf die Nahrungsmittel zu beziehen, die von der breiten, zu unterrichtenden Masse hauptsächlich verbraucht werden. Die Rechnungen, die schließlich den Gehalt auch an Eiweiß in den hauptsächlich verbrauchten Nahrungsmitteln feststellen, sind in früheren Arbeiten von uns ausgeführt worden [1]). Hier sei nur für wenige Nahrungsmittel der dabei befolgte Gang ausführlich mitgeteilt. Wir wählen dazu die Nahrungsmittel, die schon von uns bei dem Vergleich des Nährstoffgehaltes amerikanischer und deutscher Nahrungsmittel erörtert wurden.

Die der Sache hier dienenden Angaben liefern wir zuerst für Rindfleisch. Schlachtungen von Rindvieh verschiedener Rassen ergaben [2]), daß im Durchschnitt von je 28 Tieren ein Tier in den Vierteln nutzbar aufwies:

[1]) Lichtenfelt, Unters. d. Nährwertes d. Kost. Bonn, Cohen, 1903.
[2]) Schlachtversuche der Deutsch. Landw. Ges. Berlin, Parey, 1896.

aus der Rasse der	an Gewicht, in kg			in Prozenten		
	Fleisch	Fett	Gebein	Fleisch	Fett	Gebein
Shorthorns	275,0	86,0	78,0	63,0	20,0	17,0
Simmentaler	273,0	84,0	77,0	63,0	19,0	18,0
Holländer	248,0	76,0	75,0	62,0	19,0	19,0
d. h. durchnittlich Prozent:				63,0	19,0	18,0

Will der das Fleisch absetzende Schlächter keine Einbuße erleiden, so muß er danach trachten, seinen Kunden das verkaufte Fleisch ungefähr in dem Prozentverhältnis der drei ganz verschieden bewertbaren Teile: Fleisch, Fett, Gebein weiterzugeben. Nach Voit [1]) enthielt Fleisch von der Fleischbank 69% an Muskel, 13% an Fett, 18% an Gebein. Während nun in beiden Fällen der Gehalt an Gebein übereinstimmt, erscheint der an Fett geringer. Der Fleischer hat vermutlich zu anderer Verwendung Fett zurückbehalten, daher erscheint der prozentische Gehalt an Muskelfleisch höher.

Abgesehen davon, daß die Knochen mit wenigem Fett besonders durch Auskochen zur Vermehrung des Nährstoffgehaltes der Suppen beitragen können, ist ihre Hauptmasse für die menschliche Ernährung wertlos. Der Gehalt an Gebein ist daher von dem Gewicht des Fleisches von vornherein abzurechnen.

Wir erörtern weiter die Zusammensetzung des Muskels. Unter Muskel versteht man meist das von sichtbarem Fett befreite Fleisch. In ihm ist der Gehalt an Stickstoff (N) von besonderem Wert. Tragen wir die Ergebnisse der Untersuchung verschiedener Forscher über den Stickstoffgehalt des Muskels zusammen, so ergeben sich einige Abweichungen. Er betrug

in den Orten	Name des Beobachters	Stickstoff in Prozent des Muskelgewichtes
Bonn	Krummacher [2])	3,26
Bonn	Argutinsky [3])	3,771

[1]) Voit, Untersuchungen der Kost in einigen öffentlichen Anstalten. München, 1877.

[2]) Inauguraldissertation Bonn, 1890.

[3]) Pflügers Arch. d. g. Phys. Bd. XLVI.

in den Orten	Name des Beobachters	Stickstoff in Prozent des Muskelgewichtes
Breslau	B. Schultze[1])	3,25
München	Krummacher[2])	3,233
Bonn	Stutzer[3])	3,256
Graz	H. Poda u. Praussnitz[4])	3,405
Berlin	Rumpel[5])	3,38
Wien	Moser usw.[6])	3,451

Der Minimalgehalt, Breslau, wechselt gegen den Maximalgehalt, Wien, um 16,2%. Im Durchschnitt dieser Untersuchungen zeigt sich demnach für den Muskel ein Stickstoffgehalt von 3,355% überhaupt. Bei der Annahme eines solchen mittleren Gehaltes kann die Fehlergrenze rund 3% betragen. Über die Verteilung dieses mittleren Gehaltes an Stickstoff in seinen Formen Eiweiß, leimgebende Substanz, Extraktivstoffe kann man weiterhin durch folgende Angaben Anhaltspunkte gewinnen.

Nach Graßmann[7]) sind 88,89% des im Fleische überhaupt vorhandenen Stickstoffes Eiweißstickstoff. Bei dem angenommenen mittleren Stickstoffgehalt bedeutet dies: 2,985% des Muskels sind Stickstoff, in Form von Eiweiß vorhanden. Dieser Stickstoffgehalt werde, wie üblich, mit 6,25 multipliziert, um den Eiweißgehalt zu erhalten. Es heißt dies: 18,66% des Fleisches (Muskel) sind Eiweiß. Nach Voit[8]) sind 1,64% des Muskels leimgebende Substanz. Diese enthalte 18% Stickstoff. Dann sind als Stickstoff in leimgebender Substanz festgelegt 0,295 in 100 Teilen Muskel, daher 9,88% des Gesamtstickstoffs. Für Extraktivstoffe verbleiben daher 1,23% des im Muskel überhaupt vorhandenen Stickstoffes.

---

[1]) Zeitschr. f. Biol. 1883, S. 304.
[2]) Zeitschr. f. Biol. 1896, S. 119.
[3]) Rep. f. analyt. Chem. 1882.
[4]) Arch. f. Hygiene Bd. 26, S. 391.
[5]) Zeitschr. f. diät. u. phys. Therapie, 1898, I, S. 151.
[6]) Kurzer Ber. d. Landw. Vers. Stat. Wien, 1882/83. Tier Nr. 28.
[7]) Preuß. Landw. Jahrb. 1897, 31, 503.
[8]) Voit, in Hermann, Handb. d. Phys. Bd. 6, S. 404.

Da nun andererseits nach Stutzer[1]) durch Wasser 74,26%, durch Fett 3,45%, durch Asche (Salze) 1,17% des Gewichtes des Muskels beschlagnahmt werden, in Summa durch diese Bestandteile 78,88%, so verbleiben für Extraktivstoffe, stickstoffhaltige und -freie zusammen, 18,66 + 78,88 + 1,64 = 99,18, 100 weniger 99,18 = 0,82%.

Ein Kilogramm gekauftes Rindfleisch weist auf:

		Eiweiß	Leimgebende Substanz.	Fett	Extraktivstoffe
Knochen	g 180	—	—	—	—
Muskel	„ 690	128,8	11,32	23,81	5,66
Fettgewebe	„ 130[2])	—	2,16	115,28	—
Zusammen:	g	128,8	13,48	139,09	5,66

Da nun zwei Teile Leim für die Ernährung gleich zu erachten sind einem Teil Eiweiß[2]), so ist hiernach für die von uns hier verfolgten praktischen Zwecke der Eiweißgehalt in einem Kilogramm gekauften Rindfleisch anzusetzen mit 135,5 g.

Es[3]) sind nun weiter nach der uns hier beschäftigenden Richtung Untersuchungen in Dresden gemacht worden. Im Durchschnitt von 18 Proben fand man dabei, daß 1 kg gekauftes Rindfleisch aus 100 g Knochen, 394 g Fettgewebe, 506 g Muskel bestand.

	Wasser	Stickstoff	Fett	Asche
Das Muskelfleisch enthielt in Proz.	72,1	3,266	6,4	1,1
„ Fettgewebe „ „ „	15,4	0,745	80,1	0,2

Im Muskelfleisch waren also 20,4%, im Fettgewebe 4,3% stickstoffhaltige Verbindungen. Verteilt man den Gehalt an stickstoffhaltigen Verbindungen im oben festgestellten entsprechenden Verhältnis, so bestand das Rindfleisch, in Dresden gekauft, in einem Kilogramm:

[1]) Rep. f. analyt. Chem. 1890, S. 140.

[2]) Voit, wie oben, S. 404 u. S. 400.

[3]) Beythien, usw. Zeitschr. f. Unt. d. Nähr- u. Genußm. 1901, 1. Heft.

	mit Eiweiß	leimgebendem Gewebe	Fett	Extraktivstoffen
aus 394 g Fettgewebe	—	16,9	315,6	—
„ 506 g Muskel	91,6	8,3	32,4	4,15
„ 100 g Knochen...	—	—	—	—
Zusammen g:	91,6	25,2	348,0	4,15

Entsprechend seinem Nährwert werde auch hier das leimgebende Gewebe mit der Hälfte der gefundenen Menge als Eiweiß angerechnet, dann gewährte dies Fleisch im eingekauften Kilogramm 104,2 g Eiweiß.

Im ersten der hier erörterten Fälle war das Fleisch sehr fettarm, mager, das Dresdener Fleisch war fettreich. Wir führen in der folgenden Darstellung beide Rindfleischarten als mageres und fettes Rindfleisch an. Den Mittelwert aus beiden setzten wir für mittelfettes Fleisch ein.

Für Schweinefleisch fanden Beythien und seine Mitarbeiter [1]), daß ihre 15 Proben durchschnittlich bestanden aus: 6,6% Schwarte, 8% Knochen, 43,3% Muskel, 42,1% Fettgewebe. Das Muskelfleisch enthielt: 70,2% Wasser, 7,5% Fett, 1,1% Asche, so daß der Stickstoff mit 3,390 g sich befand in 21,2 g Substanz. Da nun 88,49% des N im Schweinefleisch Eiweißstickstoff sind [2]), so sind dies 18,76 g Eiweiß, und 2,44 g des Reststickstoffes sind in leimgebender Substanz und Extrakt vorhanden. Das Fettgewebe enthielt 8,8% Wasser, 88,2% Fett, 0,2% Asche, der Rest mit 2,8% sei Membran.

Wir erhalten demnach aus	Wasser	Eiweiß	leimgeb. Gewebe u. Extrakt	Fett	Asche
433 g Muskel g	303,96	81,23	10,57	32,48	4,76
421 „ Fettgewebe „	37,05	—	11,79	371,32	0,84

so daß 1 kg gekauftes Schweinefleisch üblicher Qualität besteht aus

[1]) Wie vorstehend.

[2]) Graßmann, wie vorstehend zitiert.

Knochen	Schwarte	Wasser	Eiweiß	leimgeb. Gewebe u. Extrakt	Fett	Asche
g 80	66,0	341,01	81,23	22,36	403,80	5,60

Extrakt- und leimgebende Substanz seien auch hier wie im Rindfleisch im Verhältnis 1 : 7 vorhanden; wird leimgebende Substanz wie früher als Eiweiß berechnet, so erhalten wir nutzbar: 1 kg Schweinefleisch = 91 g Eiweiß, 3 g Extrakt, 404 g Fett.

Vergleicht man diese Ergebnisse in bezug auf den in beiden Fleischarten anzunehmenden Gehalt an Eiweiß mit den sonst in Rechnung gesetzten der stickstoffhaltigen Substanz, so zeigt sich, daß der Käufer das Fleisch als Eiweißträger ganz anders und niedriger einzuschätzen hat, als die bisherigen Zusammenstellungen dies vermuten ließen. Oder anders ausgedrückt, er bezahlt im Fleisch den Eiweißgehalt wesentlich höher, als bisher wohl angenommen wurde.

Das nächste Hauptnahrungsmittel ist Brot. Bevor wir jedoch seine Zusammensetzung besprechen, erörtern wir die der Mehle des Getreides, aus denen es hergestellt wird. Wie allgemein bekannt, sind dies jetzt Roggen- und Weizenmehl.

Auch hier beschäftigt uns zuerst die Frage der Verteilung des in diesen Mehlen überhaupt festgestellten Stickstoffgehaltes.

Nach Plagge und Lebbin [1]) enthalten die gebräuchlichsten Roggenmehle im Durchschnitt ihrer Analysen: 9,96% Wasser, 7,93% stickstoffhaltige Stoffe, 1,10% Fett, 79,93% Kohlehydrate, 1,08% Asche. Da hier der Anteil der stickstoffhaltigen Stoffe durch Multiplikation des ermittelten Stickstoffgehaltes mit 6,25 festgestellt wurde, so sind im gebräuchlichen Roggenmehl 1,257% seines Gewichtes als Stickstoff vorhanden. Für Roggenmehl ist festgestellt, daß 15% des in ihm gefundenen Stickstoffes in Form von Verbindungen sich befindet, die nicht Eiweiß sind [2]). Als Stickstoff in Form von Eiweiß verbleiben daher 1,08%. Um in den Getreidearten aus dem dafür gefundenen Stickstoff das Eiweiß

[1]) Veröffentl. a. d. Geb. d. Milit.-Sanitätswesens, 1897, 12. Heft.

[2]) Fischer, Die stickst. Verbind. i. Roggenkorn, 1893.

zu ermitteln, muß dieser, auch amerikanischer Übung[1]) entsprechend, mit 5,7 multipliziert werden. Es ergibt sich demnach, daß 1 kg Roggenmehl enthält 61,6 g Eiweiß, 11 g Fett, 800 g Nfr., 10,8 g Asche.

Die neueren Analysen bestimmen weiter [2]) Weizenmehl in seiner durchschnittlichen Zusammensetzung zu 11,29% Wasser, 11,30% Nh., 2,09% Fett, 73,96% Kohlehydrate, 1,36% Asche.

Im Weizenmehl aber sind von dem in ihm enthaltenen Stickstoff nach Ritthausen [3]) 21,9%, nach Weinwurm [4]) 23,06% in Verbindungen enthalten, die nicht Eiweiß sind.

Entsprechend dem bei Roggenmehl verfolgten Gang der Rechnung sind an Stickstoff im Weizenmehl überhaupt 1,81% enthalten. Nach Abzug von 22% dieser Stickstoffmenge verblieben als Eiweißstickstoff 1,41% Stickstoff für Eiweiß, d. h. 8% Eiweiß. 1 kg Weizenmehl enthält daher 80 g Eiweiß, 21 g Fett, 740 g Kohlehydrate.

Die Zusammensetzung der Brote hängt von jener der zum Backen verwendeten Mehle, der Menge des zum Einteigen verwendeten Wassers und von den Verlusten ab, die die Laibe beim Backen erleiden. Die Zusammensetzung der Backmehle sei die vorstehend entwickelte, das zum Einteigen verwendete Wasser sei einmal auf 100 Teile Mehl, 30 Teile Wasser, das andere Mal 40 Teile Wasser [5]). Der Verlust beim Backen betrage [6]) im Gewicht überhaupt durchschnittlich 8%. Der Verlust treffe den Wassergehalt mit 6,4%, die Trockensubstanz mit 1,6%.

Zu diesem Verlust trägt die Hälfte des Fettgehaltes bei, der Rest trifft die Kohlehydrate und die Stickstoffsubstanz, die nicht Eiweiß ist. Nach Ausführung der nötigen Rechnungen findet man, daß, im Mittel der beiden Möglichkeiten für Wasserzusatz, die Annahme wahrscheinlich wird, es enthalte 1 kg Roggenbrot 49 g Eiweiß,

---

[1]) Atwater, a. a. O.

[2]) Veröffentl. a. d. Geb. d. Milit.-Sanitätswesens, 1897, 12. Heft, und Balland, Compt. rend. 1896.

[3]) Ritthausen, Die Getreidekörner der Getreideart. Bonn 1872.

[4]) Österr. Zeitschr. f. Zuckerindustrie, 1890. S. 163,

[5]) Bersch, Die Brotbereitung. Wien 1895.

[6]) U. S. Dep. of Agr. Bull. 67, S. 32 ff.

5 g Fett, 620 g Kohlehydrate. 1 kg Weizenbrot hingegen zeigt, ebenso im Durchschnitt der beiden Möglichkeiten, 62 g Eiweiß, 8 g Fett, 570 g Kohlehydrate.

Wird nun Graubrot gebacken, so wird zu ihm an Mehl meistens $^1/_3$ Weizenmehl und $^2/_3$ Roggenmehl verwendet. Die Mehlmischung enthält dann: 6,8% Eiweiß, 1,4% Fett, 77,9% Kohlehydrate.

Auch hier sollen 100 Teile Mehl 130 Teile Brot geben, dann enthält 1 kg Graubrot 52,3 g Eiweiß, 5 g Fett, 590 g Kohlehydrate.

Die Brotanalyse scheint nun von unseren Nahrungsmittel-Chemikern wenig geübt zu werden [1]). Sie sollte aber ganz besonders im Vordergrund ihrer Bemühungen darum stehen, weil Brot auch heute noch mit das Rückgrat unserer Ernährung, unserer Volksernährung bildet. Wie weit die analytischen Arbeiten unsere rechnerischen Annahmen bestätigen werden, ist nicht zu sagen. Sie sind ein Nothilfsmittel mangels sonstiger sicherer Unterlagen.

Als letztes hier zu erwähnendes Nahrungsmittel betrachten wir die Verteilung der Nährstoffe in der Kartoffel. Diese Frucht ist ein Lagergut. Beim Lagern erleidet sie nicht unerhebliche Veränderungen. Die Kartoffel erfährt einen Verlust an Gewicht. Sie verliert an ihrem Wassergehalt, an ihrer festen Substanz. Die Höhe der Verluste hängt ab von der Natur des Aufbewahrungsortes; nach dessen Beschaffenheit fallen die Verluste ganz verschieden aus. Diese Verluste können hier keine Berücksichtigung finden.

Die zweifache Art der Bereitung der Kartoffel jedoch zu Speise verlangt eine zweifache Rechnung. Werden Kartoffeln mit der Schale gekocht und diese, wie üblich, vor dem Genusse entfernt, so beträgt damit der Verlust etwa 1% des Gewichtes. Kartoffeln enthalten nun in Prozent [2]):

Wasser	Nh-Substanz	Fett	Kohlehydrate	Asche
74,93	1,99	0,15	21,84	1,09

Da nun nach Keller [3]) der Eiweißstickstoff 53,4% des gesamten

[1]) Lichtenfelt, Volksernährung und Teuerung. Stuttgart, Kohlhammer, 1912. Vgl. die von Richard Lorenz, Die physikalische Chemie des Brotes (in: Die Umschau, 28. Juni 1913, Nr. 27 S. 579) besprochenen Untersuchungen von I. F. Katz (Amsterdam). (Während des Druckes erschienen.)

[2]) König, Chem. d. m. Nahr. u. Genußm. 1903, I, S. 713.

[3]) Ldw. Jahrb. 1879, 8, I 243.

Stickstoffes ausmacht, so sind als vorhanden zu betrachten: 1,06% Eiweiß. In einem Kilogramm derartiger, nur von der Schale befreiter Kartoffeln befinden sich daher in Gramm: 10,6 Eiweiß, 1,6 Fett, 216,2 Kohlehydrate.

Wird die Kartoffel jedoch geschält, wie in den meisten Fällen, leider, so nehmen wir mit dem Schiffsverpflegungsreglement der Kaiserlich Deutschen Marine 22,5% als dabei entstehenden Verlust an. 1 kg Kartoffeln enthält dementsprechend, in Gramm, 8,2 Eiweiß, 1,2 Fett, 169,3 Kohlehydrate.

Im weiteren Verfolg der Nutzung der Nahrung wird von der verzehrten Speise ein gewisser Teil als nicht ausnutzbar oder nicht nutzbar vom Körper ausgeschieden. Dieser Anteil erscheint im Kot. Die Höhe des Verlustes, den die aufgenommenen Nährstoffe dadurch erleiden, hängt von der Art und Bereitung der Nahrungsmittel, von dem ernährten Individuum ab. Die Beobachtung hat gelehrt, daß dieser Anteil um so höher ausfällt, je mehr pflanzliche Nahrungsmittel verzehrt werden. Immerhin aber läßt sich im Durchschnitt der Beobachtung an Personen, die von Gemischen beider Nahrungsmittelarten lebten, eine gewisse Gleichmäßigkeit in der Ausnutzung nicht verkennen. So fand Meinert[1]), daß von den stickstoffhaltigen Stoffen 84,13%, Slosse und Waxweiler[2]), daß 88,8% davon ausgenutzt wurden. Für Fett betrug der Unterschied der Ausnutzung 7%, um die die Personen in Belgien es besser verwerteten als Meinerts Gefangene. Die Ausnutzung der Kohlehydrate war in beiden Versuchsreihen gleichmäßig und betrug 95%. Die von den Belgiern beobachteten Personen gleichen darum in ihren Ernährungsverhältnissen denen der Allgemeinheit, weil ihre Kost eine freigewählte war. Die in Belgien beobachtete Ausnutzung ist darum von mir benutzt worden, um von den Nahrungsmitteln ferner den Teil zu ermitteln, der wirklich dem Körper als verdaut zukommt. Sodann wurde durch Multiplikation der verbleibenden Nährstoffe mit den ihnen je zukommenden Wärmewerten der Reinwärmewert des Nahrungsmittels durch Addition dieser Produkte gefunden. Die Resultate dieser Vornahmen in bezug auf den Gehalt an verdaulichem Eiweiß

[1]) Meinert, Die Massenernährung. Dresden o. J.

[2]) Slosse et Waxweiler, l. c., nach S. 119.

in jedem Nahrungsmittel und den Reinwärmewert des Nahrungsmittels, beide Angaben für das eingekaufte Kilogramm, zeigt endlich die folgende vergleichende Zusammenstellung über den Gehalt je eines Kilogramms der nachstehend bezeichneten Nahrungsmittel an: verdaulichem Eiweiß, in Gramm, gebrochene Linie; an Reinwärme Wert, in ein Zehntel des wahren Wertes, gerade Linien.

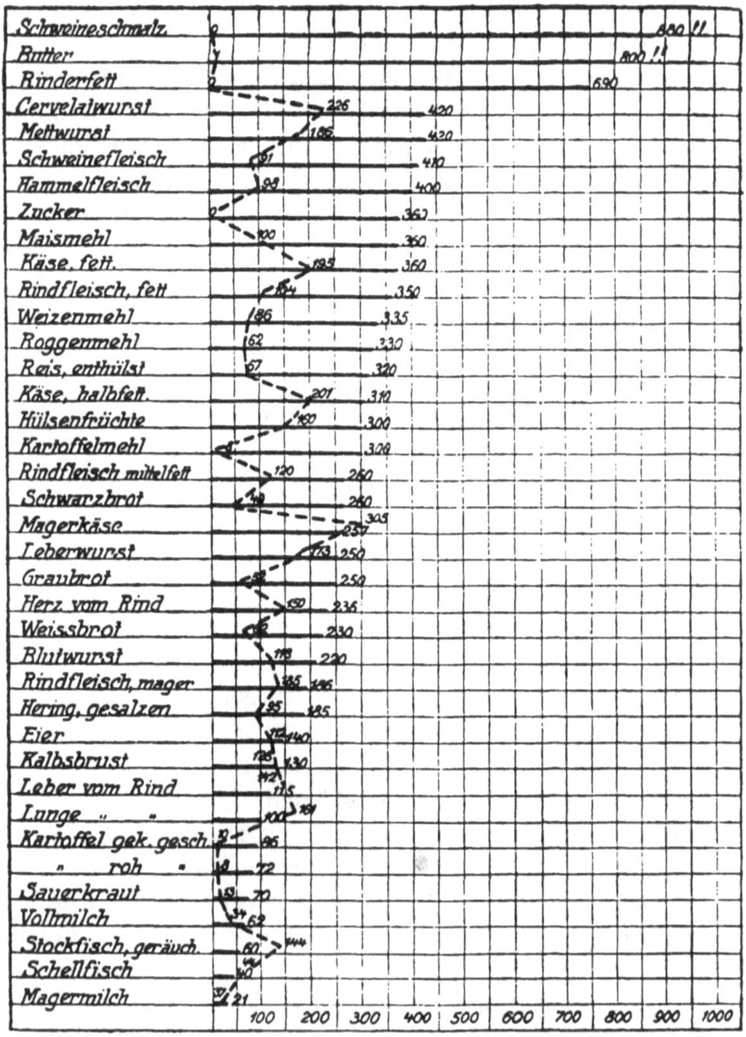

Von der Physiologie ist der Vorgang der Ernährung in ausgedehntem Maße zum Gegenstand der Ergründung gemacht worden. In der Medicina statica[1]) scheint der erste Versuch niedergelegt, durch den man sich über den Verbleib der dem menschlichen Körper einverleibten Nahrung in allgemeiner Weise zu unterrichten versuchte. Hierbei ging man so vor, daß man den Körper, die verzehrte Nahrung und die den Körper verlassenden festen und flüssigen Ausscheidungen der Wägung unterzog. Es konnten hierbei die mit der Atemluft vom menschlichen Körper ausgehenden Ausscheidungen gleicher Beobachtung nicht unterzogen werden. Sie waren damals unwägbar, mochten auch als Produkte, die nur die Atmung betrafen, als außer jedem Zusammenhang mit der Ernährung stehend erachtet werden. Erst nach der Entdeckung des Sauerstoffes, nach der Beobachtung, daß er in der eingeatmeten Luft enthalten sei, erst nach Lieferung des Beweises, daß er in Verbindung mit Kohlenstoff als Kohlensäure den Körper wieder verlasse, konnte Lavoisier[2]) den Vorgang der Ernährung dadurch besser verstehen lehren, daß er ihn dem einer Verbrennung von Holz oder Kohle verglich. Damit ergab sich die Notwendigkeit, die Mengen des eingeatmeten Sauerstoffes, die der ausgeatmeten Kohlensäure in den Bereich der Ermittlungen zu ziehen. Dies geschah in mehr und mehr sich vervollkommender Art durch Lehmann, 1839, Liebig, 1840, Barral, 1847/48, Boussingault, 1839/44, Reignault et Reisset, 1856. Erst mit Pettenkofer, der einen Apparat ersann, der in der Sicherheit der Versuchsresultate die von seinen Vorgängern benutzten Apparate übertraf, beginnt, besonders mit Ranke, 1860, Voit und Pettenkofer die Methode der Versuchsanordnung sich zu festigen. Verglich man so Art und Menge aller vom Organismus eingenommenen, ihm zugeführten Elemente mit denen, die in seinen Ausscheidungen nachzuweisen waren, so war es möglich, eine Stoffwechselgleichung festzulegen. Die zur Ermittlung des Stoffwechsels angestellten Versuche ergaben, daß die Produkte der Lebenstätigkeit sich im Harn, der ausgeatmeten Luft und in den Ausdünstungen der Haut wiederfanden. Im Harn fanden sich neben Wasser und Salzen Stickstoffver-

[1]) Leipzig, 1614.

[2]) Mém. d. l'Acad. d. science, 1789, S. 15.

bindungen. In der ausgeatmeten Luft war es neben Wasserdampf hauptsächlich Kohlensäure, die ausgeschieden wurde. Die gleiche Verbindung von Elementen zeigten die Ausdünstungen der Haut. Alles nicht vom Organismus verwendbare Material aus Nahrungsmitteln fand sich im Kot. Die im Harn gefundenen Elemente hatte man als Ausdruck des Stoffwechsels ganz besonders zu betrachten. Der Harn, das Sekret der Nieren, enthält, aus dem Blut geschöpft, alle die Teile des Organismus, die sich im Lebensprozeß als nicht mehr *tauglich zur Verbrennung* erweisen. Die Endprodukte des im Körper sich abspielenden Stoffwechsels sind im Harn vereinigt. Es zeigte sich im allgemeinen, daß der lebende Körper so viel Material in den verwerteten Nahrungsmitteln zuführt, als er auf allen Wegen zusammen ausführt. Diesen Zustand bezeichnete man als Gleichgewicht des Stoffwechsels. War man auch darüber einig, daß Alter, Geschlecht und die vom Individuum aufgewiesene Konstitution, als Ausdruck seiner Abstammung und seines Vorlebens, den Stoffwechsel beeinflussen, so konnte, auf Grund mancherlei abweichender Ergebnisse der verschiedenen Stoffwechselversuche, diesen verschiedene Deutung widerfahren. So viel geht jetzt aus den die bedeutendsten Physiologen ihrer Zeit beschäftigenden Diskussionen allgemein hervor, daß die Resultate ihrer Forschungen, weil sie auf verschiedene, chemisch und technisch sich vervollkommnende Weise gewonnen wurden, ungleichwertige und daher nicht durchaus vergleichbare Ergebnisse liefern mußten. Alle diese Versuche oder auf genau ermitteltem Verbrauch an Nahrungsmitteln und Nährstoffen sich gründenden Rechnungen liefen daraufhin aus, die Menge dessen an Nährstoffen in der täglichen Nahrung zu ermitteln, was ein erwachsener Mann benötigte. Dieses Maß erhielt die Bezeichnung K o s t m a ß. Diese verschiedenen Kostmaße wurden von R u b n e r[1]) zusammengestellt. Zur Erleichterung ihrer Beurteilung wurden die dabei als verschieden beobachteten Nährstoffmengen von ihm auf einheitliche Wertbezeichnung gebracht. Er führte zu diesem Zweck den neuen Gedanken der Berechnung des Wärmewertes der Nährstoffe und damit der Nahrung ein. Verfolgt man in Rubners Zusammen-

---

[1]) Rubner, Zeitschr. f. Biol. 1885, 21. Bd.

stellung die einzelnen Anforderungen an die Nährstoffmengen, so beträgt das Minimum an stickstoffhaltigen Stoffen (Liebig) 112 g täglich, das Maximum (Playfair, angestrengte Arbeit) 184 g. Es zeigt sich also ein Unterschied von 64% in der Forderung für diese Nährstoffgruppe. An Fett verlangen Voit (Arbeiter, ruhend) und Playfair (starke und angestrengte Arbeit) gleichmäßig 71—72 g. Liebig setzte für oberbayerische Holzknechte den Höchstverbrauch an Fett mit 309 g täglich an; sie verbrauchten nahezu fünfmal so viel Fett als die angegebene Minimalforderung zeigt. Für Arbeiter ist Voits Forderung in bezug auf Kohlehydrate mit 352 g in der täglichen Nahrung die niedrigste. Die höchste beobachtete Ziffer, die von Ohlmüller (türkische Bauernknechte), beträgt 968 g. Dieses Maximum liegt also ungefähr dreimal so hoch als das Minimum. Der Verbrauch an Wärmewerten der Nahrung steigt vom ruhenden Arbeiter Voits bis zu den Holzknechten Liebigs nahezu um das Zweieinhalbfache. Diese Gegenüberstellung läßt daher nur erkennen, daß unter Umständen das Nahrungsbedürfnis stark anwächst, daß es, entsprechend dem Wechsel dieser Umstände, verschieden erfüllbare Befriedigung sucht. Den Grund für dieses Anwachsen zeigt gleichfalls die Gegenüberstellung. Der ruhende Arbeiter Voits, die sehr stark arbeitenden Holzknechte Liebigs sind das Anfangs- und das Endglied in der ansteigend nach dem Verbrauch an Wärmewerten angeordneten Reihe. Die geleistete körperliche Arbeit ist das die Anforderung an Wärmewerten beeinflussende Moment. Nach dieser Zusammenstellung kann sich die Mehrforderung an Nährstoffen indessen auch nur auf Fett und Kohlehydrate, nicht auf Eiweiß beziehen, denn der ruhende Arbeiter Voits und die tätigen Holzknechte Liebigs verbrauchen gleichviel Eiweiß. Dieser Umstand mußte auffallen. Scheint er doch anzudeuten, daß der Bedarf an Eiweiß für einen Mann ein gleichmäßiger ist; der Verbrauch an Eiweiß erscheint damit, unabhängig von der körperlichen Leistung, seine eigenen ihm vorgeschriebenen Wege zu gehen. Andererseits liegen eine Reihe von Beobachtungen vor, die ein Anschwellen der Eiweißration bei verstärkter Arbeitsleistung erkennen lassen. Sie betreffen Männer, von denen für begrenzte Zeit oder auf die Dauer ein Maß an körperlicher Arbeit verlangt wird, das über die gewöhnliche Arbeitsleistung hinausgeht. Eine für begrenzte Zeit geforderte hohe Arbeitsleistung liegt namentlich dann vor, wenn der Körper einer methodischen Vorbereitung zum Wettbewerb in sportlichen Leistungen unterworfen wird.

Während des Jahres 1898 sind in den Vereinigten Staaten von Nordamerika an den Bootsmannschaften der Universitäten Harvard und Yale hierher gehörige Beobachtungen gemacht worden[1]), die wir für unseren vorliegenden Zweck benutzen wollen. Diese Untersuchung berücksichtigt nur das Körpergewicht der rudernden Mannschaften und die von ihnen verbrauchten Nahrungsmittel, ermittelt deren Nährstoffe und deren Wärmewert und gibt die Zeit an, in welcher dieser Verbrauch sich abspielte. Im Anschlusse an diese Angaben sind unsere nachstehenden Berechnungen vorgenommen. Geordnet, ansteigend nach dem Wärmewert der verzehrten Nährstoffe, ergibt sich für den Mann und Tag ein Verbrauch von:

	Wärme-Werte[2])	Eiweiß (Gramm)	Fett (Gramm)	Kohlehydrate (Gramm)
Harvard-Junioren-Mannsch. in Gales Ferry	3675	135	152	416
Yale Univ.-Mannschaft in New Haven	3705	145	170	375
Yale Univ.-Mannschaft in Gales Ferry	4070	171	171	434
Harvard Univ.-Mannschaft in Gales Ferry	4075	160	170	448
Harvard Univ.-Mannschaft in Cambridge	4130	162	175	449
Harvard-Junioren in Cambridge........	4620	153	223	468

Um einen Vergleich zu ermöglichen, beziehen wir diese Angaben auf 1 kg Körpergewicht. Wir erhalten dann:

	Durchschnittl. Körpergewicht kg	W. W.	Eiweiß (Gramm)	Fett (Gramm)	Kohlehydrate (Gramm)
Harvard-Junioren in Gales Ferry	71,6	51,3	1,9	2.1	5,7
Yale in New Haven............	76,5	48,4	1,9	2.2	4.9
Yale in Gales Ferry............	76,5	53,2	2,23	2.23	5,7
Harvard in Gales Ferry	72,2	56,4	2,2	2,35	6,2
Harvard in Cambridge..........	72,5	57	2,23	2,41	6,2
Harvard-Junioren in Cambridge .	69,25	66,7	2,21	3.22	6,76
Durchschnitt für 1 kg	—	55,5	2,11	2,42	5,91

[1]) W. O. Atwater and A. P. Bryant, Dietary Studies of University Boat Crews, Washington, 1900.

[2]) W. W. in nachstehendem = Wärme-Wert. R. W. W. = Rein-W.-W. (= W. W. nach Abzug des Unverdaulichen).

Man sieht, die Ernährung, auf die Gewichtseinheit des Körpers bezogen, scheint oberflächlich eine außerordentlich gleichmäßige. Die Differenz zwischen Minimum und Maximum ist jedoch eine relativ sehr große; sie beträgt in Prozenten:

für W. W.	Eiweiß	Fett	Kohlehydrate
37,8	17,4	53,3	38,8

Die Mannschaften, deren Verbrauch sich unter diesem Mittel bewegt, liefern folgende Durchschnittszahlen:

W. W.	Eiweiß	Fett Gramm	Kohlehydrate
50,9	1,9	2,82	5,4

Die Mannschaften, deren Verbrauch sich über dem Mittel bewegt:

W. W.	Eiweiß	Fett Gramm	Kohlehydrate
60	2,2	3,22	6,39

Es ergibt der Vergleich einen durchschnittlichen Mehrverbrauch in Prozenten:

W. W.	Eiweiß	Fett Gramm	Kohlehydrate
18	17	14,2	18,3

Die Steigerung im Nährstoffbedarf ist daher eine gleichmäßige, sie betrifft alle Nährstoffe.

Dieses Resultat kann zunächst nicht überraschen, denn es ist klar, daß ein jugendlicher Körper, von dem große Arbeitsleistung verlangt wird, bei dem z. B. der täglich sich wiederholende Gewichtsverlust an Wasser, der bis zum nächsten Tage wieder ersetzt wird, rund 1—1½ kg pro Person und Tag ausmacht, durch allgemein verstärkte Nahrungszufuhr dem erhöhten Bedarf gerecht zu werden versuchen wird. Es ist jedoch möglich, die Zahlen so zusammenzustellen, daß sie einen tieferen Einblick in die Vorgänge gewähren. Wir meinen damit, daß man erstlich die Bootsmannschaften überhaupt nach den beiden in Frage kommenden Universitäten zu trennen vermag. Es ergibt sich dann folgender Verbrauch für 1 kg Körpergewicht und den Tag:

	W. W.	Eiweiß	Fett	Kohlehydrate
		Gramm		
Yale	50.8	2.07	2.22	5.31
Harvard	55.7	2.06	2.38	6.01
Das ist eine Differenz in Prozenten von	9.6	±0.0	+ 7.2	+ 15

Also auch hier drückt sich in bezug auf den Eiweißbedarf kein Unterschied aus, im Gegenteil auch hier wird er gleichmäßig befriedigt, Harvard vermehrte den Wärmewert nur mit Fett und Kohlehydraten.

Vergleicht man jedoch zweitens den Verbrauch der Junioren mit dem der Senioren, so findet man, bei einer wie oben erfolgenden Rechnung für das Kilogramm Körpergewicht und den Tag:

	W. W.	Eiweiß	Fett	Kohlehydrate
		Gramm		
Mittel für Junioren	59	2.06	2.66	6.23
Mittel für Senioren	54	2.14	2.30	5.75

Hier zeigt sich ein Abfall bei den Senioren im Verbrauch der Wärmewerte um 10%, der durch eine verminderte Heranziehung von Fett um 16%, von Kohlehydraten um 8,3%, bei einer gleichzeitigen Steigerung des Verbrauches an Eiweiß um 3,9% erzielt wird.

Auf Grund dieses Ergebnisses verstehen wir nun, warum beim Training der Wert einer an Kohlehydraten reichen Nahrung, z. B. von Zucker, in den Vordergrund gerückt wurde, denn in der Periode der Juniorenarbeit, d. h. der der Anforderung an einen an Muskelarbeit nicht gewöhnten Körper, bedarf es eines großen Materials, um die Arbeit mit relativ wenig Zellsubstanz zu leisten. Der Körper tut dies mit Hilfe von Fett und Kohlehydraten. Bei dem Seniorkörper jedoch, dessen Muskelsubstanz schon an Arbeit gewöhnt ist, tritt das Bedürfnis nach Erhaltung dieser Zellsubstanz in dem gesteigerten Eiweißbedarfe deutlicher hervor, einer Zellsubstanz, die nun mit viel weniger Kohlehydraten auskommt, um stärkere Arbeit zu leisten.

Die praktische Schlußfolgerung ist die, daß bei der Forderung gesteigerter Arbeitsleistung in der ersten Zeit mit Vorteil, unter nur geringer Vermehrung der Eiweißgabe, in der Nahrung hauptsächlich Kohlehydrate gereicht werden sollen. Nach Gewöhnung an die Arbeit muß jedoch eine Erhöhung des Eiweißgehaltes der Nahrung im entsprechenden Maße Platz greifen, wenn die Arbeit vom Körper nutzbringend geleistet werden soll.

Außer dem Training für den Rudersport bietet nun für die Frage der Heranziehung der einzelnen Nährstoffe für die körperliche Arbeitsleistung weiteres Interesse der Fußballsport. Wird dieses Spiel nicht als Spiel, sondern wirklich sportsmäßig betrieben, so sind die mit ihm verknüpften Anforderungen an die Muskulatur ganz außerordentliche. Die Situationen im Spiel wechseln rasch. Sie erfordern von den Spielern bald ein Laufen, Springen, Bücken, Abdrängen der Gegner, kurz alle Muskelgruppen des Körpers kommen in eine mehr oder weniger gleichmäßig hohe und abwechselnde Tätigkeit.

Über akademische Vereinigungen, die derartig sich betätigen, football-teams, liegen ebenfalls aus Amerika Veröffentlichungen vor. Sie sind jedoch für uns in dieser Frage weniger ergiebig als die Arbeit über Ruderer, die vorstehend benutzt wurde. Wir erfahren nur, daß der Mann beim Fußballspiel täglich verbrauchte:

	W. W.	Eiweiß	Fett	Kohlehydrate
		Gramm		
Middletown Conn.[1].......	5740	181	292	557
California University[2]....	7885	270	416 ·	710

„Der Verbrauch der Middletown-Leute wurde zu einer Zeit bestimmt, als die Studierenden im Training und in Tätigkeit waren, Ihre Übungen erforderten sehr großen, mitunter sogar außerordentlichen Kraftaufwand. Als jedoch das Ende der dem Fuß-

[1]) Connecticut Exper. Stat. Rep. 123.
[2]) U. S. Dep. of Agr. Bull. Nr. 75, S. 66.

ballspiel günstigen Zeit herannahte, waren die Mitglieder der Meinung, sie hätten wohl früher noch kräftigeren Appetit entwickelt."

California übertrifft mit diesen Verbrauchszahlen für Eiweiß noch die des Athleten Sandow. In Washington beobachteten Langworthy und Beal [1]) bei ihm einen täglichen Verbrauch von:

W. W.	Eiweiß	Fett Gramm	Kohlehydrate
4460	244	151	502

Aus dieser Gegenüberstellung ließe sich ebenfalls ableiten, daß der geübtere Körper Fette und Kohlehydrate vernachlässigt und die Eiweißzufuhr vermehrt. Um nach dieser Richtung, Vermehrung des Eiweißumsatzes bei berufsmäßiger hoher körperlicher Anstrengung, die Beobachtungen zu ergänzen, sind von mir [2]) an zwei Athleten Bestimmungen des Stickstoffes im Harn vorgenommen worden.

Es ergab sich für den Athleten Maxime Bellot, daß er, gemessen an den in der täglichen Gesamtharnmenge auffindbaren Stickstoff, in der ersten Beobachtungsperiode von sechs Tagen täglich durchschnittlich 212 g Eiweiß verbrauchte. Der Unterschied des Mindestverbrauches, 204 g, und des Höchstverbrauches, 218 g, war unbeträchtlich.

Diese Versuchsperson legte in ihrer Nahrung den Hauptwert auf Fleischeiweiß. Nach ihren Aufzeichnungen waren in der Nahrung nur rund 23 g pflanzlichen Eiweißes als verzehrt anzusehen. Es wurde daher der Vorschlag gemacht und von Bellot ausgeführt, die Menge des verzehrten vegetabilischen Eiweißes zu erhöhen; dies erfolgte bis zu einer Menge von durchschnittlich 34 g täglich. Außerdem sollte die verzehrte Fleischportion vermindert und dafür 45 g eines Eiweißpräparates täglich genommen werden. Auch in dieser, gleichfalls auf sechs Tage ausgedehnten Periode der Beobachtung betrug die Menge verbrauchten Eiweißes, auf gleiche Weise ermittelt, täglich im Durchschnitt 209 g, war also

[1]) U. S. Dep. of Agric. Exp. Stat. Bull. Nr. 28.
[2]) Pflüger, Arch. d. ges. Physiologie, Bd. 98.

praktisch der für die erste Periode ermittelten gleich. Der Umsatz verlief in dieser Periode ungleichmäßiger wie in der ersten. An diesem Umstande trägt die veränderte Form der Zufuhr wohl die Schuld. Denn nach zwei Tagen der Gewöhnung setzte der gleich hohe Verbrauch wieder ein, noch einmal fiel er etwas, aber weniger, um sich dann gleichmäßiger zu gestalten.

Vergleicht man dieses Ergebnis mit der mitgeteilten Beobachtung über Sandow, so liegt darin durchaus keine Überraschung. Vielmehr scheint es die Regel zu sein, daß Athleten sehr viel Eiweiß in der Nahrung verbrauchen. Um dies zu erlangen, verzehren sie hauptsächlich Fleisch.

Immerhin schien es ratsam, das Ergebnis dieser von den sonst ermittelten Verbrauchsziffern so abweichenden Beobachtungen durch weitere Ermittlungen zu prüfen. Daher wurde der Athlet Eberle veranlaßt, gleichfalls seine tägliche Harnmenge zu sammeln. Er tat dies, allerdings in einer Zeit verhältnismäßiger Ruhe gegenüber der sonst geleisteten starken Arbeit. Bei Eberle wurden ermittelt, auf gleiche Weise wie bei Bellot verfahrend, daß er, im Durchschnitt von neun Tagen, täglich 178 g Eiweiß verbrauchte.

Wenngleich bei Eberle also der Durchschnitt um rund 30 g Eiweiß niedriger ausfällt wie bei Bellot, so wies auch Eberle Tage sehr hohen Eiweißumsatzes auf; am neunten Tage übertraf Eberle Bellot hierin sogar um 20 g. Das Schwanken im Umsatz Eberles war durch seine unregelmäßige Lebensweise, unter anderem durch seinen hohen Biergenuß und die dadurch hervorgerufene hohe Harnmenge, erklärlich. Diese Schwankungen sind beträchtlich, das Minimum des Eiweißumsatzes beträgt nur 47,5% des Maximums. Jedenfalls wären weitere Bestimmungen über den Eiweißumsatz von Athleten nur dann von Wert, wenn sie über noch längere Zeit hinaus erfolgen könnten. Zu dieser Art des Vorgehens bieten diese Versuchspersonen, infolge ihrer Lebensart, jedoch große Schwierigkeiten dar. Es würde bei Athleten der Vergleich des Wertes ihres Stickstoffumsatzes, in Zeiten der Ruhe und der Arbeit bestimmt, am ehesten Bestätigung des Pflügerschen Satzes finden lassen, daß Eiweiß allein die Quelle der Muskelkraft ist bzw. sein kann [1]).

[1]) Pflügers Archiv, Bd. 51.

Das Angeführte läßt sich so zusammenfassen, daß eine das Maß des Gewöhnlichen übersteigende dauernde Körperarbeit als Ersatz für verbrauchtes Eiweißmaterial hohe Eiweißzufuhr erheischt. Das Erfordernis wird zwischen 2—3 g Eiweiß pro Kilogramm Körpergewicht schwanken.

Jedenfalls aber bestätigen unsere rechnerischen Ermittlungen und Beobachtungen den Pflügerschen Satz [1]), „daß die gesteigerte Eiweißzersetzung mit gesteigerter Lebensfähigkeit verknüpft ist, welche im Kampfe um das Dasein den Sieg verbürgt".

Eine andere Deutung ist dem Umstande nicht zu geben, daß Menschen, von denen höchste Kraftleistung erwartet wird, sei dies in Sport oder im Beruf, diesen Nährstoff in geschilderter Weise in ihrer Nahrung betonen. Diese Betonung des Eiweißes in der Nahrung kann aber auch als Ausnahme der Regel aufgefaßt werden. Man kann der Meinung sein, daß die hohe verlangte Kraftleistung bei den vorstehend betrachteten Klassen von Menschen ganz außerhalb der Norm liege, daher auch ganz abnorme Verbrauchszahlen an Eiweiß hervorrufe. Bei normaler arbeitenden Menschen müsse das Prinzip der Vermehrung des Eiweißverbrauches durch Arbeit, in dem Umsatz gemessen, nicht notwendig zur Geltung kommen. Es muß daher gezeigt werden, daß selbst bei niedrigeren Eiweißgaben der Körper diesen Nährstoff in besonderer Weise zur Nutzung heranzieht und verwertet. Ehe dies jedoch erfolgen kann, wollen wir versuchen zu zeigen, daß der Körper eine eigenartige Vorliebe für die Bewertung von Eiweiß auszudrücken scheint. Der allgemeineren Betrachtung möge dann die von Sonderfällen folgen.

Die Verwertung des Eiweißes der Nahrung setzt nach unserer bisherigen Kenntnis der einschlägigen Verhältnisse drei Dinge voraus. Erstens die Aufnahme, zweitens die Ausnutzung und drittens die Ausscheidung im Kot.

Die Aufnahme kann verschieden sein in bezug auf die Art und Menge der in der Nahrung vorhandenen Eiweißkörper; die Häufigkeit der Mahlzeiten, also die Zeit in ihrer Beziehung zur Aufnahme, mag einen Einfluß bei der Verwertung geltend machen. Was jedoch für die Ausnutzung außer der eben berührten Aufnahme von Wert sein kann, ist der Bestand an Körpereiweiß im

[1]) Ebenda, Bd. 51.

Organismus und seine Leistung. Die Ausscheidung aber hängt jedenfalls sowohl von der Aufnahme als der Ausnutzung ab.

Diesen Umständen scheint in der Lehre von der Ausnutzung nicht überall Rechnung getragen zu sein. Die die Ausnutzung betreffenden Versuche lassen nach Anlage und Kautelen eigentlich nur ein chemisches Resultat erkennen. Das Mehr oder Weniger an ausgeschiedenem Eiweiß, aus chemisch bestimmtem Stickstoff berechnet, ist das für die Beurteilung der Versuchsergebnisse Entscheidende; seine erste Voraussetzung ist meistens das bei der Versuchsperson vorhandene Stickstoffgleichgewicht. Durch diesen Umstand verschiebt sich aber der Wert dieser Versuche nicht unwesentlich. Das genaue Stickstoffgleichgewicht muß künstlich erzeugt werden. Es wird selten bei freier Kostwahl angetroffen, die Bedingungen der Ernährung scheinen daher von vornherein geändert und den allgemeinen weniger angepaßt zu sein. Es soll nachstehend versucht werden, die wie oben aufgefaßte Verwertung zu verfolgen. Es ist anerkannt, daß es für jeden Körper eine untere Grenze des Eiweißumsatzes gibt. Sei die Bezeichnung für ihn Erhaltungs- oder Schwellenwert, so bezeichnet er das Minimum an Eiweiß, dessen der Körper zur Erhaltung seiner selbst bedarf. Absolut wird dieser Wert pro Kilogramm eines jeden Organismus verschieden sein, da er von der Masse des in ihm vorhandenen Eiweißes abhängt. Relativ wird er gleich 1 sein. Beim Fallen unter diesen Wert tritt eine Abgabe an vorhandenem Körpereiweiß ein. Um ihn wachsen zu lassen, bedarf es eines Anwachsens von Eiweiß in der Nahrung; wenn andererseits das Eiweiß in der Nahrung anschwillt, wächst auch das für das Kilogramm des Köpergewichtes Ausgenutzte. Da der Wert ein je nach der Eiweißmenge in 1 kg Körpersubstanz wechselnder sein muß, so können nur Anhaltspunkte dafür gegeben werden, wie hoch er sein kann, keine absolut und immer gültige Zahl. Noorden setzt den Erhaltungswert an Eiweiß für Menschen gleich 0,6 g für 1 kg Körpergewicht. Für andere Organismen, Rinder und Schafe z. B. wurde er von Henneberg und Stohmann sowie Wolff zu 0,6, 1, 1,1, 1,17 gefunden, im Durchschnitt zu 1,1. Relativer und absoluter Wert fielen also nahezu zusammen.

Da nun die Ausnutzung ja nur einen Teil des Umsatzes erfaßt

oder erfassen kann, da der Umsatz von Eiweiß vom Körper abgegebenes oder von ihm zurückbehaltenes Eiweiß betreffen kann, liegt es nahe zu untersuchen, ob nicht der Körper das Bestreben hat, ihm gereichte Eiweißmengen so auszunutzen, daß zwischen Eiweiß in der Aufnahme, der Ausnutzung und im Kot sich bestimmte Beziehungen zeigen.

Man ist, von der Auffassung der rein chemisch feststellbaren Erkenntnisse der Verwertung ausgehend, weiter gegangen und hat die immerhin einseitigen Zahlen bei Berechnungen der Ausnutzbarkeit des Eiweißes so zugrunde gelegt, daß man von dem Gesamteiweiß der Nahrung die entsprechenden Prozentsätze abzog und das verbleibende als das verdauliche oder ausnutzbare Eiweiß ansah.

Stellt man die für die einzelnen Nahrungsmittel und die für die Ausnutzung von Eiweiß gefundenen Zahlen zusammen —eine Arbeit, der sich mit außerordentlicehn Fleiß Atwater [1]) unterzogen hat — und berechnet auf Grund dieser Angaben einige Mittelwerte, um den Überblick nicht zu erschweren, so findet man für

Nr. von Atwaters Zusammenstellung	Autor	Stickstoff. ungenutzt in Prozenten
	Rindfleisch	
129	Rubner	2,7
155/160	Solutzew	7,9
	für Hammelfleisch	
149/154	Solutzew	7,8
	für Milch	
25/27	Rubner	7,1
28/29	Pfaffmann	11,11
30/43	Slatkowsky	4,7
55/78	Rudenko	13,3
83, 86, 89, 92 u. 95	Markow	5,4
97	Praußnitz	8,3

[1]) Atwater, Metabolism Experiments, U. S. Dep. of Agr. Bull. 45, Washington, 1898.

Diese Zahlen gelten für Erwachsene und bei alleiniger Aufnahme des genannten Nahrungsmittels. Man ist dabei überrascht, daß sie variieren: Rindfleisch um das 2,9 fache, Milch um das 2,8 fache.

Wieweit hiermit, und ob nach unten und oben die Grenzen ihres Verhaltens in der uns hier beschäftigenden Hinsicht gegeben, bleibe unentschieden. Das Faktum allein sei konstatiert. Es ist also nicht mehr angängig, auf Grund der einen oder anderen Zahl die Resorbierbarkeit des Eiweißes in einem Nahrungsmittel festzulegen. Vielmehr muß zugegeben werden, daß diese Zahlen viel zu sehr variieren, als daß man überhaupt sie noch zur Grundlage von Vergleichen benutzen könnte. Außerdem läßt sich nun theoretisch gegen diese Auffassung ein Bedenken erheben, das ein fundamentales zu sein scheint.

Wenn es, wie allgemein anerkannt, richtig ist, daß der Körper nach einiger Zeit mit jeder ihm gereichten Stickstoffmenge sich in das Gleichgewicht setzt, so muß zwischen zugeführtem, ausgenutztem und im Kot ausgeschiedenem Eiweiß ein im Anwachsen gleiches Verhältnis bestehen; wäre z. B. die gereichte Eiweißmenge: einmal 100, die Ausnutzung 95, die Ausscheidung 5 und bei gleicher Art von Nahrungsmittel sodann 125, 118,75, 6,25, so verhalten sie sich wie 1 : 1,25 in Aufnahme, Ausnutzung und Abscheidung.

Schon früher wurde gezeigt [1]), wie bei der gleichen Versuchsperson [2]), der gleichartige Nahrung in verschiedener Menge zur Verfügung stand, die prozentische Menge des den Darm verlassenden Stickstoffs bzw. Eiweißes für die Rechnung durchaus wechselt.

Die entsprechende Tabelle sei hier wieder angeführt, versehen mit zwei weiteren Spalten, in denen Verhältniszahlen eingetragen sind. Spalte 4 zeigt an, um wievielmal mehr Stickstoff genutzt wurde, das Minimum = 1 gesetzt. Spalte 5 zeigt das gleiche für den nicht genutzten Stickstoff.

---

[1]) Berl. klin. Wochenschr. 1899, Nr. 42.

[2]) Bleibtreu u. Wendelstadt, Deutsche med. Wochenschr., 1895.

1	2	3	4	5
Tag	Stickstoff-Zufuhr in Gramm	Unverdauter Stickstoff in Prozent der Zufuhr	Verhältniszahlen für Stickstoff in Einfuhr	Ausscheidung
3.	17.71	3.6	1,01	3
6.	17.85	10.4	1.01	2.6
10.	17.85	9.2	1.00	2.6
7.	17.78	9.5	1.00	3.1
8.	17.78	11.0	1.00	3.3
11.	17.78	11.7	1.11	1.1
12.	19.63	4.1	1.11	3
13.	19.63	10.2	1.10	3.1
14.	19.60	11.3	1.10	1.9
15.	19.60	6.7	1.10	2.8
16.	19.60	9.9	—	—

Ein Blick lehrt sofort die außerordentliche Verschiedenheit der Ausnutzung; es bleiben im Maximum gegen das Minimum 3¼ mal mehr unverdaut. Im Durchschnitt wächst die gereichte Eiweißmenge um das 1,05 fache, die im Kot ausgeschiedene um das 2,65 fache.

Es sind nun im Laufe der letzten Jahre, durch die auf den Markt gekommenen Eiweißpräparate veranlaßt, eine Reihe von Versuchen veröffentlicht worden. Es liegen wohl am meisten solche vor, die mit Tropon angestellt wurden.

Stellt man die Resultate nach Spalte 4 und 5 obiger Tabelle so zusammen, daß die geringste gereichte Tropongabe gleich 1 gesetzt wird, die ihr entsprechende Ausnutzung gleichfalls, so ergeben:

Versuche von	Troponstickstoff	Ausgenutzter Stickstoff
Schmilinsky und Kleine	1	1
Plaut	1,46	0,7
Verfasser	1,52	0,91
Strauß	2,03	0,7

Versuche von	Tropon-Stickstoff	Ausgenutzter Stickstoff
Neumann	2,12	1,21
Kaup, Vers. II, vegetabilisches Eiweiß	2,53	0,91
Fröhner und Hoppe	2,67	1,4
Kaup, Vers. II, animalisches Eiweiß	2,69	2,67
Frentzel	2,92	1,43
Kaup, Vers. I, 2	3,07	1,31
„ „ I, 3	3,09	2,00
„ „ I, 1	3,10	3,4

Im Durchschnitt ergibt sich ein Anwachsen der Aufnahme von Stickstoff um das 2,47 fache, ein Anwachsen des Unverdauten um das 1,39 fache.

Wir haben demnach zwei Reihen vor uns, die geradezu das Entgegengesetzte aussagen. In der einen sehen wir im Durchschnitt die Unverdaulichkeitsziffer um das 2,5 fache wachsen, in der anderen um das 1,8 fache abnehmen. Man kann entgegenhalten, daß die eine Reihe die Ergebnisse an nur einer Person, die zweite die an verschiedenen vereinigt aufweist und nur einen Teil ihrer Stickstoffaufnahme betrifft. Sicher sind dies nicht zu unterschätzende Einwände. Um sie zu entkräften, wollen wir lange Reihen von Beobachtungen, an einer Person gemacht, betrachten und sehen, welche Schlußfolgerungen sich darbieten.

Das Material bietet Meinert [1]). Hier sind Eiweißgehalt der Nahrung und Eiweißgehalt im Kot bestimmt. Die Differenz beider ergibt die Ausnutzung.

Überall setzen wir die der Versuchspersonen gereichte geringste Eiweißmenge = 1, die diesem Tag entsprechende Ausnutzung der Eiweißmenge im Kot ebenfalls = 1.

Bei einer Versuchsperson [2]) verläuft im Durchschnitt die Ausnutzung von Pflanzeneiweiß völlig im Verhältnis zu der Auf-

[1]) Meinert, Über Massenernährung. Dresden, Hönsch u. Tiesler, o. J.

[2]) Nr. 268, Versuchsperiode I, vegetab. Eiweiß.

nahme und dementsprechend auch die Kotausscheidung im gleichen Verhältnisse. Dieser Fall entspricht also der Anschauung, daß die Ausnutzung eine Funktion des Eiweißes sei.

In der zweiten Versuchsperiode wurde der gleichen Person animalisches Eiweiß in größeren Mengen als in der ersten Periode gereicht. Bei der bisher angenommenen besseren Ausnutzungsmöglichkeit dieses Eiweißes stand zu erwarten, daß die Verhältniszahlen sich ändern. Das Zahlenbild entspricht nicht unseren Erwartungen. Wohl wächst das Verhältnis der Ausnutzung über das der Aufnahme, zugleich wächst aber doch auch das der Ausscheidung mit; es scheint, daß, wenn die Zufuhr über den Bedarf wächst, das Überschießende ausgeschieden wird. Das regulierende Prinzip ist nicht die Form des Eiweißes, es läge im Körper. Einen tieferen Einblick gewährt uns eine andere der Meinertschen Versuchspersonen [1]).

Im Durchschnitt wächst bei ihr die Aufnahme um 1,36, die Ausnutzung um 1,31, die Ausscheidung um 1,66. Sobald aber die physiologische Kostmaßgrenze überschritten wird (19. Februar, 3. März, 22. Februar) nähern sich die Werte wesentlich mehr; sie betragen 1,59, 1,6, 1,48.

Bei der Versuchsperson Nr. 33 jedoch sehen wir zuerst, daß die Ausnutzung stärker anwächst als die Zufuhr. Steigt die Zufuhr von 1 auf 1,34, so steigt die Ausnutzung von 1 auf 1,45. Nach noch weiterem Anstieg der Zufuhr erst gelangen Zufuhr, Ausnutzung und Abscheidung in das ursprüngliche Verhältnis 1 : 1 : 1.

Mit einem Worte: Das Gesetz der Beschaffung möglichst vielen Eiweißes aus der Nahrung, seine möglichst völlige Ausnutzung, ist das Entscheidende; die Ausnutzung des Eiweißes muß aufgefaßt werden als eine Funktion des Körpers, sie hängt von seinem Bedürfnis nach Eiweiß ab. Der Körper führt dieses Gesetz durch, gleichgültig in welcher Form ihm das Eiweiß gereicht wird. Die Ausnutzung übersteigt das Verhältnis der Zufuhr; die Ausscheidung im Kot fällt unter das Verhältnis der Zufuhr. Erst wenn das Bedürfnis des Körpers — die individuelle physiologische Kostmaßgrenze — erreicht ist, stehen Aufnahme, Umsatz und

[1]) Nr. 135, II. Periode.

Ausscheidung im gleichen Verhältnis, ein annäherndes Gleichgewicht ist erreicht.

Nicht in kurzen Versuchsperioden ist dies verfolgbar, nur sehr lange Reihen der Beobachtung machen dies klar. Unsere bisherigen Ausnutzungsversuche, in sich so richtig wie möglich, entscheiden nicht allein über die Eiweißausnutzung. Diese Ausführungen sind, wie alle Schlußfolgerungen aus Stoffwechselversuchen, einem nicht zu unterschätzenden Einwand ausgesetzt. Die Ernährung von Versuchspersonen kann sehr abweichend von der gestaltet sein, die man bei freigewählter Kost antrifft. Es muß daher, wie nachstehend geschehen soll, versucht werden darzulegen, daß auch in der Ernährung der Familien das gleiche Prinzip zu verfolgen ist, daß die Heranziehung von Eiweiß in der Nahrung wachsend betont wird. Zu diesem Behuf verfolgen wir die Ernährung einiger deutscher Weberfamilien zu verschiedenen Zeiten des 19. Jahrhunderts. Die Wirtschaftsrechnung einer Weberfamilie aus den Jahren 1842/46 findet sich in den später von uns eingehender benutzten Werken von Le Play [1]). Diese Familie verfügte über ein tägliches Einkommen von 1,29 Mk. Der Beweis ihrer Zugehörigkeit zu den minderbemittelten Familien ist dadurch weiter erbracht, daß die Ausgabe für Ernährung 69% der Gesamtausgabe der Familie ausmachte. Die Ernährung selbst stellt sich als nahezu vegetabilisch dar, denn im Gesamtgewicht der Nahrung machten Vegetabilien 93% aus. Für die Verbrauchseinheit, d. h. den Verbrauch eines erwachsenen Mannes nach E. Engel (1 E. E.), ein Begriff, der später erklärt werden wird, betrug die tägliche Ausgabe für Nahrung in dieser Familie 22,5 Pf. Nur 45 g Eiweiß erhielt der Mann in den 3167 R. W. W. seiner täglichen Nahrung. Eine Reihe von Weberfamilien aus der Amtshauptmannschaft Zittau hat v. Rechenberg [2]) um 1890 in ihrer Ernährungsweise beschrieben. Um diese 27 Familien in ihrem Tun hierbei besser verfolgen zu können, kann man sie in Gruppen vereinigen. Das Unterscheidende dieser Gruppen sei der für je eine Verbrauchseinheit (E. E.) täglich aufgewendete Preis der Nahrung. So

[1]) Le Play, Ouvr. d. D. M. IV, 83.

[2]) v. Rechenberg, Die Ern. d. Handweber usw. Leipzig, 1890.

bilden sich fünf Gruppen. Wenn der tägliche Preis der Nahrung für 1 E. E.

Gruppe	I	19	Pfg.	beträgt, so	erhält 1 E. E.	47 g	verd.	Eiweiß	und	1844	R. W.	W.
„	II	26,6	„	„	„	55 „	„	„	„	2413	„	„
„	III	33	„	„	„	61 „	„	„	„	2747	„	„
„	IV	42	„	„	„	64 „	„	„	„	2973	„	„
„	V	56	„	„	„	76 „	„	„	„	3560	„	„

Auch die Ernährung der in der Gruppe I vereinigten Zittauer Familien ist nahezu vegetarisch. Mit der Ausgabe für die Ernährung aber steigt der Anteil, der den tierischen Nahrungsmitteln eingeräumt wird.

Wir können weiter das Benehmen dieser Weberfamilien bei Beschaffung ihres Nährstoffbedarfes noch eingehender verfolgen. Für je 1 kg seines Körpergewichtes verbrauchte nämlich ein Mann täglich

in	Gruppe	I	0,82 g	Eiweiß	und	32	R.	W. W.
„	„	II	0,90 „	„	„	40	„	„
„	„	III	1,03 „	„	„	47	„	„
„	„	IV	1,1 „	„	„	51	„	„
„	„	V	1,3 „	„	„	60	„	„

Mit dem für Ernährung zur Verfügung stehenden Geldbetrage wuchs der Verbrauch an Eiweiß und der an R. W. W. ständig an. Die Weberfamilien verhalten sich in dieser Beziehung genau wie die früher erörterten Versuchspersonen. Sobald die Möglichkeit sich bietet, wird mit dem R. W. W. in der Nahrung auch deren Eiweißgehalt zur Deckung des Körperbedarfes erhöht.

Aus der neuesten Zeit (1907/08) besitzen wir aus Barmen [1]) Aufnahmen über den Verbrauch dreier Familien dortiger Bandwirkergesellen. Die Aufnahmen befriedigen darum nicht, weil in ihnen für Brot nicht die verbrauchten Mengen, sondern nur die dafür gebuchte Ausgabe verzeichnet steht.

Immerhin bieten diese Aufnahmen auch insofern Schulbeispiele, als für den Verbrauch an animalischem Eiweiß sich nachweisen läßt, daß er mit der Ausgabe für Ernährung ansteigt. Es erhält E. E. an berechenbaren Nährstoffen

[1]) Beiträge zur Statistik der Stadt Barmen. Barmen 1909, Druck Langenwiesche.

	Eiweiß verdaulich g	Fett g	Kohlehydrate g
in Fam. 1 wird für E. E.'s tägliche Ernährung 47,5 Pf. verwendet ..	30,1	53,8	310
in Fam. 6 wird für E. E.'s tägliche Ernährung 59,6 Pf. verwendet ..	47	62	410
in Fam. 8 wird für E. E.'s tägliche Ernährung 68,1 Pf. verwendet ..	55	57	365

Der Verbrauch an animalischem Eiweiß, roh, beziffert sich in Gramm 17 : 23 : 36. Während also die Aufwendung steigt wie 1 : 1,26 : 1,43, steigt der Gehalt der Nahrung an animalischem Eiweiß von 1 : 1,35 : 2,1. Auch in diesen Fällen aus neuerer Zeit legt also der körperlich Arbeitende entsprechend seinem Einkommen nicht nur Wert auf Vermehrung des Eiweißgehaltes, sondern in ihm auf solche an animalischem Eiweiß.

Auf Grund der Betrachtung der Ernährung dieser Weberfamilien läßt sich das Ergebnis der Erörterung der Stoffwechselversuche erhärten. Was der Körper der einzelnen Versuchsperson zeigte, weisen hier ganze Familien auf. Sobald wirtschaftlich hierzu die Möglichkeit vorhanden ist, wird auch bei Familien die Ernährung mit wenig Eiweiß verlassen. Zu gleicher Zeit erfolgt eine Vermehrung im Verbrauch von R. W. W. Die Ernährung mit überwiegend pflanzlichem Material wird nur da geübt, wo dessen Billigkeit die Möglichkeit der Ernährung überhaupt bietet. Selbst innerhalb schon enger Grenzen der Ausgabe für Ernährung zeigt sich die ausgesprochene Neigung, tierische Nahrungsmittel an Stelle der pflanzlichen zu verwenden. Den Grund hierfür weisen die besprochenen Versuche auf. Dem Streben, den individuellen Bedarf an Nährstoffen zu befriedigen, genügen tierische Nahrungsmittel schneller als pflanzliche.

Diesem nachweisbaren Verhalten, dem Streben nach Erlangung tierischen Eiweißes bei der freien Kostwahl, tritt eine Richtung entgegen, die es für nützlich erachtet, einem geringen Eiweißverbrauch und der Vermeidung tierischer Nahrung das Wort zu reden.

Im Vegetarismus gelangen diese Bestrebungen praktisch zum Ausdruck. Von nicht geringer Bedeutung für die Verbreitung vegetarischer Lehren war der Umstand, daß unleugbar die Nahrungsmittel aus dem Tierreich am teuersten bezahlt werden, eine Verbilligung der Nahrung durch ein Herabdrücken des Verzehrs tierischer Nahrung also erzielbar schien. Da nun weiterhin durch den Genuß nicht zweckentsprechend behandelter Fleischnahrung die Übertragung von Parasiten vom Tier zum Menschen beobachtet wird, so versuchte man die Vermeidung des Fleisches in der Nahrung auch damit zu befürworten, daß reine Pflanzennahrung dem Menschen, weil ungefährlicher, auch gesunder sein müsse. Die Vermeidung tierischer Nahrungsmittel und besonders des Fleisches aber erschwert die Erreichung des Maßes an Eiweiß, das für den Körper in der Nahrung notwendig ist. Mit Vegetabilien kann dies Maß nur dann voll erreicht werden, wenn die Nahrung sehr voluminös ausfällt. Dieser Umstand wieder setzt eine reichlicher bemessene Zeit für die Aufnahme von Nahrung voraus, als sie für gemischte Nahrung notwendig ist.

Im Anfang des 19. Jahrhunderts traten englische Diätetiker (J. Newton um 1811) diesem Problem der Ernährung des Menschen durch Vegetabilien näher. Leider hat sich mit dem reinen Ernährungsproblem eine gewisse primitive, soziale und religiöse Ethik verknüpft. Die Anschauungen, die man, fälschlich wie wir oben gezeigt haben, dem Buddhismus zuschrieb, übten hierbei großen Einfluß aus. Neben Buddha werden Zoroaster, Plato, Sokrates, Shelley, Rousseau, Cuvier und Hufeland als Kronzeugen dafür angerufen, daß die vegetarische Diät die einzig geeignete sei, um zur Veredelung des Menschengeschlechtes beizutragen. Hierbei wird dann gern auf Pythagoras verwiesen. Diese Inanspruchnahme des Pythagoras ist jedoch an sich ebenfalls nicht einwandfrei. Da von Pythagoras Schriften nicht erhalten sind, kennen wir seine Lehren nur aus zweiter Hand. So kann man sich auf Cicero berufen. Nach Gellius, der sich auf den Musiker Aristoxenes, einen Schüler des Aristoteles bezieht, aß Pythagoras Bohnen und das Fleisch junger Ziegenlämmer und Schweine gern. Pythagoras mag erst zu späterer Zeit Anhänger der Pflanzennahrung geworden sein. Von dem Pathos der ersten vegetarischen Vereinigung der

„London Vegetarian Society", 1847, ist man indessen zurückgekommen. Ist zwar Fleisch für Vegetarier als Nahrung unverwendbar, so sind doch Milch, deren Produkte und Eier in den vegetarischen Speisezettel eingedrungen. Damit ist das Prinzip einer rein pflanzlichen Ernährung durchbrochen. Es muß anerkannt werden, daß eine große Anzahl von Leuten die Annehmlichkeiten eines so veränderten fleischlosen Speisezettels würdigt. In großen Städten besonders werden Restaurants, in denen keine Fleischspeisen erhältlich sind, häufiger. Ihr Bestehen zeigt, daß sie mit Vorteil benützt werden. Die Vegetarier dieser milderen Richtung in der Befolgung der Lehre scheinen jedoch mit ihrer Lebensweise der Annahme zu entsprechen, daß pflanzliche Nahrung allein auf die Dauer dem menschlichen Körper nicht genügt. Der vegetarischen Lehre ist eingehendere wissenschaftliche Beachtung neuerdings in zwei Veröffentlichungen erwachsen. Da diese Arbeiten ein größeres Menschenmaterial, mitunter in allen hier in Betracht kommenden Richtungen der Beobachtung, betreffen, seien sie hier zu Schlußfolgerungen benutzt.

Professor Chittenden[1]) hat sich sehr viel Mühe gegeben, zu beweisen, daß arbeitende Menschen mit geringem Stickstoffumsatz und geringem Verbrauch an R. W. W. nicht nur auskommen können, sondern auch gesetzten Falles auch an Muskelkraft dabei zunehmen. Seine Versuche beziehen sich auf drei Reihen von Menschenklassen. Gelehrte und Schreibstubenangestellte bilden die erste Gruppe der Versuchspersonen. Es sind deren fünf. Im Durchschnitt dieser Personen ergibt sich für die Monate November bis Juni — der Oktober bleibe als erster Versuchsmonat außer Betracht — ein Umsatz für 1 kg Körpergewicht an Gramm Stickstoff:

November	Dezember	Januar	Februar	März	April	Mai	Juni
0'120	0,113	0,125	0.118	0.114	0.118	0,107	0,204.

Trotzdem also die Kurve des Stickstoffumsatzes im allgemeinen abfällt, zeigt sie im Januar, Februar, April Erhebungen über das Mittel (= 0,115) im Januar um 8,7, im Februar und April um 2,6%.

[1]) Chittenden, Physiological Economy in Nutrition. London, Heinemann, 1905.

Chittenden verbrauchte für 1 kg seines Körpergewichtes im März 28 R. W. W., im Juni 26,9 R. W. W. Mendel verbrauchte, ebenso berechnet, im Februar 28,3 R. W. W., im Mai 35,3 R. W. W. Für die anderen drei Personen ergibt sich gleicher Verbrauch für Underhill im Februar 32,0, im Mai 27,5 R. W. W. Dean zeigte im Februar 39,5, im Mai 35,2, Beers hingegen im Februar 35,3, im Mai 35,2 R. W. W.-Verbrauch.

Im Durchschnitt aller Personen findet sich für Februar 33,8, für Mai 35,25, für Juni 27,2 R. W. W. als Verbrauch für 1 kg Körpergewicht. Nur im Monat Juni steht der R. W. W.-Verbrauch unter dem der Rechenbergschen Weber, sonst zwischen dem ihrer Gruppen I und II. Deren Stickstoffumsatz muß im Mittel (0,86 Eiweiß per Kilogramm) = 0,137 N. gewesen sein, war also nur 0,021 g höher als das Mittel obiger Personen; in Gruppe 1 der Weber wird er um 0,131 sogar nur gelegen haben. Beide Zahlen überschritt Underhill im Januar, Beers immer, beide im Durchschnitt der betreffenden Monate.

Der Verbrauch dieser Menschenklasse ist, wie gezeigt, nicht ohne Beispiel. Zu körperlich Arbeitenden kommen wir mit der Gruppe, die Sanitätssoldaten umfaßt, die während des Versuches täglich 2 Stunden turnten, sonst noch (p. 135) nachmittags eine Stunde exerzierten, übrigens leichten Dienst taten. Verfolgt man sie in den drei Perioden, in denen Versuche mit ihnen vorgenommen wurden, so zeigt sich daß auf 1 kg Körpergewicht entfielen in

	Periode I		Periode II		Periode III	
g N. aus Nahrung	0,138		0,157		0,142	
„ im Urin	0,129	0,154	0,119	0,146	0,112	0,143
„ in Fäzes	0,025		0,027		0,031	
N.-Differenz	−0,116		+0,011		−0,001	
R. W. W.	34,8		41.5		46.8	

Sie reichen also mit ihrem R. W. W.-Verbrauch an unsere Gruppe III der Rechenbergschen Weber heran; in Periode I ist ihr Umsatz noch der von deren Gruppe I, bei fallendem N.-Umsatz um 7,8% vermehren sie den R. W. W.-Verbrauch um etwa 10%, fällt der N.-Umsatz noch um weitere 5%, so steigt der R. W. W.-Verbrauch um 12,7%. Die vom Körper zu leistende Arbeit ist unter der gegebenen Ernährung an der äußersten Grenze des Erreichbaren angelangt.

Studenten, Mitglieder eines Ruderklubs, bildeten die dritte Gruppe. Da ein Mitglied bald aus der Reihe der Beobachteten schied, so verblieben deren sechs. Ihr Durchschnittsgewicht war 66,5 kg. Auf 1 kg davon verbrauchten sie 36 R. W. W., in der Nahrung verzehrten sie 0,1535 g N., im Harn zeigten sich 0,126 g, in den Fäzes 0,0245 g N., so daß 0,003 als Ansatz zu rechnen wäre. Bedenkt man jedoch, daß dies nur 2,4% des Umsatzes sind, 12% aber noch im Schweiß enthalten sein können, so kann diese Ansatzmöglichkeit bestritten werden.

Das Maximum des N.-Umsatzes befindet sich mit 0,139 g per Kilogramm und 41 R. W. W. bei Stapleton, das Minimum mit 0,115 g und 43 R. W. W. bei G. W. Anderson.

Die Minima aller Gruppen betragen für 1 kg Körpergewicht N.-Umsatz

Gelehrte	g	0,104	es zeigt sich also auch hier im Stickstoffumsatz
Sanitätssoldaten	„	0,112	
Studenten, Ruderer	„	0,115	

ein Anwachsen mit der körperlichen Tätigkeit. Selbst bei Gelehrten usw. fällt er nicht unterhalb des Noordenschen Schwellenwertes, bei Ruderern ist das Minimum des Eiweißverbrauches sogar 0,72 g per Kilogramm Körpergewicht. Bezüglich der gemessenen vergrößerten körperlichen Leistung ist jedoch zu bedenken, daß die Leistung der arbeitenden Muskulatur sich durch Übung allein schon vermehrt.

Übrigens bietet die amerikanische Literatur[1]) bei der Ernährung von fünf Familien in Alabama und einer Familie in Eastern Virginia Beispiele geringen Eiweiß- und W. W.-verbrauches. Es waren dies Negerfamilien!

Während Chittenden nun S. 49 anerkennt, daß ein so niedriger R. W. W.-verbrauch mit den Anforderungen einer vergrößerten körperlichen Arbeit nicht vereinbar sei, hat

[1]) Bull. 38 und 71 Dep. of Agr.

Hindhede[1]) praktische Nutzanwendungen, ohne eigene Stoffwechselversuche angestellt zu haben, aus solchen Erörterungen gezogen. 8 Wochen lebte er mit 48—60 verd. Eiweiß, im Durchschnitt 57 g Eiweiß, und 2236 R. W. W.; hierbei verlor er 2 kg an Gewicht. Die zweite beobachtete Person lebte mit 52—75,9, im Durchschnitt mit 60,3 g Eiweiß und 2366 W. W. täglich. Sie verlor „im Gegensatz zu den anderen 10—12 Versuchspersonen, die meistens an Gewicht zunahmen oder nur wenig, höchstens 2 Pfund abnahmen" 15 Pfund an Gewicht. Setzt man das Durchschnittsgewicht der Person A zu 81,3 kg, so verbrauchte A für das Kilogramm seines Gewichtes 0,74 g Eiweiß und 29,1 R. W. W. täglich. Aus einer Tabelle ist sodann ersichtlich, wie in einem Haushalt ein Mann durchschnittlich 75,7 g Eiweiß, 103 g Fett und 3223 R. W. W. für 43 Öre (1 Ör = 1,08 Pf.) = 46 Pf. verzehrte, für 100 R. Kal. also 1,4 Pf. ausgab. Die 1850 g vom Mann verbrauchten Nahrungsmittel waren auf fünf Mahlzeiten verteilt. Der billige Preis ist, wie angegeben wird, darauf zurückzuführen, daß die Leute ihr Weißbrot gebacken haben. Es folgt dann weiter die im Verbrauch beobachtete Person eines Studenten, es betrug die Ausgabe für Nahrung 25,2 Pf., dafür waren 78,1 Eiweiß, 38,7 Fett, 409 Kohlehydrate = 2210 W. W. (2083 R.W.W. in der täglichen Nahrung enthalten. Bei 62,75 kg Körpergewicht beträgt dies auf 1 kg 1,23 Eiweiß = 1,09 Eiweiß verdaulich und 33,2 R.W.W. Ein Gärtnergehilfe, 71 kg schwer, mit 55,1 Eiweiß verd. und 1857 R. W. W. in der täglichen Nahrung bezahlte sie mit 0,30 Pf. Auf 1 kg seines Gewichtes entfielen 0,776 Eiweiß verdaulich und 26,1 R. W. W.

Der Verfasser erklärt (S. 174) selbst, daß über die Unvollkommenheit seiner mit Nr. 2 abschließenden Mitteilungen viel gesagt werden kann! Und trotzdem Pensionen, in denen die Ernährung nach seinen Vorschriften geregelt wird, ein Umstand freilich, der die dänische Ärztewelt beeinflußte, gegen ihn Stellung zu nehmen. Fassen wir auch hier die Ziffern zusammen, die in bezug auf den Verbrauch für das Kilogramm Körpergewicht sich

[1]) Hindhede, Eine Reform unserer Ernährung. Leipzig, Köhler, 1908. S. 139, 151, 152, 155, 157.

ergeben. Für Hindhede selbst konnte, leider, eine Gewichtsangabe nicht gefunden werden. Es stellt sich der Verbrauch pro Tag:

bei den Personen	Eiweiß verdaulich g	W. W.	100 W. W. kosten Pfg.
A.	0,74	29,1	1,21
Mann im Haushalt (70 kg Körpergew. Annahme)	0,96	46	1,4
Student	1,09	33,2	1,2
Nr. 2 Gärtnergehilfe	0,89	31,1	1,36

Vergleicht man diese Durchschnittszahlen des Verbrauches mit denen der erörterten Gruppe I der Rechenbergschen Weber, so stimmen sie auffallend mit ihnen.

Aber auch heute noch gibt es bei uns Arbeiterkategorien [1]), in deren gemischter Nahrung mit 14,8 g animalischen, 46,5 g vegetabilischen Eiweiß, in Summa 61,3 g verdaulichem Eiweiß und 3110 R. W. W. für den Mann und Tag 100 R. W. W. 1,3 Pf. kosten. Solche Nahrung aber als den Inbegriff des Begehrenswerten zu preisen, sie als Muster hinzustellen, sie als solches durch Kochbücher verbreiten zu wollen, erscheint nach dem Vorgetragenen durchaus unangezeigt. Es wäre sogar bedenklich. Die Wirkungen vegetarischer Kost auf die Zahl der durchschnittlichen Krankheitstage im Jahr, auf das mit ihr erreichte durchschnittliche Lebensalter, die Zahl und das Gewicht der von Vegetariern in Ehen erzeugten Kinder, den Geburtenüberschuß kennen wir nicht. All unser Wissen über diese die Volksgesundheit kennzeichnenden Faktoren bezieht sich auf Menschen, die mit gemischter Nahrung leben. Man hat nun auch die gegenüber den Russen siegreichen Japaner als Beweis dafür angeführt [2]), daß Pflanzenkost auf die Dauer der Kraftleistung, wie bei einzelnen so auch bei Völkern, nicht Abbruch tue. Man übersieht dabei, daß auch die Geschichte Japans nicht aus einem Einzelfall zu beurteilen ist. Die Japaner waren bis zur Einführung des Buddhismus in Jagd

[1]) Basl. Volksw. Arb. 1910, 2.

[2]) Hindhede, a. a. O.

und Viehzucht tätig, gleich anderen Völkern[1]). Es gab eine Fleischerzunft. Rinder wurden von den Kaisern als Abgabe bezogen, so im 3. Jahrh. n. Chr. Vor dem Jahr 808 n. Chr. genossen Bauern Rindfleisch zu Reis. Die eingeführte vegetabilische Ernährung hatte, der Genuß von Fleisch wurde zwischen 672 und 686 n. Chr. verboten, eine Herabminderung der Körperkraft und des Wachstums der Japaner zur Folge. Die japanischen Ringkämpfer, die Fleisch essen, zeichnen sich von ihren Volksgenossen durch herkulische Gestalt aus. Die Überlegenheit eines Volkes im Kriege über ein anderes hängt von so vielen Umständen ab, daß es schon aus diesem Grunde allein unangängig ist, einmalige kriegerische Erfolge der einen oder anderen Ernährungsweise zuzuschreiben. Viel eher ist es möglich, den Erfolg der Ernährung eines Volkes an dem Verlauf friedlichen, industriellen Wettbewerbes zu messen, der auf längere Zeit zu verfolgen ist. Nach dieser Richtung haben wir schon angeführt, daß nur bessere Ernährung wie bisher Japanern den Wettkampf erleichtern wird. Sehen wir, daß das Wesen eines ganzen Volkes durch Verlassen der Fleischkost verändert wird, so zeigt sich aus anderen Beobachtungen für Gruppen von Menschen, daß die erhöhte Fleischgabe die Arbeitsleistung steigert. So meinte schon Milne-Edwards[2]): „Ein bemerkenswertes Beispiel des Einflusses einer Ernährung mit weniger stickstoffhaltigen Substanzen zeigte sich gelegentlich des Baues der Eisenbahn zwischen Paris und Rouen. Die Unternehmer der Erdarbeiten hatten hierzu auch einige Arbeitergruppen aus England kommen lassen. Die Bemerkung drängte sich ihnen auf, daß diese wesentlich mehr Fleisch verzehrten als die gleichbeschäftigten Franzosen, aber auch mehr schafften. Die Franzosen erhielten daraufhin gleiche Kost wie die Engländer, worauf sie gleiche Leistung vollbrachten." Eine gleiche Erfahrung machten in der Neuzeit die Amerikaner auf den Philippinen[3]). Die wenig auf körperliche Arbeit gestimmten und widerstandslosen Eingeborenen leisteten bei den von den Amerikanern

---

[1]) Heber, a. a. O. ab S. 249.

[2]) Milne-Edwards, Leç. s. l. physiol. et l'anat. comp. d. hommes et des anim. Paris 1857/1883. T. VIII. S. 225/226.

[3]) Vassal, L'oeuvrede M. Taft aux Philippines, Rev. d. mois, 10. XII. 1908.

im öffentlichen Dienst verlangten Bauten wenig Arbeit. Um diesem Übelstande abzuhelfen, vereinigten sich Ärzte und Ingenieure dahin, daß allabendlich eine der vollbrachten Leistung entsprechende Auswahl der Leute erfolgte. Die Lohnzahlung entsprach dieser Auswahl. Schließlich gelang es durch diese Maßnahmen ungeeignetes Arbeitermaterial auszuscheiden. Der verbleibende Teil erhielt Nahrungsmittelzulage nach Art der Eingeborenen oder wurde auf europäische Weise ernährt. Beide Vornahmen steigerten die Arbeitsleistung um die Hälfte.

Um weiter überzeugend dahin zu wirken, daß die vegetarische Lebensweise mit einer dauernden Leistung von Arbeit unverträglich ist, führen wir schließlich die Versuche von Albertoni und Novi [1]) an. Sie fügten vegetarisch lebenden Landleuten Fleisch zur Kost hinzu. Sie verlangten so Antwort auf die Frage, wie ein Organismus, der von Geburt an fast nur durch Vegetabilien unterhalten wurde, auf Fleischnahrung eingeht. Es wurden die Nahrungsbilanz, die Muskelkraft, das Blut vor und nach dem Nahrungswechsel in den Bereich der Betrachtung gezogen, um die Wirkung des neuen Ernährungsfaktors kennen zu lernen. Im übrigen wurde dafür Sorge getragen, daß die Individuen ihre gewohnte Lebensweise und ihre Wohnungsverhältnisse beibehielten und mit voller Freiheit ihre gewohnten Speisen zu sich nahmen. Nur das Fleisch war der Nahrung zugefügt. Von drei Familien wurde zu diesen Versuchen diejenige ausgewählt, die dazu am besten geeignet war, und die keinen Alkohol trank. Es ergab sich, daß die Ausnutzungen im Darmkanal sich wesentlich verbesserten. Nicht nur das neu zugeführte tierische Eiweiß wurde vollkommen ausgenutzt, sondern ebenso verhielt sich auch die mitgegebene vegetabilische Nahrung. Dies ist um so bemerkenswerter, als die Vegetabilien schlecht verdaulich waren, fast ausschließlich aus Mais bestanden, somit viel Zellulose enthielten. Mit der Fleischnahrung mehrte sich die Assimilation und infolgedessen das Körpergewicht. Nach der Fleischernährung wuchs die Körperkraft, und da die Versuchspersonen keine Muskelübungen ausführten, so glauben die Unter-

[1]) Festschrift für O. Schmiedeberg, Suppl.-Bd. d. Arch. f. exp. Path. u. Pharm. Straßburg 1908.

sucher dieses Anwachsen der Kräfte nur dem Fleischgenuß zuschreiben zu können. Es ergab sich außerdem eine bemerkenswerte Zunahme des Blutfarbstoffes. Die Zahl der roten Blutkörperchen stieg über die Norm.

An der Hand erst des hier niedergelegten wissenschaftlichen Materials ist der geschichtlich verfolgte Vorgang der Scheidung der Völker in eine Oberstufe und Unterstufe aus der Volksmasse zu verstehen, die ursprünglich gleichen Verbrauch aufwies. Reichlichere Benutzung tierischer Nahrung seitens des Mannes sicherte diesem gegenüber der Frau, wie wir gesehen haben, eine auf körperlicher Kraft beruhende Überlegenheit. Auch von Familie zu Familie mußte daher ein Unterschied in gleicher Richtung sich ausbilden, wenn ihre Ernährung gleiche Verschiedenheit aufwies. Bot sich, vielleicht durch Zufälligkeiten bestimmt, einer Familie, einer Gruppe von Menschen die Möglichkeit, mehr tierische Nahrung zu verbrauchen als sie anderen Gruppen ihres Volkes zu Gebote stand, so erwuchs der mehr tierische Nahrung verzehrenden Gruppe schon hieraus ein Übergewicht gegenüber denen, die mehr auf Pflanzennahrung angewiesen waren. Wurde diese Trennung im Gebrauch zur Übung, bestand sie für die gleichen Gruppen durch Generationen, so wurde die Ansammlung von Tatkraft mehr und mehr positiv für die dem Fleischverzehr huldigenden Gruppen, entsprechend negativer für die auf Pflanzenverzehr Angewiesenen. Tatkraft aber, Übergewicht in erhöhter Leistung, mußte, nach und nach aufgespeichert in gewonnenen vermehrten Nahrungsmitteln, auch größere Unabhängigkeit von den Zufälligkeiten der Ernährung bringen. Die erste Kapitalansammlung war die in Form von Nahrungsmitteln. War diese Unabhängigkeit erreicht, so bildete sich das verstärkte wirtschaftliche Übergewicht je länger je mehr auch nach der Seite der Ansammlung anderer Güter aus. Deren Verbrauch schied dann Ober- und Unterstufe noch mehr, bis zwei Klassen, die der Besitzenden und die der Besitzloseren, durch verschiedene Übergangsformen verbunden, die äußersten Glieder der wirtschaftlichen Vereinigung zeigen, die ein Volk heute darstellt. Den Verbrauch der verschiedenen Klassen der Unterstufe in den Völkern gilt es später zu vergleichen. Die Oberstufe, gesichert in ihrem Verbrauch, vermag es, diesen nach Gefallen, nach Geschmack einzurichten. Diese Unabhängigkeit hat die Oberstufe benutzt, um ihrem Verbrauch die Form eines gesteigerten Fleischverzehrs zu geben. Ihren jetzt faßbaren Ausdruck erhält diese Form in der Menge des in internationalen Hotels verbrauchten Fleisches. Hier wird die Pflanzennahrung zur Beigabe des Mahles; sie sinkt im Verbrauch zu einer Abwechslung zwischen den Fleischspeisen. Ihre Pflanzenform wird verborgen durch allerlei Zutaten aus dem Tierreich, Milch, Eier, Käse. Die Nahrung dieser internationalen Oberschicht ist fast nur animalischer Art. Diese Oberschicht und ihre die Pflanzennahrung betonenderen Unterabteilungen sind numerisch in einem Volk nicht beträchtlich. In jedem Volk ist die Schicht ziffernmäßig am verbreitetsten, der die Fleischnahrung nicht in so ausgedehntem Maße zur Verfügung steht, der die Fleischgabe nur Zutat zur Pflanzennahrung bietet.

9. Kapitel.

Volkswirtschaftliche Ergebnisse des Studiums der Ernährung.

Mit dem Anbruch des 19. Jahrhunderts fließen die Quellen unserer Erkenntnis des Nahrungswesens so reichlich, daß eine ziffernmäßige Betrachtung der Ernährung möglich wird. Der Verbrauch an Lebensmitteln jeder Art wird nach Maß und Menge erkennbarer. Es wird möglich, die Zahl der Verbraucher mit der Menge des Verbrauchten in Beziehung zu bringen. Der Auffassung, daß der Staat nur den Besitz- und Rechtsschutz seiner Bürger zu sichern habe, folgte eine andere, die ihm die positive Förderung der Interessen der Bewohner zur Aufgabe setzt. Diese neue Auffassung der Pflichten des Staates verlangt, um sich durchzusetzen, eine weitgehende Orientierung über die Zahl und Tätigkeit seiner Bewohner und über den Erfolg ihrer Wirtschaft, soweit dieser meßbar ist. Die statistische Methode, die bis dahin nur den gesetzmäßigen Ablauf einiger Erscheinigungen des Bevölkerungslebens beschrieben hatte, erhielt auf dem Gebiet der Ernährung bestimmtere Ziele. Vor allem erheischte es das Gebiet der Pflege der Landwirtschaft, den Ertrag an Feldfrüchten, die Menge des in einem Lande befindlichen Viehes, die Betriebskosten zu ermitteln. Arthur Young wird der Vater der modernen Agrarenquete. Hierzu tritt die genaue Feststellung der über die Landesgrenze aus- oder eingeführten Rohprodukte, die für Zwecke der menschlichen Ernährung verwendbar waren, der aus- oder eingeführten Lebensmittel überhaupt. So schien in der Kette dessen, was zur Erkenntnis des Verbrauches an Nahrungsmitteln, der auf den Kopf der Bevölkerung entfiel, kein Glied zu fehlen. Die Voraussetzungen der Ergründung des auf den Kopf der Bevölkerung entfallenden Verbrauches von Nahrungsmitteln, die immer klarer in der Bevölkerungs-, in der Ernte-, Viehzählung und Handelsstatistik vorlagen, konnten zu einer Verbrauchsstatistik mehrerer Länder ausgestaltet werden. So schien denn ein Vergleich des Ablaufes der Ernährung in verschiedenen Ländern möglich. Aber einerseits wichen von Land zu Land die Methoden dieser Ermittlungen und ihre Bearbeitung voneinander ab, und dadurch wurden internationale Vergleiche erschwert. Andererseits erhoben sich sachliche Schwierigkeiten, die die Tragweite der Ermittlung des durchschnittlichen Verbrauches an Nahrungsmitteln stark einschränkten. Diese Schwierigkeiten sind im einzelnen nachstehend zu beleuchten.

Verfolgen wir im allgemeinen den Verlauf der Produktion pflanzlicher Nahrung [1]), so können Wandlungen in ihrem Ertrage überhaupt auf zwei Gründen beruhen. Zunächst kann die landwirtschaftlich bebaute Fläche sich vergrößert haben. Ein solches Beispiel boten bis 1900 die Vereinigten Staaten von Nordamerika, in denen die allein mit Getreide bebaute Fläche von 1850—1880, also binnen 30 Jahren, um mehr als das Doppelte stieg. Andererseits kann die Abnahme im Ertrage der Körnerfrüchte in einem Lande gegründet sein auf der Verringerung der zu ihrem Anbau benutzten Fläche. In Großbritannien und Irland ging so die mit Weizen bebaute Fläche von 1866—1893 um die Hälfte zurück.

---

[1]) Die Grundzahlen nach Neumann-Spallart, Übersichten der Weltwirtschaft u. d. Internat. Übers. d. Stat. Jahrb. f. d. D. R.

Die neueste Übersicht [1]) dieser Art betrifft die zum Anbau von Weizen auf der Welt benutzte Fläche. Sie vergleicht die Jahre 1901 und 1911 bezüglich der Zunahme dieser Fläche und läßt die Zunahme der Einwohnerzahl in den berücksichtigten Ländern erkennen:

	Bebaute Weizenfläche in Millionen Hektaren:				Bevölkerung in Millionen Einwohner			
	1901	1911	Zuwachs Mill. ha	%	1901	1911	Zuwachs absolut	Zuwachs %
1. Brit. Weltreich (inkl. Indien, Australien, Kanada)	14,0	20,5	+ 6,5	+45,5	283	302	19	6.6
2. Europäisches Festland (11 Länder).........	39,4	46.6	+ 7,2	+17,1	292	337	45	15,6
3. Andere Länder (Ver. Staaten, Argentinien, Sibirien, Algier, Japan, Uruguay)...........	27.5	32.9	+ 5.4	+19.9	140	169	29	20.6
	80.9	100.0	+19,1	+22,9	715	808	93	13.0

Aus der Tatsache, daß die bebaute Fläche rascher zunahm als die Bevölkerung, kann noch nicht auf die genügende Deckung des Verbrauchs geschlossen werden. Denn es kann sowohl die Nachfrage zugenommen als der Ertrag abgenommen haben und umgekehrt. So hat in Frankreich von 1901—1911 die Weizenfläche um 462 000 Hektar abgenommen; 89 v. H. des Zuwachses der Fläche in Europa entfielen auf Rußland; in den Vereinigten Staaten blieb sie stationär, während die Bevölkerung um ein Fünftel zunahm. Vor allem schwankt der Ertrag der Felder mit der Intensität ihrer Kultur. In Frankreich zeigt sich so für Weizen im Laufe des 19. Jahrhunderts (1815—1900) eine Zunahme im Ertrage des Weizens auf den Hektar um das Doppelte; ein gleiches gilt für den Roggen. Für England besteht eine genauere Erntestatistik erst seit 1884. Für die bisher verflossene, verhältnismäßig kurze Zeit blieb der Ertrag der Hauptbrotfrüchte, auf den Hektar berechnet,

[1]) Agricultural Statistics 1911: Colonial and Foreign statistics Cd. 6588.

nahezu unverändert. Für das Deutsche Reich lassen sich zutreffende Zahlen nur für die 41 Jahre seines Bestandes nachweisen. Aus dem gleichen Grunde ist es schwierig, für Italien, dessen Staatswesen nur um 10 Jahre älter ist als das des Deutschen Reiches, überzeugende, auf lange Beobachtungszeit gegründete Maßurteile über Zu- oder Abnahme in der Produktion von Getreide abzugeben. Für das Deutsche Reich ergibt sich im Vergleich der Jahrfünfte 1881/85 und 1889/93 für Weizen eine Steigerung der Produktion um rund 13% für die gleiche Zeit für Roggen von nur 5%.

Die Ergebnisse der Erntestatistik im Deutschen Reich für Weizen, Roggen und Kartoffeln für die Jahre 1896—1912 zeigt nebenstehende Darstellung.

Diese Steigerung in den Erträgen war aber zur Deckung des Bedarfes der Bevölkerung nicht ausreichend. Denn ein Sechstel des Ernteertrages wird noch vom Auslande als Zufuhr nötig, um den Getreidebedarf im Deutschen Reiche zu decken. Frankreich hat ungefähr eine ebenso große Einfuhr, England führt schon mehr als die Hälfte seiner Getreideproduktion ein, Rußland erzeugt dagegen bedeutend mehr als sein jeweiliges Verbrauchsquantum, und dasselbe gilt von Rumänien.

Die so ermittelten Ernteerträge jedoch für je ein Land und dessen durchschnittliche Einwohnerzahl voll zu der Verbrauchsberechnung als menschliche Nahrung heranzuziehen, wäre unzulässig. Nur ein Teil der Weizen- und Roggenkörner, der „Brotfrüchte" überhaupt, findet hauptsächlich in der Form von Brot für Zwecke der menschlichen Ernährung Verwendung. Ein Teil der Körner, solche minderer Güte, werden schon beim Dreschen der Ähren von dem Hauptteil getrennt und später noch als Viehfutter verwendet. Ein anderer sehr beträchtlicher Teil der Körner dient gewerblichen Zwecken — der Stärke-, Bier- und Branntweinbereitung — er wird der Genuß-, nicht der Nahrungsmittelproduktion zugeführt. Das Verhältnis, in dem sich die Verwendung von Getreidekörnern zu Produkten, die nicht menschlicher Ernährung direkt dienen, bewegt, ist unbekannt[1]). Diese Methode zur ge-

[1]) Nach Erhebungen von J. Conrad (Art. Getreidepreise, Handwb. des Staatsw. 3. Aufl., IV. Bd., S. 801) wurde auf 14 Gütern 22,2% des Ertrages an Brotgetreide nach Abzug der Saat an Ort und Stelle an Vieh verfüttert;

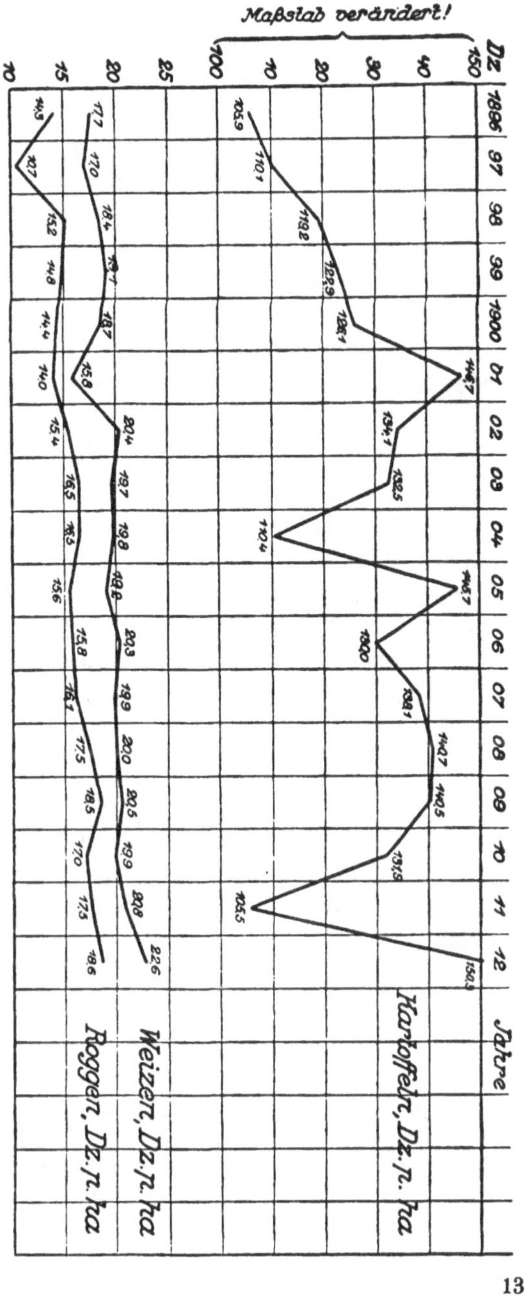
Maßstab verändert!
Dz
150
40
30
20
10
100
25
20
15
10
1896
97
98
99
1900
01
02
03
04
05
06
07
08
09
10
11
12
Jahre
Kartoffeln, Dz.p. ha
Weizen, Dz.p. ha
Roggen, Dz.p. ha

nauen Darstellung des Verbrauches der Getreidekörner für Zwecke der menschlichen Ernährung verläuft also ergebnislos. Nicht erfolgreicher wäre es, sich über die Höhe dessen zu vergewissern, was vom Ertrage der Kartoffeln den Zwecken der Ernährung der Menschen, was anderen Zwecken dienstbar wird. Auch hier hemmt die je nach der Preislage schwankende Verwendung zu Futterzwecken und zu gewerblicher Verwertung den Einblick in die der Nahrung zufallende Quote. Die Höhe des Ertrages der Hülsenfrüchte wird überhaupt in keinem Lande berücksichtigt, ebensowenig der der so vielfältigen Gemüse.

Es muß somit darauf verzichtet werden, aus dem Gang der Produktion pflanzlicher Nahrung in den betreffenden Ländern einen Einblick in den ziffernmäßigen Verbrauch pflanzlicher Nahrung zu gewinnen. Die Produktionsstatistik dieser Teile der Nahrung behält nur Wert als Maß der abstrakten Verbrauchsmöglichkeit. Es können aus ihr nur darüber Schlüsse gezogen werden, ob die Mengen erzeugter Pflanzennahrung überhaupt zu- oder abnahm; diese Mengen selbst aber in ihrem Nutzen für den menschlichen Verbraucher zu erkennen, bleibt unverfolgbar. Damit wird auch die Statistik des Handels der pflanzlichen Nahrungsmittel auf die Rolle eines Wertmessers über die Notwendigkeit der Einfuhr oder die Erklärlichkeit der Ausfuhr herabgedrückt.

Verfolgt man den Gang der Einfuhr von Nahrungsmitteln im Deutschen Reich auf Grund der amtlichen Statistik, so sind diese dort angeführt nach Stück oder Gewicht. Darum ist es unmöglich, ein festes Bild für die Menge zu schaffen, weil diese Art der Wiedergabe einen einheitlichen Maßstab nach Gewicht nur durch Schätzung ermöglicht. Verzichtet man, wie notwendig, bedauernd auf Herbeiführung des Gewichtsmaßstabes, so sieht man, daß die Summe der eingeführten Stück Rindvieh in den Jahren 1907/10 um 10% anstieg. Auch die Einfuhr frischen Rindfleisches hob sich um $^1/_6$, die von Schweinefleisch sogar um $^1/_5$ und die Zahl der eingeführten Schweine verdoppelte sich sogar. Sehr

von dem Rest wurden rund 15% als Kleie dem menschlichen Verbrauche entzogen. Von den verbleibenden 60% verfiel noch ein weiterer erheblicher Teil der Verarbeitung in den oben genannten Fabriken. Je niedriger die Preise, desto größer dieser Industrieverbrauch.

gleichbleibend zeigen sich die Einfuhrzahlen für Gänse und Federvieh. Beide Fälle werden verständlicher, nimmt man einen erhöhten Verbrauch von Schweinefleisch bei der großen Masse der Bevölkerung, einen Konsum des Fleisches der Geflügelarten nur bei der Oberschicht an. Auf die Einfuhr an fettenden Stoffen der Nahrung hat die die Einfuhr von Schmalz hindernde Gesetzgebung stark herabdrückend gewirkt. Ein Ausgleich hierfür kann aber auch in der Vermehrung der Einfuhr an Schweinefleisch und lebenden Schweinen liegen.

Die Körnerfrüchte, die in der Einfuhr pflanzlicher Nahrungsmittel die Hauptmenge bilden, verhalten sich ihrer Art nach ganz verschieden. Bestand im Deutschen Reiche 1907 noch eine Mehreinfuhr von Roggen, so hob sich seit 1908 dessen Ausfuhr, und zwar zu nahezu doppelter Höhe; zugleich sank die Mehreinfuhr an Weizen. Beide Umstände finden in vermehrter Erzeugung zwar eine gewisse Erklärung. Ob die Benutzung dieser Nahrungsmittel aber nicht eine Vernachlässigung im Verbrauche erlitt, bleibt auf Grund unserer Unkenntnis der den Brotverbrauch treffenden Durchschnittszahlen unbeweisbar. Daß die Einfuhr an Kartoffeln sehr schwankt, liegt daran, daß die Einfuhr immer das Mangelnde bringt. Kein Lot Fleisch oder Weizen würde eingeführt werden, wäre der Bedarf nicht dafür vorhanden. Gerade aber die Kartoffel zeigt schwankendste Erträge bei wahrscheinlich gleichbleibendem Verbrauch.

Wollte man sich daher bei den geschilderten Schwierigkeiten in die Höhe des Verbrauches eines so wichtigen Verbrauchsgegenstandes wenigstens, wie Brot es ist, Einblick verschaffen, so blieb nur der Weg der Schätzung hierfür übrig. Auf einen exakten Weg der Feststellung war ja, wie gezeigt, zu verzichten. Diese Schätzungen, unterstützt durch Material, welches für gewisse Verbrauchszentren wie Städte, die zu Zwecken der Erhebung von Verbrauchsabgaben die Einfuhr von Nahrungsmitteln feststellten, sind selbstredend mit größerer oder geringerer Vorsicht angestellt. Sie sind selten fortlaufend für eine lange Reihe von Jahren ermittelt worden; sie betreffen nur den lokalen Verbrauch in bestimmter Zeit, sie gestatten daher keine Verallgemeinerung, weder nach der Seite der räumlichen Ausdehnung noch nach der des zeitlichen Ablaufes.

Zur Ermittlung des durchschnittlichen Verbrauches an Körnerfrüchten für Zwecke der menschlichen Ernährung wird es jedoch möglich sein, in kommenden Zeiten einen aussichtsreicheren Weg zu beschreiten. Sind wir bisher zur Erreichung dieses Zieles auf umfangreiche Ermittlungen von wesentlich lokaler Bedeutung angewiesen, so wird später der Weg einer Erhebung über die Produktion von Mehlen in allen Mühlen eines Landes und seiner Grenzgebiete vermutlich den einzigen Ausweg bieten, größere Gewißheit in dieser Frage zu schaffen.

Der Verbrauch an Brot läßt sich annähernd an der Hand von archivalischem Material verfolgen. Der Bedarf eines Sklaven, nach Cato, ist schon früher (S. 48) angegeben worden. Ähnliches ist zu Vaubans Zeiten für Frankreich bekannt [1]). Hier galten 0,730 kg Getreide als das für einen Bewohner täglich hieran notwendige Quantum. 730 g Getreide sind ungefähr im Gewicht dem damit herstellbaren Brote gleich. Wallenstein [2]) verlangte für jede Person seines Hofstaates die tägliche Lieferung von 2 Pfund Brot, also rund 900 g. 1673 schreibt eine kaiserliche Verpflegungsordonnanz [3]) für jeden Soldaten die tägliche Lieferung der gleichen Menge an Brot vor. 1746 schätzt Dupré de St. Maur [4]) den Brotverbrauch eines mäßig arbeitenden Mannes zu 2¼ Pfund (1 livre = 489,5 g) = 1,1 kg; bei harter Arbeit erreiche der Brotverbrauch 3 Pfund = nahezu 1,5 kg.

1756 gibt Maitland [5]) den täglichen Verbrauch an Mehl für den Kopf der Bevölkerung in London mit 10 Unzen (1 Unze = 28,4 g) zu 284 g an. Ein gesunder erwachsener männlicher Landarbeiter verbrauche täglich 1 Pfund 6 Unzen Mehl, in Form von Brot sei dies 1 Quarter. Er rechnet also mit einem Brotverbrauch von 623 g täglich. Zwischen der französischen und englischen Schätzung des Brotverbrauches besteht ein beträchtlicher Unterschied. Der Lebensmittelverbrauch in England muß also schon um die Mitte des 18. Jahrhunderts mehr Fleisch, mehr Kartoffeln betroffen haben als in Frankreich.

---

[1]) Liebig, Chemische Briefe.

[2]) Rhein. Antiqu. III. Abt., Bd. 11, S. 254.

[3]) Rhein. Antiqu. Bd. 13, S. 378.

[4]) und [5]) Nach St. Bauer, Die Konsumtion nach Sozialklassen, im Handwörterbuch der Staatswissenschaften, VI, 149/50.

1795 wird in Bonn [1]) das Bedürfnis an Mehl für die Einwohnerschaft geschätzt. Als Grundlage hierfür werden täglich 2 Pfund Mehl für den Kopf der Bevölkerung berechnet. Anfang des 19. Jahrhunderts [2]) verlangt die Preußische Kriegsverpflegungsvorschrift täglich 2 Pfund Brot für den Mann. Heute verlangt die jetzt geltende Vorschrift 750 g. Betrug [3]) 1878 der Verbrauch an Brotgetreide täglich rund 590 g auf den Kopf der Bevölkerung des Deutschen Reiches, so fiel der Verbrauch bis 1897/98 auf 500 g. Diese Anführungen erwecken den Eindruck, daß der Verbrauch an Brot in Deutschland im Laufe der Zeiten abnahm. Für andere Länder besteht die gleiche Vermutung [4]). In Großbritannien sank der Brotverbrauch in den Jahren 1880/90 auf 460 g als täglicher Verbrauch für den Kopf der Bevölkerung. In Frankreich lag dieser Verbrauch 1887/88 bei nahezu 600. Gegenüber der Annahme zu den Zeiten Vaubans ergibt sich daher auch in Frankreich eine Abnahmemöglichkeit des Brotverbrauches. In die hier betrachteten Zeiten fällt nun ein Anschwellen des Verbrauches der Kartoffel für Nahrungszwecke. Durch diese Frucht kann aber nur der Ausfall an Kohlehydraten gedeckt werden, den die Ernährung des einzelnen durch verminderten Brotverbrauch erfuhr. Sollte der damit verursachte Ausfall an Eiweißstoffen ausgeglichen werden, so blieb nur der Ausweg eines vermehrten Verzehrs an animalischer Nahrung. Daß dieser Ausweg beschritten wurde, zeigt schon eine, allerdings nur kurze Beobachtungsreihe, die E. Engel [5]) gab. Er ermittelte den Verbrauch von Brot und Fleisch in Paris auf Grund der Oktroilisten für einen Bewohner für die Jahre:

	1871	1872	1873	1874	1875
an Brot . . . . . . kg	153	142	140	140	110
„ Fleisch	52	73	74	75	84

[1]) Archiv der Stadt Bonn, Bevölkerungsaufnahme d. d. 21. I. 1795.
[2]) Z. B. Bekanntmachung in der Bonner Zeitung vom 12. III. 1815.
[3]) Die Deutsche Volksw. am Ende des 19. Jahrh., S. 198.
[4]) Neumann-Spallart, Übers. d. Weltwirtsch.
[5]) Nach Meinert, Armee- und Volksernährung.

Wir gehen daher zur weiteren Ergründung dieser Vorgänge auf die Ermittlung des Fleischverbrauchs ein. Damit aber betreten wir eines der unsichersten Gebiete der Statistik. Die Berechnungen beruhen besonders hier auf nicht feststehenden Daten und, der Natur der Sache nach, gestaltet sich ihre Deutung verwickelt.

Für einige europäische Länder kann man für verschiedene Jahre berechnen, wieviel Stück Vieh jeder Art auf je 1000 Einwohner entfielen.

Die folgende graphische Darstellung gibt auf Grund der vorliegenden Angaben [1]) dieses Verhältnis wieder:

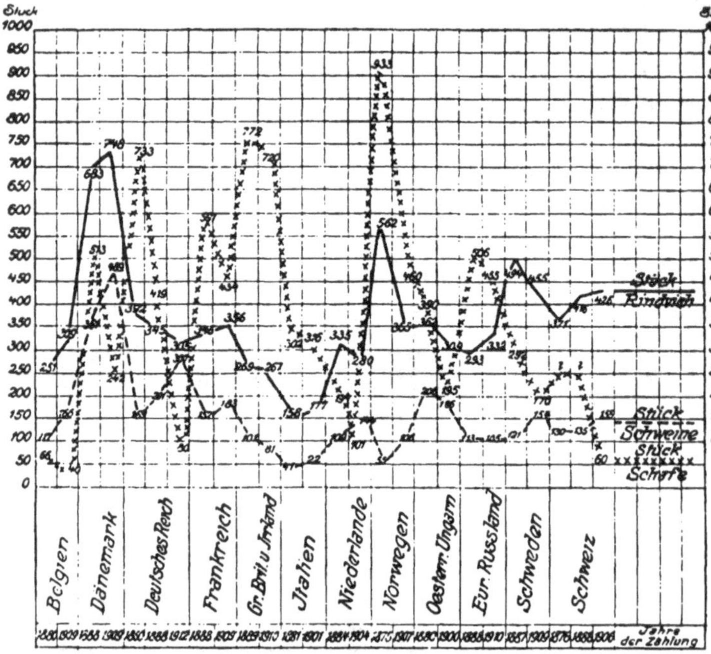

In einigen Ländern: Belgien, Dänemark, Frankreich, Italien, im europäischen Rußland mit Polen, in der Schweiz, ist eine geringfügige Vermehrung des Rindviehstandes zu verzeichnen. In allen übrigen berücksichtigten Ländern fiel der Fleischvorrat, der in lebendem Rindvieh vorhanden war.

[1]) Stat. Jahrb. f. d. Deutsche Reich, Internationale Übersichten.

Die Zahl der Schweine fiel nur in Großbritannien und Irland, in Österreich-Ungarn, im europäischen Rußland mit Polen; in den sonst verzeichneten Ländern stieg ihre Anzahl.

Die Schafe haben, von ihrer geringen Zunahme in Italien abgesehen, in allen Ländern der Zahl nach abgenommen. Für die Ziegen liegen Zählungen, die Vergleiche gestatteten, nur für das Deutsche Reich vor. In den letzten Jahrzehnten war die Zahl der Ziegen hier nahezu die gleiche.

Unsere Erkenntnis in bezug auf den Fleischvorrat für 1000 Einwohner kann auf andere Art erweitert werden, wenn man wie das Institut International d'Agriculture verfährt.[1]) Setzt man die Bevölkerung Europas um 1900 gleich 100, die durch die Viehzählungen für dieses Jahr festgestellte Zahl der Rinder, Schafe, Schweine gleichfalls gleich 100, so erhält man für 1910 für die Bevölkerung eine Indexziffer von 113,2, von 104,4 nur für die Steigerung in der Zahl der Rinder, von 112,9 für die der Schweinezahl und nur 95,0 für Schafe. Dagegen sind die Indexziffern für 1900 zu 1910 für andere Länder:

	Bevölkerung	Rinder	Schafe	Schweine
Nordamerika	117,6	154,2	135,0	128.6
Zentral- und Südamerika	133.0	141,4	104,0	194,4
Indien und Japan	111,1	103.2	105.2	157.2
Ägypten	105,9	75,6	—	—
Australien	114.8	129,9	126.9	84,2

In Europa, als Einheit betrachtet, steht dem Anschwellen der Bevölkerung eine Abnahme des Fleischbestandes gegenüber. In den angeführten nicht europäischen Ländern und in anderen Erdteilen zeigt sich ein im ganzen umgekehrtes Verhalten. Allerdings ist es unterschiedlich. In Indien, Japan und Ägypten erreicht das Anwachsen der Zahl der Rinder nicht das der Bevölkerung. In Zentral- und Südamerika und ebenfalls in Indien und Japan sank die Vermehrung des Schafbestandes unter die Zunahme der Bevölkerung. Die Schweinehaltung zeigte sich, außer in Australien, überall wesentlich mehr in Steigung begriffen als die Bevölkerungsziffer.

[1]) Bull. d. Stat. agr. Febr. 1911, S. 23.

Für alle Länder aber wird in diesen Arten der Betrachtung verschiedenes verglichen. Die Menschen der einzelnen Länder gleichen sich ebensowenig in ihrem Verbrauch, wie die in den Ländern gezählten Tiere einer Art in bezug auf ihr Gewicht von gleicher Beschaffenheit sind. Denn mit der Anerkennung der Verschiedenheit der Tiere beginnen die Hauptschwierigkeiten für internationale Vergleiche. Die Ansetzung des Lebendgewichtes der zur Schlachtung bestimmten Tiere ist ein die ganze Rechnung beeinflussender Umstand. Auch die Zahl der Schlachttiere wird je nach dem Alter, das die Verkäufer des Viehs für die Schlachtreife als angezeigt erachten, verschieden ausfallen. Es ist dies dahin zu verstehen, daß je nach den in einem Lande in der Zucht betonten Rassen oder nach der bei Käufer und Verkäufer bestehenden Meinung für aussichtsreichen Viehabsatz in einem gewissen Zeitraum von der gleichen gezählten Anzahl Viehes einmal ein größerer, das andere Mal ein geringerer Bruchteil zum Verkauf gelangen wird. Auf seinen langjährigen Erfahrungen hierüber beruhte die von Thompson [1]) gegebene Formel, nach der im Durchschnitt der Jahre vom Rindvieh 25%, von den Schweinen 116%, von Schafen 42% des Bestandes dem Konsum verfallen. Bis 1904, also in 32 Jahren, scheinen sich in Großbritannien die die Viehnutzung beeinflussenden Faktoren [2]) so geändert zu haben, daß nunmehr 26,6% des Bestandes vom Rindvieh, für Schafe 37,9%, für Schweine 121,3% für die jährliche Schlachtung in Betracht zu ziehen sind. Gegen früher kommen viel mehr Tiere und jüngere Tiere an den Markt. Um daher genau zu ergründen, wie hoch die Zahl der geschlachteten Tiere in einem Lande wirklich ist, wäre es angezeigt, eine jährliche Zählung des Bestandes vorzunehmen. Aus der Differenz der für 2 Jahre bekannten Zahlen des Viehbestandes würde sich dann der Verbrauch der verschiedenen Stückzahl nach der Tierart, abgesehen von Schweinen, wenigstens ergeben.

Nun aber haben sich auch die Lebendgewichte verändert. Eßlen [3]) hat sich der großen Mühe unterzogen, deren Veränderungen für den Viehbestand des Deutschen Reiches zu verfolgen und

[1]) Journ. of the Roy. Agr. Soc. 1872.

[2]) Journ. of the Roy. Stat. Soc. 67, 1904.

[3]) Jahrb. f. Nationalök. u. Stat., 3. Folge, Bd. XLIII, S. 745.

zusammenzustellen. Eine Schlußfolgerung auf Grund dieser Zusammenstellung wäre die, daß das Gewicht des älteren zu schlachtenden Rindviehes abnahm, aber schon für Jungvieh dieser Tiergattung ist das Verhalten im Lebendgewicht je nach dem Schlachtort ungleich. Ein gleiches zeigt sich für die anderen Gattungen von Tieren. Und dies in dem kurzen, von Eßlen betrachteten Zeitraum!

Unter Berücksichtigung gewisser, je nach Art und Rasse, Alter, Futterzustand wechselnder Verluste verbleibt vom Lebendgewicht der Tiere das Schlachtgewicht. Auch dieses schwankt beträchtlich, im Laufe des Jahrhunderts nahm dies Gewicht jedoch durchaus zu. Es betrug, nach Eßlen, für das Deutsche Reich die Zunahme des Schlachtgewichtes in Prozent für

in den Jahren	Ochsen	Stiere, Kühe	Jungvieh	Kälber	Schweine	Schafe
1800—1838/39	57,9	59,25	57,5	13,2	52,6	23,3
1838/39—1860/61	2,3	0,6	—0,6	2,3	20,7	—2,7
1860/61—1880	3,8	6,7	6,8	13,6	7,1	3,9
1880—1903/05	10,2	24,0	27,0	60,0	5,3	17,7
1860/61—1903/05	14,3	32,3	35,6	81,8	12,8	22,2
1800—1903/05	84,8	11,07	112,4	110,5	107,9	46,7

Sind hier die Schwankungen im Schlachtgewicht für das ganze Reich in längeren Perioden aufgewiesen, so läßt sich für die einzelnen Jahre und die einzelnen Städte im Reich gleiches zeigen. Es ergibt sich dann deutlicher, daß das Rindvieh überhaupt schon in jüngeren Jahren, mit besserer Qualität also, und in den jüngeren Kategorien vollwichtiger zur Schlachtung kam. Für Schweine zeigt sich in der Mehrzahl der Fälle ein höheres Schlachtgewicht. Bei Schafen, wenn es nicht gleich blieb, mag auch im allgemeinen eine mehr auf Züchtung von Fleischrassen beruhende Zunahme dieses Gewichtes vorliegen.

Die bessere Ware scheint also begehrter zu sein, ein Zustand, der ebenso wie der Wunsch, mehr Fleisch zu verzehren, geeignet ist, den Preis von Fleisch zu heben.

Nimmt man alle die Voraussetzungen zur Berechnung des durchschnittlichen Fleischverbrauches als richtig an, so kommt man zu dem Schlusse, daß auf den Kopf der Bevölkerung im Deutschen Reich aus eigener Produktion

im Jahr	1830	1840	1861	1873	1883	1892	1900	1904/5	1907
kg	13,6	21,6	23,3	29,5	29,3	32,5	43,4	46,8	46,2

an Fleisch verbraucht wurden [1]). Unter Berücksichtigung des Überschusses der Einfuhr über die Ausfuhr ergäbe sich auf den Kopf der Bevölkerung sonach ein gesamter Fleischverzehr von durchschnittlich:

im Jahr	1904	1905	1906	1907	1908	1909	1910	1911
kg	47,65	44,24	43,19	47,22	45,92	46,01	45,08	48,26

Im Durchschnitt der Jahre 1904—1911 wären also jährlich 45,95 kg Fleisch von jedem Einwohner im Deutschen Reich verzehrt worden. Das sind die zur Zeit für das Deutsche Reich vorliegenden, vorsichtigst berechneten Zahlen. Aber auch ihnen haftet an, daß sie nur rechnungsmäßige, den Tatsachen möglichst entsprechende Ergebnisse liefern können. Alle Angaben über den Fleischverbrauch bieten nur Näherungswerte. Man kann Zunahme oder Abnahme des Verbrauches mit der Hilfe solcher Zahlen mehr oder weniger richtig beobachten. An die absolute Zahl sich krampfhaft zu klammern, ist unangängig. Denn leider sind unsere Angaben auch noch einer anderen Auslegung fähig.

Da die Viehzählungen in den Ländern Europas nicht überall in den gleichen Jahren vorgenommen wurden, so ist einmal der gleichzeitige Bestand an Vieh in unserem Erdteil nur annähernd richtig geschätzt, wenn man die Summe der Stückzahl jeder Viehart am Ende der achtziger Jahre des vergangenen mit der in dem ersten Jahrzehnt des laufenden Jahrhunderts vergleicht. Es wäre dann auszusagen, daß für je 1000 Einwohner Europas in diesem Zeitraum der Rindviehbestand um rund 5%, der Schafbestand um rund 35% fiel, der Schweinebestand dagegen um rund 26% stieg. Es läßt sich an der Hand dieser Zahlen denken, daß die Menge des verfügbaren Fleisches unverändert blieb. Es können nämlich 5 gegen früher fehlende Stück Rindvieh 1250 kg, 35 fehlende

[1]) Eßlen, a. a. O. S. 747, 758.

Schafe 700 kg, beide zusammen 1950 kg verringerten Fleischvorrat bedeuten. Dann hätte von den 26 mehr gehaltenen Schweinen jedes nur 75 kg, alles netto, an Fleisch zu liefern, was denkbar erscheint, um den Verlust an Fleisch in den beiden anderen Arten auszugleichen. Dann wäre der Fleischvorrat für je 1000 Einwohner immer noch Anfang des 20. Jahrhunderts auf der Höhe dessen geblieben, der Ende der achtziger Jahre vorigen Jahrhunderts vorhanden war. Diese Überlegung auf Grund der amtlichen Unterlagen beweist, wie ungenügend unsere Kenntnisse in bezug auf die vorliegende Frage sind. Sie beweist, daß in der wichtigen Frage der Fleischversorgung die Meinung, die Schätzung überwiegt. Dies ist um so bedauerlicher, da uns somit ausreichende Vorbedingungen fehlen, die für die Beurteilung der Entwicklung des Verbrauches, des Preises von Fleisch zu verwerten wären. Nur mit ausreichenderen Unterlagen versehen, wäre es schließlich möglich zu entscheiden, ob die Steigungen im Fleischpreis auf Grund verringerten Vorrates erfolgen, ob die Öffnung der Grenzen für die Fleischeinfuhr zur Erhöhung des verfügbaren Vorrates nötig ist, ob der Widerstand gegen diese Maßregel Berechtigung hat, oder nicht.

Mit der Zunahme an Fleischverbrauch für seine Bewohner steht das Deutsche Reich nicht vereinzelt da. Man scheint im Deutschen Reich einem allgemein erkennbaren Zuge zu folgen. In Frankreich betrug der Verbrauch[1]) an Fleisch

im Jahr	1812	1852	1862	1882
kg	17	26	26.5	43

auf den Kopf der Bevölkerung aus der Produktion des Landes. Der ganze Verbrauch belief sich auf den Kopf jährlich

im Jahr	1860	1862	1877	1883	
im ganzen Lande	28	—	—	37	kg
in den Städten	—	54	66	—	kg

Das Anschwellen des Fleischverbrauches in Paris zeigten wir schon S. 199.

In England stieg der Verbrauch an Fleisch nach Craigie[2]) ebenfalls bedeutend. Auf den Kopf der Bevölkerung entfielen im

[1]) Foville, La France économique. Ann. 1889, S. 154.

[2]) Roy. St. Soc. Meeting, Nov. 13., 1904.

Jahr	1834	1868	1880	1890	1904
kg	18	45	51,7	56	55

Aber nicht immer und überall sind so hohe Verbrauchszahlen, die in stetig ansteigender Weise verlaufen, zu beobachten. In Italien gestaltet sich [1]) der Fleischverbrauch nach städtischer und ländlicher Lebensweise ungemein verschieden. Ja, innerhalb der gleichen Provinz betragen die Unterschiede im Fleischverbrauch 100% für ländliche, 300% für städtische Bewohner. Betrug der Fleischverbrauch in Oberitalien durchschnittlich 19 kg, so war er in Mittelitalien bei 23, in Süditalien, je nach dem Landesteil, 5—10 kg. Für die Stadt Neapel war der Fleischverbrauch

1882/91	23,7 kg	Fleisch von der Schlachtbank
1892/1901	21,5 „	„ „ „ „

Er zeigte also in 20 Jahren eine immerhin 10% betragende Abnahme. So läßt sich für das Königreich Sachsen nach V. Böhmert [2]) von 1836 bis 1875 auf den Kopf der Bevölkerung eine Zunahme an Fleischverbrauch, von Rindfleisch zuzüglich Schweinefleisch, von 15,75 auf 29,8 kg = 89% berechnen.

Zerlegt man die Zahlen, so ergeben sie einen Verbrauch

Im Jahr	In Städten mit mehr als 8000 Bewohnern	In kleineren Städten und auf dem platten Land
1867	26,8 kg	18,2 kg
1875	34,0 „	23,3 „

Dies bedeutet eine Zunahme im Fleischverbrauch von 26,9% für die Stadtbevölkerung und von 28% für die andere Bevölkerung. Das Verhältnis im Verbrauch wurde für die Landbevölkerung ein wenig günstiger, denn es betrug, setzt man den Verbrauch der Landbevölkerung = 1, der Verbrauch der Stadtbevölkerung 1867: 1,47, er betrug jedoch 1875 nur 1,46.

Wie verhält sich nun der Verbrauch der einzelnen Fleischarten zueinander? Für das Deutsche Reich, nur aus dessen eigener Erzeugung, gibt Eßlen (a. a. O. S. 75) an, daß es bestand aus:

[1]) Inch. sulle cond. igien. Relaz. gen.

[2]) Zeitschr. f. K. Sächs. Stat. Bureau, XXII. Jahrg., 1876.

im Jahr	Rindfleisch %	Kalbfleisch %	Schweinefleisch %	Schaffleisch %
1816	46,0	14,4	24,9	14,7
1840	48,6	10,5	29,4	11,5
1861	40,7	6,8	43,0	9,5
1873	41,4	6,1	42,8	9,7
1883	34,2	5,7	51,6	8,5
1892	37,2	4,9	51,2	6,7
1900	37,4	4,1	55,0	3,5
1904/05	31,4	6,6	59,6	2,4
1907	30,4	6,2	61,3	2,1

Für Bonn wurde der Fleischverbrauch ermittelt[1]) zu 13% als Schweinefleisch zu Anfang des 19. Jahrhunderts, zu 42,7% am Ende desselben. Während in Deutschland der Verbrauch mehr und mehr dem Schweinefleische sich zuwendet, scheint für Frankreich, wo Schweinefleisch 1883 zu 37,5% im Fleischverbrauch erschien, Rindfleisch zu 50%, Hammelfleisch zu 12,5%, das gleiche Verhältnis wenigstens in Paris zu bestehen[2]). „Rindfleisch macht den größten Teil im Fleischverbrauch aus."

Es ergibt sich also bisher einmal eine wahrscheinliche Abnahme im Verbrauch an Brot zur Ernährung, sodann eine Zunahme des Verbrauches von Fleisch, beides für eine Durchschnittsperson der Bevölkerung ermittelt. Dies war für England, Frankreich und das Deutsche Reich nachzuweisen. Sodann zeigte sich, daß der Verzehr der Fleischarten Wandlungen unterworfen ist und daß sodann Stadt und Landbevölkerung am durchschnittlichen Verbrauch sich ganz verschieden beteiligen. Das Bild, das der durchschnittliche Verbrauch von Fleisch in einem Lande uns scheinbar in festen Umrissen vorführt, verliert durch diese Umstände sehr an Wert. Es zeigt sich, daß man ohne Eingehen auf die am Verbrauch beteiligten Schichten möglicherweise mit diesem Bilde falschen Schlüssen zugänglich wird. Denn unsere Durchschnittszahlen

[1]) Lichtenfelt, Lebensmittelverbrauch und Lohnhöhe in Bonn 1809/1903. Bonn, Hager.

[2]) Salaires et Coût de la vie, Paris, Impr. Nation. 1911, S. 34.

über den Verbrauch an Lebensmitteln lassen nur dessen Steigen oder Fallen messen, sie geben niemals die Zahl der im Verbrauch Beschränkten. Dies ist darum bedauerlich, weil es viel bedenklicher ist, wenn ein Nahrungsmittel überhaupt für eine Klasse unerreichbar ist, als wenn alle Klassen der Bevölkerung sich gleichmäßig in seinem Verbrauch einschränken. Zu letzter Annahme aber neigt leicht, wer einen Abfall des Fleischverbrauches erkennt. Im Gegenteil, der Abfall wird meist die treffen, die ihn am wenigsten vertragen. Dem Vergleich von Verbrauchszahlen von Lebensmitteln, auf den Kopf der Bevölkerung berechnet für früher und jetzt, wird damit weiter der Begriff großer Relativität aufgeprägt. Es fragt sich immer, innerhalb welcher Sozialklassen hat dieser Verbrauch sich abgespielt.

Um aber den durchschnittlichen Stand der Ernährung in einem Lande zu kennzeichnen, bedürfte es der Kenntnis nicht nur des Brot- und Fleischverbrauches in ihm, sondern es müßte dem Verbrauch aller Nahrungsmittel nachgegangen werden. Hätte man auch alle die notwendigen Zahlen zu einer solchen Aufstellung für ein Land zusammengetragen, und der Verfasser muß sich dieses Versuches schuldig bekennen [1]), so wäre damit wenig geboten. Wie alle statistischen Zahlenbilder, so böten sie, da vereinzelt, nur ein Augenblicksbild. Nur wenn für alle Länder in bestimmten Perioden gemachte gleiche Berechnungen vorlägen, würden aus ihnen bündigere Schlüsse für den Gang der Ernährung zu ziehen sein. Das vorliegende Material bietet zu Schlußfolgerungen nur Anhaltspunkte.

Die Zunahme im Verbrauch von Fleisch in den genannten europäischen Ländern hat die Einfuhr von Fleisch nach Europa von Übersee vermehrt. Dieser Umstand hat die Veranlassung geboten, daß die europäischen Fleischproduzenten sich im Absatz ihrer Ware gefährdet glauben. Dieserhalb sind allerlei die Fleischeinfuhr beschränkende Maßregeln ersonnen und auf dem europäischen Festlande durchgeführt worden. Ihre Durchführung gab zu der Zusicherung Anlaß, es seien dies nur temporäre Maßregeln, ihre Bedeutung werde von dem Moment an eine rein

[1]) Zentralbl. f. allg. Gesundheitspflege XVII, Heft 6 u. 7.

hygienische, nicht mehr schutzzöllnerische werden, in dem es gelungen sein werde, die im Lande benötigten Fleischmengen in diesem selbst zu erzeugen. Die Schätzungen dessen aber, was an erhöhter Produktion des Inlandes hierzu nötig erscheint, führen zu sehr abweichenden Zahlen.

Betrachten wir die einschlägigen Verhältnisse in Deutschland. Einer Erklärung des engeren Vorstandes des Bundes der Landwirte [1]) ist zu entnehmen, daß die deutsche Landwirtschaft „nicht 95% des Fleischverbrauchs in Deutschland, wie bisher, sondern *100% liefern muß*". Das wird als die andere große Aufgabe hingestellt, als die wichtigste wird vorher die Erzielung eines mittleren Preisstandes für Fleisch bezeichnet. Von den 95 bisher im Inlande erzeugten Prozenten des Verbrauches wird ein gewisser Teil mit vom Ausland eingeführten Futterstoffen für Vieh erhalten. Nach Wohltmann [2]) wurden im Mittel der Jahre 1902/05 für 173,9 Millionen Mark, 1907/10 für 297,4 Millionen, 1910 für 386,7, 1911 für 376,3 Millionen Mark an Futter-Rohstoffen eingeführt. Auf Grund dieser Rohstoffe wurde ein Teil der inländischen Fleisch-, Milch- usw. Produktion erzeugt. Wären diese Futterstoffe nur zu Schweinefleisch umgewandelt worden, so hieße dies, wenn die Produktionskosten von 1 kg Schweinefleisch zu 1 Mark angenommen werden, 376,3 Millionen Kilogramm Schweinefleisch, rund 5 kg oder 10% des vermutlichen Fleischverbrauches für Kopf und Jahr entstammten ausländischen Futterstoffen!

Aber das Defizit zwischen heimischer Produktion und Verbrauch besteht nicht für die Fleischproduktion allein. Wohltmann berechnet weiter für Milch, Käse, Butter, „daß diese Produktion um fast 10% hinter dem Bedarf zurückbleibt".

Für Geflügel und Eier hat sich die Mehreinfuhr 1911 auf 231,6 Millionen Mark gehoben. Jeder Deutsche verbrauchte also 1911 an ausländischem Geflügel und an Eiern nahezu für 4 Mark. Dazu tritt noch die Mehreinfuhr von Weizen! Jährlich 1902/5 für 263 Millionen Mark, 1907/10 für 355 Millionen Mark, 1911 für 343,5 Millionen Mark. Nach Gewicht wurden 1910 auf den Kopf 33 kg Weizen oder etwa 16% des Körnerbedarfes eingeführt.

[1]) Bund der Landwirte, 1912, 40.

[2]) Jahrb. d. D. Landw.-Ges. 1912, Lief. 7.

Wahrlich, es müßte sehr viel mehr von der deutschen Landwirtschaft produziert werden, um die erstrebte Unabhängigkeit vom Auslande auch dem deutschen Konsumenten zu sichern!

Dem Geldwert nach ist der erstrebte, nur einheimische Produkte berücksichtigende Verbrauch von Fleisch das geringere gesteckte Ziel. Denn Fleisch, Vieh, Geflügel aller Art, Schmalz und Talg wurden 1910 nur im Wert von 374,2 Millionen Mark eingeführt, während Weizen (abzüglich ausgeführten Mehls und der Mühlenprodukte), Milch, Käse, Butter, Eier, Hülsenfrüchte, Buchweizen, Gemüse zusammen im Wert von rund 650 Millionen Mark mehr aus dem Auslande bezogen als dahin ausgeführt wurden. Die ganze der heimischen Produktion für obige Nahrungsmittel erwachsende Steigung ist also im Wert von rund 1 Milliarde Mark bei der Einfuhr zu erachten. Welchen Wert diese Stoffe annehmen, bis sie zu dem Verbraucher gelangen, ist nur zu schätzen.

Bei einer Ausgabe für Ernährung von wahrscheinlich rund 70 Pf. für den Kopf und Tag — ein niedriger Ansatz — ist deren Preis, der vom Verbraucher durchschnittlich im Jahr gezahlt wird, auf rund 250 Mk. anzunehmen. Für die Bevölkerung des Reiches macht dies jährlich 16,25 Milliarden aus. Also mindestens 6%, vermutlich aber 10—12% des Wertes der Nahrung im Deutschen Reich entstammen direkt dem Auslande.

Eine Reihe anderer allgemeiner Gründe verringert ferner die Zuversicht, daß es der deutschen Landwirtschaft gelingen wird, den Anforderungen des heimischen Verbrauches in absehbarer Zeit genügen zu können. Die Steigerung der Körnerproduktion im Reich beträgt zwar jährlich durchschnittlich rund 1%. Etwas höher liegt aber schon die durchschnittliche jährliche Bevölkerungszunahme. Durch die verlängerte durchschnittliche Lebensdauer aber steigt innerhalb der Bevölkerung der Prozentsatz der Individuen in den höheren Altersklassen. Damit aber wächst wieder der Verbrauch an Brotgetreide. Aus gleichem Grunde wächst der Verbrauch an Fleisch. Für dessen weiteres Anschwellen ist ferner zu berücksichtigen, daß die sich bessernde wirtschaftliche Lage breiter Schichten nicht voraussagen läßt, bis zu welchem Grade der Fleischverbrauch ansteigen wird. Das Ziel der Deckung des Inlandbedarfes aus eigener Produktion liegt daher ziffernmäßig nicht fest, es verschiebt sich dauernd und vermutlich in ansteigender Linie. Zu diesen Bedenken tritt ein anderes und, wie es scheint, fundamentales. Die Produktion eines Landes faßt die vielen, an ihr tätigen Einzelproduktionen zusammen; diese richten sich nach dem Vorteil, den der einzelne erstrebt, den er je nach der Macht der Umstände und seines Wissens und Könnens erreicht. Es ist bisher nicht möglich gewesen, alle diese zum Teil sich widerstrebenden Einzelinteressen der Produzenten auszugleichen. Man kann auf den zu befolgenden Gang der Produktion von keiner Stelle den Einfluß so ausüben, daß man die Produktion als das Resultat eines Willens anzusehen vermöchte. Man wird daher, nach wie vor, in der Gestaltung des Verhältnisses von Inlandproduktion und -verbrauch den Zufälligkeiten den ihnen gebührenden Spielraum gönnen müssen. Ganz wesentlich wirken auf die Bewegung der Produktion nun andererseits die ständig im Fluß befindlichen Verteilungsverhältnisse der erzeugenden Fläche ein, die Ab- oder Zunahme von Groß-, Mittel- oder Kleingrundbesitz. Hierfür gibt Gisevius [1]) ein viel angeführtes Beispiel. Aus einem Gut wurden 7 Bauern stellen zu je 7 ha gemacht. Dabei stieg der Erlös aus Getreide nach der Aufteilung um rund 38%, der Kartoffelertrag um 800%, die Rindviehhaltung um 300%, die Schweinehaltung um 800%. Also hier liegt ein Weg zur Erhöhung der Produktion. Das wird auch von autoritativer landwirtschaftlicher Seite anerkannt. So wurde im Februar 1913 in der Plenarversammlung der Landwirtschaftskammer der Provinz Sachsen der Antrag des Vorstandes einstimmig angenommen: „Obgleich die Besitzverteilung in der Landwirtschaft der Provinz Sachsen zurzeit nach den Ergebnissen der letzten statistischen Erhebungen als durchaus günstig angesprochen werden kann, muß doch die Abnahme der Bevölkerung in zahlreichen ländlichen Ortschaften der Provinz schwere Bedenken erregen. Abgesehen von den allgemeinen Ursachen des Abwanderns der Bevölkerung nach den großen Städten läßt sich aus der Statistik ein greifbarer Zusammenhang aus der Bodenbesitzverteilung nicht feststellen. Nur so viel geht daraus hervor, daß in den Kreisen,

---

[1]) Vierteljahrsheft f. Truppenf. u. Heeresk. 1912, 3 Heft.

wo eine schärfere Vermehrung des Parzellen- und Kleinbesitzes stattgefunden hat, und wo der auf die eigene Arbeitskraft der Familie gestützte bäuerliche Besitz eine größere Verbreitung erfahren hat, die Abwanderung weniger vorhanden ist. Die Plenarversammlung erkennt es als eine wichtige Aufgabe der Landwirtschaftskammer an, diese Frage zu verfolgen, und ermächtigt den Vorstand, sich an Maßnahmen zu beteiligen, welche, wie z. B. die Errichtung einer Siedelungsgesellschaft, zur Erhaltung gesunder Besitzverhältnisse in der Provinz Sachsen geeignet erscheinen." *Das aber heißt gleichem Ziel aus verschiedenen Beweggründen zustreben.* In dem oben angeführten Beispiel nach Gisevius arbeiteten nach der Überführung des Gutes in den Kleinbesitz 130 statt, wie früher, 95 Menschen. So fanden allein 37% mehr Menschen auf der gleichen Fläche nicht nur Nahrung, ihrem Wirken verdankte die Volkswirtschaft außerdem die oben gekennzeichnete erhöhte Inlandsproduktion. Je häufiger dieser Weg der Aufteilung größerer Güter beschritten werden könnte, desto näher würde also das Ziel der Ernährung aus der Inlandsproduktion erreicht werden.

Weit zuverlässiger als die vorstehend geschilderten Methoden, den ziffernmäßigen Verbrauch an Nahrungsmitteln zu ermitteln, ist der seiner Erfassung bei dem Einzelkonsumenten selbst. Sofern diese in von den ihnen geführten Haushaltungsrechnungen sowohl die Geldausgabe für Ernährung als die Gewichtsmengen der dafür eingehandelten Ware verzeichnen, bedarf es nur einer entsprechenden Zusammenstellung, um sich über den Verbrauch für Ernährungszwecke an Geld und Nahrungsmitteln für eine Person zu unterrichten.

Die in den Familien vereinigten Personen weisen jedoch einen nach Geschlecht und Alter verschiedenen Verbrauch auf. Daher war der Verbrauch einer Person der einen Familie nicht mit dem einer anderen Familie zu vergleichen. Es bedurfte daher, wollte man zu vergleichbaren Werten gelangen, der Schaffung von Verbrauchseinheiten.

Das bekannteste dieser Einheitsmaße ist das von E. Engel [1])

[1]) E. Engel, Die Lebenskosten belgischer Arbeiterfamilien früher und jetzt. Bull. d. l'Inst. internat. d. statist. IX, 1895, auch: Dresden, C. Heinrich, 1895.

geschaffene. Als geeignete Grundlage für sein Maß erachtete er die Entwicklung des Längenwachstums und des Gewichtes des menschlichen Körpers im Laufe von dessen Lebensjahren. Die Arbeiten Quetelets [1]) auf diesem Gebiete lieferten die Unterlagen für E. Engels Berechnungen. Er nahm dabei den Wert des Neugeborenen mit 1 an. Entsprechend der Entwicklung des menschlichen Körpers in den oben angegebenen Richtungen ließ Engel den Verbrauch des Körpers mit jedem Lebensjahr fortschreitend um 0,1 wachsen. Bis zum 25. Lebensjahr eines Mannes erreicht also dessen in Einheiten Engels ausgedrückter Wert 3,5. Vom 25. Lebensjahr an wächst dieser Wert nicht mehr für den Mann. Von der Frau gilt, daß ihre Verbrauchsstärke vom 20. Lebensjahr an, also zu der Zeit, wo sie bis zu drei Einheiten steigt, sich gleich bleibt. Ganz sicher aber erfolgt die Entwicklung des menschlichen Körpers in bezug auf Wachstum in der Länge und Zunahme an Gewicht nicht in der vorausgesetzten regelmäßigen Weise. Diese Entwicklung erfolgt vielmehr stoßweise. Die durchschnittliche jährliche Zunahme beträgt von der Geburt bis zum 20. Lebensjahre der Frau für diese 4,03 cm im Längenwachstum und 2 kg an Gewicht. Das durchschnittliche jährliche Wachstum des Mannes von der Geburt bis zum 25. Lebensjahr beträgt an Länge 4,7 cm, an Gewicht 2,5 kg. Nur von dem 2. bis zum 13. Lebensjahre entspricht das Längenwachstum der jährlichen durchschnittlichen Zunahme hieran; der durchschnittlichen Zunahme an Gewicht entspricht nur die, die vom 2. bis 12. Lebensjahr zu beobachten ist. Bis zum 2. Lebensjahr liegt die Zunahme beider Maße über dem Durchschnitt, nach dem 12. und 13. Lebensjahr liegt die Zunahme beider Maße zuerst über dem Durchschnitt, dann aber, je näher die Frau dem 20., der Mann dem 25. Lebensjahre rückt, fällt die Zunahme im Längenwachstum und an Gewicht wieder ab und liegt dabei unter den Durchschnittswerten. Daß dieses Einheitsmaß also den physiologischen Bedürfnissen des menschlichen Körpers in den verschiedenen Lebensaltern bei den verschiedenen Geschlechtern nach unserer heutigen Erkenntnis völlig gerecht werde, ist nicht der Fall. Auch dies hat E. Engel schon erkannt. Er sagt darüber:

[1]) Quetelet, Sur l'homme et le dével. de ses facultés 2. Bd. Paris 1853, und: L'anthropométrie. Bruxelles, 1871.

„Wie sehr oder wie wenig nun auch die Einheit (Quet, denn diesen Namen gab Engel dem Maß des Verbrauches des Neugeborenen) die Eigenschaften eines Naturmaßes besitze, so ist sie unter allen Umständen nur ein konventionelles Maß.“

Um die Anwendung der Einheitsrechnung klarer zu machen, zeigen wir sie an einem Beispiel. Es sei die Zusammensetzung zweier Familien A und B bekannt nach Zahl, Geschlecht und Alter der in ihnen vereinigten Personen; ebenso bekannt sei der jährliche Verbrauch an Nahrungsmitteln in beiden Familien. Familie A bestehe aus Mann, Frau und zwei Kindern von je 4 und 6 Jahren. Familie B bestehe ebenfalls aus Mann und Frau, weise aber zwei Kinder von je 10 und 12 Jahren auf. Familie A verbrauche an Lebensmitteln 1000 kg. Familie B 1200 kg. Führt man für die Familien A und B die Rechnung nach Engel durch, so ist der Wert der Familie A 9,5 Quet, der der Familie B 10,7 Quet. Man vermag dann weiter zu sagen, daß der Verbrauch der Familie A dem von 2,7 erwachsenen Männern, der der Familie B dem von drei solchen Männern entspricht. In der Familie A entfällt dann auf den Mann ein jährlicher Verbrauch von 367 kg, in der Familie B ein solcher von 400 kg an Nahrungsmitteln. Man ersieht, welchen Vorteil die Anwendung eines Einheitsmaßes für den Vergleich des Verbrauches bietet. Vergleicht man weiter verschiedene, bisher angewendete Einheitsmaße untereinander, wie Grotjahn [1]) dies für die Maße nach Engel, Wörishoffer und Kuhna tat, so kommt man mit ihm zu dem Schluß, daß die Einheitsberechnung nach Engel den physiologischen Beobachtungen über das Gewicht der verbrauchten Lebensmittel am nächsten kommt. Es sind nun weiter auf Grund physiologischer Erwägungen noch andere Einheitsmaße ersonnen worden. Wir vergleichen nachstehend die von Amerikanern und Dänen bei ihren Rechnungen benutzten Einheiten mit der E. Engels. Die Unterlagen betreffs der Familienzusammensetzung und der Geldausgabe für Ernährung gewähren uns anderweitig nach dieser Richtung beschriebene Familien [2]).

---

[1]) Grotjahn, Über Wandlungen in der Volksernährung. Leipzig, Duncker und Humblot, 1902.

[2]) Erhebung von Wirtschaftsrechnungen minderbem. Familien im Deutschen Reich, 2. Sonderh. z. Reichs-Arbeitsbl. Berlin, Carl Heymann, 1909.

Führt man für den Geldwert der Ernährung eine Rechnung für verschiedene Familien unter Berücksichtigung der verschiedenen Einheiten aus, so ist der Geldwert der täglichen Ernährung eines Mannes in Mark

Familien	nach Engel	amerikanischer Einheit	dänischer Einheit
für Köln[1]) 19 . .	0,469 = 0,47	0,438 = 0,44	0,483 = 0,48
„ Hamburg 1 .	0,788 = 0,79	0,767 = 0,77	0,811 = 0,81
„ „ 37	0,889 = 0,89	0,874 = 0,87	0,916 = 0,92

So dargestellt ist der Mittelwert aus amerikanischen und dänischen Einheiten

=0,46 bei Köln 19
=0,79 „ Hamburg 1
=0,895 „ „ 37

} die Differenz auf Einheiten nach Engel (Quet) bezogen daher 1, ± 0, + 0,005.

Die tägliche Ausgabe für die Ernährung eines Mannes, nach Engel bestimmt, erscheint als ein mittlerer Wert, nahezu als ein Mittelwert zwischen den nach amerikanischen und dänischen Einheiten bestimmten Zahlen.

Nicht die Einheiten aber untereinander sind direkt vergleichbar. Um einen Vergleich zu ermöglichen, muß auf Grund der verschiedenen Einheiten der Wert eines Mannes in seinem Tagesverbrauch ermittelt und verglichen werden. Dann ist der ermittelte Wert nach allen drei Rechnungen nahezu der nämliche.

Jeder Versuch, eine neue Einheit zu schaffen, sofern die Einteilung in ihrer Wahl den wirklichen Verhältnissen nahekommen will, hat mit solchem Umstand zu rechnen. Ihre Werte müssen, will die Einteilung nicht das für amerikanische oder dänische Einheiten gewählte Maß positiv oder negativ überschreiten, stets den Engelschen Werten sich nähern oder zuletzt ihnen gleichkommen. Dies beruht auf folgenden Umstand.

Alle Bestrebungen zur Schaffung einer Einheit gehen von dem Verbrauche eines Mannes oder eines in seinem Verbrauche ihm gleichgeachteten, verschiedenaltrigen männlichen Wesens als

[1]) Familien nach Wirtschaftsrechnungen minderbemittelter Familien im D. R. 2. Sonderheft 1909 des Reichsarbeitsblattes, wie vorstehend.

Grundlage aus. Der Verbrauch des Mannes wird in der verschiedensten Weise geteilt und jedem Alter und Geschlecht ein bestimmter Teil dieses Verbrauches als angemessen erachtet. Mit anderen Worten: Immer ist der Wert einer Familie gleich dem eines Mannes zuzüglich eines oder mehrerer Brüche, in denen zwar der Zähler wechselt, der Nenner aber immer gleich dem angenommenen Wert für einen Mann ist.

x sei der Wert des Mannes, y, z, v, seien Komponenten der Familie, so ist die Formel stets

$$\text{Wert des Familienverbrauchs} = x + \frac{(y + z + v)}{x}.$$

Die Richtigkeit der Einheitsrechnung nach E. Engel ist weiterhin durch Stephan Bauer mit Hilfe folgender Beobachtung geprüft worden [1]). Es lagen ihm die Wirtschaftsrechnungen einer Basler Familie, die in bezug auf Alter und Geschlecht ihrer Glieder bekannt war, für drei aufeinander folgende Jahre vor. Während dieser Zeit war der Familie ein Kind geboren worden. Es war nach vorstehendem möglich, die entstandenen Ernährungskosten für das Quet vor und nach der Geburt des Kindes zu ermitteln. Es war festzustellen, wie hoch die Ausgabe für Ernährung des Kindes sich belief zu der Zeit, als es gestillt wurde, zu der Zeit, als es direkt Nahrung zu sich nahm. Der auf ein Quet des Kindes entfallende Anteil der Ernährungsausgabe entsprach dem, der auch sonst für das Quet dieser Familie entfiel.

Eine weitere Bestätigung der Richtigkeit von Engels Annahmen ist in folgendem zu erblicken. Die erwachsenen Personen bewertet er, wie gezeigt, in ihrem Verbrauch so, daß er für Männer ihn zu 3,5, für Frauen zu 3 setzt.

Seit dem 25. März 1901 besteht in England und Wales eine für die Verpflegung in den Arbeitshäusern gültige Verordnung. Nach einer erschöpfenden Umfrage bei allen Arbeitshäusern wurde die Verpflegung auf Grund des gesammelten Materials in diesen Anstalten neugeordnet.

Nach Seebohm Rowntree [2]) verlangt die Verordnung, im

[1]) Basl. Volksw. Arb. 1911, 2, Einleitung.

[2]) Seebohm Rowntree, Poverty, London, Macmillan, 1908, S. 102.

Durchschnitt der Speisevorschriften, 3560 W. W. für Männer, 2987 W. W. für Frauen. Es fällt also das Kostmaß im Wärmewert fast im Verhältnis der Annahme Engels aus. Auch für die Anforderung der stickstoffhaltigen Stoffe besteht obiges Verhältnis. Für Männer werden 137 g Eiweiß in der täglichen Nahrung, für Frauen 115,5 g verlangt, statt der nach obigem Verhältnis rechnungsmäßige benötigten 117 g.

Auf Grund dieser „Massenerhebung" wird man auch dem von Engel gewählten Verhältnis in der Bewertung des Bedarfes an Nahrung für Mann und Frau die Berechtigung nicht abstreiten können.

Auf Grund dieser Ausführungen ist nachstehend die Einheitsrechnung nach Engeleinheiten (= EE, 3,5 Quets, womöglich per Tag) verwendet worden. Es geschah dies also mit der Maßgabe, daß der Verbrauch eines erwachsenen Mannes überall berechnet und zum Vergleich benutzt wurde.

Ernst Engel verdanken wir ferner zwei Hinweise, die für die Lehre der Ernährung von hohem Wert sind. Der erste ist das nach ihm benannte Gesetz: „Je ärmer eine Familie ist, einen desto größeren Anteil von den Gesamtausgaben muß sie zur Beschaffung der Nahrung aufwenden; unter gleichen Umständen ist das Maß der Ausgaben für die Ernährung ein untrügliches Maß des Befindens einer Bevölkerung überhaupt." Allerdings, bei willkürlich gewählten Zusammenstellungen und bei einem Vergleich von nur wenigen Familien kann das Walten dieses Gesetzes nicht zutage treten. Sind jedoch gelegentlich einer Aufnahme von Wirtschaftsrechnungen zahlreiche Familien vereinigt, so wird das Gesetz meist in dem Verlauf des von ihnen der Ernährung gewidmeten Anteils von der Gesamtausgabe erkennbar. Das zeigen auch Rechnungen auf Grund von Aufnahmen neuerer Zeit, die wir berechnet haben [1]); vergleicht man die Gruppe der ärmeren (121) Familien mit den bessergestellten (127), so liegt die tägliche Gesamtausgabe für eine E. E. bei den ärmeren Familien bei 1,32 bis 1,51 Mk. Der Anteil für Ernährung bewegt sich zwischen 50,8—54,3%; für die letzten, die wohlhabenderen Familien, beträgt

[1]) Basler Volksw. Arb., 2, S. 81.

die Gesamtausgabe für E. E. und Tag 2,48—2,96 Mk., der von der Ernährung beanspruchte Anteil beträgt bei ihnen nur 35—40%. Daß hierbei nicht immer[1]) einer höheren Gesamtausgabe ein geringerer Prozentbetrag der Ausgabe für Nahrung entspricht, ist, man möchte sagen, ebenso gesetzmäßig. Die Ausgabe für Ernährung hängt von der Wirtschaftlichkeit der Hausfrau ab, wird von dem Bedarf des Kräfteersatzes für Nährstoffe, von der Zahl und Art der an der Ausgabe Beteiligten bedingt. Das sind Gründe genug, die die prozentischen Anteilziffern beeinflussen und ablenken.

Eine andere von E. Engel gemachte Beobachtung ist schließlich hier zu berücksichtigen. Er erkannte, daß mit der Abnahme der für verschiedene Familien vorhandenen Ausgabemöglichkeit der Verbrauch an Nahrungsmitteln sich mehr und mehr auf die pflanzliche Nahrung beschränkte. Warum dies so sein muß, wird später gezeigt werden. Die drei erwähnten und von E. Engel herrührenden Fortschritte in der Beurteilung der Ernährungsfrage stellen einen gesicherten Besitz der Erkenntnis dar.

Schon früher haben wir erwähnt, daß die Bildung und das Wachstum der Städte einen Markt für die Nahrungsmittel der ländlichen Erzeuger schuf und dadurch wieder zu einer besonderen Preisbildung führte. Damit geriet die Ernährung in Abhängigkeit nicht von dem Bedürfnis des Körpers an Nahrung, sondern von der Möglichkeit der für die Nahrung zu machenden Ausgabe. Es ist daher hier weiter der Einfluß zu verfolgen, den die Preise der Nahrungsmittel auf die Ernährung ausübten. Der Preis auch eines Nahrungsmittels ist dessen in Geld ausgedrückter Wert der Schätzung, die das Nahrungsmittel seitens des Verkäufers und des Käufers erfährt.

Die Nachfrage nach Nahrungsmitteln wird für eine gegebene Zahl von Menschen nur in bezug auf die Art der Nahrungsmittel schwanken; abgesehen von der Qualität der Ware ist sie ziemlich gleichartig. Diesem feststehenderem Umstand gegenüber schwankt das Angebot an Nahrungsmitteln, das von den Zufälligkeiten der

---

[1]) Ausnahmen angeführt bei Marcel Porte, Budgets de famille et Consommations privées, Grenoble, 1913, S. 92 u. 93.

Produktion und der Herbeischaffung der Nahrungsmittel abhängig ist, wesentlich mehr. Je geringer die Produktion an Nahrung ausfällt, je geringer der für ihren Verbrauch verfügbare Vorrat, desto größer werden die Schwankungen des Angebots und daher des Angebotspreises. Diesem Preis gegenüber befindet sich der Käufer von Nahrungsmitteln meist in einer Zwangslage. Aus diesem Grunde schwankten in früheren Zeiten, in denen der Transport von Nahrung Schwierigkeiten bereitete, die Preise von Nahrungsmitteln weit mehr als heute. Jede Verminderung in der örtlichen Produktion machte bei dem gleichbleibenden Bedarf an Nahrung sich sofort im Ansteigen der Preise bemerkbar. Nach Mommsen [1]) war die Geldlöhnung der Soldaten bis zur Zeit Caesars etwa 20 Pf. unserer Währung. Caesar erhöhte sie auf 40 Pf. Der zu dieser Zeit übliche Tagelohn war 50 Pf. Vergleicht man hiermit die nach Mommsens Angabe umgerechneten Preise von 100 kg Spelz, dem Brotkorn der Römer, so war dieser im Jahre 40 v. Chr. 48,3 Mk.; für 50 Pf. waren also 1,04 kg Spelz zu kaufen. Um Christi Geburt stand der Preis von 100 kg Spelz um 53 Mk. Für den üblichen Tagelohn waren nur noch 943 g Spelz zu kaufen; die in Spelz bestehende Nahrung mußte also vom Käufer um rund 9% gemindert werden. Nur so vermochte der Käufer von Spelz in wirtschaftlichem Gleichgewicht zu bleiben. Dieser Vorgang aber war sicher für den Verbrauch in Rom von geringerer Bedeutung als der Umstand, daß in Sizilien innerhalb weniger Jahre der Preis von Spelz, berechnet auf 100 kg, von 53 zu 530 Mk. schwankte. Der Verbrauch an Spelz mußte also in Sizilien vom Käufer auf ein Zehntel des ursprünglichen Verbrauches eingeschränkt werden, blieb sein Einkommen unverändert. Wie sehr das Ausbleiben der Zufuhr an Nahrungsmitteln deren Preis erhöht, macht sich bei Belagerungen von Städten besonders geltend. Als Rom im Jahr 546 n. Chr. durch Totila belagert wurde, kosteten 100 kg Spelz 310 Mk., ein Rind 850 Mk. [2]). Aber auch ohne Belagerung von Städten waren den Menschen früherer Zeiten mitunter außerordentliche Entbehrungen auferlegt. Denn in Mitteleuropa waren im Mittelalter Teuerungen,

---

1) Mommsen, Röm. Gesch. III, 316.

2) Gregorovius, Gesch. d. St. Rom im Mittelalter.

die durch spärliche Ernten, Mißwachs, Dürre, Viehsterben, Heuschreckenplage (im Jahre 873 und 1338) hervorgerufen waren, sehr häufig. Sie wurden dann von Volkskrankheiten und Hungersnöten begleitet. Für das 7. Jahrhundert werden als derartige Jahre 604, dann die Zeit der Regierung des Papstes Bonifacius IV., zwischen 608 und 615, für Italien genannt. Im 9. Jahrhundert werden nach dieser Richtung, bei häufigerem Auftreten schriftlicher Nachrichten, 9 Jahre, im 10. 4, im 12. 6 Jahre gekennzeichnet. Jede Generation der Menschen hatte damals also 2 oder gar 3 Jahre der Not zu erdulden.

Wie fürchterlich diese Nöte sich fühlbar machten, berichten zum Jahre 840 die Annalen des Klosters Fulda [1]). Die durch Hunger zum Wahnsinn getriebenen Menschen stürzten sich auf das faulende Aas der Tiere und Menschen, die auch lebend dem Totschlag erlagen, um verzehrt zu werden. Das für uns so Grauenerregende des Verzehrs von Mitmenschen war in alter Zeit häufig, es war sogar stellenweis ausgebildete Gewohnheit.

Von den Massageten sagt Herodot [2]): „Wenn einer gar alt geworden, kommen seine Angehörigen zusammen, um ihn zu schlachten und sonst noch ein Kleinvieh dazu; dann kochen sie das Fleisch und schmausen es auf. Sie säen gar nicht, sondern leben von Herden und Fischen, letztere bekommen sie in reichem Maße aus dem Araxesfluß. Ihr Getränk ist Milch."

Auch das Benehmen der Wenden [3]) gegenüber ihren Alten, Kranken und Schwachen, die sie töteten, „denn die Diener der Götter sollten nicht stöhnen" mag früher auf Menschenfresserei hinausgelaufen sein. Not aber war sicher die Triebfeder hierzu gelegentlich des Zuges des Kambyses nach Äthiopien, der ohne genügenden Mundvorrat unternommen wurde, wo zuerst Zugvieh, dann Gras, dann der von 10 Mann ausgeloste gegessen wurde.

Es waren später Taffurs im ersten Kreuzzuge, Draufgänger, geworbene Banden, bei den Sarazenen sehr gefürchtet, weil sie bei einer Hungersnot die erlegten Heiden verspeist hatten. Noch

[1]) Pertz, Mon. Germ. Ann. Fuld. Vgl. Curschmann, Hungersnöte im Mittelalter, 1900.

[2]) Herodot, I, 216.

[3]) Biesner, Gesch. Neuvorp. u. Rügens, S. 35.

im 12. Jahrhundert schildert der Bekehrer Dänemarks dessen Bewohner als Jäger und Menschenfresser.

Der fette Mann in Londonderry [1]) beweist, wie unter dem bei Belagerungen herrschenden Nahrungsmangel der Gedanke an Menschenfresserei auftauchen mußte. Am Ende des 18. Jahrhunderts wurde ein Schäfer in Thüringen zum Tode verurteilt, weil er mehrfach Menschen getötet und sie verspeist hatte. Charles Tellier erzählt in seiner Lebensgeschichte [2]), daß während der Belagerung von Paris 1871 in einem Restaurant, dessen Wirt sich nach Entdeckung des Skandals erschoß, heimlich das Fleisch von Gefallenen zubereitet und den Gästen — auch ihm — vorgesetzt wurde und den Nichtsahnenden trefflich mundete. Ist Tagesnachrichten zu trauen, so haben kürzlich entwichene Strafgefangene im nördlichen Südamerika den Schwächsten ihrer Gesellschaft aus Nahrungsmangel verzehrt. Die Not also veranlaßt auch heute noch die Menschen, sich über Sitte und Gesetz hinwegzusetzen. Nur trat früher die Not wesentlich häufiger in ihrer schärfsten Form, der Hungersnot, an die Menschen heran. Für die solche Not begleitenden Kornpreise beschränken wir uns auf wenige Angaben.

Für das Herzogtum Sachsen-Altenburg gibt Langethal [3]) Preise für je einen Scheffel Roggen für die Zeit von 1300—1617 an. Während der Preis in den Jahren von 1300—1499 nur innerhalb 4—6 Groschen, immerhin um 50% schwankte, zeigte das Jahr 1508 schon eine Steigung von über 100% gegenüber dem Preise im Jahr 1300. Bis 1524 stieg der Preis auf 15 Groschen, betrug demnach 275% mehr als im Jahre 1300, ebensoviel 1525, im Jahre 1520 und 1529 erreichte die Steigung 400%. 1556 war die Steigung im Roggenpreise schon 875%, 1571 und 1586 erreichte sie 2000%, fiel dann bis 1591 auf 650% und erhob sich kurz vor dem 30jährigen Kriege, 1617, auf 3975%.

Nach Schmelin [4]) stieg der Preis des Spelz vom Jahr 1459 bis 1605 im Mittel um 500%; zwischen 1464/84 war er im teuersten

[1]) Macaulay, Hist. of Engl. IV, 227.

[2]) Histoire d'un Inventeur Moderne. Le Frigorifique. Paris, Delagrave, 1910.

[3]) Gesch. d. Landwirtsch. III, 274.

[4]) Kleine Chronik von Württemberg.

Jahr um 2500% teurer, als im billigsten Jahr zwischen 1459/1479. Das weist entsetzliche Schwankungen im Preise nach; da sie meist unvorhergesehen eintraten, unbeeinflußbar kamen und gingen, mußte deren Folge allgemeine Not sein.

Zeitlich reichen diese Nöte weit in die Neuzeit. Sie betrafen alle Länder. Im Jahre 1597 herrschte in England Hungersnot.[1]) Nur zwei Bürger von Stratford o. Avon besaßen Kornvorräte. Einer dieser Bürger war Shakespeare. Er wurde um Vorschüsse an die Stadt gebeten, die wegen der Hungersnot nicht über Geld verfügte, um Korn zu kaufen. Unter dem 10. September 1802 schrieb W. v. Humboldt an Schiller aus Rom[2]): „Seit einigen Jahren sind nun unglückliche Ernten dazugekommen, und so ist jetzt Teuerung und Elend aufs höchste gestiegen. Es kommt wirklich einer Hungersnot äußerst nahe, und man fürchtet sogar, daß ekelhafte Nahrungsmittel, zu denen die ärmere Volksklasse ihre Zuflucht zu nehmen genötigt ist, im Frühjahr und Sommer eine Epidemie hervorbringen können.“ Von dem gleichen Jahre und ebenfalls von Rom sagt Seume[3]): „Die Straßen sind nicht allein mit Bettlern bedeckt, sondern die Bettler sterben wirklich daselbst vor Hunger und Elend. Ich weiß, daß bei meinem Hiersein an einem Tage fünf bis sechs Personen vor Hunger gestorben sind. Ich selbst habe einige niederfallen und sterben sehen.“

Solche Jahre der Teuerung kennen wir für das verflossene Jahrhundert für Preußen[4]), z. B. für die Jahre 1818/20, 1845/48, 1853/57, 1862, 1863 für Fleisch. In Schlesien erreichte Roggen Höchststände: 1439, 1451, 1472, 1551, 1571, 1597, 1600, 1617, 1683, 1684, 1737, 1746, 1771, 1781, 1785, 1787, 1790, 1795, 1812, 1814/17, 1831, 1839, 1847, 1853/55, 1860/62.

Betrachten wir nun für ein relativ enges Gebiet, wie Preußen es bietet, den Gang der Preise für einige der hauptsächlichsten Nahrungsmittel durch eine längere Reihe von Jahren.

Nach der offiziellen Statistik kosteten im Durchschnitt in Preußen

---

[1]) Darrell Figgis, Shakespeare, a study, London. Dent and Sons, 1911.

[2]) Deutsche Rundschau, 1911, April.

[3]) Spaziergang nach Syrakus.

[4]) Preuß. Statistik, Bd. I.

in den Jahren	Hundert Kilogramm			1 Kilogramm	
	Roggen	Weizen	Kartoffeln	Rindfleisch	Schweinefleisch
1821/30	8,59	11,86	3,00	0,65	0,82
1831/40	10,23	13,52	3,15	0,71	0,96
1841/50	12,37	16,36	4,11	0,71	0,96
1851/60	16,46	20,68	5,66	1,00	1,40
1861/70	16,38	21,11	4,82	0,96	1,17
1871/80	17,15	22,43	6,05	1,15	1,25
1881/90	15,06	17,84	3,92	1,17	1,24
1891/1900	14,86	17,08	4,39	1,25	1,30

Es ist von vornherein auffällig, daß zwar die Mindestpreise für alle hier betrachteten Nahrungsmittel in das Jahrzehnt 1821/30 fallen, jedoch nur die Höchstpreise für Getreide und Kartoffeln in das Jahrzehnt 1871/80, während die Fleischpreise weiter fortschreiten. Sie bewegen sich unabhängig von den Preisen pflanzlicher Nahrung von einer Zeit an, wo die Umwandlung auch Preußens zu einem Industriestaat ausgesprochen beginnt. Man sieht so, daß Roggen um 73%, Weizen um 44%, Kartoffeln um 46%, Rindfleisch um 92%, Schweinefleisch um 58% von 1821—1900 im Preise stiegen. Hier fällt dann weiter auf, daß die Steigung im Preise der pflanzlichen Nahrung besonders Roggen trifft. Vom Fleisch betrifft die Steigung relativ mehr das Rindfleisch als das Schweinefleisch. Der Verbrauch von Roggen ist nun vielmehr auf die lokale Produktion angewiesen als der Verbrauch des Weizens, letzterer ist ausgesprochener Gegenstand des Welthandels, Weizen wird bei uns ausgedehnt von Übersee importiert. Für Weizenpreise ist der Inlandsmarkt unabhängiger von der lokalen Produktion. daher treffen ihn geringere Erhöhungen. Dazu tritt noch ein anderer bemerkenswerter Umstand.

Das statistische Amt der Stadt München [1]) hat die Preise für die Lebensmittel für die Jahre 1821—1907 zusammengestellt. Rechnet man auf Grund der niedergelegten Zahlen die Steigerung aus, die solche Preise erfuhren, so ist erkennbar, daß die Hauptsteigerung erst nach 1861/65 eintrat. Sie betrug:

[1]) Veröffentl. d. St. Amt. d. St. München, 1909.

	1821/65 %	1861/65/1907 %	1821/1907 %
Rindfleisch	70	206	276
Kalbfleisch	80	220	300
Schweinefleisch	84	126	210
Butter	60	101	161
Eier	75	151	332
Milch	9	31	40
Kartoffeln	45	32	77
Weizen	52	16,1	68,2
Roggen	78	99,6	137,6

Auch hier fallen die Hauptsteigungen in die Neuzeit und ab 1861/65. Abgesehen von Milch, ist die Preiserhöhung bei allen tierischen Nahrungsmitteln wesentlich höher als bei den pflanzlichen. Da der Preis tierischer Nahrung für die Gewichtseinheit an und für sich höher war, so sind diese prozentischen Erhöhungen von um so schwerwiegenderer Bedeutung.

In dem Jahr 1817 waren die Preise innerhalb Deutschlands so verschieden, daß, der Weizenpreis in Königsberg gleich 100 gesetzt, er in Berlin 125, in München 161, in Köln 154, in Aachen 156 betrug, oder setzt man den Weizenpreis im Jahr 1817 in Berlin gleich 100, so kostete Weizen in Köln 123. Im letztverflossenen Jahrzehnt betrug der Unterschied im Weizenpreis zwischen Berlin und Köln, wenn der Preis in Berlin gleich 100 gesetzt wird:

in den Jahren ...	1901	1902	1903	1904	1905	1906	1907	1908	1909	1910
für Köln nur.....	99,9	99,9	102	100	99	98,7	99	98,1	98,5	98,5

Es macht sich also gegen die Zeit vor 100 Jahren eine Vergleichmäßigung der Preise für Weizen zwischen beiden Orten bemerkbar. So vermochte daher Levasseur[1]) nach ähnlicher Beobachtung für Frankreich zu sagen: „Brot ist heute eine Ware, deren Preis wenig von Ort zu Ort wechselt, dank der erleichterten Verkehrsbedingungen. 1908 kostete das Kilogramm 0,335 Fr. in Paris, 0,377 Fr. im Südosten, 0,290 Fr. im Südwesten Frankreichs."

Eine Vergleichmäßigung der Preise ist auch bei Betrachtung der Fleischpreise stellenweis in noch kleineren Bezirken zu er-

[1]) Rev. écon. intern. 1909, II, S. 226.

kennen. Innerhalb des rheinischen Industriebezirkes liegen für eine längere Reihe von Jahren Preise für Schweinefleisch nur für Köln und Dortmund vor.

1 kg Bauchfleisch kostete Pfennig:

im Jahr....	1896	1897	1898	1899	1900	1901	1902	1903	1907	1908	1909
in Köln	150	159	168	163	164	179	192	173	151	146	139
in Dortmund	125	130	150	?	120	123	138	136	142	127	122

Zieht man dreijährige Durchschnitte für Anfang, Mitte und Ende dieser Zeit, so beträgt der Preis

	1896/98	1901/03	1907/09	
in Köln	159	181	145	Pfennig
in Dortmund	135	132	139	Pfennig

Köln hat, wie oben ersichtlich, zwar immer höhere Preise als Dortmund, jedoch in verschiedener Spanne. Sie beträgt

	1896	1897	1898	1900	1901	1902	1903	1907	1908	1909	
für das kg.	25	29	18	44	56	54	47	9	19	17	Pf.

in den Durchschnittsjahren

1896/98	1901/03	1907/09
24	49	6

Aus beiden Fällen ist ersichtlich, daß die Vergleichmäßigung der Preise sich besonders in billigen Jahren einstellt. Sie erfolgt so, daß die Preise in Cöln im allgemeinen fallen, während sie in Dortmund ansteigen.

Nun ist eine andere Bewegung vorhanden; sie zeigt sich für die Preise der Tiere je nach deren Qualität. Für 1 kg Schwein lebend wurde in Köln bezahlt, in Pfennigen:

	im Jahr									
	1908		1909		1910		1911		1912 bis 30. VIII.	
	min.	max.	min.	max.	min.	max.	min.	max.	min.	max.
für mindere Qualität..	91	120	94	*134*	86	102	*72*	90	72	118
für beste Qualität..	112	140	114	*152*	104	118	*88*	118	90	132

Betrachtet man die einzelnen Jahre, so war die Spanne zwischen Höchst- und Mindestpreisen

	1908	1909	1910	1911	1912
mindere Qualität	29	40	16	18	46
beste Qualität . .	28	38	14	30	42

für mindere Qualität im Durchschnitt der fünf Jahre: 30
„ beste „ „ „ „ „ „ 28

also größer für die mindere wie für die beste Qualität; mindere Qualität war also gesuchter. Nun kann diese Nachfrage davon herrühren, daß bisherige Käufer der besseren Qualität sich der minderen zuwendeten. Es können jedoch die Käufer von Schweinefleisch sich überhaupt, und zwar gerade Käufer der minderen Qualität vermehrt haben. Hält man aber diese Erhöhung der Preise besonders für Schweine minderer Qualität zusammen mit dem für Dortmund gefundenen des Anziehens der Preise überhaupt, wird man eher geneigt sein, die Annahme vermehrter Käufer gelten zu lassen und diese in weniger bemittelten Kreisen zu suchen, von Käufern, die bisher kein oder weniger Schweinefleisch überhaupt begehrten.

Der Preis eines Nahrungsmittels als Ausdruck seines Wertes für die Ernährung müßte sich im Verhältnis der Preise der einzelnen Nahrungsmittel ausdrücken. Da nun seit der Ausdehnung des Kartoffelbaues die Kartoffel einen Teil der früher hauptsächlich in Form von Zerealien gelieferten Pflanzennahrung ersetzt hat, so erscheint es von Wert zu ergründen, in welcher Weise die Bewertung dieser Nahrungsmittel gegeneinander seitens des Nahrungsmittelhandels erfolgt, in welchem Verhältnis die Preise der beiden Rohmaterialien, Roggen und Kartoffeln, stehen.

Es fiel schon früher auf [1]), daß die Preise gleicher Gewichte von Kartoffeln und Roggen bei uns für einen größeren Zeitraum ein feststehendes Verhältnis aufweisen. In den Jahren 1821/30 verhielten sie sich wie 1 : 3,5 und in den Jahren 1861/70 wie 1 : 3,54.

Die Erklärung hierfür fand man in dem Umstand, daß die zwei Hauptnahrungsmittel unserer Bevölkerung sich im Verbrauch zu ergänzen vermögen. Bei dem Abweichen des Preises des einen

[1]) v. d. Goltz, Taxationslehre. Berlin, Parey, 1882.

Nahrungsmittels nach oben, werde der Verbrauch des anderen gefördert, und so dieses sich gleichbleibende Verhältnis der Preise von Roggen und Kartoffeln automatisch geschaffen.

Es stehen nun die Brotpreise in einem Verhältnis der Abhängigkeit vom Getreidepreise. Die Brotpreise sind allerdings stabiler als die Getreidepreise. Trotzdem drückt sich dies Verhältnis nahezu gleichmäßig und dahin aus, daß, der Getreidepreis gleich 1 gesetzt, im Durchschnitt der Jahre der Brotpreis gleich 1,6 zu setzen ist. Um diese Zahlen lag das Verhältnis der beiden Preise, z. B. von 1888/94 in Berlin [1]). Es muß demnach auch ein festes Verhältnis zwischen den Kartoffelpreisen und dem Brotpreis bestehen.

Wir vergleichen zur Ergründung dieses Verhältnisses der Preise von Kartoffeln zu dem von Brot diese Preise für verschiedene Gegenden und Jahre. In den Weberdörfern der Amtshauptmannschaft Zittau [2]) war, der Kartoffelpreis gleich 1 gesetzt, der von Brot in den Jahren

1855	1865	1875	1885
4,3	4,5	3,6	5,

im Durchschnitt dieser 30 Jahre also 4,3. Für Frankfurt a. M. [3]) war das Preisverhältnis beider Nahrungsmittel, Kartoffeln ebenfalls gleich 1 gesetzt, in den Jahren

	1901	1902	1903	1904	1905
für Brot	5,0	4,8	4	3,5	4

im Durchschnitt dieser Jahre also 4,2. Es zeigt sich also, daß wirklich zwischen den Preisen von Kartoffeln und dem von Brot ein wenig schwankendes Verhältnis beobachtbar ist, das zu verschiedenen Zeiten und an verschiedenen Orten in gleicher Höhe besteht. Das ist sehr auffallend. Es ist dies um so auffallender, als dies Verhältnis nahezu dem entspricht, in dem die Reinwärmewerte dieser Nahrungsmittel zueinander stehen.

Besteht nun ein derartiges, sich kaum änderndes Verhältnis im Preise zweier so wichtiger pflanzlicher Nahrungsmittel, so ist

[1]) Nach Silbergleit, Preußens Städte.
[2]) Zeitschr. d. Kgl. Sächs. Bureaus XXI, 1885, S. 183.
[3]) Reichsarbeitsbl. 1906, S. 935.

ferner zu untersuchen, ob eine gleiche Erscheinung für tierische Nahrungsmittel besteht. Rindfleisch und Schweinefleisch könnten sich ebenso gleichmäßig im Preise verhalten. Auch hier kann das Abweichen im Preise der einen Fleischart automatisch den Preis der anderen beeinflussen.

Die „Fleischordnung und Satzung", gültig im Januar 1556 zu Wien, läßt berechnen, daß der Preis von Ochsenfleisch = 1 gesetzt, der von Schweinebratfleisch = 1,33 war.

In den Weberdörfern der Amtshauptmannschaft Zittau war das Verhältnis der Preise beider Fleischarten, ebenso berechnet,

1855	1865	1875	1885
1 : 1.36	1.33	1,21	1,12

Für ganz Preußen gestaltete es sich so, daß es betrug in den Jahren

1831/40	1841/50	1851/60	1861/70	1871/80	1881/90	1891/1900
1 : 1.14	1 : 1,26	1 : 1,4	1 : 1.22	1 : 1,1	1 : 1,06	1 : 1,04

Im Durchschnitt der Jahre 1855/65 wurde Schweinefleisch in den Weberdörfern fast noch ebenso gegenüber dem Rindfleisch bewertet wie 1556 in Wien. Im Jahrzehnt 1851/60 ist das Verhältnis der Preise beider Fleischarten auch in Preußen noch annähernd das gleiche. Von 1875 an in den Weberdörfern, schon zwischen 1861/70 in Preußen jedoch ändert sich das Verhältnis in den Preisen. Seit dieser Zeit wird das Verhältnis enger. Es ist unverkennbar das Streben vorhanden, den Preis für gleiches Gewicht beider Fleischarten einheitlich zu gestalten.

Berechnet man nun auf Grund der S. 162 gegebenen Darstellung und der vorstehend gegebenen Preise der Nahrungsmittel den Preis von je 1000 Reinwärmewerten in Kartoffeln, Rindfleisch und Schweinefleisch, so zeigt sich, daß in dem Zeitraum von 1821/1900 in Preußen der Preis von 1000 R. W. W. in Kartoffeln nur um $33^1/_3$%, der von 1000 R. W. W. in Rindfleisch um 100%, im Schweinefleisch um 66% stieg. Kartoffeln also und Schweinefleisch waren am wenigsten einer Preissteigung ausgesetzt. Hier drückt sich sodann das erkannte Streben der Vergleichmäßigung im Preise der beiden Fleischarten besser aus. Zu gleicher Zeit zeigt sich die geringe Steigung im Preise der Kartoffel als Ausdruck vernachlässigter pflanzlicher Nahrungsmittel, ferner aber wird erklärlich, warum Schweinefleisch von der minderbemittelten Bevölkerung im Verbrauch betont wird. Sein hoher Reinwärmewert hat zur Folge, daß eine das Schweinefleisch treffende relative Preissteigung, auf R. W. W. berechnet, sich weniger fühlbar macht; es ist relativ billiger als Rindfleisch. Es fragt sich weiter, was bewertet der Konsument im Schweinefleisch, dessen hohen R. W. W. überhaupt, oder berücksichtigt er und wie den Umstand, daß dieser R. W. W. in Form von Fett und Eiweiß vorhanden ist. Schweinefett ist nun in Form von Schmalz am Markt rein erhältlich. In dieser Form betrug der Preis [1]) von 100 R. W. W. in Pfennigen für die Jahre

	1901	1902	1903	1904	1905	1906	1910
in Dresden			20,3	20	22,6	26,7	
in Frankfurt a. M.....	17	18	18	17	18		20

Unter Berücksichtigung des Umstandes, daß in einem Kilogramm Schweinefleisch 2800 R. W. W. für Fett entfallen, wurde der Fettgehalt in 1 kg Schweinefleisch bezahlt mit Pfennigen in den Jahren

	1901	1902	1903	1904	1905	1906	1910
in Dresden			56,8	56	63,3	74,8	
in Frankfurt a. M.....	47,6	50,4	50,4	47,6	50,1	—	56
Und es verblieben für Eiweiß, Mark							
in Dresden			0,74	0,77	1,03	94	
in Frankfurt a. M.....	1,14	1,19	1,19	1,06	1,24		1,44

Im Durchschnitt dieser Jahre bezahlte also der Konsument für den Fettgehalt in einem Kilogramm Schweinefleisch in Dresden 62,7, in Frankfurt a. M. 50,4 Pfennige. Für den Eiweißgehalt bezahlte er in Dresden durchschnittlich 87 Pfennige in Frankfurt a. M. 1,21 Pfennige. 1000 R. W. W. als Eiweiß kosteten im Schweinefleisch in Dresden demnach 1,74 Mark, in Frankfurt 2,42 Mark, wurden also 8—12 mal so hoch bewertet, als in Form von Schweineschmalz. Trotzdem also das Eiweiß im Schweine-

[1]) Preise nach Krömmelbein, Basl. Volksw. Arb., 2.

fleisch sich sehr teuer gestaltet, muß man aus dem steigenden Begehr nach diesem Nahrungsmittel schließen, daß es hauptsächlich die Befriedigung des Bedürfnisses nach Eiweiß gewähren soll.

Daß die Konsumenten der Nahrungsmittel diese instinktiv richtig bewerten, läßt sich, von breiterer Basis ausgehend, weiter zeigen.

Nach E. Engel [1]) umgerechnet, kostete im Jahre 1879 je 1 kg in Pfennigen

	in den Ländern				
	Belgien	Frankreich	Deutsches Reich	England	und in Chicago
Brot	41,9	26,5	46,4	37,5	41,9
Kartoffeln	7,4	6,7	6,0	21,3	9,6
Schweinefleisch	174	165	174	141	73
Rindfleisch	165	169	161	165	73
Eier	157	108	198	166	118
Käse	207	—	220	165	97
Demnach kosteten 1000 R. W. W. Pfennige					
in Brot	16	10	18	14	16
„ Kartoffeln	9,5	8,6	8,5	27,3	12,3
„ Schweinefleisch	40,5	38,4	40,5	33,0	17,0
„ Rindfleisch	63,5	65,0	62,0	63,5	28,0
„ Eiern	87	60	77	92	66
„ Käse	66,8	—	71	53	31

Die Billigkeit der R. W. W. erklärt die Bevorzugung des Schweinefleisches gegenüber dem Rindfleisch durch die Konsumenten durchaus. Aus dieser Zusammenstellung erkennt man ferner, warum in einzelnen Ländern die Kartoffeln an Stelle des Brotes, in anderen Brot an Stelle der Kartoffeln tritt. Im ersteren sind Kartoffeln, in den anderen Brot die billigere Nahrung. Gleicher Umstand erklärt, warum Schweinefleisch eine wachsende Rolle in der Volksernährung verschiedener Völker spielt, warum Rindfleisch und Eier vernachlässigt werden, warum Käse sich im Verbrauch so schwer einbürgert.

[1]) Zeitschr. d. Kgl.-Preuß. Stat. Bureau 1879, Heft III u. IV.

Zugleich aber zeigt sich zweierlei: erstlich die richtige instinktive Bewertung der Nahrungsmittel seitens der Masse der Verbraucher; zweitens aber, daß 1000 Reinwärmewerte in Form pflanzlicher und tierischer Nahrung zu ganz verschiedener Schätzung. gelangten.

Im Durchschnitt kosteten	1000 pflanzliche	R. W. W.	11,9 Pfg
„ „ „	1000 tierische	„	59,3 „

Die Wärmeeinheiten, in pflanzlicher Nahrung verzehrt, waren also um ein Fünftel billiger als die tierischen Nahrungsmitteln entnommenen. Wenn trotzdem die Heranziehung tierischer Nahrungsmittel für die menschliche Ernährung und besonders in ihrer billigsten Form, in der von Fleisch, in verschiedenen Ländern erkennbar wurde, so muß auch bei diesem Vorgang angenommen werden, daß er einem instinktiv gefühlten Bedürfnis Rechnung trägt. Wird nun so aus der Betrachtung verschiedener Nahrungsmittel ersichtlich, wie sehr sie sich auf Grund richtiger Bewertung seitens des Konsumenten im Laufe des letzten Jahrhunderts verteuert haben, so bleibt noch zu erörtern, wie die Ernährung, die doch auf Grund einer Kombination des Verbrauches verschiedener Nahrungsmittel erfolgt, sich verteuert hat. Diese Kombinationen gestalten sich durchaus verschieden. Einer allgemeinen Regel folgen sie nicht. Es kann also nur an Einzelfällen gezeigt werden, wie bei ihnen die Preissteigung ungefähr sich fühlbar machte. Die Verpflegungsvorschriften, wie sie in der preußischen Armee gültig waren oder sind, bieten die eine Unterlage zu unserer nachfolgenden Berechnung. Diese Vorschriften verlangen mit ihrem Kostmaß das, was zur Ernährung eines Mannes als ausreichend erachtet wurde oder wird. Die weitere Unterlage, die Preise der vorgeschriebenen Nahrungsmittel betreffend, ist unzureichend. Einmal sind die durchschnittlichen Preise von Brot nur für wenige Orte des Preußischen Staates in dem zu berücksichtigenden Zeitraum bekannt. Die Brotpreise sind daher von uns auf Grund der durchschnittlichen Getreidepreise der verschiedenen Jahrzehnte berechnet, nach Maßgabe des Verhältnisses 1 für den Getreidepreis zu 1,6 als Brotpreis. Ferner konnte von den für die Ernährung nach den Vorschriften bestehenden Möglichkeiten bezüglich der Wahl zwischen pflanzlichen Nahrungsmitteln, ebenfalls wegen des Mangels für sie ermittelter Preise, nur die Möglichkeit der Gewährung von Kartoffeln Berücksichtigung finden. Die für die Fleischportion angenommenen Preise sind Mittelpreise von Rindfleisch und Schweinefleisch. So gestaltet sich die Rechnung nur von ferne als richtig. Sie gewährt nur einen Anhaltspunkt zur Beurteilung des Vorganges der Verteuerung der Ernährung, sie versucht den tatsächlichen Verhältnissen nahezukommen.

Wir führen diese Rechnungen nach den zwei Vorschriften aus, nach der, die Anfang des 19. Jahrhunderts gültig war, und dann nach der, die seit 1902 in Gültigkeit steht.

Es betrugen die Kosten der täglichen Ernährung eines Mannes in Pfennigen

in den Jahren	Nach den Verpflegungsvorschriften gültig: Anfang des 19. Jahrhunderts für			ab 1902 für		
	Fleisch	pflanzl. Nahrung	Zusammen	Fleisch	pflanzl. Nahrung	Zusammen
1821/30	16,4	10,5	26,9	16,4	10,9	27,3
1831/40	17,2	12,1	29,3	17,1	12,7	29,8
1841/50	19,1	14.9	34,0	19,0	15,4	34,4
1851/60	26,5	19,9	46,4	26,3	20,8	47,1
1861/70	23,4	19,1	42.5	23,2	19.4	42,6
1871/80	26,5	20,8	47,3	26,3	21.9	48,2
1881/90	26,6	17,6	44,2	26,4	17,0	43,4
1891/1900	27,8	17,6	45,4	27.6	17.7	45,3
1901/05	31,1	16.7	47,8	31,1	17,5	48,6
1906/10	33.4	20,2	53,6	33,2	19.8	53,0
1911	35,6	21,5	57,1	35,4	21,6	57,0
Steigung 1821/1911	117 %	105 %	112 %	115,9 %	98,1 %	109 %

Eine andere Kombination der Ernährung weist das amtliche „Gesundheitsbüchlein"[1]) auf. Die geforderte Nahrungsmittelmenge weist kein Schweinefleisch, sondern nur Rindfleisch auf. Schon aus diesem Grunde ist diese Kombination nicht als von praktischen Gesichtspunkten aus aufgestellt zu erkennen. Die im Durchschnitt

[1]) Gesundheitsbüchlein. Bearb. v. Kaiserl. Gesundheitsamt.

des Verbrauches für Hülsenfrüchte mit 150 g täglich angesetzte Menge ist außerordentlich hoch bemessen. Sie soll vermutlich auch nur dazu dienen, um die als erforderlich erachtete Menge an Eiweiß zu erreichen. Der tägliche Preis der Ernährung betrug, nach den Preisen von 1893 festgesetzt, 0,60 Mk. für den erwachsenen Mann. Anfang dieses Jahrhunderts [1]) konnte 0,70 Mk. täglich als der Preis der faktischen Ernährung eines Mannes erachtet werden, bei der alle im täglichen Leben der Minderbemittelten vorkommenden Kombinationen wohl berücksichtigt waren. Es ist daher wahrscheinlich, daß im Jahre 1911 die notwendigsten Ernährungskosten noch höher gestiegen waren als dies unser Vergleich erkennen läßt. Die Kosten der notwendigsten Ernährungskombination mögen bei 65 Pf. noch heute liegen.

Scharf hebt sich in unserer Zusammenstellung das Jahrzehnt 1851/60 von seinen Vorgängern ab. Die Hauptsteigung der Preise beginnt von hier ab, um ab 1905 nochmals besonders sich fühlbar zu machen.

Aus einer italienischen Veröffentlichung [2]) ergibt sich ähnliches. In ihr sind die Preise in den Jahren 1801/05 gleich 100 gesetzt. Bis 1841/45 war Rindfleisch nur um 10, Schweinefleisch nur um 22% gestiegen. 1856/60 erreichte Rindfleisch 120, Schweinefleisch 130, 1861/65 beginnt ein scharfes Ansteigen der Preise für beide Fleischarten; im Jahrfünft 1871/75 stehen sie bei 181; ab 1901/05 steigt Schweinefleisch schnell, um 1907/08 bei 210, Rindfleisch 1908 bei 192 zu stehen.

Verfolgten wir so die Steigung der Nahrungsmittelpreise, so ist weiter zu untersuchen, ob die Kaufkraft der Bevölkerung in der gleichen Zeit sich verändert zeigt und in welcher Weise.

Es ist eine anerkannte Tatsache, daß das Einkommen aus Arbeit bei der Mehrzahl der Menschen den größten Prozentsatz des Einkommens bildet. Es ist immerhin nicht mehr zu begründende Tatsache, daß bei den meisten Menschen die Ernährung den hauptsächlichsten Prozentsatz ihres Einkommens oder ihrer Ausgabe bildet. So hängen Einkommen aus Lohn und Ausgabe für Er-

---

[1]) Lichtenfelt, Basler Volksw. Arb., 1911, 2.

[2]) Dati Statistici del Commune di Milano per l' anno 1908. Milano, 1909.

nährung innig zusammen. Es ist nun leider unmöglich, die Lohnentwicklung für die Zeit zu verfolgen, für die wir den Gang der Preise der Nahrungsmittel verfolgten. Viele Arten der Beschäftigung sind erst während des 19. Jahrhunderts überhaupt entstanden. Hierzu gehört z. B. der Betrieb der Eisenbahnen. Für diese an der Eisenbahn mehr und mehr sich entwickelnde Betätigung von Menschen können wir für längere Zeit Zahlen auf Grund offizieller Angaben bringen, an ihnen erkennen, welche Entwicklung die Löhne in diesem Beruf erfuhren.

Nach dem Statistischen Jahrbuch für den Preußischen Staat [1]) erhielten Eisenbahnarbeiter

Jahr		1859	1860	1861
Anzahl.......................		21630	23525	25947
Jährliche Löhne der einzelnen	Mk.	478,8	466,8	465,8

Bis 1861 blieben die Löhne unverändert.

Nach dem Statistischen Jahrbuch für Preußen [2]) erhielten im Jahr 1908 ebenfalls Eisenbahnarbeiter:

	2 873	durchschnittlich	an Lohn	Mk.	1017
	101 371	"	" "	"	845
	98 681	"	" "	"	1171
	96 244	"	" "	"	1280
Zusammen:	299 178	durchschnittlich	also	Mk.	1095

Zweierlei ergibt sich, die um das Zehnfache vergrößerte Zahl der an den Bahnen Beschäftigten und die auf den einzelnen entfallende Lohnvermehrung; sie beträgt von 1861/1908 nahezu 129%.

Seit dem Jahre 1885 indessen liegt ein reichlicheres Material darüber vor, wie die Löhne in verschiedenen Industrien sich gestalteten. Dieses Material ist in den Durchschnittszahlen der Löhne niedergelegt, die in den Berichten der Berufsgenossenschaften enthalten sind. In allen Berufen gab und gibt es daher Entlohnte, welche mehr und solche, welche weniger Lohn erhielten, als diese Durchschnittslöhne erkennen lassen.

Wir vereinigen in nachstehender Darstellung die Berufe, welche in ihren Jahresberichten für 1910 gelegentlich ihres 25jährigen

[1]) I. Jahrg. S. 555.

[2]) 1911, S. 142.

Bestehens Angaben über Löhne für diesen Zeitraum, meist seit 1886, erkennen ließen. Die Angaben bezogen sich anfänglich auf einen Versicherten, letzthin aber auf einen Vollarbeiter, d. h. einen Arbeiter für den eine jährliche Arbeitsleistung von 300 Tagen angenommen wurde. Es sind die in den Berichten angegebenen Jahresbeträge nun durch 365, d. h. die Summe der Tage im Jahr geteilt. Die gegebenen Zahlen der Löhne des einzelnen sind also erstlich nur Vergleichswerte und decken fernerhin sich nicht mit dem Begriff Tagelohn. Unsere Zahlen bezeichnen das Einkommen *eines Vollarbeiters für den Tag im Jahr aus Lohn* und sind nur von rechnerischem, vergleichendem Werte:

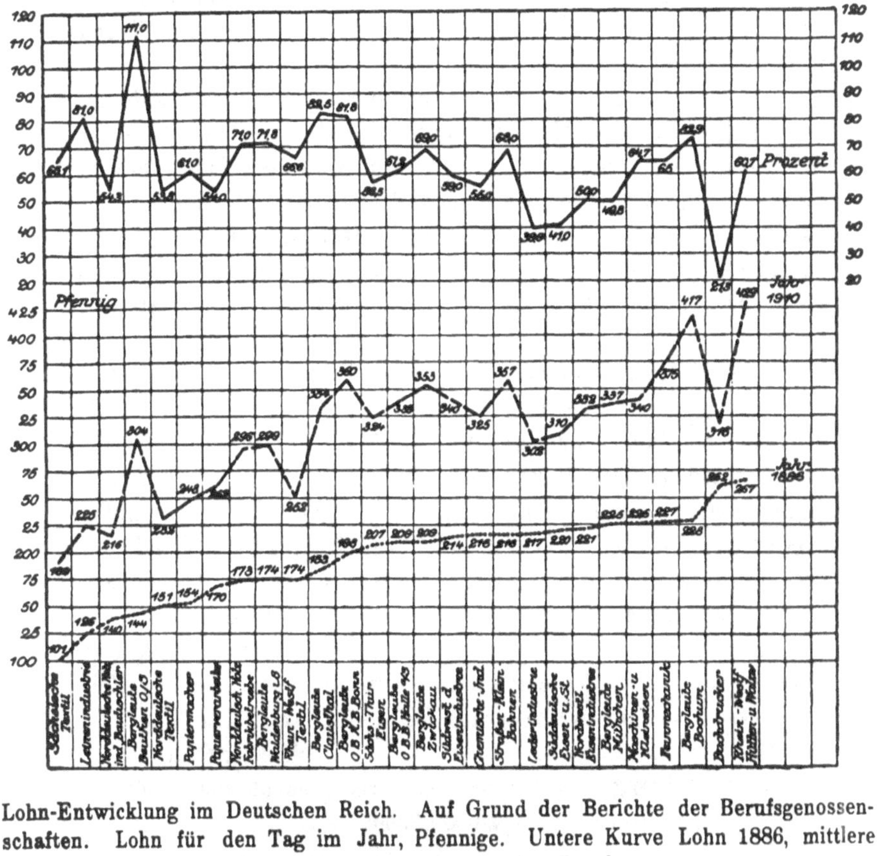

Lohn-Entwicklung im Deutschen Reich. Auf Grund der Berichte der Berufsgenossenschaften. Lohn für den Tag im Jahr, Pfennige. Untere Kurve Lohn 1886, mittlere Kurve 1910, oberste prozentige Zunahme.

Die Steigung der Löhne ist eine ganz verschiedene. Am größten zeigt sie sich in der sogenannten schweren Industrie, aber auch hier kommen Ausnahmen vor. Vom Jahr 1881 bis 1910 betrug die Steigung der Preise für die als notwendig angesehene Lebensmittelmenge 21,5 oder 22,1%, ein Prozentsatz in der Lohnsteigung, der allüberall, ausgenommen die Versicherten der Buchdruckerei-Genossenschaft, erreicht wurde. Soweit Ausgaben für notwendigste Ernährung in Frage stehen, kann also von einer divergierenden Bewegung der Entwicklung von Löhnen und Preisen der Lebensmittel *nicht* die Rede sein. *Im Gegenteil, es erklären diese* Verhältnisse der Entwicklung beider Faktoren, warum allüberall bei vielen Entlohnten das Bestreben geweckt wurde, von dem Notwendigsten in der Nahrung zu einer teueren Form, dem Fleisch, überzugehen.

Zu der gleichen Auffassung, nämlich der, daß die Erhöhung des Lohns die der Haushaltungskosten überschritten, kam auf Grund der Erhebungen des Statistischen Amtes der Stadt Dresden auch R. Calwer [1]). Der von ihm verglichene Zeitraum war der von 1903/06. Er sagte: „Daß die Löhne seit 1903 ganz erheblich stärker gestiegen sind als das Preisniveau der Haushaltskosten, ist nicht zu bestreiten; dafür kann der statistische Beweis gleichfalls erbracht werden."

Unsere Zusammenstellung zeigt noch weiteres. Die Berufe sind entsprechend den für einen Mann auf den Tag im Jahr 1886 entfallenden Betrag ansteigend angeordnet. Bei einer die Berufe gleichmäßig treffenden Erhöhung des Lohnes müßten die den Lohn anzeigenden Kurven für die Jahre 1886 und 1910 parallel verlaufen. Das ist nicht der Fall. Die Kurven lassen vielmehr das Bestreben erkennen, sich im Verlauf zu nähern. Die Kurve, die die prozentuale Steigung des Lohnes von 1886 zu 1910 für die einzelnen Berufe ausdrückt, verläuft in sich senkender Richtung. Die im Jahr 1886 Minderentlohnten erfuhren also mit der Zeit prozentisch höhere Aufbesserung im Lohn, abgesehen von den verfolgbaren Ausnahmen, als die damals Hochentlohnten. Eine Vergleichmäßigung des Preises der Arbeit sucht nach unserer Darstellung zum Ausdruck zu gelangen.

[1]) Wirtsch. Korresp. 1907.

Hält man diese Erscheinung zusammen mit der früher aufgezeigten, der Vergleichmäßigung des Preises der Lebensmittel, so scheint damit eine Hauptrichtung in der Entwicklung der Ernährung aufgedeckt. Da der Preis der Arbeit, der Preis der Nahrungsmittel gegen früher sich vergleichmäßigt zeigen, so ist es möglich, daß in großen Schichten der Bevölkerung der Bedarf an Nahrung gleichmäßiger befriedigt wird.

Eine Steigung im Geldlohn ist außerdem auch da bemerkbar, wo die Ernährung einen Teil des Lohnes bildet. Die in Geld gezahlten Löhne sind eine Ergänzung zu dem in Verpflegung, Wohnung usw. mitentrichteten Teil, z. B. bei Dienstmädchen.

Für Berlin-Schöneberg[1]) ist so ein durchschnittlicher Geldlohn für Dienstmädchen im Jahr 1904 mit 186,38 Mk. ermittelt. Durch die folgenden Jahre bis 1911 stieg der Geldlohn auf 236,66 Mk. Er erfuhr also eine Steigung von 27%.

Wenn man das Alter der Dienstmädchen in Betracht zieht, zeigt sich eine Lohnsteigung im Alter:

bei Mädchen unter 16 Jahren	16—18 J.	18—20 J.	20—25 J.	25 J. u. m.
Jahre 1904—1911 um 24,2 %	28,4 %	27,7 %	28,9 %	24,7 %

Die Steigung zeigt, daß gerade die Mädchen, die ihrem Alter nach in der Industrie oder als Verkäuferinnen hätten Beschäftigung finden können, am meisten von der Lohnsteigung Nutzen zogen. Die Lohnsteigung ging, in diesem Falle wenigstens, also ganz unabhängig von der Verteuerung der Lebensmittel, lediglich auf Grund der Arbeitsnachfrage vor sich.

Die Preissteigerung der Lebensmittel ist daher mit hervorgerufen durch erhöhten Verbrauch, durch das allgemein erkennbare Bestreben, mit der Erhöhung der Einnahme die Ausgabe ansteigen zu lassen. Diese Ausgabe aber scheint besonders durch erhöhten Fleischverbrauch beschlagnahmt zu werden. Da nun Fleisch begehrter wird, wird es im Preise ansteigen. Es ist früher von uns gezeigt, wie die Preise der Nahrungsmittel einer Art eine Tendenz zeigen, sich gegenüber den früher lokal bemerkbareren Verschiedenheiten gleichmäßiger zu gestalten. Das entspräche der Theorie, daß 1 kg Brot, 1 kg Fleisch oder 1 kg irgendeines Nahrungsmittels

[1]) Vierteljahrsber. d. Stat. Amtes d. Stadt Schöneberg, 4. Jahrg. 1911, 3. Heft.

allüberall für den diese Nahrungsmittel benutzenden Menschen nur den Wert der in solchen Nahrungsmitteln enthaltenen Nährstoffe besitze.

Woher kommt es nun, daß trotz dieser Tendenz Nahrungsmittel gleicher Art so unendlich verschieden hoch auch heute noch bezahlt werden?

Diese Frage glaubte man früher und noch heute unter Hinweis auf das verschiedene Angebot und die verschiedene Nachfrage zu erledigen. Daß dieser Hinweis allein nicht immer ausreicht, um die Preisunterschiede zu erklären, zeigt das Beispiel Nordamerikas, wo das Angebot künstlich beeinflußt wird. Es zeigen sich aber Verschiedenheiten im Preise des hauptsächlichsten pflanzlichen Nahrungsmittels, des Brotes, die auch nicht allein vom Angebot und der Nachfrage abhängen können. So zeigt der Preis [1]) von 1 kg Schwarzbrot, von Bromberg zu München, eine Spanne von 100%, Graubrot, von Plön zu Bonn-Köln, eine ebenso hohe Spanne; Weißbrot, Wassergebäck, von Hannover zu Leipzig, 400% Spanne, Weißbrot, Milchgebäck, von Greußen i. Th. zu Berlin W., 170% Spanne. Man müßte nun annehmen, daß die Nachfrage nach Brot in den genannten Orten in entsprechender Höhe verschieden sei. Für ein im Verbrauch allgemein begehrtes Nahrungsmittel wie Brot, ist dies kaum annehmbar. Es müssen hier andere Momente solche Verschiedenheiten begründen.

Auch die Preise von Schweinefleisch [2]) sind verschieden nicht nur von Ort zu Ort, sondern am gleichen Ort. Die Verschiedenheit der Preise von Ort zu Ort zeigt unsere Angabe für verschiedene deutsche Städte und das Jahr 1911. Es kostete 1 kg Schweinefleisch

in	5	Orten	bis	10 000	Einwohnern	Mk. 1,66
„	8	„	„	50 000	„	„ 1,76
„	2	„	„	100 000	„	„ 2,—
„	2	„	„	200 000	„	„ 2,—
„	3	„	„	500 000	„	„ 1,80
„	4	„	„	1 000 000	„	„ 1,87
„	1	„	über	1 000 000	„	„ 1,72

[1]) Lichtenfelt, Volksernährung und Teuerung, S. 48 ff.

[2]) Lichtenfelt, wie vorstehend für Brot.

Die höchsten Preise liegen an Orten von 50 000 bis 200 000 Einwohnern. Der Preis in Berlin mit über 1 000 000 Einwohner erscheint niedriger als der in Orten von 10 000 bis 50 000 Einwohnern. In München betrug das Maximum des Preises 1,80 Mk. für das Kilogramm, erreichte damit nur den Durchschnitt des Preises der Orte von 200 000 bis 500 000 Einwohner. Diese Preislagen nur aus dem Verhältnis von Angebot und Nachfrage zu erklären, erscheint schwierig. Es muß dazu angenommen werden, daß die Nachfrage für Schweinefleisch zunimmt mit der Zahl der Einwohner eines Ortes bis zu der Grenze von 200 000 Einwohnern, dann mit steigender Einwohnerzahl abfällt, sich wieder erhebt und nochmals abnimmt. Oder es muß das Angebot von Schweinefleisch nachlassen bis zu einer Einwohnerzahl der Städte von 200 000 und dann mit steigender Einwohnerzahl wieder steigen, abfallen, wieder steigen.

Im August 1912 waren in St. Ingbert wohl die billigsten Fleischpreise im Deutschen Reich zu verzeichnen. Hier kostete I. Qualität Schweinefleisch 1,80 Mk., Rindfleisch 1,52 Mk. und Kalbfleisch 1,52 Mk. das Kilogramm. Ein leistungsfähiger Metzger beabsichtigte sogar Rindfleisch für 1,20 Mk. zu verkaufen. Die Ursache dieser billigen Preise lag darin, daß die Metzger ihr Vieh ohne Zwischenhandel direkt beim Produzenten einkauften, wozu ein großes bäuerliches Hinterland gute Gelegenheit bot. In der 2 Stunden entfernten Großstadt Saarbrücken zahlte man bis zu 60 Pf. mehr für das Kilogramm. Hieraus geht klarer hervor, daß nicht Angebot und Nachfrage allein automatisch Preise beeinflussen, daß auf deren Bildung Überlegung, Geschick, Gelegenheit, die dem Verteilenden zur Verfügung stehen, einen hoch einzuschätzenden Einfluß besitzen.

Auch Milch ist ein Artikel des Massenverbrauches. Der Preis wird in langfristigen Kontrakten zwischen Produzenten und Händlern festgesetzt. Zwischen Händlern und Konsumenten aber verlieren Angebot und Nachfrage für die Bestimmung des Preises an Bedeutung. Es werden seitens des Händlers auf den von ihm dem Produzenten gezahlten Preis die Kosten der Verteilung und der Unternehmergewinn des Händlers geschlagen.

Dies erfolgt so[1]), daß der Zuschlag 5 bis 9 Pf. für den Liter beträgt. Er betrug:

unter 5 Pfg. in		5—6 Pfg. in		6—7 Pfg. in	
Bayern r. rh.	4,7	Württemberg	5	Posen	6
l. rh.	4,83	Baden	5,1	Hessen-Nassau	6
Pommern	4,9	Kgr. Sachsen	5,5	Hessen	6
		Ostpreußen	5,5	Westfalen	6,12
		Rheinprovinz	5,75	Els.-Lothringen	6,5
		Schlesien	5,9	Hannover	6,59

7—8 Pfg. in		über 8 Pfg. in	
Prov. Sachsen	7,25	Berlin	9,2
Schlesw.-Holst.	7,25		
Westpreußen	7,5		
Hamburg	7,5		

Der Anteil des Zuschlages vom Verkaufspreise beträgt bei einem vom Händler gezahlten Einkaufspreis

von 10—12 Pfg.	von 12—15 Pfg.	von 16—18 Pfg.	über 18 Pfg.
54 Prozent	50 Prozent	30,5 Prozent	36 Prozent

Der vom Konsumenten gezahlte Preis rückt dadurch von dem ursprünglich durch Angebot und Nachfrage bestimmten Preis ab. Er wird vergleichmäßigt, nicht weil Angebot und Nachfrage ausgeglichen sind, sondern weil die prozentisch auf die Einkaufspreise geschlagenen Verteilungskosten, die mit erhöhtem Einkaufspreis der Milch relativ abnehmen, diese Vergleichmäßigung des Preises für den Konsumenten fördern. In allen drei Fällen aber ist erkennbar, daß das Gesetz der Regulierung der Preise durch Angebot und Nachfrage für Nahrungsmittel erhebliche Einschränkungen erfährt, die unter dem Einfluß des Zwischenhandels zustande kommen.

Auf Grund der Nachrichten der Kaiserlich Deutschen General-Konsulate sind wir gleichfalls über die Preise der Milch in verschiedenen Orten Europas unterrichtet. In Wien beträgt der den Produzenten gezahlte Preis der Milch 19½—19¾ Pf. für ein Liter, ein ähnlicher Preis wurde ihnen in Paris, in London im Winter bewilligt. Der Verkaufspreis der Milch durch die Händler wechselte in Wien bis 25½, in Paris bis zu 32, in London bis zu 30 Pf., d. h.

[1]) Nach Lichtenfelt, Volksernährung und Teuerung, S. 52.

der Vertrieb beschlagnahmte 29 vom Hundert des Einkaufspreises in Wien, 37 in London, 67 in Paris. Auch an diesen Orten ist vermutlich in diesen Beträgen mehr Machtverteilung als Preisregelung durch Angebot und Nachfrage zu erblicken. In London tritt eine besondere Erscheinung zutage. Im Sommer erhält der Produzent 12,5—15,5 Pf. für das Liter Milch, der Verkaufspreis für den Konsumenten beträgt aber immer, Winter und Sommer, 30 Pf. Der Vorteil billigeren Einkaufes verbleibt im Sommer nur dem Vertrieb! Mailand liegt in der Zone Italiens, die am meisten Milchwirtschaften in den landwirtschaftlichen Betrieben aufweist. Aber auch die Umgebung Roms ermangelt in der Campagna nicht der für Milchviehhaltung nötigen Weideflächen. In Mailand erhält der Produzent 16, in Rom 24—25 Pf. für das Liter Milch, also in Rom rund 50% mehr; hingegen kostet der Vertrieb dem Verbraucher in Mailand 12 Pf., in Rom 15, d. h. in Mailand 75, in Rom 63% des Einkaufspreises. Dies scheint ein mehr nach Willkür als nach volkswirtschaftlichen Anschauungen sich aufbauender Zustand!

Daß Angebot und Nachfrage den Preis der Ware regeln, mag heute noch an den Börsen der Weltplätze gelten. Bis aber die so gehandelte Ware im Kleinhandel an den Verbrauchenden herantritt, hat sie so vielen Einflüssen sich unterwerfen müssen, daß der Verbrauchende hiervon wenig empfindet.

Weizen wurde 1901 in Paris um 59 Mk. für die 1000 kg teurer gehandelt als in Buenos Aires. 1910 war die Preisdifferenz 58 Mk. Im ersten Jahr waren es 55,7, im letzten nur 37,4% vom Marktpreise. Roggen kostete 1901 43 Mk. mehr in Wien als in Odessa, 1910 45 Mk. Für diese sehr gleichbleibenden Beträge wäre es also möglich gewesen, obige Mengen Getreide von Argentinien oder Rußland an die bezeichneten Orte zu bringen. Von den Toren Mailands oder Roms jedoch 1000 kg Milch an den Verbraucher zu schaffen, kostet 120—150 Mk.; in Wien nur 60, in London 110, in Paris 130 Mk. Es scheint entweder mangelhafte Organisation des Vertriebes eine sehr bedeutende Rolle bei der Festsetzung der Vertriebskosten zu spielen oder der Eigennutz, die Willkür der die Milch Vertreibenden.

Daß bei der Forderung von Preisen für Nahrungsmittel Willkür und Gewinnsucht einen übergroßen Anteil ausüben könnten, wurde schon befürchtet zu einer Zeit, in der der Handel mit Nahrungsmitteln mehr auf Grund örtlicher Produktion verlief.

Gegen das Ende der Blütezeit Athens war man damit vorgegangen, staatlicherseits Getreidemagazine anzulegen. Man wollte damit ausgleichend auf Angebot und Nachfrage von Getreide wirken. Es scheint jedoch diese Getreideansammlung kein genügender Schutz für den Konsumenten gewesen zu sein. Es mußten schließlich staatliche Taxen für Getreide, Mehl und Brot fest gesetzt werden. Gleiche Verfahren der Aufspeicherung von Getreide und der Preisfestsetzung für die daraus gewonnenen Produkte befolgte man später in Rom. Auch die schon erwähnte dort übliche Verteilung von Getreide und anderen Nahrungsmitteln an die minderbemittelte Bevölkerung entstand aus dem Streben, diesen Teil des Volkes außerhalb des Bereiches der Wirkung von Angebot und Nachfrage und willkürlicher Preisfestsetzung zu stellen. Diokletian ging schließlich dazu über, den Handel aller Lebensmittel an eine Preistaxe für sie zu binden. Seit dem 13. Jahrhundert unserer Zeitrechnung tritt verschiedentlich in Europa das Bestreben wieder auf, den Lebensmittelhandel durch Aufspeicherung von Korn, durch Taxen für die notwendigsten Nahrungsmittel die Grundlagen der menschlichen Existenz auf eine unwandelbarere Weise zu sichern.

Im Jahre 1333 baute Florenz einen städtischen Kornspeicher. In London wurden 1274 die Brotpreise festgesetzt, 1286 in Florenz. Die Festsetzung der Brotpreise hat in Florenz den beabsichtigten Erfolg nicht erwirkt. Man hat daher dazu übergehen müssen, mit dem aufgespeicherten Getreide den Preis des Brotes auszugleichen.

Durch das ganze Mittelalter bis zum 19. Jahrhundert wird versucht, den Handel mit Lebensmitteln und die Löhne obrigkeitlich so zu gestalten, daß ein Existenzminimum gesichert ist. Die Preise der Lebensmittel und die Löhne müssen ständig und in aufsteigender Linie geändert werden. Die Verordnungen erkennen geschaffene Preise an. Noch der erste französische Konvent sah sich genötigt, um der durch die Massenausgabe von Staatspapiergeld entstandenen Teuerung zu steuern, das Gesetz des Maximums zu erlassen.

Dem Bestreben, die Ernährung der Einwohner zu sichern, entsprangen lokale, provinziale Ausfuhrverbote für Lebensmittel, besonders Korn. Mit der Festigung der Begriffe von „Staat“, „Nationalität“, verschwanden diese Binnenzölle. An ihre Stelle traten Zollsysteme, die an den Landesgrenzen wirksam wurden. Gegenüber diesem Abschluß in Handel und Verkehr des einen Landes vom anderen entwickelte Adam Smith das System der wirtschaftlichen Freiheit. Seiner Auffassung nach haben alle Völker der Erde eine wirtschaftliche Einheit zu bilden, alle Länder sind nur ein Wirtschaftsgebiet. Als Ideal ist diese Auffassung unanfechtbar. Auf Nahrungsmittel übertragen, bedeutet das Freihandelssystem das größte überhaupt mögliche Angebot von Nahrung ohne Beschränkung. Wie sehr mit einer Zollfreiheit für Nahrungsmittel der Entwicklung der Einzelwirtschaft, der Volkswirtschaft gedient sei, empfand Adam Smith durchaus. Er sagt [1]: „Nahrungsmittel bilden nicht nur den vornehmsten Teil des Reichtums dieser Welt, sondern es ist der Überfluß an Nahrungsmitteln, welcher vielen anderen Gütern ihren hauptsächlichsten Wert verleiht.“

Diesem Ideal jedoch entsprechen für die meisten Länder die tatsächlichen Handelsverhältnisse nicht. Diese sind und werden durch gesetzliche Maßregeln bestimmt, die von den Majoritäten gesetzlicher Körperschaften abhängen. Das Zustandekommen solcher Majoritäten bewirken politische und wirtschaftliche Momente. Die Beurteilung einer rein wirtschaftlichen Frage wird abhängig auch vom politischen, vom Parteistandpunkt. Damit aber erhalten die bestehenden schutzzöllnerischen Zustände der meisten Länder eine unkontrollierbare, mit den Majoritäten wechselnde Ursache, statt sich auf rein überlegender, verstandesgemäß entwickelter Grundlage aufzubauen.

Angesichts der geschilderten, durch Jahrhunderte gehenden steigenden Richtung der Lebensmittelpreise ist es schwer festzustellen, in welchem Grade diese Steigung durch Anwendung

[1]) Adam Smith, Die Quellen des Volkswohlstandes. Deutsche Ausgabe von Asher, S. 169.

dieser Zollsysteme beeinflußt wurde. Das aber erscheint sicher, daß die Anwendung eines Schutzzolles die Entwicklung der Lebensmittelpreise, den Handel mit Lebensmitteln unter den Einfluß weniger Personen und Gruppen von Personen bringen kann oder die Ausübung dieses Einflusses erleichtert. Sie beeinflussen das Angebot, und die gleichbleibende Nachfrage erhöht die Preise.

Wohin es führen kann, wenn man die Lebensmittel behufs der Verteilung an die Verbraucher dem Beutesystem der Zwischenhände überläßt, zeigen wir ausgedehnt an einem Beispiel, das ein ganzes Land uns zu bieten vermag.

Für die Vereinigten Staaten von Nordamerika, ehemals ein so stark Fleisch ausführendes Land, liegen jetzt die Verhältnisse ganz anders.

Die beständige Verteuerung des Fleisches mag im großen und ganzen natürlichen Ursachen zugeschrieben werden, d. h. der starken Vermehrung der Bevölkerung und dem Rückgange der Viehzucht. Die Zahl von Ochsen und Kühen per Tausend der Bevölkerung stieg zwischen 1850 und 1890 von 766 auf 915; indessen macht sich nach diesem Jahre eine scharfe Abnahme bemerkbar; die Ziffer fiel nämlich in 20 Jahren auf 665. Desgleichen ist die Zahl der Schweine in den letzten beiden Jahrzehnten in Amerika von 912 per Tausend der Bevölkerung auf 630 zurückgegangen. Nach der Volkszählung von 1910 hatten die Vereinigten Staaten 91 972 266 Einwohner, gegen 75 994 575 vor 10 Jahren, das ist eine Vermehrung von 21%. Folgende Tabelle zeigt nun den Viehstand in diesen beiden Zensus-Jahren:

	1900	1910	Änderung in %
Milchkühe	17 135 633	20 625 432	+ 20,4
Andere Kühe	11 559 194	12 023 682	+ 4,0
Rinder (1 Jahr alt)	7 174 483	7 295 880	+ 1,7
Ochsen	16 534 518	13 048 457	— 21,1
Kälber	15 315 582	7 806 539	— 49,0
Schafe	61 753 014	56 084 000	— 10,3
Schweine	64 686 155	54 147 000	— 20,5

Der Zugang an Milchkühen kommt natürlich für die Fleischversorgung nur wenig in Betracht. Auch seit der letzten Zählung des Viehstandes dauert der Rückgang in den Zufuhren von Vieh fort, wie die Statistik des Viehauftriebs an den acht westlichen Märkten, wo sich der ganze Verkehr konzentriert, zeigt. Danach wurden in diesen Orten — Chicago, Kansas City, St. Paul, St. Louis, St. Joseph, Sioux City, Omaha und Fort Worth — in den ersten 7 Monaten des Jahres 1912 nur 4 232 779 Stück Rindvieh zu Markte gebracht, während in der Vergleichszeit des Vorjahres die Zahl 4 743 529 war. Soweit das übrige Schlachtvieh in Betracht kam, war eine leichte Erhöhung zu bemerken, die für Schweine 5% ausmachte. Zu bemerken ist, daß, wie Beamte der National Packing Company konstatierten, das Gewicht des an den Markt gebrachten Viehs in neuerer Zeit beständig zurückgegangen ist.

Die hauptsächlichste Ursache des Rückgangs in der Viehproduktion ist das Vordringen der Bodenkultur im fernen Westen. Wo noch vor 10 bis 15 Jahren weite Prärien sich erstreckten, auf denen nach Tausenden zählende Viehherden unter der Beaufsichtigung der „Cowboys“ weideten, zieht jetzt der Farmer seinen Pflug. Die großen „Ranches“ sind immer mehr eingeschrumpft, und an Stelle des Großbetriebs tritt immer mehr die Kleinzüchterei. Dieses Nachlassen der Fleischzucht ist zum Teil auf die Manipulationen des Fleischtrusts zurückzuführen. Dieser hat bekanntlich nicht nur den Vertrieb der fertigen Ware unter einheitliche Kontrolle gebracht, sondern er beherrscht auch den Markt für Rohmaterial. Er ist seit Jahren der einzige Käufer, und er konnte die Viehpreise nach Belieben festsetzen. Jahrelang hat er den Farmern einen so knappen Gewinn gelassen, daß sie der Viehzucht überdrüssig wurden und lieber den Bau von Feldfrüchten betrieben, deren Preise ihnen nicht durch einen Trust festgesetzt wurden. Erst in neuere Zeit hat der Fleischtrust, durch den Mangel an Rohmaterial ernstlich beunruhigt, den Farmer zuvorkommender behandelt. Aber jetzt scheint es zu spät zu sein! Übrigens ist an der neuerlichen Verteuerung aller Fleischarten neben den geschilderten natürlichen Ursachen wenigstens bei Schweinprodukten die Verkaufspolitik des Fleischtrusts schuld. Das „Journal of Commerce“ führt an, man finde gegenwärtig bedeutend mehr

Schweinefleisch, Schmalz und Rippen in den Niederlagen als voriges Jahr um diese Zeit, nichtsdestoweniger hat der Trust eine Erhöhung von durchschnittlich 2 Cents für das Pfund Schweinefleisch verfügt. An Schweinefleisch ist der Vorrat jetzt 46 800 Faß gegen 14 500 im Vorjahre; an Schmalz finden sich in den Lagerhäusern 195 Millionen Pfund gegen 179 Millionen im letzten Jahre, und an Rippen werden 26 750 000 Pfund nachgewiesen gegen 17 980 000 vor einem Jahre. Der Trust hält mit diesen in Kühlhäusern aufgespeicherten Vorräten zurück, da er glaubt, die Schweinezufuhren würden infolge des Mangels an Futtermitteln im Frühjahr geringer als im Vorjahre.

Aus dem Auslande scheint keine Abhilfe für die Fleischnot erwartet werden zu können. Es wurde zwar jüngst viel davon gesprochen, es solle Fleisch aus Argentinien importiert werden, indessen ist es davon wieder still geworden. Die großen Firmen in Argentinien lehnten ein Zusammengehen mit der N. Packing Co. ab. Auch liegen weitere Schwierigkeiten vor. Der Zoll auf Fleisch beträgt 22% vom Werte und auf lebendes Vieh im Verhältnis, außerdem ist für dieses eine 90tägige Quarantäne vorgeschrieben.

Welche Steigung die Preise für Lebensmittel in den Vereinigten Staaten erfuhren, ergeben die weiterhin angefügten Darstellungen. Sie erklären, daß von der Oeconomic Association die Forderung erhoben wird, daß der Kongreß Mittel bewillige, damit möglichst bald in Washington eine internationale Kommission zusammenkomme, um sich über gemeinsame Maßnahmen der Regierungen zur Beseitigung der weltwirtschaftlichen Ursachen der Lebensmittelteuerung in den verschiedenen Ländern zu verständigen.

Auch in Nordamerika sind für die Teuerung die Zölle mitverantwortlich. Ohne sie hätte der Stahltrust seine die Transportkosten mitbestimmenden Eisenbahnschienen im Inlande nicht viel teurer als im Auslande verkaufen können, und weder der Öl-, noch der Fleischtrust, noch die Zuckerindustriegesellschaften wären imstände gewesen, ihre Monopole für den inländischen Markt zu schaffen. Nachdem diese Monopole aber einmal entstehen und lange unter günstigen Verhältnissen erstarken konnten, wäre es auch nach einer selbst beträchtlichen Herabsetzung der Zölle für absehbare Zeit nicht möglich, ihre Machtstellungen zu erschüttern. Vergebens hat man schon auf die Freiliste des Payne-Gesetzes Häute gesetzt; die Preise von Lederwaren sind um nichts zurückgegangen. Als der amerikanisch-kanadische Gegenseitigkeitsvertrag noch Aussicht zu haben schien, vom kanadischen Parlament ratifiziert zu werden, stimmten die Vorausberechnungen der zuverlässigsten Ökonomen darin überein, daß eine freie Einfuhr von Weizen aus Kanada die Weizenpreise in den Vereinigten Staaten nur ganz unbedeutend herabmindern könnte. Die Gewährung von ganz beträchtlichen Zollnachlässen für die Einfuhr von Zucker aus den Philippionen und Kuba hat auf die Gestaltung der Zuckerpreise in der Union nicht den geringsten Einfluß ausgeübt. Die Trusts, die alle Gebiete beherrschen, hindern den Preisabfall. Im übrigen könnte selbst völliger Freihandel dem amerikanischen Volke nicht sobald neue billige Bezugsquellen zur Deckung seines Bedarfs an Fleisch, Eiern, Butter, Schmalz oder Speck in solchem Umfange erschließen, daß dadurch die Preise im Inlande merklich herabgedrückt werden könnten.

Ein wirksames Mittel zur Steigerung der Lebensmittelteuerung in Amerika bildet die Monopolisierung des Kühlhauswesens in einer Hand. Diese enormen Anlagen in allen Städten des Landes haben das lokale Metzgergewerbe vernichtet und die Metzger einfach zu Angestellten des Fleischtrusts gemacht. Zwar sind die Inhaber der Läden dem Namen nach noch unabhängig, indessen steht ihnen keine andere Bezugsquelle offen als die Niederlagen des Fleischtrusts. Dieser stellt die Preise so, daß den Ladenbesitzern nach Abzug aller Unkosten gerade genug übrig bleibt, um leben zu können. In New York gibt es nur ein einziges wirklich vom Fleischtrust unabhängiges Unternehmen. Dieses arbeitet in recht bescheidenen Umfange. Es schlachtet nur Vieh aus den nahebelegenen Distrikten der Staaten New York und New Jersey. Es bekommt für dieses Fleisch bedeutend höhere Preise als der Trust für sein „Eisfleisch“. Nur die Bewohner des Millionärsviertels in New York können Fleisch von jenem unabhängigen Unternehmen beziehen, für alle anderen Konsumenten sind die Preise viel zu hoch.

Die Kühlhäuser haben nun nicht nur den Fleischproduzenten, sondern auch anderen Großinteressenten in der Nahrungsmittelbranche eine sehr feste Position den Konsumenten gegenüber geschaffen. Diese Unternehmer kaufen in allen Landesteilen Vieh, Butter und Eier auf, um sie mittels ihrer eigenen Kühlwagen in die Niederlagen zu bringen. Dort werden sie Jahre lang gehalten — sind doch, wie bekannt wurde, Eier 5 Jahre lang in solchen Kühlanlagen aufgespeichert gewesen! Der Markt, der früher doch zu gewissen Zeiten den Abnehmern Entgegenkommen zeigen mußte, ist jetzt stets und ständig in der Hand der großen Händler; sie sind es, die dem Farmer den Kaufpreis diktieren, und wiederum sind sie es, die dem Abnehmer vorschreiben, was er zu bezahlen hat. Beiden, den Produzenten und den Konsumenten gegenüber, sind sie durch ihre mächtige Waffe, das Kühlsystem, vollkommen geschützt. Es ist ferner durch Erhebungen der amerikanischen Regierung festgestellt worden, daß die Farmer wie der Zwischenhandel heute vermöge wirtschaftlicher Erstarkung einen viel größeren Einfluß zugunsten hoher Preise auf dem Markt für Lebensmittel auszuüben vermögen als früher!

Ist es nun schon schwer, die Kräfte zu bekämpfen, die eine künstliche Verteuerung der notwendigsten Lebensmittel erzeugen, so erscheint es schier unmöglich, die Ursachen der natürlichen Verteuerung durch politische Maßnahmen bald zu beseitigen. In den letzten 10 Jahren hat sich die Bevölkerung der Union um mehr als ein Füfnftel vermehrt, während sich die angebaute Fläche nur um 4,2 Hundertstel ausdehnte. Dabei hat sich die Lebenshaltung in weiten Kreisen gehoben. In Betracht kommt ferner der Mangel an guten Straßen, der es mit sich bringt, daß dem Farmer oft die Zufuhrkosten zur Bahnstation für wenige Meilen so teuer zu stehen kommen wie für ebenso viele Hunderte von Meilen die Bahnfracht.

Daß der Freihandel für ein Land allein wenig zur Beseitigung der internationalen Teuerungsverhältnisse beitragen kann, lehrt am besten der Umstand, daß im freihändlerischen England die Lebensmittelpreise in den letzten Jahren gestiegen sind, wenn auch nicht so rasch wie im hochschutzzöllnerischen Amerika.

Die Entwicklung der Kleinhandelspreise der Nahrungsmittel in den Jahren 1890-1900 in den Vereinigten Staaten von Nordamerika veranschaulicht die nachstehende Darstellung [1]).

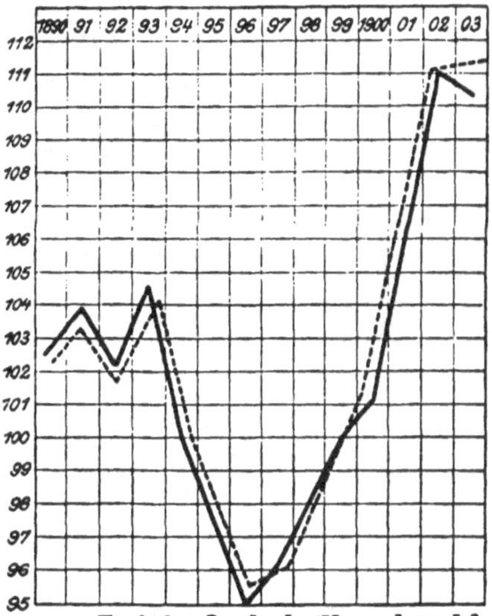

Einfacher Durchschnitt ---- bewertet nach dem Verbrauch in den 2567 Familien.

Die vollausgezogene Linie zeigt den einfachen Durchschnitt der Preise von Nahrungsmitteln. Die gebrochene Linie berücksichtigt für den Durchschnitt der Preise die Verbrauchsmenge der Nahrungsmittel, wie diese auf Grund einer Erhebung bei zahlreichen Familien erkennbar geworden war. Große Unterschiede im durchschnittlichen Preise der Nahrung sind auf Grund der verschiedenen Berechnungsart nicht erkennbar. War der Preis der Nahrung in den Jahren 1894 und 1899 gleich 100, so war er in der Zwischenzeit immer niedriger. Vor dem Jahr 1894 lag er nur unbedeutend schwankend bis zu 4% über den Preisen dieses Jahres. Vom Jahr 1900 und 1901 ab steigen die Preise rapide durch 1902 und halten sich 1903 ungefähr auf der im Vorjahr erklommenen Höhe. Die Preise stiegen dann weiter. Es zeigt dies eine Darstellung, die wir Professor Irving Fisher [2]) entnehmen.

---

[1]) Report of the Commissioner of Labor 1903, S. 657.

[2]) Instability of Gold. Alex. Hamilton-Institute, New York, 1912.

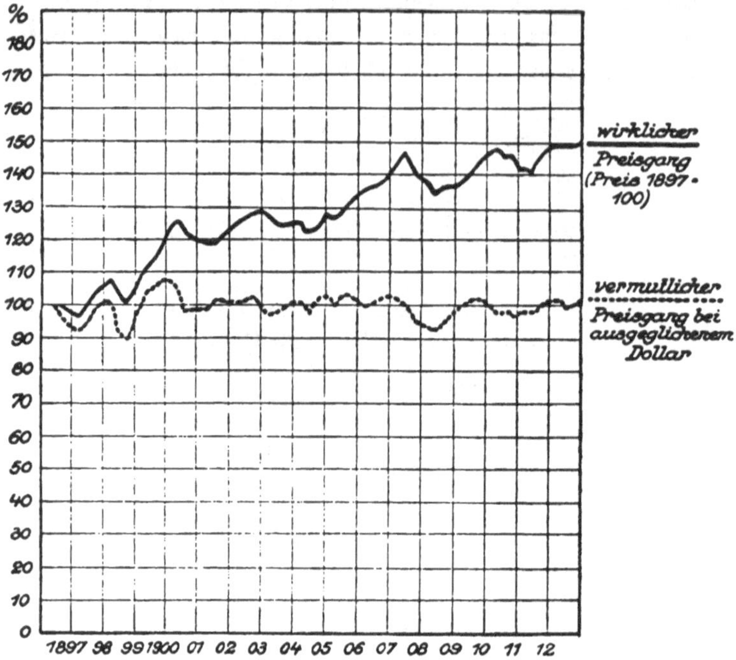

Preisgang in den Vereinigten Staaten von Nord-Amerika 1897/1912 (Irving Fisher).

Von diesem Forscher geht zurzeit eine Bewegung aus, die bisherige Bewertung der Zahlungsmittel umzugestalten. Den Preisen der Ware soll Stetigkeit dadurch verliehen werden, daß die Kaufkraft des Dollars durch eine den Änderungen der Warenpreise sich anpassende Münzgebühr aufrecht erhalten bleibt. Eingehender fachmännischer Erwägung muß vorbehalten bleiben, die Möglichkeit und Wirksamkeit solcher Einrichtung zu erörtern.

Es ist klar, daß diese Hypothese nur unter der Voraussetzung eines normalen Nahrungsmittelverbrauches, als Theorie des allgemeinen Preisniveaus aufgestellt wird. Der Nahrungsverbrauch entwickelt sich auf Grund physiologischer Bedürfnisse. Steigen diese, so wird auch der Verbrauch an Lebensmitteln steigen.

Die Abhängigkeit des Konsumenten von den Bestrebungen, die Nahrungsmittelpreise möglichst hoch zu gestalten, wie wir es ausgesprochen für Nordamerika zeigten, hat im Laufe des 19. Jahrhunderts in Europa zu einem Zusammenschluß der Konsumenten geführt. Gegenüber den Bildungen von Ringen der Produzenten, der Willkür des Zwischenhandels, war die Bildung eines Ringes von Konsumenten ein Akt berechtigter Notwehr.

Bei der Gründung des ersten Konsumvereins, dessen der Equitable Pioneers of Rochdale, 1843, sind die bewegenden Ursachen und erwarteten Vorteile dieser Einrichtung klar hingestellt:

„Können wir einen höheren Lohn nicht erringen, so müssen wir mit dem bisherigen weiterzureichen suchen. Läßt sich der Erwerb nicht vermehren, so wollen wir den Verzehr vorteilhafter einrichten. Stehen viele zusammen und wirft jeder sein Scherflein in die gemeinschaftliche Kasse, so ist es möglich, die Verbrauchsgegenstände vorteilhafter einzukaufen. Zahlen wir auch denselben Preis wie bei den Kleinhändlern, so werden wir einen Überschuß erzielen, der dazu verhilft, einen Spargroschen anzusammeln, mit dem wir wohl gar größere Unternehmungen ins Leben rufen können. Was einer nicht zu erringen vermag, das wird die Einigkeit vieler strebsamer Männer erringen."

In den 70 seit Gründung des ersten Konsumvereins vergangenen Jahren hat sich in der ganzen zivilisierten Welt die Bewegung weiter entwickelt. Die Konsumvereine haben sich miteinander verbunden, sich weiter zu Einkaufsgenossenschaften vereinigt. Sie sind zu einer Macht auf dem Weltmarkt geworden!

Unter den Genossenschaften in Großbritannien ist ihre Zahl am bedeutendsten. In den Vereinigten Staaten gab es 1907/08 deren 72, in Spanien 182, in Belgien 1909 166 usw. Konsumvereine.

Wir lassen auch hier eine maßgebende Stimme über den Wert dieser Bewegung zum Wort kommen:

„Die Erfolge der Konsumvereinsbewegung bilden in der Reihe der wirtschaftlichen Erscheinungen der letzten Jahrzehnte eine erfreuliche Tatsache gegenüber so vielem anderen, das man in dem Sammelbegriff der großen „sozialen Frage" zusammenfassen kann. Wenn z. B. die englischen Konsumvereine bei einem Jahresumsatz von etwa 2 Milliarden Mark rund 200 Millionen Mark für ihre Mitglieder ersparen und diese 200 Millionen Mark zumeist wieder den Kreislauf im wirtschaftlichen Leben antreten und dadurch von neuem die Produktion befruchten, weil eben die fortschreitend höheren kulturellen Bedürfnisse befriedigt werden wollen, so ist dies nur eine Seite des wirtschaftlichen Erfolges der Konsumvereine. Die andere Seite des Erfolges ist direkt mit dem Problem der sozialen Frage unseres Jahrhunderts verknüpft: nicht weniger als 50 000 englische Arbeiter sind in den Betrieben der englischen Konsumvereine beschäftigt und es konstatiert hierbei die amtliche Zeitschrift des englischen Arbeitsministeriums, die „Labour Gazette", daß jene Arbeiter vor denen der Privatindustrie die kürzeste Arbeitszeit und die höchsten Löhne haben, und daß die Betriebe der Konsumvereine wirkliche Musterbetriebe auch in hygienischer Beziehung sind.

Die gleiche Art von Erfolgen in wirtschaftlicher und sozialer Beziehung ist überall da zu konstatieren, wo die Konsumvereinsbewegung einen Umfang erreicht hat, der eine gewisse Leistungsfähigkeit auch der einzelnen Vereine garantiert. So sehen wir heute die etwa 2000 deutschen Konsumvereine rund 250 Millionen Mark jährlich umsetzen; 25 Millionen Mark werden erspart, von neuem in die nationale Produktion gebracht, und die in den Betrieben der deutschen Konsumvereine beschäftigten Angestellten und Arbeiter genießen im allgemeinen die Vorzüge der genossenschaftlichen Betriebsweise, wie sie die „Labour Gazette" für England illustriert hat" [1]).

Ihr Wirken im einzelnen verfolgen wir an zwei Beispielen, in bezug auf Bäckerei und Fleischerei. Wie bedeutend die Tätigkeit der Deutschen Konsumvereine in der Bäckerei ausfällt, zeigt der Umstand, daß 1912 der Wert ihrer Brotproduktion 82,6 Millionen Mark ausmachte [2]).

Versuchen wir, uns über die Verteilung der Unkosten in der Bäckerei klar zu werden, einmal für den Durchschnitt aller Bäckereien im Reich, sodann für die Bäckereien der Konsumvereine.

Dem Zentralverband Deutscher Konsumvereine [3]) sind 206 Bäckereien mit 128 Backmeistern und 1873 Bäckern angeschlossen.

---

[1]) Denkschr. z. Bestehen des Spar- und Konsumvereins Stuttgart. Stuttgart, 1905.

[2]) Reichsarbeitsblatt, 1913, Aprilheft.

[3]) Jahrb. d. Zentralverbandes Deutscher Konsumvereine, 1911.

Auf eine dieser Bäckereien entfallen 0,6 Backmeister und 9 Bäcker. Im Reiche jedoch entfallen auf einen Bäckereibetrieb überhaupt nur 2,6 darin Tätige. Im Reich entfällt auf je 221 Einwohner ein in der Bäckerei Tätiger. Jeder so Tätige stellt also im Durchschnitt, bei einem Verbrauch von täglich 500 g Brot für den Kopf, ungefähr 100 kg Brot dar. Auf 260 kg Brot verteilen sich durchschnittlich die allgemeinen Bäckereiunkosten für jede Bäckerei im Reich.

Stellt jeder in den Bäckereien der Konsumvereine Tätige ebenfalls 100 kg Brot her, so werden die allgemeinen Unkosten der Bäckerei auf 960 kg Brot verteilt. Das ist ein fundamentaler Unterschied. Man kann den Vergleich auf Grund vorhandenen Materials noch weiter eingehend gestalten.

In der Großbäckerei des allgemeinen Konsumvereins in Basel entfielen nach dem Jahresberichte für 1910 auf 1000 kg verkaufter Backware

an Rohmaterialien	Mk.	240,05	=	77,9 %	
„ Brenn-, Heiz-, Bel.-Material	„	9,82	=	3,2 %	
„ Zins für Bäckereien, Geräte, Instandhaltung	„	3,09	=	1,0 %	
„ Löhne an Bäcker	„	22,38	=	7,3 %	
„ Bureau, Zins, Gehälter, Drucksachen, Abschreibungen für Mobiliar usw.	„	5,46	=	1,7 %	
„ Vertrieb und Abschreibungen	„	9,47	=	3,2 %	
„ Allgemeine Unkosten Verkaufslokale	„	17,47	=	5,8 %	
Sa.	Mk.	308,24	=	100 %	
Erlös	„	348,74			
Gewinn	„	40,50	=	13,1 %	der Unkosten
				11,6 %	vom Erlös.

Demgegenüber ist für Freibäcker den Praktischen Kalkulationen[1]) zu entnehmen:

Roggenbrot	33 1/3 % der Materialkosten	=	Herstellungs-	u.	Vertriebskosten
Weizenbrot	33 1/3 % „ „	=	„	„	„
Weißbrot	40 % „ „	=	„	„	„
Zwieback	40 % „ „	=	„	„	„
Milchbrötchen	40 % „ „	=	„	„	„
Hörnchen	40 % „ „	=	„	„	„
Knüppel	40 % „ „	=	„	„	„

[1]) Prakt. Kalkul. f. Bäcker u. Konditoren. Berlin, Meyer, 1909.

Während also der Allgemeine Konsumverein Basel nur 27,1% der Rohmaterialkosten als Herstellungs- und Vertriebskosten berechnen läßt, steigern sich diese Kosten bei den Freibäckern auf $33^1/_3$ bis 40%. Weiter aber kommt hinzu, daß als Reingewinn bei obigen Kalkulationen 10 bis 12,5 bis 16,66% der Gesamtauslagen als Gewinn angesetzt werden, während sich der Allgemeine Konsumverein Basel, wie gezeigt, mit 13,1% aller Unkosten begnügt.

Es vermag also der Konsumverein um mindestens 6%, wahrscheinlich mehr, Brot billiger zu verkaufen als Freibäcker. Für eine 4—5 köpfige Familie und einem Brotbedarf von rund 750 kg Brot im Jahr und 250 Mk. Ausgabe dafür, ergibt sich hieraus allein schon eine Ersparnis von 15 Mk.

Anders wie bei Brot liegen die Verhältnisse bei Fleisch. Eine Einführung von Maschinenarbeit ist hier bisher bei uns nur bei der Zubereitung von Wurst üblich. Alle andere Arbeit wird Handarbeit sein. Im Deutschen Reich kommt auf 700 Bewohner ein Fleischereibetrieb; auf jeden Betrieb 2,4 darin Tätige. Bei einem Bedarf von rund 50 kg Fleisch für einen Bewohner entfallen auf einen Tätigen täglich 42 kg Fleisch und Fleischware. Verteilten sich daher die durch einen Tätigen verursachten Kosten bei der Bäckerei auf 100 kg Ware, so hier schon auf 42 kg. Infolge der Unmöglichkeit der ausgedehnten Benutzung von Maschinen erhöhen sich die Betriebskosten für das Kilogramm noch mehr. Da aber die Einkaufspreise des Rohmaterials bei der Fleischerei höher sind als die bei der Bäckerei, geben Vergleiche der Kosten, auf das Hundert bezogen, ein verzerrtes Bild. Es müssen daher die absoluten Zahlen verglichen werden. 1000 kg Backware kosteten dem Konsumverein Basel an Betrieb und Vertrieb 68,17 Mk., 1000 kg Fleisch (Schlachtgewicht) 267 Mk.

Im einzelnen lagen die Verhältnisse bei der Fleischerei folgendermaßen:

1000 kg Fleisch (Schlachtgew.) und Zutaten kosteten	Mk.	1487	=	84,8 %
Schlächterei, Betrieb, Löhne etc.	„	113	=	6,4 %
Vertrieb, Abschreibungen etc.	„	154	=	8,8 %
Summa	Mk.	1754	=	100 %
Verkauf	„	1778		

Gewinn 24 M. = 1,37% der Unkosten oder 1,35% des Erlöses.

Mit solchem Gewinn begnügt sich der Freischlächter nicht. Gelegentlich des von den Städten letzthin geübten Verkaufes von Fleisch wurde seitens der zum Verkauf bereiten Fleischer, in Berlin z. B. nach Tagesnachrichten, das Verlangen gestellt, daß den Schlächtern zu gestatten sei, 16% des Wertes des ausgeschlachteten Fleisches als Aufschlag beim Verkauf zu nehmen. Das stimmt sehr merkwürdig mit vorstehender Sachlage in Basel überein, wo 15,2% + 1,3 Gewinn = 16,5% ausmachen. Nach den „Praktischen Kalkulationen" [1]) jedoch erhält man ganz andere Zahlen. Je nach den geschlachteten Tieren wechselt der Reingewinn von 4—9,8% der Selbstkosten. Für die Fleischerei scheint sich also zu ergeben, daß nur durch geringeres Gewinnverlangen seitens des Konsumvereins für deren Teilnehmer Erfolg gewährleistet ist, während bei der Bäckerei schon die verringerten Betriebs- und Vertriebskosten dazu beitragen. Schon Kuhna hat beobachtet[2]), daß die Konsumvereine in Oberschlesien „Hausback", eine dieser Gegend eigentümliche Mehlart aus Gemengemehl, das Kilogramm um 1,6 Pf. etwa billiger lieferten, als Kaufleute an dem gleichen Ort. Sieht man sich außerdem die Preisliste bei Kuhna für Februar 1892 an, so war in einem engen Bezirk, Oberschlesien, für Roggenbrot ein Unterschied (min. : max.) von 25 : 43 Pf., also von 72% in den Preisen vorhanden! Das Brot wurde (S. 84) von den Konsumvereinen um rund 12% billiger verkauft, als es die Freibäcker lieferten. Für Zucker (Hart-) war der Preis in Konsumvereinen 8%, für Farinzucker um ebensoviel billiger als bei den Händlern. Für Kaffee galt, trotz einer besseren Qualität der Ware der Konsumvereine, gleiche Preisminderung. In bezug auf die Fleischpreise ist bemerkenswert, daß einige Konsumvereine durch Verträge mit den Fleischern für ihre Mitglieder billigere Preise zu erzielen wußten, der Unterschied betrug mitunter 10 Pf. für 1 kg Fleisch. Für Basel sagt Krömmelbein [3]): „Der Konkurrenz, namentlich aber dem Metzgergewerbe, ist die Preisbestimmung gegenwärtig

[1]) Dr. W. Klay, Die praktische Kalkulation im Fleischergewerbe. Berlin, Meyer, 1909.

[2]) Kuhna, Die Ernährung der industriellen Arbeiterbevölkerung in Oberschlesien. Duncker u. Humblot, 1894, S. 81.

[3]) Basler Volksw. Arb. 1911, Nr. 2, S. 97.

fast unmöglich, ohne auf die Preise des Allgemeinen Konsumvereins Rücksicht zu nehmen."

Eine andere Frage ist die, ob von solchen Betrieben die Waren in besserer Güte geliefert werden wie von den Kaufleuten. Allgemein läßt sich, mangelnden größeren Vergleichsmaterials wegen, die Frage weder bejahen noch verneinen. An einem Beispiel aber wenigstens ist zu zeigen, daß im Laufe der Jahre für das von dem Konsumverein gelieferte Brot mehr Mehl benutzt wurde. Dieser Verein verbesserte also den Nährwert seines Brotes.

Nach der Festschrift des Spar- und Konsumvereins Stuttgart [1]) läßt sich berechnen, daß verbraucht wurden

1878/87	69,9 kg	Mehl	für	100 kg	Brot
1888/97	71 kg	„		100 kg	„
1898/1904	71,7 kg	„		100 kg	„

von 1878 bis 1904 also können, wenn Mehl in beiden Jahren Gleiches bedeutet, dem Konsumenten in 100 kg Brot 1,8 kg Mehl mehr gereicht worden sein. Es stellte sich das Verhältnis ferner

im Jahre 1909	71,8 kg	Mehl	für	100 kg	Brot	
1910	71,6 „	„	„	„ „	„	(Jahresbericht 1910)

Nunmehr scheint demnach die Brotqualität ziemlich gleichmäßig auszufallen. Man vergleiche hiermit die Kurköllnische Bäckerei-Polizeiordnung vom Jahre 1723. Sie bestimmte, daß 6 Pfund Mehl zu 7 Pfund Brot zu backen seien. In 100 kg Brot sollten also 71,4 kg Mehl enthalten sein. Man sieht, die Herstellung von Brot im Stuttgarter Verein entspricht nicht nur, sie übertrifft etwas diese Vorschrift. Trotz der verschiedenen Landschaft, trotz des trennenden Zeitraumes liefert dies den Beweis, wie gleichmäßig solche Verfahren ablaufen können.

Aber auch die Konsumfleischereien scheinen in der Güte ihrer Ware über dem Durchschnitt zu liegen.

Das angezogene Jahrbuch des Zentralverbandes Deutscher Konsumvereine erwähnt [2]) die Schlächterei des Konsumvereins Leipzig. Es wird bemerkt, daß das Vieh alles gute Ware gewesen

---

[1]) a. a. O. S. 15.

[2]) a. a. O. Bd. II, S. 589.

sei. Sieht man die dortigen Ergebnisse der Ausschlachtungen an, so war Fleischgewicht

bei	Rindvieh . .	60—61%
..	Kälbern . .	62%
..	Hammeln .	52%
..	Schweinen	82—83%,

fiel also höher aus als sonstige Angaben. Beide Feststellungen aber, die für Bäckerei wie Schlächterei hier beibringbaren, lassen bedauern, daß gerade nach diesen Richtungen die Berichte der Konsumvereine so selten Material bieten. Auf Grund sehr ausgedehnter Auslassungen über die bei der Gewinnung von Nahrungsmitteln gemachten Beobachtungen würde es möglich sein, aus diesen selbst weitere Stützen für die Bewegung zugunsten der Konsumvereine zu erlangen.

Bedenkt man, daß die Formen, in denen Brot zum Verbrauch gelangt, daß die Aufteilung der geschlachteten Tiere örtlichem Gebrauch entsprechen, sieht man außerdem, daß auf dem Gebiete der Schlächterei die Gemeinden durch die Errichtung von Schlachthäusern Einfluß gewonnen haben, so ist es kein fernliegender Gedanke, daß die Gemeinden durch Erweiterung der Tätigkeit der Konsumvereine auf die örtliche Gestaltung der Preise sich den entscheidenden Einfluß sichern sollten. Die Gemeinde kann so preisregulierend wirken. Die Aufgabe ist diese, nicht die, die Nahrungsmittelversorgung aller Einwohner der Gemeinde zu übernehmen.

Die Gemeinde verfolgt ja schon ähnliche Ziele. Sind die Lieferung von Gas und Elektrizität, die gemeindliche Reinigung der öffentlichen Straßen und Plätze, die Gewährung von Unterricht allein die Gebiete, auf die der Zusammenschluß der Einwohner zu gemeinsamen Zwecken sich zu beschränken hat? Versieht die Gemeinde nicht, gelegentlich wenigstens, die Bedürftigsten mit Speise zum oder unter dem Selbstkostenpreise?

In Italien hat man neuerdings in dieser Richtung den Anfang gemacht. In diesem Lande, in dem Brot- und Teigwaren wesentlich mehr für die Ernährung benutzt werden wie bei uns, ist der Versuch zu deren Lieferung an die Verbraucher seitens der Gemeinde gemacht und mit Erfolg gemacht worden.

Nach Fratini [1]) liegt das erste Bestreben, solche gemeindliche Bäckereien zu errichten, 30 Jahre zurück. Sie sollen außer in ihrer Heimat, den Bergen Friauls, in mehreren Provinzen Italiens, in Österreich und Rumänien Verbreitung gefunden haben. Ihr Zweck ist der, als Schreckmittel und Zaum für die Begehrlichkeit der Freibäcker zu dienen, deren Gewinnsucht wird eingeschränkt und ihre Aufmerksamkeit auf die zu erhöhende Güte der Ware gelenkt (S. 11). Der Verlauf des gemeindlichen Vorgehens in der Herstellung von Brot ist in Italien auch näher zu verfolgen.

In Palermo [2]) hat sich ergeben, daß, neben einem halbjährlichem Geldgewinn von 32 000 Mk. für die Kommune, der Preis von Mehl am Markt für den Quintale (= 100 kg) sich um 2,90 Mk. niedriger stellte, wie vor der Einführung der Gemeindemühle. Brot stellte sich beim Verkauf, statt 24 Mk. für 100 kg wie früher, nunmehr auf 20 Mk., also 20% billiger. 100 kg Teigwaren bezahlte der Verbraucher um 3,60 Mk. niedriger. Im ganzen erhielt die Einwohnerschaft die hergestellten Produkte durch die Gemeinde um rund 1 Million im Halbjahr billiger gegenüber früheren Preisen.

Auch in Ungarn, und zwar in Budapest, ist seit 1908 eine städtische Bäckerei in Tätigkeit. Sie begann mit einer täglich gelieferten Brotmenge von 25 000 kg. Die Lieferung ist jetzt zu 50 000 bis 60 000 kg, später zu 200 000 kg gedacht.

Solches Vorgehen seitens der Städte wäre überdies nur die folgerichtige Entwicklung dessen, was 1911 von ihnen geleistet wurde.

Es haben in diesem Jahre, wie wir der Sozialen Praxis entnehmen, 78 Städte Maßnahmen ergriffen, die sich auf den Verkauf von Fleisch, Fisch, Kartoffeln, Gemüse erstreckten. Die Maßregeln der anderen Städte beschränken sich meist auf die Einsetzung von Preisnotierungskommissionen, auf regelmäßige Veröffentlichungen der Groß- und Kleinhandelspreise, Kontrollschlachtungen, Verringerung der Platzmiete in Markthallen und Verhandlungen mit den Schlächtern, die in manchen Fällen auch

---

[1]) Il Pane e le classi lavoratrici. Udine, Del Bianco, 1901. S. 9.

[2]) Tribuna, 1904, Nr. 12. Aufs. d. Senators G. Tasca-Lanza.

zu einer Ermäßigung der Preise führten. Eine eigene Verkaufsstelle für Fleisch, in Verbindung mit der Freibank, ist nur in München errichtet. Eigenen Gemeindeschlächtereien scheinen sich — abgesehen von allgemeinen Bedenken gegen Ausschaltung des Zwischenhandels — sehr große Schwierigkeiten entgegenzustellen, die namentlich auch in der mangelnden Verwertungsmöglichkeit des zurückbleibenden, unverkauften Fleisches und in der der Abfälle bestehen. Einen größeren Erfolg haben die Gemeinden bei Versorgung mit Seefischen aufzuweisen. 35 größere und mittlere Städte haben entweder einen eigenen Fischverkauf oder einen solchen unter städtischer Kontrolle und Preisfestsetzung eingerichtet. Auch die Versorgung mit Kartoffeln ist von einer größeren Zahl von Städten vorgenommen, vereinzelt auch die Versorgung mit Gemüse. Auf dem Gebiete der Milchversorgung ist durch Abgabe von Milch an Bedürftige zu ermäßigten Preisen, durch Unterstützung der für Verkauf von Milch bestehenden Genossenschaften in mehreren Städten manches geschehen. Allgemeine Lebensmittelkommissionen haben eingesetzt: Augsburg, Hof, München, Stettin und Stuttgart. Mehrfach sind endlich städtischen Arbeitern und geringer besoldeten städtischen Beamten besondere Vergünstigungen beim Bezuge von Lebensmitteln gewährt worden [1]).

Unsere Erörterungen zeigen allerwärts Bestrebungen zur Ergründung des Lebensmittelverbrauches. Auf diesem Gebiet ist alles in Fluß. Es bedarf noch sehr vieler und einheitlich geleiteter Arbeit, um dem Ziel internationaler Vergleiche näher zu rücken. Unsere Erörterung zeigt sodann in verschiedenen Ländern einen im Laufe des vergangenen Jahrhunderts und bis jetzt zunehmenden Fleischverbrauch. Diese Richtung des Verzehrs von Nahrungsmitteln läuft mit einem vermutlich in Europa und in den Vereinigten Staaten von Nordamerika abnehmenden Fleischvorrat parallel. Es zeigt sich in allen Ländern eine zunehmende Verteuerung der Nahrungsmittel. Gegenüber früheren Zeiten verläuft

---

[1]) Während des Druckes erschien: H. Silbergeleit, Ergebnisse der bisherigen Versuche kommunaler Fleischversorgung in den größeren deutschen Städten. Auf diese Schrift kann hier, leider, nur verwiesen werden.

dieser Vorgang nicht stoßweise, er ist gleichmäßiger, stetiger. Er beruht auf der erkennbaren richtigen Bewertung der Nahrungsmittel für die Zwecke der Ernährung. Die Verteuerung der Nahrung setzt besonders seit den sechziger Jahren des vorigen Jahrhunderts ein. Örtlich betrachtet, ist das Bestreben erkennbar, die Preise der einzelnen Nahrungsmittel gleichmäßig auszugestalten. Dem Streben, sie überall gleichmäßig hochzuhalten, dienen die unter dem Schutz von Einfuhrzöllen sich bildenden Ringe von Produzenten und Zwischenhändlern. Ihnen wirken Verbände von Konsumenten entgegen. Es scheint, als wählten die Völker des europäisch-amerikanischen Kulturkreises für die Gestaltung ihres Verzehrs und dessen Kosten im allgemeinen neue Richtlinien, um sich veränderten wirtschaftlichen Verhältnissen anpassen zu können.

Solche Richtlinien sind in der als Selbsthilfe erzeugten, sich vermehrenden Ausbreitung der Konsumvereine erkennbar. Die Richtlinien weisen nach der Einführung preisregelnder, gemeindlicher Lebensmittel Anhäufung hin, nach der von Fleisch, Eiern, Käse in Kühlhäusern. Denn die Konsumvereine und Gemeinden, wollen sie ihre kulturelle Aufgabe weiter entwickeln, werden gut tun, gerade auf die Aufspeicherung und den Verkauf tierischer Nahrungsmittel ihr Augenmerk zu richten. Nicht nur weil deren Verbrauch bei weiterer industrieller Entwicklung gesteigert werden wird, sondern als Gegengewicht gegen die mögliche Bildung von Trusts auf diesem Gebiet. Es ist zum mindesten auffallend, daß deren Bildung in den Vereinigten Staaten so umfassend erfolgen konnte, da, wo am wenigsten Konsumvereine bestehen. 1907/08 gab es dort deren nur 72 und nur zwei Zeitungen, die dieser Bewegung dienten.

Unsere jetzige Art des Kleinhandels mit Lebensmitteln ist zwar geschichtlich entstanden, aber nicht verkehrsmäßig weiterentwickelt worden. Sie muß auf das notwendigste herabgedrückt werden, denn sie ist auf Kapitalarmut und Selbstsucht aufgebaut, die nur durch die Selbstsucht Gleichgearteter in ihrer Ausdehnung eingeengt wird.

Eine weitere Richtlinie im Verbrauch der Nahrungsmittel ist ferner zu verfolgen. Es fragt sich weiter, ob aus dem Verbrauch an Nahrungsmitteln abzuleiten ist, warum und wie seitens der Konsumenten ein erhöhter und gleichmäßiger Verbrauch an Nahrungsmitteln erstrebt wird.

---

10. Kapitel.

Die Gestaltung des Verbrauches an Nahrung auf Grund von Wirtschaftsrechnungen.

Zur Feststellung des Verbrauches an Nahrung von Familien sind bisher drei Wege beschritten worden. Der zuerst befolgte Weg der Ergründung dessen, was eine Familie zum Leben benötigte, war der der Schätzung ihres Einkommens und ihrer Ausgabe auf Grund von entsprechenden Überlegungen. Zu überzeugendem Erkenntnis der wirtschaftlichen Lage der betrachteten Familien konnte dieser Weg nicht führen. Es zeigte sich sofort, daß sehr viele Fälle der Wirtschaftsführung den aufgestellten Schätzungen nicht entsprachen. Die Vergleiche der angesetzten Einnahmen und Ausgaben schlossen meistens so ab, daß sich eine Mehrausgabe gegenüber der Einnahme ergab. Ganz sicher traf man mit derartigen Schätzungen einen großen Teil der Familien in der Bevölkerung nicht. Es mußte in großer Zahl Familien geben, in denen Einnahme und Ausgabe sich das Gleichgewicht hielten. Es mußte sicher Familien geben, in denen die Einnahmen die Ausgaben übertrafen. Der Weg der Schätzung des Verlaufes der Wirtschaftsrechnung der Familien ließ, wie man bald erkannte, der subjektiven Auffassung des Schätzenden einen entscheidenden Spielraum.

Der zweite befolgte Weg war der, sich ein allgemeines Urteil über die Wirtschaftsführung bestimmter Klassen der Bevölkerung zu bilden. Aus diesen Klassen wurde je eine Familie ausgewählt, die die Wirtschaftsführung in dieser Klasse typisch wiederspiegelte. Von dieser Familie versuchte man alle die Einzelheiten der Wirtschaftsrechnung betreffenden Angaben möglichst genau zu erhalten. Hierzu veranlaßte man die Führung eines Wirtschaftsbuches in der ausgesuchten Familie. Soweit also buchmäßige Unterlagen eingingen, war mit ihnen ein objektiver Maßstab auch des Verbrauches an Geld und Ware für die Ernährung geboten. Das subjektive Moment der Beurteilung des Verbrauches kam augenscheinlich in der Verallgemeinerung der Rechnungsergebnisse zur Geltung. Diese Art der Betrachtung bezeichnet man als den der Familienbeschreibung, Monographie de familles.

Der dritte Weg war der, von möglichst vielen Familien gleicher Klasse der Bevölkerung durch eingehende Erörterungen über ihre Einnahme und Ausgabe Angaben zu erhalten. Diese Angaben wurden an der Hand genau geführter Haushaltungsbücher anderer Familie gleicher Klasse kontrolliert. So konnte man durch den Vergleich Durchschnittswerte erlangen, die für je eine möglichst zahlreiche Klasse der Bevölkerung geltend anzusehen waren. Es ist dieser Weg der Ermittlung des Familienverbrauchs als der der Erhebung bei Massen bekannt.

Die auf diesen letzten zwei Wegen gesammelten Angaben beziehen sich, soweit die Ernährung in Frage kommt, entweder nur auf die hierfür gemachte Ausgabe, oder sie geben zugleich die Mengen an verbrauchten Nahrungsmitteln an. In letzterem Falle ergibt sich meistens eine bedauernswerte Lücke. Der Verbrauch an Nahrungsmitteln ist nicht immer gewichtsmäßig festgestellt. Wieweit die Ergebnisse dieser Erhebungen den Verbrauch an Lebensmitteln oder die Ausgabe hierfür kenntlich machen, wird sich bei ihrer nachfolgenden Betrachtung zeigen. Diese auf verschiedene Weise in den verschiedenen Ländern zu verschiedenen Zeiten vorgenommenen Erhebungen liefern somit nur bedingungsweise vergleichbare Ergebnisse.

Um die Richtlinien des Verbrauches von Nahrungsmitteln zu verfolgen, bedient man sich am besten genau geführter Wirtschaftsrechnungen; aus ihnen ergibt sich die Gestaltung der Ausgaben der Familien. Derartige Rechnungen liegen aus verschiedenen Zeiten des vergangenen Jahrhunderts bis zur Neuzeit und aus verschiedenen Ländern vor. Sie betreffen hauptsächlich die Arbeitnehmer. Wir betrachten die in diesen Rechnungen niedergelegten

Ergebnisse daher nach Ländern geordnet und innerhalb der Länder in zeitlicher Folge.

In zwei große Gruppen scheiden sich die Arbeitnehmer. Diese Gruppen sind die ländlichen und industriellen Arbeitnehmer. Diese Scheidung innerhalb der Arbeitnehmer bestand nicht zu allen Zeiten in gleicher Schärfe. Der Anteil, der je einer Gruppe dieser Arbeitnehmer innerhalb aller Arbeitnehmer zufällt, hat sich je länger je mehr verschoben. Die Zahl der industriellen Arbeitnehmer wuchs prozentisch gegenüber der, die in der Landwirtschaft tätig ist. Mit diesem Umstand ist eine Wandlung in der Ernährung der Beteiligten verknüpft. Der in der Landwirtschaft Tätige erhält als einen Teil seines Lohnes häufig gewisse Naturalien geliefert. Mit diesem Teil ist er der Wirkung der Preisbildung auf dem Lebensmittelmarkt entrückt. Die so empfangenen Naturalien bestehen fast durchaus aus pflanzlichen Nahrungsmitteln. Diese erhalten daher in der Ernährung der landwirtschaftlichen Arbeiter eine besondere Betonung. Der industrielle Arbeiter aber ist in der Mehrzahl der Fälle für den Bezug seiner Nahrungsmittel auf deren Einkauf angewiesen. Für beide Gruppen besteht ferner ein großer Unterschied in der Art der Arbeitsleistung. Der landwirtschaftliche Arbeiter gehört einem Berufe an, in welchem vielfach erst nach dem Ablauf von 12 Monaten meist die gleiche Art von Arbeit wiederkehrt. Im Wechsel der Arbeit liegt der Schutz vor einer Ermüdung durch sie. Dabei entbehrt die Arbeit der Hast. Nur in der Erntezeit kann die Witterung treibend, spornend angestrengteste Arbeit erfordern. Ganz anders liegen die Forderungen an Arbeitsleistung für den industriellen Arbeiter. Er wird durch die Macht der Verhältnisse meist zu einem Spezialisten und das auf einem sehr engen Gebiet. Der Wechsel in der Arbeitsleistung bleibt dem industriellen Arbeiter häufig versagt. Er versteht nur, hat nur die eine Art von Arbeit gelernt und muß sie leisten, um überhaupt arbeiten, verdienen, leben zu können. Die industrielle Arbeit wirkt ermüdender als die landwirtschaftlich geleistete. Die Verschiedenheiten in der Möglichkeit der Befriedigung des Nahrungsbedürfnisses, in der Art der verlangten Arbeit genügen, um landwirtschaftliche und industrielle Arbeiter der verschiedenen Länder gesondert zu betrachten.

Die erste internationale Sammlung von Familienrechnungen verdanken wir Frédéric Le Play [1]). In diesen Werken Le Plays liegt der erstrebenswerte Typus der Familienbeschreibung vor. Le Plays Arbeiten sind als systematische Familienbeschreibungen mustergültig. Er war der erste, der die Wirtschaftsweise in einer Familie nicht mechanisch zu verstehen lehrte, sondern die Ergebnisse dieser Rechnungen aus dem Entstehen, dem Werdegang der Familie, aus ihrer Bodenständigkeit und Umgebung beurteilen lehrte. Er sah ein, daß moralische Elemente — die Wirkungen der *Familientradition — in jeder Haushaltung für die Wirtschaftsführung* von maßgebendster Bedeutung sein müssen.

Le Plays Unternehmen jedoch, so richtig angelegt, so durchdacht es war, hätte ganz anderer Mittel, eines viel zahlreicheren Stabes von Mitarbeitern bedurft, um das Leben der Arbeiter Europas oder gar der Welt zu schildern.

Die Genauigkeit, mit der von Le Play bei der Aufnahme der Rechnungen verfahren wurde, gestattet jedoch von seinen Arbeiten Vorteil zu ziehen. Schon Schnapper-Arndt [2]) hat der Meinung Ausdruck gegeben, daß die von Le Play befolgte Methode der Familienmonographie auch den Verbrauch an Nahrungsmitteln im Laufe eines Jahres am besten ausweise.

Es liegen in den oben angezogenen Werken, erstlich in den O. E., 48 Familienbeschreibungen vor, die untereinander allerdings nicht gleichwertig sind. Diese Beschreibungen enthalten zwei Formen, Monographie und Précis; nur 36 Monographien sind verwendbar; die 12 Précis gewähren nur selten Einblicke in den Lebensmittelverbrauch. Ebenfalls 48 Beschreibungen liefern die O. M. Von diesen wiederum sind 19 identisch mit schon in O. E. gebrachten, 3 enthalten ebenfalls einen Précis. In Wahrheit wird also das Material aus den Le Plays Namen tragenden Werken hierdurch gemindert auf 62 verwendbare Beschreibungen. Von den verbleibenden Beschreibungen gestatten 12 keine Umrechnung des Familienverbrauchs nach Zahl und Alter der Personen in Einheiten, da an dem Verbrauch sich Hilfsarbeiter, deren Altersangabe

[1]) Le Play, Les Ouvriers Européens, Auflage 1878, nachstehend O. E. bezeichnet, und Les Ouvriers des Deux Mondes, nachstehend O. M. bezeichnet.

[2]) Schnapper-Arndt, Sozialstatistik. Leipzig, Klinkhardt, 1908.

fehlt, für längere Zeit mitbeteiligt haben, oder häuslicher Besuch für längere Zeit den Verbrauch an Lebensmitteln stark beeinflußt hat. Benutzbar sind für uns also nur 50 der Familienrechnungen Le Plays. Sofern weiterhin auf diese Werke Bezug genommen ist, werde hier vorausgeschickt, daß alle Angaben Le Plays auf den Tagesverbrauch des erwachsenen Mannes (E. E.) berechnet wurden. Es sei außerdem bemerkt, daß „Einnahme" den hieraus auf den Tag im Jahr entfallenden Geldbetrag bezeichnet. Aus einem einleuchtenden Grunde geschah diese Verteilung. Mit der Einnahme aus 300 Arbeitstagen muß die Ernährung für 365 Tage bestritten werden. Vergleicht man also Tagelohn und tägliche Ausgabe für Ernährung, so erhält man von vornherein unvergleichbare Größen.

Der von E. Engel[1]) beliebten Einteilung der ihm bekannten 36 Familienbeschreibungen Le Plays in „Nomadenvölker", „russische", „skandinavische" Arbeiter, solche aus Zentraleuropa, aus den Grenzländern Frankreichs, englische, französische Arbeiter, vermochten wir schon darum nicht immer zu folgen, weil Engel, wie wir jetzt meinen, unvergleichbare Verhältnisse zu Durchschnittszahlen führen läßt.

Da nun jede Familie ihre hauptsächlichste Ausgabe, die für Ernährung, nach den Einnahmen regelt, bedarf es vorab eines Blickes auf diese Grundlage der Wirtschaft. Ordnet man alle nach dieser Hinsicht berechenbaren Angaben, so wächst die Einnahme, die für einen Mann, E. E. verbleibt, ganz gewaltig. Nach Ländern betrachtet, steigt die Einnahme da, wo mehrere Beschreibungen sie zu verfolgen gestatten, in Rußland von 25 Pf. bei Hirten bis zu 71 für Bauern, also um das Dreifache; für Österreich-Ungarn von 34 zu 65 Pf., also um das Doppelte; für Deutschland von 37 (Weber) auf 111 Pf. (Geigenbauer), also abermals um das Dreifache; für Italien von 49 (Halbwinner) auf 99 Pf. (Bergmann), also wiederum auf das Doppelte; das gegebenste Land für Le Plays Aufnahmen, Frankreich, zeigt den höchsten Ausschlag in den Einnahmen. Von 31 Pf. für einen landwirtschaftlichen Arbeiter, in 1839/56 beginnend, steigt die Einnahme bis zu einem Althändler, 1861, in Paris lebend, mit 8,69 Mk. täglich an. Es ist klar, daß in diesen vorgeführten

[1]) Zeitschr. d. Kgl. Sächs. Minist. d. Innern 1857, Nr. 8 u. 9.

Zahlengrenzen der Einnahmen nicht alle Familien des betreffenden Landes innerhalb der Zeit, in die die Aufnahmen fielen, berücksichtigt worden sind.

Wenden wir uns den Ausgaben für Ernährung für E. E. zu.

Eine solche Einheit verlangte in Rußland als Hirt 80%, als Bauer nur 35% der Ausgabe für Zwecke der Ernährung. In Österreich-Ungarn bedurfte es 64% als Bergmann oder 63% als Schmelzer, hält man Minimum gegen Maximum, wie dies auch für Rußland geschehen. Beide Angaben für Österreich zeigen, daß diese Arbeiter in die gleiche Sozialklasse gehören. Dies ist bedingt durch die Verschiedenheit in ihrer Familienzusammensetzung. In Deutschland verlaufen die Ausschläge so, daß 70% und 45% der Ausgabe der Ernährung verfallen. In Italien sind nur Stufen berücksichtigt, die 51% für das Minimum der Ausgabe, 63% bei der Maximalausgabe, wie oben, beschlagnahmen. Eine Inversion des Engelschen Gesetzes zeigt sich demnach für die italienischen Aufnahmen. In Frankreich entfallen für das Minimum der Ausgabe 71%, für das Maximum 47% der Ausgabe auf die der Ernährung.

Auch hiernach kann keine Rede davon sein, daß in den Werken Le Plays alle Möglichkeiten der Ernährung auch nur typisch zur Darstellung gelangten. Der Wert von Le Plays Aufnahmen für uns liegt aber darin, daß seine Arbeiten einen genauen Einblick in den Verlauf des Lebensmittelgebrauches gestattet, dessen Berechnung auf Einheiten ermöglichen und so, da Le Play eine zurückliegende Zeit in dieser Hinsicht schildert, mit den von ihm angetroffenen Zuständen das einzige verfügbare, zahlenmäßig genaue Bild der Ernährung aus älterer Zeit liefert. Le Plays Werke zu umgehen, wäre daher undenkbar erschienen.

Leider lassen sich die auf Grund von Le Plays Angaben von uns neu gebildeten Zusammenstellungen, weil sie ein zu großes Tabellenmaterial liefern, hier nicht einfügen. Wir müssen daher auf ihre Veröffentlichung an anderer Stelle für später verweisen. Soweit diese Tabellen den Nahrungsmittelverbrauch betreffen, hat Grotjahn [1]) ihn für einige Nahrungsmittel und für E. E. und Jahr berechnet.

[1]) Grotjahn, Wandlungen in der Volksernährung. Leipzig, 1902.

Für Italien liefern die Werke Le Plays die Schilderung dreier Familien, die in der Landwirtschaft tätig sind[1]). Sie entstammen der gleichen Gegend, Toskana; die Zeitpunkte ihrer Aufnahme liegen um 30 Jahre auseinander. In allen Familien ist der Fleischverbrauch, der Verbrauch animalischer Nahrung überhaupt verschwindend niedrig. Im Maximum erreicht das Gewicht der Nahrung überhaupt nur 1743 g für E. E. und Tag. Der Fleischverbrauch der Familie, die am meisten für Ernährung bezahlt, hält sich bei 5,1% Fleisch in der Nahrung; Milch wurde überhaupt nicht notiert. Der Brotverbrauch ist hoch, 800 g täglich, ebenso der von Hülsenfrüchten, 66 g, und von Gemüse, der von Kartoffeln ist sehr niedrig, hoch der der sonstigen Vegetabilien, in diesem Fall Reis und Mais. Diesen Aufnahmen Le Plays stellen wir die von uns[2]) ermittelten Verbrauchszahlen gegenüber. Sie zeigen für landwirtschaftliche Arbeiter kaum eine Veränderung im Verbrauch von Fleisch. Es ist ein Verbrauch von Milch eingetreten, der von Öl sank. Immerhin sind aber die angegebenen Verbrauchszahlen des Gewichtes der Nahrung so niedrig, im Durchschnitt 1198 g täglich, daß der Verdacht auftaucht, bei der Niederschrift des Verbrauchten sei einiges vergessen.

Es sind nun weiter die Ergebnisse anzuführen, die neuere Untersuchungen, vor allem eine Enquête des italienischen Parlaments über Nahrungswesen[3]), liefern. An verschiedenen Stellen dieses Werkes wird ein geschichtlicher Vergleich in bezug auf Ernährung vorgenommen.

Band II betrachtet die Provinzen Abruzzi e Molise. Wir entnehmen den Ausführungen: Wie in der Vergangenheit, so spielt auch heute noch der Mais in Form von Polenta oder focaccia volkstümlich pizza genannt, die bedeutendste Rolle in der Ernährung. An einzelnen Orten wird Maismehl zum Weizenmehl gemengt, um Brot aus dem Gemisch zu machen. Gegenüber, früheren Jahren wuchs der Verbrauch von Weizen an. Mais, Weizen,

---

[1]) O. E. IV, Nr. 3, aufgenommen in Toskana 1857. — O. M. V, Nr. 5, aufgenommen in Toskana 1857. — O. M. Nr. 91, aufgenommen in Toskana 1880.

[2]) Pflügers Archiv Bd. 99 u. 109.

[3]) Inchiesta parlament. s. condizioni dei contadini nelle provincie meridionali e nella Sicilia. Roma, Tip. Nazionale, 1909.

Gemüse, Obst blieben die Grundlagen der Nahrung. Im Gebirge treten statt des Obstes Kartoffeln in ihr auf. In den Zeiten starker Arbeit aber, denen der Heu- und Getreideernte, der schweren Weinbergsarbeit, wird die Nahrung gehaltvoller. Eier, Schweinefleisch, Fisch, Käse, Teigware treten dann hinzu.

In Band IV kommt die Provinz Campanien, die campania felix der Alten, zur Betrachtung. Auch hier entnehmen wir, möglichst wortgetreu übersetzend:

Die hier gebräuchlichen Nahrungsmittel der Landbevölkerung sind die folgenden:

1. Weizenbrot; der Weizen wird so gemahlen, daß er nicht mehr als 16—18% als Kleie verliert. Das Brot ist braun, aber nicht von schlechter Beschaffenheit. Mitunter wird solches Brot auch von Mais zubereitet, jedoch sehr viel seltener als in der Vergangenheit. Mais wird auch so gegessen, daß die Kolben gekocht oder geröstet werden.

2. Hülsenfrüchte, unter denen Bohnen vorherrschen.

3. Teigwaren.

4. Gemüse, unter denen Tomaten, im Winter in Form von Konserven, Zwiebeln usw., großen Verbrauch erzielen.

5. Obst und getrocknete Feigen.

Diese Nahrungsmittel bilden die Grundlage der Ernährung. Es treten Molkereiprodukte, darunter besonders Schafkäse, hinzu, der aus der Türkei stammt; Stockfisch wird viel verbraucht. In weitem Abstand folgt sodann Fleisch, zuerst Ziegen- und Schaffleisch, dann Schweinefleisch; nur bei feierlichen Gelegenheiten werden Rindfleisch und Geflügel verbraucht, Eier werden am seltensten verzehrt.

Geringeren oder geringsten Wert zeigt die Ernährung in den apulischen Gegenden (Bd. III, S. 481 ff.).

Der apulische Landmann hat das bezeichnende Sprichwort: „Ein Loch weiter, ein Loch enger die Gürtelschnalle gezogen, was verschlägt's!"

Hier liefert Brot die Hauptnahrung; 1—1½ kg täglich verbraucht ein Mann, je nach seiner wirtschaftlichen Lage, dazu treten Hülsenfrüchte. Das Brot ist meistens Weizenbrot, jedoch ist auch Gerstenbrot, wie vor alters, im Gebrauch. Im Sommer tritt zu obigen

Nahrungsmitteln Käse. An Fest- und Feiertagen wird Fleisch, stellenweise Fisch, gegessen, und dazu werden Teigwaren verzehrt.

Auch für Apulien sind die für den Verbrauch einer vierköpfigen Familie während eines Jahres gegebenen Zahlen durchaus nicht hinreichend, um eine Verbrauchsberechnung zu erlauben. Es ist, man möchte sagen unmöglich, daß eine derartig zusammengesetzte Familie pro Tag (Diso) nur 1909 g an Lebensmitteln verbraucht. Ja, es scheint allgemein, als ob die gemachten Angaben in den Höchstfällen — Foggia und Orta Nova — kaum die Hälfte des Verbrauches wiedergeben!

In Band V werden Landleute der Basilicata und in Calabrien geschildert. Von ihnen wird gesagt: Der Verbrauch von Kastanienmehl zur Brotbereitung hat sehr nachgelassen. Während der arbeitsreichen Periode, im Sommer besonders, wird mehr und häufiger Stockfisch, Käse oder Rauchfleisch verzehrt.

Aus den für Süditalien gelieferten Angaben geht zweierlei hervor. Der Verbrauch der geringeren Nahrungsmittel, Mais und Kastanien, hat gegenüber dem von Weizenmehl an Boden verloren. In Perioden verstärkter Arbeit macht der süditalienische Landarbeiter von animalischer Nahrung Gebrauch. Auch er also bildet keine vegetarische Ausnahme in der allgemeinen europäischen Gewohnheit. Leider ist, infolge der nicht ausreichend gemachten Altersangabe für die Familienglieder, der Verbrauch selten für E. E. berechenbar.

Aber aus dem Vorstehenden geht soviel hervor: die verbesserte wirtschaftliche Lage — und dies wird an allen Stellen des benutzten Werkes erwähnt — hat eine Verbesserung der Ernährung hervorgerufen. Man ersieht aus dem hier beigebrachten Material, daß es sehr schwer ist, sich über die Ernährung der landwirtschaftlichen Arbeiter in Italien ein sie ziffernmäßig schilderndes Bild zu machen. Dies fällt örtlich durchaus verschieden aus. Vergleicht man die Extreme im Verbrauch, wie wir ihn an oben angezogener Stelle zu schildern versuchten, so lag das Minimum der Geldausgabe für Nahrung in der Provinz Belluno. Hier gab E. E. für seine tägliche Ernährung 25 Centimes aus. Dafür gelangten durchschnittlich 9 g Fleisch, 36 g andere animalische Nahrung, 853 g vegetablische

Nahrung, wovon 800 g in Maismehl bestanden, zum täglichen Verzehr. Das Nahrungsgewicht betrug nur 889 g. Die Höchstausgabe für Ernährung war in der Provinz Bormio zu ermitteln. Für 84 Centimes verbrauchte E. E. täglich 30 g Fleisch, 467 g andere tierische Nahrungsmittel, 1330 g pflanzlicher Nahrungsmittel, in denen 1050 g aus Kartoffeln bestanden. Das Nahrungsmittelgewicht läßt sich hiernach mit 1827 g ansetzen. Die Ernährung zeigt sich demnach landschaftlich sehr ungleich. Sie war in Belluno kaum ausreichend, in Bormio näherte sie sich in ihrem Ausmaß sonst bekannten Kostsätzen.

Erläuterungen für die Schilderung der Ernährung der Landbevölkerung Italiens liefert eine Schrift [1]), die kaum über die Grenzen ihrer engsten Heimat hinaus bekannt geworden sein dürfte. Für Mittelitalien ermittelte der Verfasser, daß ein Mann durchschnittlich täglich 700 g Mais verzehrt, die er in drei Formen, als Brot, oder in Form von Kuchen (torta) gebacken, oder in der Form von Brei zu sich nimmt. Dazu verbraucht er täglich 120 g Hülsenfrüchte, Bohnen, oder 150 g grüne Bohnen, oder 250 g Kohl, oder 250 g Rüben. Die Gemüse werden mit Schweinefett oder Öl zubereitet. Man ersieht einmal, daß diese Nahrung ohne Zufuhr tierischen Eiweißes verbleibt. Sodann fällt auch hier das Gewicht der Nahrung sehr niedrig aus. Wir erkennen auch den Grund für letzteren Umstand. Der Mais oder das Maismehl werden bei der Speisebereitung mit sehr viel Wasser versetzt, die hierzu ungefähr nötigen 45% Wasser erhöhen das Gewicht der Nahrung um über 300 g. Den Erfolg dieser mangelhaften und einseitigen Ernährung schildert der Verfasser dahin: „Unsere Landleute sind unterernährt, kraftlos, sie befinden sich in einem Körperzustand, der dem eines langsamen Verhungerns gleichkommt."

Von den italienischen Industriearbeitern schildert Le Play [2]) nur den Verbrauch eines Bergarbeiters, gleichfalls aus Toskana.

1857/60 wurden täglich durchschnittlich 50 g Fleisch, 5 g Eier, 16 g Käse, keine Milch, also hiermit 71 g tierischer Nahrung verzehrt; 500 g Brot, 300 g Mehle aller Art, 105 g Kartoffeln, 90 g

[1]) Giulio Baldaccini, Il Vitto del Contadino. Foligno, Tip. degli Artigianelli di S. Carlo, 1892.

[2]) O. M. Nr. 35, 1860.

Hülsenfrüchte, 216 g frisches Gemüse wurden ferner dazu herangezogen sowie 200 g verschiedener Vegetabilien, sie bildeten alle zusammen ein Nahrungsgewicht von 1490 g.

Der Verbrauch an tierischer Nahrung ist auch hier sehr niedrig, er macht nur 5,6% des Gewichtes der Nahrung aus. Ganz anders verhielten sich die von uns in ihrem Verbrauch geschilderten Industriearbeiter [1]). Der Fleischverbrauch steigt bei ihnen von 114 auf 384 g täglich, dies erfolgte bei den in Bergwerken Sardiniens beschäftigten festländischen Arbeitern. Milch wird wenig, 10—107 g, Käse reichlicher, 21—64 g, im Tag genossen. Eier verzehrten die genannten Bergwerksarbeiter in kleinen Mengen. Brot wird in Mengen von 540—940 g verzehrt, Teigwaren von 53—195 g. Kartoffeln, ebenfalls nur bei den Bergarbeitern benutzt, sind mit 200 g ansetzbar. Dann Hülsenfrüchte mit 18—108 g, Gemüse, frisch, mit 100—500 g. So steht das Gewicht der täglich verzehrten Nahrungsmittel zwischen 1500 und 2200 g. Die Entwicklung der Ernährungsweise in Italien beweist, daß die Landbevölkerung minderwertigere Pflanzennahrung verläßt, stellenweise schon zu geringer Aufnahme von tierischen Nahrungsmitteln schreitet. Besonders erfolgt der Verzehr tierischer Nahrung zu den Zeiten verstärkter Arbeitsleistung. Die industrielle Bevölkerung Italiens verbraucht mehr an Nahrungsmitteln wie die Landbevölkerung. In diesem Mehrverbrauch betonen die Industriearbeiter tierische Nahrung und besonders Fleisch.

In neuerer Zeit sind nun Bestrebungen im Gange, Süditalien in ausgedehnterer Weise wie bisher mit industriellen Anlagen zu versehen. Es wiederholen sich dabei die Beobachtungen, die früher von uns für Japan angeführt wurden. Der Süditaliener vermag scheinbar den Anforderungen, die die veränderte Art der Leistung von Arbeit stellt, ebenfalls nicht gerecht zu werden. Man hört dann häufig die Behauptung, der Süditaliener sei faul, aus Gewohnheit dem Nichtstun ergeben. Diese Begründung ist durchaus unhaltbar. Nirgends sieht man fleißigere Menschen wie in den Städten Süditaliens. Jede Arbeit wird mit Geschick häufig von jedermann geübt. Aber das gerade beweist, was fehlt,

[1]) a. a. O. Bd. 99.

die Konzentration für eine Art von Arbeit, die Möglichkeit eines persönlichen Einspielens in die durch vielfältigste Arbeitsteilung geschaffenen Möglichkeiten. Die Arbeit entbehrt der Stetigkeit des Arbeitenden.

Die Sicherheit des täglichen Brotes, des Fortkommens zu haben, ist für die auf Lohn aus Arbeit angewiesenen Bewohner der größeren Städte Süditaliens nicht vorhanden. In ihnen lebt die Mehrheit von der Hand in den Mund, übt alle Gewerbe aus, ohne einem anzugehören. Die häufig bemerkbare Beteiligung an der Bettelei ist nicht immer der Beweis schlechter wirtschaftlicher Lage. Die Bettelei ist ein leichtes, häufig ein sehr nahrhaftes Gewerbe. Leicht verfällt ihm, wer von Jugend dazu erzogen wurde durch Diebstahl, Betrug, unnennbares Tun das Leben zu fristen.

Zu diesen demoralisierenden Faktoren gesellt sich ein anderer. Früher nährten die Klöster alle, die zu bestimmten Tagen, Tageszeiten an ihren Pforten sich einfanden. Wer durch Generationen so leicht Nahrung fand, durch Generationen jede Scham dafür verlor, ohne Arbeit Nahrung zu erreichen, wie sollte er nicht, auf der untersten Stufe moralischen Empfindens stehend, zur Leistung schwerer und anhaltender Arbeit ungeeignet sein?

Wem immer die Verhältnisse günstiger sich gestalten, erhebt sich aus diesem trostlosen Dasein zum Händler. Ist es ein Wunder, wenn dieser Kleinhandel, der meistens nur wenig Leistung verlangt, weil er nur verschleißt, was andere ihn vertreiben lassen, an Unsolidität alles aufweist, was hierin zu leisten ist? Wird aus dem Straßenhändler der Unternehmer, so ist der Kreis, in dem Übervorteilung geübt werden kann, nur erweitert; Sinn, Geist, Bestreben bleiben sich gleich! Ungewissen Einkommens sind alle diese Arbeitsgelegenheiten; wegen ihrer Ungewißheit wechseln Hunger und Überfluß in der Nahrung für den einzelnen ab.

Die Ernährung der Stadtbevölkerung entspricht daher der Unregelmäßigkeit der Berufstätigkeit.

Der größere Teil der Bevölkerung, die Landbewohner, vermag aus anderen Ursachen nicht zweckentsprechende Nahrung zu finden. An Arbeitsgelegenheit fehlt es auf dem Lande nicht. Das geübte System, um aus dem Landbau Nutzen zu ziehen, ist ein althergebrachtes, überkommenes. Das Land hat ja nicht nur den

Besitzer von Grund und Boden und die Arbeit zu entschädigen, es mästen sich an ihm häufig Generalpächter und eine verschieden gestaffelte Schar von Unterpächtern. Dazu tritt gerade in Süditalien eine maßlos hohe Grundsteuer. Ist es erstaunlich, daß so für jede Stufe der vom Landbau lebenden wenig vom Ertrage und verhältnismäßig am wenigsten für den bleibt, der die breite Basis dieser vielstufigen Pyramide bildet? Für ihn besteht gerade die Möglichkeit, nur des Lebens Notdurft auch in Speise zu fristen! Aus dem Gegensatz, der so zwischen notwendiger körperlicher Leistung und der Deckung des Nahrungsbedarfes besteht, ergeben sich die körperlich minderwertigen, geistig der Konzentration unfähigen Geschlechter und Individuen. Auch in Süditalien wird daher der Wille, eine Industrie zu schaffen, nicht ausreichen, um sie zu gestalten. Durch Generationen erst, wenn durch regelmäßige Arbeit regelmäßiges Verdienst, regelmäßige und bessere Ernährung ermöglicht sein wird, wird der Süditaliener wirklich Industriearbeiter sein können.

Ehe wir die Ernährung landwirtschaftlicher Arbeiter in Frankreich nach Le Play betrachten, schildern [1]) wir sie nach anderen Quellen. Um 1767 verbrauchte ein ländlicher Arbeiter im Poitou für seine Ernährung jährlich: 26 Fr. für Gerste, 2 Fr. für Gemüse, Öl und Milch, 2 Fr. 10 Sous für Schweinefleisch. Für letztere Summe erhielt er jährlich 7,8 kg Fleisch, also täglich rund 22 g. Die Ausgabe für Fleisch machte rund 7% der Ausgabe für Ernährung aus die hier 30 Fr. und 10 Sous jährlich verlangte. In einer anderen Gegend, auf der Grenze der Landschaften Marche und Berry, war die Ausgabe für Ernährung für den Mann und das Jahr nur 26 Fr. Die in diesen Fällen gewährte Ernährung landwirtschaftlicher Arbeiter jener Zeit würde also zum täglichen Preise von 7 bis 9 Cent. zu berechnen sein.

Payen [2]) hat für seine physiologischen Erörterungen Angaben über den Verbrauch an Nahrungsmitteln von drei ländlichen Arbeitern in Frankreich gegeben. Der ländliche Arbeiter in Vaucluse, südöstliches Frankreich, verbrauchte jährlich 19 kg, der im Départe-

[1]) Taine, l. c. Ancien Régime, p. 457 ff.

[2]) Payen, Précis des substances alimentaires. Paris, 1854. S. 504.

ment Corrèze, südwestliches Frankreich, 22 kg, der im nördlichen Frankreich 40 kg Fleisch und Speck. Gegenüber dem Fleischverbrauch um die Mitte des 18. Jahrhunderts wäre nach nahezu 100 Jahren ein bedeutender Mehrverbrauch in der gleichen Arbeiterklasse zu erkennen. Betrachtet man Payens Angaben weiter, so wechselt das Gewicht der täglichen Nahrung eines Mannes von 1627—2661 g. Im Mittel der drei angeführten Beobachtungen kamen 2260 g Nahrungsmittel zum Verbrauch. Hiervon sind 14,7% animalische Nahrung, 3,3% sind Fleisch und Speck. Im südwestlichen und im nördlichen Frankreich verzehrt der ländliche Arbeiter 0,9—1 kg Kartoffeln, im südöstlichen Frankreich nur ein Viertel dieser Menge. In allen drei Fällen bleibt der Verbrauch von Gerste als Brotfrucht unerwähnt, Weizen und Roggen nahmen deren Stelle ein. Taine sagt sodann:

„In den Jahren 1750 bis 1760 [1]) war ein Viertel der anbauwürdigen Fläche in Frankreich nicht landwirtschaftlich genutzt. Ganze Landschaften waren zur Hälfte mit Heidekraut bedeckt. Früher hatte man alle diese Flächen mit dem Pflug bearbeitet. Unter dem Heidekraut zeichneten sich die Furchen noch ab. Seit dem 10. Jahrhundert hatte die Art der Bearbeitung sich nicht geändert. Der Ertrag des Getreides war auf das fünffache, höchstens sechsfache der Einsaat gefallen. Jetzt (1895) wird das achtfache geerntet."

Mit dem Ertrage von der Fläche stieg der Lohn für deren Bearbeitung [2]).

„Die Einnahme aus Arbeit eines französischen Landarbeiters gestattete, nach den vor der Revolution üblichen Preisen, ihm den Einkauf von 959 l Weizen. Jetzt (1895) ist das Einkommen aus Arbeit so gestiegen, daß damit 1851 l Weizen zu kaufen wären. Das Einkommen aus Arbeit der Landarbeiter wuchs um 93%. Ein landwirtschaftlicher Aufseher steht sich gegen damals um 90, ein Weinbergsarbeiter um 125% im Lohn besser. Damals war der Tagelohn 95, jetzt 200 Cent."

Betrachten wir nun die für die landwirtschaftlichen Arbeiter für E. E. und Tag nach Le Play ermittelbaren Verbrauchszahlen

[1]) Taine, l. c. L'ancien Régime, p. 442.

[2]) Ebenda p. 444.

der Nahrungsmittel, so wechseln sie gewaltig in der Menge, und zwar von 1687 zu 3597 g, also um das Doppelte. Sieht man von einer Familie [3]) ab, deren hoher Verbrauch an Gewicht der Nahrungsmittel durch den von Milch herbeigeführt wird, so ist das Gewicht an Nahrungsmitteln weniger wechselnd, vom Minimum zum Maximum von 1687 zu 2550 g.

Ganz auffallend niedrig ist der Fleischverbrauch; der von Schweinefleisch und Speck ragt in ihm hervor. Hoch ist der Verbrauch von Brot und Mehlen, gering im allgemeinen der von Kartoffeln; auffallend hoch der Verbrauch an Gemüse. In der ärmsten Familie spielten 1851 noch Gerste und Buchweizen die Rolle von Brotfrüchten; in Laonnais war im Jahre 1861 Roggen allein die benutzte Brotfrucht. In dem Gewicht der Nahrung ist Fleisch in ganz verschiedener Menge vertreten, 16 g bis 272 g sind die Grenzen, in denen es durchschnittlich täglich zum Gebrauch gelangt. Je nach den häuslichen Gewohnheiten erscheinen Zerealien im Verbrauch oder Mehl oder nur Brot. Der Überblick über die prozentuale Verteilung der Nahrungsmittel im Gesamtgewicht der Nahrung wird dadurch erschwert, denn es würde, das Gewicht der verbrauchten Körner gleich dem des daraus hergestellten Brotes angesehen, im Mindestfall 585 g Brot, im Höchstfall 1119 g davon anzusetzen sein. Kartoffeln schwanken von 80—789 g im täglichen Verbrauch; auch Gemüse erscheinen mit 57—440 g. Es sind dies Anzeichen einer Ernährung, die noch nicht unabhängig von den jeweiligen Ernteerträgen verläuft. Bald muß der Verbrauch diesem, bald jenem Nahrungsmittel den Vorzug gewähren, wie die Ernte oder ein notwendiger Verkauf der Produkte es bedingen.

Auch die industriellen Arbeiter der Provinz unterlagen nach Le Play noch den gebieterischen Forderungen der Abhängigkeit des Konsums von der lokalen Produktion. Die Aufnahme an Nahrungsmitteln beträgt bei einem Weber, 1848/50, für E. E. täglich nur 1273 g, davon sind 93% pflanzlichen Ursprungs, und es werden seine Nahrungsbedürfnisse mit 1000 g Brot, 100 g Kartoffeln, 14 g Fleisch, 50 g Milch gedeckt! Ein Fächermacher, 1863

[3]) O. E. V, S. 336.

aufgenommen, verzehrt täglich 2300 g Nahrungsmittel überhaupt, 226 g Fleisch gleich 10% des Nahrungsmittelgewichtes, 17,5% der Nahrung überhaupt sind tierischen Ursprungs.

Brot und Mehl ergänzen sich auch hier noch ganz verschieden im Verbrauch. Neben 162 g Brot stehen 789 g Mehl, 1850, bei einem Bergmann, 806 g Brot und nur 18 g Mehl verbrauchte obiger Fächermacher. Von Kartoffeln verbraucht ein Forstangestellter, 1863, 2012 g, ein Wäschearbeiter, 1858, nur 42 g. Während bei den ländlichen Arbeitern der Hülsenfruchtverbrauch von 4—86 g wechselt, schwankt er bei den Industriearbeitern der Provinz von 2—74 g.

Ganz anders entwickelt sich das Bild des Verbrauches der Pariser Arbeiter. Der tägliche Mindestverbrauch an Fleisch beträgt 55 g, der Höchstverbrauch 255 g. Mehl ist im Verbrauch auf das zum Zusatz für Speisen übliche Maß gesunken, dafür erscheint Brot im Verbrauch in Mengen von 500—900 g, Kartoffeln sind im Höchstmaß von 425 g täglich angegeben; der Hülsenfruchtverbrauch sinkt im Durchschnitt auf einige 20 g. So schwankt denn auch das Gewicht der Nahrungsmittel überhaupt in viel engeren Grenzen 1034—1873 g.

Die Entnahme an Nahrungsmitteln hat sich bestimmten Anforderungen angepaßt, sie ist eine viel einheitlichere geworden. Das Gewicht der verzehrten Nahrungsmittel wird durch Verlassen derer pflanzlicher Art beschränkt. Tierische Nahrungsmittel treten an deren Stelle. Bezüglich des Verbrauches an Nährstoffen genügt es, unter Berücksichtigung obiger die Abweichungen betreffenden Ausführungen, zu sagen, daß im Durchschnitt landwirtschaftliche Arbeiter 2300 g Nahrung, darin 78 g Fleisch aller Art, 500 g Milch, 28 g Käse, 14 g Eier, 15 g Butter, 18 g Speck und Fett täglich verzehrten. Dazu treten 704 g Brot und Mehl, 370 g Kartoffeln, 40 g Hülsenfrüchte, 250 g Gemüse, kein Zucker und der Rest in allerlei pflanzlichen Zutaten. Die Nahrung bot so 35 g Eiweiß animalischen Ursprunges, 88 g verdauliches Eiweiß überhaupt, 2800 R. W. W.

Die industriellen Arbeiter in der Provinz bringen es im Durchschnitt nur auf 2200 g täglicher Nahrung, 90 g Fleisch aller Art, 260 g Milch, 650 g Brot und Mehl, 600 g Kartoffeln, 20 g Hülsenfrüchte, 350 g Gemüse; der Rest von 230 g verteilt sich auf verschiedenes meist pflanzliches Material. 30 g animalisches Eiweiß, 76 g Eiweiß überhaupt, 2900 R. W. W. weist die Nahrung auf.

Für die Arbeiter in Paris sinkt das Nahrungsmittelgewicht noch weiter, auf 1500 g im täglichen Durchschnitt. Dafür enthält es 120 g Fleisch, nur 225 g Milch, überhaupt 380 g tierischer Nahrung, und 700 g Brot, 190 g Kartoffeln, 21 g Hülsenfrüchte, 150 g Gemüse, der Rest mit rund 60 g verteilt sich in kleineren Mengen auf Reis, Zucker usw. Es sind annehmbar in dieser Nahrung 40 g tierisches, 90 g verd. Eiweiß und 3000 R. W. W. Die so gewonnenen Durchschnittsbilder liefern ein zusammengedrängtes Bild für die Vorgänge bei der Gestaltung der Ernährung in vielen Ländern.

Auch über die Preise der Nahrungsmittel für die Gewichtseinheit unterrichtet Le Play. Es sind dies die vom Verbraucher im Kleinhandel gezahlten Preise — oder sie sollten es sein. Wieweit ein Mittelpreis aus den im Laufe des Jahres wirklich gezahlten Preisen, wieweit die Angaben des Verbrauchenden über den jeweiligen Preis der Ware an ihrem Wohnort hierzu benutzt wurden, ist jetzt nicht mehr festzustellen. Für die ländlichen Rechnungen in Frankreich wäre seit 1848/50 der Preis des Rindfleisches um nur 20% gestiegen, für Paris 1849/51 bis 1878 um 114%. Hammelfleisch erscheint in den ländlichen Rechnungen erst 1860. Für Schweinefleisch hat, nach beiden Arten der Zusammenstellung, für das Land wie für Paris, der Preis um 100% sich erhöht. Der Milchpreis auf dem Lande blieb, mit geringen Schwankungen, der gleiche, während er in Paris um 100% stieg.

In der ersten Rechnung 1848—1850 erscheint noch Roggenbrot neben Weizenbrot. Für letzteres läßt sich für die ab 1851 beginnenden drei Jahrzehnte auf dem Lande 30% Preismehrung, in Paris 25% ansetzen.

Für Kartoffeln scheinen die Angaben unzuverlässig. Für das Land wäre ein Zuschlag von 100% zum ersten Preis, für Paris 1849/51 bis 1878 solcher von 331%, in einem Fall, in einem anderen von 500% eingetreten. Wie wechselnd solche Angaben ausfallen können, zeigt der Bericht des französischen Arbeitsamtes „Salaires et Coût de la vie“. Nach diesen Angaben wurden 1909/10 bald 11, bald 30 Cent. für das Kilogramm Kartoffeln bezahlt. Auch in Frankreich ist also die Preiserhöhung der hauptsächlichsten Lebensmittel durchaus nachweisbar. Die Höhe, die sie erreichte, ist, wie anderwärts, nach jedem Spezialfall eine andere.

Vergleicht man mit den Angaben von Le Play das Bild, das Armand Gautier [1]) von der Ernährung eines durchschnittlichen Parisers heutiger Zeit auf Grund der Oktroilisten entwirft, und berechnet die prozentische Verteilung der Nahrungsmittel auch hierfür, so ergibt sich nach Gautier

Verbrauch:	Täglich Durchschnittsperson	Täglich E. E.	in Prozent des Gewichtes
Fleisch aller Art	266 g	335 g	21.8
Milch	150 „	189 „	21.3
Eier	25 „	31 „	2.0
Käse	6 „	7 „	0.5
Butter	25 „	31 „	2.0
Brot	410 „	517 „	33.7
frische Gemüse	100 „	126 „	8.2
Kartoffeln	100 „	126 „	8.2
Obst	98 „	125 „	8.0
Zucker	40 „	50 „	3.3
Summe in Gramm:	1220	1537	100.0 %

Für Frankreich besitzen wir außerdem aus neuerer Zeit eine Rechnung über den Verbrauch einer Familie des Mittelstandes von Beaurain-Gressier [2]).

Der von uns für E. E. berechnete Verbrauch von Fleisch aller Art bei dieser Familie liegt unter Gautiers Durchschnitt, der Milchverbrauch erweist sich als höher, ebenso der Verbrauch von Butter und Fett, der von Eiern; der Verbrauch von Käse ist wenig verschieden, höher jedoch fallen Brot- und Kartoffelverbrauch aus, auch der von Zucker. Es ist also vermutlich eine unter den mittleren Einkommensverhältnissen der Stadt lebende Familie, die von Beurain-Gressier vorgeführt wird. Die Kosten der Ernährung

[1]) Chim. Biolog., Paris 1897, p. 793.

[2]) Journ. d. l. Soc. d. Statist. de Paris, 1895.

betragen bei ihr für E. E. und Tag 1 Mk., ungefähr wie O. M. V, 145. Der Fleischverbrauch ist jetzt jedoch höher, 275 : 255 g, der Brotverbrauch geringer, vermehrt zeigt sich der Kartoffelverbrauch. Die Familie entspricht in dieser Gestaltung des Verbrauches den früher von uns vorgeführten. Der vermehrte Kartoffelverbrauch läßt den von Brot absinken und erhöht den Fleischverbrauch. Die Folgerung kann aber auch anders sich gestalten. An Stelle der der Ernährung entgehenden Kohlehydrate des Brotes treten die aus der Kartoffel. Und diese Reihe der Folgerung scheint darum richtiger, weil die Auswahl der Fleischnahrung von der wirtschaftlichen Besserung der Lage des Verbrauchers abhängig ist. Weil der Verbraucher es vermag oder benötigt, vermehrt er den Fleischverbrauch; der Wechsel in bezug pflanzlicher Nahrung ist dann die Folgeerscheinung. Es ist nun nochmals die amtliche Veröffentlichung [1]) zu beachten, die den Lebensmittelverbrauch und den Preis der Ernährung in Paris für eine längere Reihe von Jahren verfolgt. Die aus ihr hervorleuchtende Folgerung, daß die Ernährung in Paris sich gegen früher verbilligt habe, erscheint uns auf Grund der Preise in den Aufnahmen Le Plays unerwiesen. Die Grundlagen der Betrachtung in der neueren Arbeit sind außerdem weniger wirkliche Wirtschaftsrechnungen, als vielmehr rechnerische Annahmen des Nahrungsmittelverbrauches in typisch zusammengesetzten Familien. Damit ist eine Unterlage der Betrachtung gewählt, die dem spekulativen Gebiet mehr angehört als dem realen. Die in dieser Veröffentlichung gezogenen Folgerungen entbehren für uns jeglichen entscheidenden Wertes.

Für die Schweiz fehlen bisher genaue Verbrauchsberechnungen für Arbeitnehmer in der Landwirtschaft. Die Ernährung der schweizerischen Landbevölkerung ist allgemein von Schuler [2]) geschildert worden. Er ist folgender Meinung: Zur Zeit, als Milch, Käse und Butter von den Bauern verzehrt und nicht verkauft worden seien, sei deren Ernährung eine eintönige, aber rationelle gewesen. Jetzt verbliebe der Landbevölkerung nur die Magermilch, und Butter werde durch Margarine ersetzt. Die Ver-

[1]) Salaires et Coût de la vie.

[2]) Schuler, Über die Ernährung. Verh. d. arb. Klassen i. d. Schweiz, 1884.

schlechterung der Ernährung mag qualitativ daher wahrscheinlich sein. Ob sie quantitativ jetzt gegen früher beeinträchtigt wurde, ist auf Grund mangelnden Zahlenmaterials nicht ersichtlich zu machen. Für Industriearbeiter weist Le Play nur eine brauchbare Rechnung auf. Die des einen seiner zwei in Genf wohnhaften Uhrmacher ist darum nicht verwertbar, weil der Wert der Verbrauchenden nicht genau zu ermitteln ist. Ergiebiger für die Betrachtung der Ernährung in der Schweiz sind die Arbeiten Landolts[1]). Von den berechenbaren Aufnahmen beruhen drei auf Ermittlungen des *Verbrauches bei Familien von Schneidergesellen*, zwei auf denen von Familien von Zigarrenarbeitern. Je eine Aufnahme berücksichtigt Familien eines kaufmännischen Angestellten, eines Bandwebers, eines Maurers und eines Fabrikarbeiters. Das in diesen Familien von E. E. verzehrte Gewicht der täglichen Nahrung schwankt von 1500—2500 g; im Durchschnitt beträgt es 1980 g. Hiervon bildet Fleisch im Maximum 12%, im Minimum 1,8% des Gewichtes. Der tägliche Maximalverbrauch an Fleisch ist 250 g davon, der Minimalverbrauch 44 g; im Durchschnitt beträgt der Fleischverbrauch 107 g. Der Milchverbrauch dieser Familien ist sehr hoch; maximalen Verbrauch zeigt ein Maurer mit 1,37 l Milch, minimalen Verbrauch ein Zigarrenarbeiter mit 0,75 l. Der tägliche durchschnittliche Milchverbrauch für E. E. ist mit 1,1 l anzusetzen. Damit scheinen die Basler Arbeiter Gewohnheiten des Landlebens mit in den städtischen Lebensmittelverbrauch übernommen zu haben.

Die 61 Haushaltsrechnungen von Metallarbeitern in der Schweiz[2]) sind, leider, in ihren Angaben über den Personenstand im Original nicht genau. Die Familienzusammensetzung nach Alter und Geschlecht der Personen war auch nicht überall mehr nachträglich festzustellen. Als in dieser Richtung feststehend verbleiben nur 51 Familien mit 223 Personen, jede Familie zählte durchschnittlich 4,37 Personen (1 Person = 2,4 Quet) = 10,88 Quet. Der Wert für E. E. = 32,3% des Verbrauches im Durchschnitt. Es fehlen in dieser Arbeit ebenfalls genaue Angaben über die ver-

[1]) 10 Basler Arbeiterhaushaltungen. Zeitschr. f. Schw. St. 1891.
[2]) Bern, Druck der Unionsdruckerei, 1911.

brauchten Nahrungsmittel nach Art und Menge. Ein Umstand aber leuchtet aus einer Zusammenstellung der für E. E. entfallenden täglichen Ausgaben hervor.

Trennt man diese Familien, je nach übernormaler und unternormaler Quetzahl, so ist ersichtlich, wie mit der Abnahme der Zahl der Teilnehmer an der Gesamtausgabe die für E. E. zur Verwendung kommenden Beträge wachsen.

Natürlich wird daher auch, daß mit zunehmender Ausgabemöglichkeit die Ersparnis an Geld möglicher wird.

Zerlegt man jedoch die sparenden Familien, die mit ihren Ernährungsausgaben für E. E. unter dem Durchschnitt stehen, also unter 93,9 = 94 Cent., so bestehen die 9 Familien jede durchschnittlich aus 11,9 Quet; sie sind also somit ungünstiger gestellt als der Durchschnitt, sie geben nur 76 Cent. für Ernährung von E. E. aus, nähren sich mit weniger als der Durchschnitt, sparen aber nicht wie dieser 12, sondern 17 Cent.

Es ist hier der Zusammenhang zwischen dem Sparen und der verringerten Ernährungsausgabe nachweisbar. Diese Wahrnehmung steht nicht vereinzelt. Berechnet man für alle Familien Le Plays die auf E. E. für den Tag im Jahr entfallenden Einkommen, ebenso die Ausgaben nach ihrer Bestimmung und Summe, macht man in gleicher Weise die Ersparnisse kenntlich, so häufen sich diese kennzeichnend mit ansteigendem Einkommen. Da aber, wo solche Ersparnisse verzeichnet sind, fällt die Ausgabe für Ernährung gegenüber der in den Familien von gleicher Einnahme, aber ohne nachgewiesene Geldersparnisse. Die Ersparnisse sind auch nach Le Play unterlassene Ausgaben für Ernährung!

Wie gering aber überhaupt die Möglichkeit der Ersparnis in Arbeiterfamilien ist, beweise die auf Grund der 320 Haushaltungsrechnungen von deutschen Metallarbeitern [1]) gemachte Zusammenstellung:

[1]) Stuttgart, A. Schlicke, 1910.

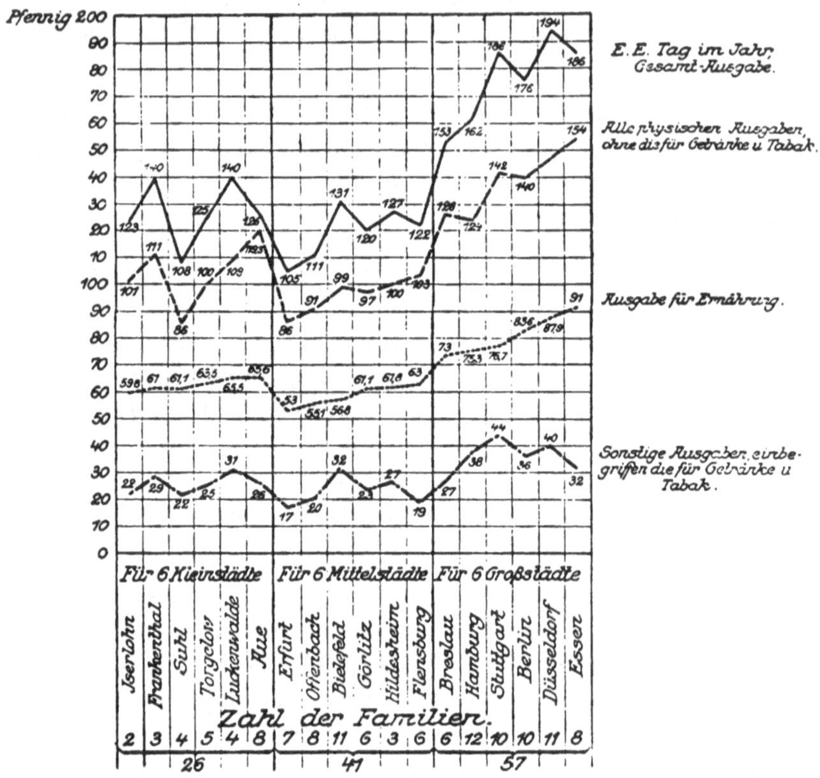

Das Maximum der Ausgabe für Getränke und Tabak eines Mannes sind, wie hier angegeben werde, 17 Pf. täglich. Das Maximum das auf den Anteil eines Mannes für „sonstige Ausgaben“ entfällt, sind 44 Pf. täglich. Ein Mann kann also unter Enthaltung von allen Ausgaben für Tabak und Getränke im Jahr 62 Mark an Ersparnissen erlangen. Verzichtet er überhaupt auf alle anderen „sonstigen Ausgaben“, so vermag er die Summe seiner jährlichen Ersparnisse auf 160 Mk. zu steigern, beides nur in den Höchstfällen. Wie die Darstellung zeigt, ist die Möglichkeit dieser Ersparnis am geringsten in den Klein- und Mittelstädten. Sie ist wegen der vermehrten „sonstigen Ausgaben“ am größten in den Großstädten. Aber auch diese Darstellung zeigt, wie eine prozentische, gleichmäßig alle Ausgaben treffende Einschränkung von der Ausgabe für Ernährung am meisten zur Ersparnissen beizutragen vermag, auch hier wiederum am meisten in den Großstädten.

Die Lage der landwirtschaftlichen Arbeiter in England kann auf Grund genauer und langfristiger Aufnahmen nicht geschildert werden. Sir William Petty gab am Ende des 17. Jahrhunderts eine Schätzung über die Lebenskosten englischer [1]) und irischer [2]) Arbeiter. Es ist von geringem Wert, seinen Schätzungen zu folgen. In Irland nimmt er die tägliche Ausgabe für Ernährung für den Kopf der Bevölkerung zu rund 8—9 Pf. an, in England zu 34 Pf. täglich für den erwachsenen Mann. Sir Morton Eden [3]) stellte Ende des 18. Jahrhunderts 133 auf Wochenrechnungen beruhende Wirtschaftsrechnungen ländlicher Familien zusammen.

Ernst Engel [4]) hat von diesen Familien 73 als nach Quet berechenbar ermittelt. Diese gaben nach ihm durchschnittlich 73,2% ihrer Ausgabe für Ernährung hin. Die täglichen Ernährungskosten für E. E. mögen danach 46 Pf. betragen haben. Fast gleichzeitig mit dem Werk Sir Morton Edens erschien das eines Landgeistlichen, David Davies [5]). Er suchte sich durch erbetene Antworten auf ausgeschickten Fragebogen über jährliche Einnahmen und Ausgaben von Familien darüber Klarheit zu verschaffen, ob der Arbeiter bei den damaligen Löhnen sein Auskommen habe. Von größerem Wert als seine Aufstellungen erscheint Davies' Forderung eines Lohnminimums, das gesetzten Falles durch richterliche Entscheidung festgelegt werden soll. Es sollte damit jedermann auch eine ausreichende Ernährung gesichert werden. Dieser Gedanke, daß die Ermittlung der Haushaltungskosten dazu dienen könne, die Löhne schiedsrichterlich festzusetzen, beherrscht neuerdings, und wie wir hoffen aussichtsvoll auch für die alte Welt, entscheidende Stellen Australiens [6]).

[1]) Political Arithmetic 1671—1676, Kap. VII.
[2]) Anatomy of Ireland, 1672, cap. IX.
[3]) The State of the Poor., London 1797.
[4]) Die Lebenskosten belgischer Arbeiterfamilien. Dresden 1895. S. 16.
[5]) Case of the Laborers in Husbandry, 1795.
[6]) Nach Bauer, Artikel Konsumtion. Handwörterb. d. Staatswissensch. 1910, Bd. VI, S. 151.

Eine allgemeine Schilderung der Lage der landwirtschaftlichen Arbeiter gibt Baranowsky [7]). Nach ihm machten sich im 2. Viertel des 19. Jahrhunderts nur unbedeutende Schwankungen in ihrer Lage geltend, mit Ausnahme der Kriminalität, die mit dem Ausfall der Ernten schwankte. Handelskrisen ohne Mißernten übten auf landwirtschaftliche Arbeiter keinen merklichen Einfluß aus. So in den Jahren 1825, 1836. 1847 verschlimmerte sich ihre Lage, weil 1846 ein Jahr des Mißwachses war.

Anders für die industriellen Arbeiter. Hier war eine Handelskrise verderblicher als eine Epidemie. So zeigte sich im Cholerajahre 1849 eine geringere Sterblichkeit als im Krisenjahre 1847.

Die Sterblichkeit und Zahl der Eheschließungen in den industriellen Gebieten schwankt mehr als in den landwirtschaftlichen. Sinkt der Export, so sinken die Eheschließungen, es steigen Sterblichkeit, Kriminalität, Pauperismus. In dem Maße, in dem die englische Arbeiterschaft mehr und mehr in der Industrie beschäftigt wurde, hätte nun eine eingehende Untersuchung ihrer wirtschaftlichen Lage sich empfohlen. Man ist indessen fast durchgehends von dem unhaltbaren Grundsatz ausgegangen, sich auf Grund monatlich oder gar wöchentlich aufgenommener Rechnung auch ein Bild über den Lebensmittelverbrauch verschaffen zu wollen [1]). Le Plays vier Familienbeschreibungen englischer Industriearbeiter betreffen die Jahre 1850/51. Sie beziehen sich auf drei Familien von Metallarbeitern, auf eine eines Tischlers. Das Gewicht der täglichen Nahrung von E. E. wechselt von 1297 zu 1566 g. In diesem Gewicht sind tierische Nahrungsmittel 52,3 und 26,3%, Fleisch 11,4 und 17,8%. Das absolute Gewicht des täglich verzehrten Fleisches wechselt von 180—236 g.

Die Untersuchung des Verbrauches schottischer Arbeiter von Patton, Dunlop und Inglis [2]) zeigte ebenfalls sehr wechselnde Verbrauchszahlen. 2007—4766 W. W., 70—153 g Eiweiß, 29—101 g Fett, 266—577 g Kohlehydrate sind die Grenzen, in denen sich der Verbrauch der 13 verschiedenen in dieser Arbeit betrachteten Arbeiter bewegt.

---

[7]) Arch. f. soziale Gesetzgeb. 1899, 13.

[1]) Die Liste der Aufnahmen ist enthalten im 2. Sonderheft des Reichsarbeitsbl. 1909.

Eine sehr ausgedehnte Untersuchung über die Lage der arbeitenden Klassen in England verdanken wir neuerdings Rowntree [1]). Sie gründet sich auf das Leben dieser Bevölkerungsschichten in der Stadt York. Immerhin glaubt der Verfasser, seine Schlußfolgerungen in bezug auf die Ernährung seiner Mitbürger für England verallgemeinern zu dürfen. Er sagt:

„Eine Untersuchung der Ernährung der verschiedenen Bevölkerungsklassen der Stadt ergab, daß die Ernährung der Mittelklassen mehr als genügend, die der bessergestellten Handwerker als genügend, die der Arbeiterklasse ernstlich als ungenügend bezeichnet werden muß. Sie erhält durchschnittlich 25% weniger Nahrung, als wissenschaftlich verlangt werden muß. Sie hungert nicht, aber ihre Nahrung gestaltet sich mehr voluminös als nahrhaft. In dieser Provinzstadt, die als typisch angesehen werden muß, solche Verhältnisse zu finden, macht sehr bedenklich. Daß in diesem so überreichen Lande, in einer Zeit beispiellosen gewerblichen Fortschrittes mehr als ein Viertel der Bewohner als arm zu bezeichnen ist, muß das trübste Empfinden auslösen!“ Zu groß scheinen die Gegensätze, daher wird es einem Nichtengländer schwer, das richtige Vergleichsmaterial für Schlußfolgerungen zu finden.

Als das Mindestmaß dessen, was in England für die Ernährung als nötig erachtet wird, sei angeführt, daß in englischen Arbeitshäusern die Verpflegung im Durchschnitt der dort üblichen Kombinationen von Nahrungsmitteln enthält [1]); für E. E. in etwa 1500 g Nahrungsmitteln täglich:

Fleisch	Käse	Milch	Anim. Nahrung überhaupt	Brot	Kartoffeln	Sonstige Vegetabilien
2.1 %	5.1 %	23.7 %	30.5 %	34 %	11 %	25.5 %
32 g	75 g	350 g	457 g	510 g	165 g	380 g

In gewissem Gegensatz zu Rowntrees Folgerungen steht das Folgende: Am 13. November 1904 sagte der Präsident der Royal

[2]) A study of the diet of the labour. Classes in Edinburgh, Edinb. 1898.

[1]) Seebohm-Rowntree, Poverty, A Study of Town Life. London, Macmillan, 1908.

Statistical Society in deren ordentlichen Versammlung, daß der Verbrauch an Fleisch in England jetzt das Dreifache von dem betrage wie vor 70 Jahren und daher der durchschnittliche jährliche Verbrauch jetzt 55 kg auf die Person ausmache. Dieser verteile sich so, daß

Handwerker und Arbeiter...	48 kg	Fleisch
die untere Mittelklasse.....	55 „	„
die Mittelklasse...........	82 „	„
die obere Klasse..........	135 „	„

verzehre. Vergleicht man die im statistischen Teil dieses Buches gegebenen Zahlen, so scheint es, als ob seit 1870 der durchschnittliche Fleischverbrauch in England unverändert geblieben sei.

Stellenweise, auch hier nach der Beschäftigung wechselnd, muß der Fleischverbrauch höher liegen als die für den Arbeiterverbrauch hier angegebenen Werte. Milne Edwards [1]) sah bei den englischen Eisenbahnarbeitern einen Verbrauch von 660 g Fleisch täglich für den Mann (= 241 kg im Jahre)!

Da es an hier verwertbaren Wirtschaftsrechnungen aus England fehlt, greifen wir zur Betrachtung des Ganges der Ernährung in diesem Lande auf eine Durchschnittsberechnung für den Verbrauch an zwei Lebensmitteln, Getreide, Brot, und Fleisch zurück.

Stephen Bourne [2]) hat den Wert und die Mengen der nach Großbritannien und Irland von 1857 bis 1879 jährlich eingeführten Nahrungsmittel zusammengestellt. Bei einem Vergleich der Zunahme der Bevölkerung während der Jahre 1851—1876 mit der Zunahme des Wertes der eingeführten Nahrungsmittel zeigt er, daß die Zunahme der Bevölkerung nur 16 vom Hundert, der Wert der eingeführten tierischen Nahrung um 403, der der Zerealien nur um 165 vom Hundert zunahm. An Mengen stieg die Einfuhr der tierischen Nahrungsmittel um 325, die der Zerealien um 163 vom Hundert. Vergleicht man weiter die von Bourne gegebene Zusammenstellung über die im Lande hervorgebrachten Mengen von Weizen und Fleisch mit den an diesen Artikeln eingeführten

[1]) a. a. O. Anmerkung.

[2]) Trade, Population and Food. London. George Bell and Sons. 1880.

Mengen von 1867 bis 1879, so beträgt für Weizen der Durchschnitt ihrer Summe in den 10 Jahren 1867—1876 ungefähr 100. Zu diesem Durchschnitt aber trägt ansteigend die Einfuhr je länger je mehr bei. Die heimische Produktion nahm ab, die Einfuhr mußte dem Bedarf mehr und mehr genügen. Anders jedoch verhielt es sich bezüglich der Befriedigung des Fleischverbrauches. Die heimische Produktion an Fleisch nahm etwas zu, diese Zunahme genügte jedoch dem Bedarf nicht, die Einfuhr an Fleisch wuchs daher um das Dreifache. Das so geschaffene Bild erhält jedoch ganz andere Züge, verfolgt man den jährlichen Verbrauch an Zerealien und Fleisch auf den Kopf der Bevölkerung. Im Durchschnitt der Jahre 1867 bis 1876 lassen die von Bourne gegebenen Zahlen einen jährlichen Verbrauch eines Einwohners von 150 kg Zerealien und von 47 kg Fleisch berechnen. Lag der Verbrauch

	1857	bei	147	kg	Zerealien	und	49,5	kg Fleisch
so war er	1872	„	150	„	„	„	48,3	„ „
„ „ „	1878	„	150	„	„	„	47,7	„ „

Der Verbrauch an Zerealien stieg, auf den Kopf der Bevölkerung berechnet, der von Fleisch fiel. Für 1867 soll Caird, nach Bourne, den täglichen Verbrauch auf den Kopf der Bevölkerung zu 450 g an Brot und ebensoviel an Kartoffeln angegeben haben. Die Zahlen von Bourne und Caird stimmen dann für den Zerealienverbrauch nicht überein. Die Zahlen von Bourne lassen nur die Annahme des Verbrauches von 360 g an Zerealien und demgemäß an Gewicht verbrauchten Brotes zu.

Hält man die Angaben von Bourne mit denen Rowntrees zusammen, so wird der Eindruck erweckt, als sei die Ernährung um 1857 in England mehr mit animalischen Nahrungsmitteln bestritten worden als später und jetzt.

Die Durchschnittszahlen des Verbrauches aber sagen, wie schon ausgeführt, nichts darüber aus, ob der Fleischverzehr nicht allein in einer zahlreichen Unterschicht gefallen ist, ob er in der ziffernmäßig geringeren Oberschicht nicht in einer diesen Abfall in etwas verschleiernden Weise sich hob.

Für das Deutsche Reich sind ebenfalls die den Nahrungsmittelverbrauch der landwirtschaftlichen Arbeiter betreffenden Aufnahmen an Zahl sehr gering. Unter dem Einfluß der Notjahre 1846 und 1847 erfolgte 1848 in Preußen eine vom Preußischen Landesökonomiekollegium veranstaltete Aufnahme über den Bedarf ländlicher Familien. Die auf Umfragen eingehenden Antworten betrafen nur 41% der politischen Einheiten (Kreise). Die ungenaue Fragestellung, in bezug auf das Alter der Familienglieder, schränkt den Wert dieser Aufnahme noch mehr ein. Im Durchschnitt aller Kreise verbrauchte eine Familie 187,26 Mk. jährlich für Nahrung und legte damit 61,17% aller Ausgaben fest. Also 0,51 Mk. gab eine Familie im Mittel täglich für Ernährung aus. Im R. Bezirk Minden, wo die Gesamtausgaben für die Familie auf der niedrigsten Stufe mit 0,62 Mk. täglich, im Rheinland, wo sie mit 1,16 Mk. am höchsten standen, mögen die Anfangs- und Endglieder der Ausgaben bei diesem Beruf auch für Ernährung gewesen sein.

1873 wurde vom Kongreß Deutscher Landwirte eine ähnliche Untersuchung beschlossen, diesmal jedoch auf das ganze Reich ausgedehnt. Die Teilnahme an der Beantwortung war noch geringer wie 1846/47. 7,3% der Antworten waren erschöpfend, dazu 8,2% summarisch! Auch hier war die Fragestellung in bezug auf die Zusammensetzung der Familie ungenau. So ist denn auch nur zu sagen, daß im Durchschnitt eine Familie täglich 1,34 Mk. = 66,4% der Ausgabe, für Nahrung ausgab. Die durchschnittliche Ausgabe übertraf also noch die höchste von 1848.

Vergleicht man die Ergebnisse beider Erhebungen nur für Preußen, so betrug 1873 die tägliche Gesamtausgabe für die Familie 1,34 Mk., war also um 0,18 Mk. höher als 1848 im Rheinland.

Der Vergleichswert aber beider Aufnahmen ist, wie gesagt, schon wegen der unerkennbaren Zusammensetzung der Familien gemindert. Fünf Personen im Jahr 1848, fünf Personen im Jahr 1873 haben nicht notwendigerweise gleichen Einheitswert.

Kurz vor dem Jahre 1883[1]) erschienen einige genauer berechenbare Familienaufnahmen ländlicher Arbeiter. In der Provinz Posen zeigt sich so, daß die Ernährung für E. E. und Tag mit 35,1 Pf. berechenbar ist. In 3725 g der Nahrung sind

---

[1]) Schriften d. V. f. Sozialpol. XXIV.

Fleisch		Milch		Butter		Kartoffeln		Korn	
%	g	%	g	%	g	%	g	%	g
2,3	85	11,8	430	0,3	13	63,5	2366	22,1	830

So sind 4500 R. W. W. 22 g animalisch und 82 g Eiweiß überhaupt berechenbar. Die Ernährung für E. E. einer anderen Familie in Posen ist täglich mit 34,6 Pf. zu berechnen. Die Ernährung im südlichen Teil der Provinz Hannover und im Lüneburgischen wird als außerordentlich gut geschildert. Für das Emsland ebenso. Als weniger gut wird die Ernährung in Niederbayern und in der Oberpfalz bezeichnet. Es heißt für diese Landschaft: „Die Nahrung geht allmählich von der fetten Mehlnahrung zur Fleischnahrung über." In Oberfranken soll die Ernährung im allgemeinen gut sein. Für die Rhön heißt es, die Nahrung sei kaum als ausreichend zu bezeichnen; im westlichen Lothringen dagegen sei die Ernährung gut. Ihre Basis bilde Schweinefleisch, Brot, Gemüse.

Auch für Mecklenburg-Schwerin finden sich einige bestimmte Angaben. Danach erhielt ein Knecht täglich 1 kg Brot, 0,1 kg Fleisch, 0,054 kg Fett, dazu Milch und Kartoffeln in nicht angegebener Menge.

1873 erhielt nach Graf v. Bassewitz ein Mecklenburgischer Knecht täglich: 137 g Fleisch und Speck, 71 g Butter und Schmalz, Brot 930 g, dazu die ungeheuerlich erscheinende Menge von 2930 g Kartoffeln; Milch in nicht angegebener Menge. Die Ernährung kostete 81 Pf., und damit legte sie 62,7% der Ausgabe fest. Die Ernährung einer Magd kostete nach gleichem Verfasser 66 Pf., betrug also 66% der Ausgabe.

1883 erhielt ein Knecht in Mecklenburg also weniger Fleisch, weniger Fett, mehr Brot. Indessen sind die Angaben zu vereinzelt und nicht ausreichend, um verallgemeinert zu werden.

Für den Landkreis Bonn liegen zwei Veröffentlichungen vor, die einiges Vergleichsmaterial liefern. Hartstein [1]) beschrieb die Landwirtschaft dort im Jahre 1850, Hollmann [2]) 1903. Nach

[1]) Statistik der Landwirtschaft und Topographie des Landkreises Bonn. Bonn, Marcus, 1850.

[2]) Die Landwirtschaft im Kreise Bonn. Bonn, Cohen, 1903.

diesen Autoren beanspruchte die Beköstigung landwirtschaftlicher Arbeiter, je nach der Art der Tätigkeit, als

Meisterknecht ..	1850: 54 —54,5 %	1903: 37,5—41,9 %	der Ausgaben
oder Knecht ...	1850: 63,6—66 %	1903: 43 —50 %	„ „
oder als Magd .	1850: 73,0—76,9 %	1903: 63,1—64 %	„ „

Leider ist die für den Verbrauch an Lebensmitteln von Hartstein beschriebene Familie, Ehepaar und drei Kinder, ebensowenig genau bezeichnet, wie die von Hollmann, Ehepaar, vier Kinder, 2—8 Jahre alt.

Vom Verbrauch tierischer Nahrung jedoch erscheint bei Hartstein nur Milch und Schmierkäse sowie Fett. Hollmann verzeichnet 321 g Fleisch und Speck als täglichen Familienverbrauch.

Nach Hartstein verlief der Verbrauch der Familie in Prozenten der

	Ernährung	Kleidung	Wohnung	Heizung und Beleuchtung	Sonstige Ausgaben	Summa
Ausgabe	58	20	10	7	5	100
In Geldwert für den Tag Mk.	0,96	0,34	0,17	0,13	0,08	1,66
Nach Hollmann ist als Geldwert nur anzugeben						
Mk.	1,37 (mindestens)	0,40	?	0,13	0,18	2,08 (mindestens)

Hiernach scheint im Osten Deutschlands die Ernährung landwirtschaftlicher Arbeiter gegen früher wenig verändert. Im Westen jedoch (Lothringen-Rheinprovinz) hat ebenso wie in Niederbayern, Oberpfalz die Ernährung gegen früher sich nach der städtischen Form, der einer höheren Fleischnahrung, entwickelt.

Unter dem Einfluß der von der Industrie gezahlten Löhne hat sich, in deren Bereich ausstrahlend, auch die Lage der landwirtschaftlichen Arbeiter gehoben. Auch sie nehmen damit teil an den von den industriellen Arbeitern teils erreichten, teils angestrebten Wandlungen in der Ernährung. Zum Teil aber hat sich, was zu berücksichtigen ist, auch die Arbeitsleistung, die von ihnen erwartet wird, geändert. Auch Landwirte müssen jetzt zeitweise Maschinen bedienen. Nicht alle diese Maschinen stellen das kategorische Verlangen der Bedienung so scharf, als häufig die der industriellen Anlage. Ein Wechsel in der Leistung und daher auch ein andersgearteter Ausgleich durch Ernährung macht sich, in begrenztem Maße allerdings, auch für landwirtschaftliche Arbeiter geltend.

Es ist von Interesse, mit den Angaben für den Landkreis Bonn die Verhältnisse von Arbeiterinnen in Berlin zu vergleichen. Nach dem Jahresberichte der Gewerbeaufsichtsbeamten in Preußen [1]) konnte für 932 Arbeiterinnen ein durchschnittlicher Wochenlohn von 11,44 Mk., also für den Tag im Jahr eine Einnahme aus Lohn von 1,63 Mk. festgestellt werden. Für 568 dieser Arbeiterinnen betrug der Preis der Gesamtkost, Haupt- und Nebenmahlzeiten, ebenso für den Tag, 0,97 Mk., machte also 59,5% des Tagesverdienstes aus Lohn aus; der Prozentsatz ist niedriger als bei der Magd im Landkreis Bonn, deren Lohn und freie Station 1,41 Mk., deren Ernährung 0,89 Mk. auf den Tag im Jahr ausmachten. Die Berliner Arbeiterin stand sich hiernach um etwa 14 Pf. für den Tag besser als die Magd. Um so viel höher scheint also die industrielle, von weiblichen Personen geleistete Arbeit eingeschätzt als die in der Landwirtschaft geleistete. Im Jahr 1912 hatte Verfasser Gelegenheit, die landwirtschaftliche Arbeiterkolonie Herzogsägmühle im Allgäu kennen zu lernen. Nach den ihm dort über den Verbrauch der 100 Mann betragenden Belegschaft gewordenen Mitteilungen stellt sich der Verbrauch für E. E. im Durchschnitt des Jahres täglich zu 1832 g Nahrungsmittel. Diese setzen sich zusammen aus

Fleisch	Fett	Vollmilch	Käse	Animal. Nahrung	Brot	Kartoffeln	Hülsenfr.	Graupen Gries Nudeln	Gemüse frisch
86 g	5 g	300 g	11 g	402 g	800 g	470 g	80 g	50 g	30 g

Sie machen auf das Gewicht der Nahrung

4,7	0,3	16,3	0,7	22	43,6	25,4	4	3	2

[1]) Für 1902, Die Arbeits- und Lebensverhältnisse der unverheirateten Fabrikarbeiterinnen in Berlin.

Prozent aus. In dieser Nahrung waren enthalten an Eiweiß, verdaulich, 97 g, an animalischem Eiweiß 19 g und ein R. W. W. von 2950. Vergleicht man diese Zahlen mit denen des Verbrauches für den landwirtschaftlichen Arbeiter aus der Provinz Posen, so wird zwischen beiden Angaben ein großer Unterschied erkennbar. Die Nahrungsmittelmenge, die der Pole verbraucht, ist ungleich größer. Sie beträgt das Doppelte der in Bayern auf E. E. entfallenden Menge. Das erhöhte Gewicht der Nahrung beruht jedoch lediglich auf den 1900 g von dem Polen mehr verzehrter Kartoffeln. Die absoluten Gewichte der sonstigen Bestandteile der Nahrung sind, abgesehen von 100 g vom Polen mehr verzehrter Milch, gleich hoch angesetzt. Auch landwirtschaftliche Arbeiter des gleichen Landes sind daher nach der Art, wie sie ihr Nahrungsbedürfnis befriedigen, ganz verschieden zu bewerten. Auch dieser Vergleich legt die Annahme nahe, daß der Pole eine Ernährungsart zeigt, wie sie für landwirtschaftliche Arbeiter anderer Gegenden des Deutschen Reiches im Schwinden begriffen ist. Es verstärkt dieser Vergleich den Eindruck, daß in einem großen Teil des Reiches die Ernährung ländlicher Arbeiter sich der der industriellen Arbeiter nähert.

Im Hinblick auf unsere späteren Ausführungen betrachten wir hier die Ernährung slawischer Völker nach ihren hervorstechendsten Merkmalen. Um 1772 war bei dem Landvolk Polens [1]) Brot fast unbekannt. Viele der Bewohner dieses Landes hatten in ihrem Leben solchen Leckerbissen nicht gegessen. In nur wenig Dörfern fand man einen Backofen. Reich [2]) meint um 1860: „Die Nahrungsverhältnisse des polnischen Bauern sind meistens weit schlechter als die des ärmsten Russen.“ Von den Russen aber führt er an, daß die ärmeren Klassen der Bevölkerung mehr mit pflanzlichen Nahrungsmitteln ihr Leben fristeten. Er scheint also bei den Polen auch damals noch die pflanzliche Nahrung als unzureichend in Menge oder Güte anzunehmen. Den Slawen überhaupt sagt Reich nach, daß sie die Sucht hätten, sehr viel zu essen. Und

[1]) Carlyle, Friedrich der Große. Deutsche Ausgabe v. Linnebach. Berlin, Warneck, 1911. S. 503.

[2]) Eduard Reich, Die Nahrungs- und Genußmittelkunde. Göttingen, van den Hoeck und Rupprecht, 1860. S. 51 u. 52.

dann weiter: „Die festen Speisen der Russen werden in der Regel mehr dem Tier- als dem Pflanzenreich entnommen. Nur bei den ärmeren Klassen stellt sich das Umgekehrte heraus.“ Auch bei den Russen ist also der Verbrauch animalischer Nahrungsmittel das Kennzeichnende der Ernährung der Oberstufe der Bevölkerung.

Auch für die Bauern Zentralrußlands gilt [1]), daß mit zunehmendem Wohlstand der Verbrauch von Eiweiß und Fett, also von Fleisch, in der Nahrung zunimmt.

Für deutsche industrielle Arbeiter haben wir schon früher einen geschichtlichen Vergleich ihrer Ernährungsweise gegeben. Er betraf die Ernährung von Weberfamilien. Wir wenden uns nun zunächst der Erörterung der Ernährung von Bergmanns Familien zu.

Le Play bietet zwei Rechnungen solcher Familien. Die erste wurde 1845 im Oberharz aufgenommen [2]). E. E.'s tägliche Nahrung betrug 1925 g an Gewicht; davon waren

	Fleisch	Fett	Milch	Brot	Kartoffeln	Leguminosen	Gemüse
g	66	19	90	700	260	90	700
in Prozenten des Nahrungsgewichtes							
	3,4	1	4,7	36,4	13,5	41	

Die animalischen Nahrungsmittel bildeten einen sehr geringen Prozentsatz der Nahrung, nämlich nur 9,1%. Aus dem Jahre 1886 rührt eine andere Aufnahme her [3]). Das für E. E. täglich entfallende Gewicht an Nahrung ist gegenüber dem des Bergmanns des Jahres 1845 nahezu unverändert. Es beträgt 1944 g. Darin sind jedoch, in Gramm

	Fleisch	Fett	Milch	Brot	Kartoffeln	Gemüse
	115	107	222	680	750	70
in Prozenten						
	5,8	5,5	11,4	34,9	38,6	3,8

Unter dem Einfluß erhöhten Verbrauches tierischer Nahrungsmittel, unter Beibehaltung des früheren Brotverbrauches, hat

---

[1]) Erismann und Zarin, Die Ernährungsverhältnisse der Arbeiterbevölkerung in Zentralrußland. Arch. f. Hygiene, 1889.

[2]) O. E. III, Nr. 3.

[3]) O. M. Nr. 60.

sich nur eine Verschiebung in der Benutzung pflanzlicher Nahrungsmittel so vollzogen, daß Kartoffeln an Stelle von Gemüse traten. Für den Vergleich des Verbrauches von Nahrung in Bergarbeiterfamilien steht uns jedoch größeres Material zur Verfügung.

Nach Kuhna [1]) betrug im Jahre 1891 innerhalb der verzehrten Nahrungsmittel der Anteil von

Fleisch	Animal. Nahrung überhaupt	Brot	Kartoffeln	
5,7	17,4	23,14	40,9	Prozent

Unsere Zahlen [2]) ergeben für den gleichen Beruf in der gleichen Landschaft

12,7	22,0	44,6	25,6	Prozent

Hier tritt nun eine andere Erscheinung zutage, die sich in der Umkehr des Gebrauches von Kartoffeln und Brot vollzog. Wurde statt der weniger nahrhaften Gemüse zwischen 1845 und 1886 die Kartoffel verbraucht, so tritt hier an deren Stelle ein erhöhter Anteil an Brot. Brot ersetzte die Kartoffel. In beiden Fällen kennzeichnet sich jedenfalls eine Verbesserung der Ernährung. Für die Ergründung der Gestaltung des Verbrauches an Lebensmitteln im Deutschen Reich liegen weiter eine große Reihe von Aufnahmen vor. Einmal jedoch sind es meist einzelne Familien, die berücksichtigt wurden. Die Verschiedenheit der örtlichen und beruflichen Verhältnisse jedoch erschwert hier für uns ihre Benutzung. Sodann aber ist es die Ungenauigkeit der Angaben über die Zusammensetzung der Familien, über Alter und Geschlecht ihrer Mitglieder, die der Benutzung zu einem Vergleich auch hier entgegentritt. Solche Mißstände liegen vor z. B. bei der Aufnahme Friefs [3]). Er wollte bei seiner Untersuchung 350 Familien erfassen. Nur 67% brauchbarer Antworten gingen auf seine Fragebogen ein. Aus den erhaltenen Angaben hat er dann Zusammensetzung und wirtschaftliche Lage eines Durchschnittshaushaltes gefolgert. Die

[1]) Kuhna, Die Ernährungsverhältnisse der industriellen Arbeiterbevölkerung Oberschlesiens. Leipzig 1894.

[2]) Basler Volksw. Arb. 2, 1911.

[3]) Die wirtschaftliche Lage der Fabrikarbeiter in Schlesien. 1876.

tägliche Gesamtausgabe dieser Durchschnittsfamilie beträgt 2,20 Mk. die Ernährung verlangte 1,34 Mk. Das ist merkwürdigerweise genau die gleiche Summe, die die landwirtschaftlichen Arbeiter 1873 für gleichen Zweck verausgabten. Die Ernährungsausgabe beträgt 61% der Gesamtausgabe. Hiernach scheint Frief, aus den erhaltenen Antworten heraus, nur Familien haben berücksichtigen zu können, die mit ihrem Verbrauch über dem Durchschnitt der damaligen wirtschaftlichen Lage sich günstig erhoben. Damit wird ein Umstand berührt, der den meisten Aufnahmen von Wirtschaftsrechnungen eine bedauerliche Einseitigkeit verleiht. Die Mehrzahl der auf Buchführung gegründeten Familienaufnahmen bezieht sich auf schon besser gestellte Familien, die mit ihrem Verbrauch über dem Durchschnitt liegen. Nur bei ihnen trifft man meist wirtschaftliche Veranlagung, die nötige Einsicht und die Neigung, an solchen Feststellungen mitzuarbeiten. Das dem so ist, lassen auch ältere deutsche Aufnahmen erkennen.

Es zeigen[1]), daß von den Gesamtausgaben in Prozent entfallen auf:

Jahr	Anzahl und Ort	Nahrung	Wohnung einschließlich Heizung und Beleuchtung	Kleidung	alkoholische Getränke	Für sonstige Ausgaben verbleiben
1903	908 Berliner Familien ..	47,34	20,31	8,11	6,64	17,60
1903	14 Badische „ ..	41,32	15,6	12,5	12,6	17,98
1901	44 Nürnberger „ ..	42,80	18,90	8,53	9,53	20,24

Im Durchschnitt liegt die Ausgabe für Nahrung also bei 43% der Gesamtausgabe; sie beansprucht also einen relativ niedrigen Prozentsatz, der in diesem Satz nur bei besser gestellten Familien angetroffen wird. Die Ernährungsverhältnisse deutscher Familien aus neuerer Zeit sind von uns früher eingehend geschildert worden[2]). Soweit diese Arbeit geschichliche Vergleiche ermöglichte, ist sie vorstehend benutzt worden. Das weiter darin niedergelegte Material gestattete die Schlußfolgerung, daß mit zunehmendem

[1]) Reichsarbeitsblatt 1906, Februar.
[2]) Basl. Volksw. Arb. 2. 1911.

Einkommen eine Vermehrung des Verbrauches an Fleisch und tierischer Nahrung erfolgt. Die dort gemachten Ausführungen ergänzen wir hier nach einer Richtung. Anfang der sechziger Jahre vorigen Jahrhunderts verlangte Edmund Friedrich [1]): „Sechs bis acht Loth Fleisch (= etwa 116 g) mit dem nötigen Zugemüse reichen für den gewöhnlichen Bedarf eines Mannes aus.“ Nach den „Haushaltungsrechnungen von 320 Metallarbeitern“ [2]) gestaltete sich in diesen Familien im groben Durchschnitt der Einkommen von

900—1200 Mk. Eink.	der tägliche Verbrauch von	E. E.	zu	110 g	Fleisch
1200—1600 „ „	„ „ „ „	E. E.	„	97 g	„
1600—2000 „ „	„ „ „ „	E. E.	„	110 g	„

Die ersten und die letzten Familien erreichen knapp die Forderung Edmund Friedrichs. Es ist an anderer Stelle der Unterschied hervorgehoben, der im Gebrauch von Fleisch für eine Oberschicht und eine Unterschicht der Bevölkerung sichtbar wird.

Vergegenwärtigt man sich jedoch die sicher nicht ganz zutreffende Verteilung der Einkommen in Preußen im Jahr 1901 [3]) und sieht so, daß nur 4,3% der Bevölkerung von Einkommen über 3000 Mk. leben, 95,7% der Bewohner also geringere Einkommen haben, so scheint es schwer glaubhaft, daß eine Verringerung des Gebrauches von Fleisch in den höheren Einkommenstufen einen wesentlichen Einfluß auf die Verbilligung auszuüben vermöchte. Hierzu kommt, daß die höher bezahlten Fleischstücke viel eher in den höheren Sozialstufen verzehrt werden mögen, größere Ausgabe für Fleisch daher mehr dessen Art wie Menge treffen mag.

Stuft man indessen, um einen Anhalt zu geben, den Verbrauch im Deutschen Reich so ab, daß er beträgt bei einem Einkommen

von über 9500 Mk.	für	0,7 %	der Einwohner	0,5 kg	Fleisch täglich
von 6000—9500	„ „	0,9 %	„ „	0,4	„ „ „
von 3000—6000	„ „	2,9 %	„ „	0,3	„ „ „

[1]) E. Friedrich, Gesundheitspflege fürs Volk, 1864.

[2]) 320 Haushaltungsrechnungen von Metallarbeitern. Stuttgart, Schlicke, 1910.

[3]) Schnapper-Arndt, Sozialstatistik, S. 290.

so verbleiben für untere Stufen, = 95,7% der Einwohner, 0,112 kg täglich statt nach dem Durchschnitt 124 g, also rund 9,7% weniger. Geht man tiefer in die Verteilung ein, so zeigt sich auf Grund der „Wirtschaftsrechnungen minderbemittelter Familien im Deutschen Reich“[1]), daß in den unteren Sozialstufen das auf den Kopf täglich entfallende Gewicht an Fleisch und Wurst sehr gleichmäßig sich gestaltet und obige 112 g nirgends erreicht. Der tägliche Fleischverbrauch pro Kopf beträgt 80 g bei 4 Familien von 900—1200 Mk. Einkommen, 70 g sowohl bei 35 Familien von 1200—1600 Mk., wie bei den 71 Familien von 1600—2000 Mk. Einkommen und erreicht 80 g erst wieder bei den Familien von 2000—3000 Mk. Einkommen. Wir sehen also, ohne uns auch hier an die Zahl (Menge) zu klammern, allüberall wie die Industriearbeiter ihren Anteil am Fleischverbrauch zu vermehren bestrebt sind, den gewünschten Anteil aber noch nicht erreichten. Der Lohnkampf wird damit zum Kampf um die Fleischversorgung.

Es geben ferner die Wirtschaftsrechnungen minderbemittelter Familien noch zu folgender Betrachtung Veranlassung. Ordnet man die nach Berufen zusammengefaßten Familien ansteigend nach der Höhe der täglichen Ausgabe von E. E. für Nahrung und berechnet prozentisch die Aufwendung, die davon auf Fleisch und tierische Nahrungsmittel entfällt, so bietet sich schließlich umstehende Darstellung.

Die obere Linie zeigt in ihrem Verlauf den prozentischen Anteil, den von den Ausgaben für Ernährung tierische Nahrungsmittel, die untere den, den die Ausgabe für Fleisch beansprucht. Der Unterschied dieser Prozentsätze innerhalb je ihrer Verwendung ist nicht groß. 46,2% ist das Minimum, 62% ist das Maximum, das von der Ausgabe für Ernährung für tierische Nahrung beschlagnahmt wird. Sieht man von den nur drei aus Frauen gebildeten Familien ab, so entfallen im Minimum 20%, im Maximum 28,8% der Ausgabe für Ernährung auf Fleisch. Sodann fallen unter sich ähnliche Berufe auf. Gelernte Arbeiter der Maschinenindustrie, der Metallindustrie, Schlosser, Schmiede, Klempner, Maschinenbauer und Monteure überragen ihre Umgebung bei nahezu gleicher Ausgabe für Nahrung durch höheren Anteil, den sie Fleisch und

[1]) a. a. O. S. 196.

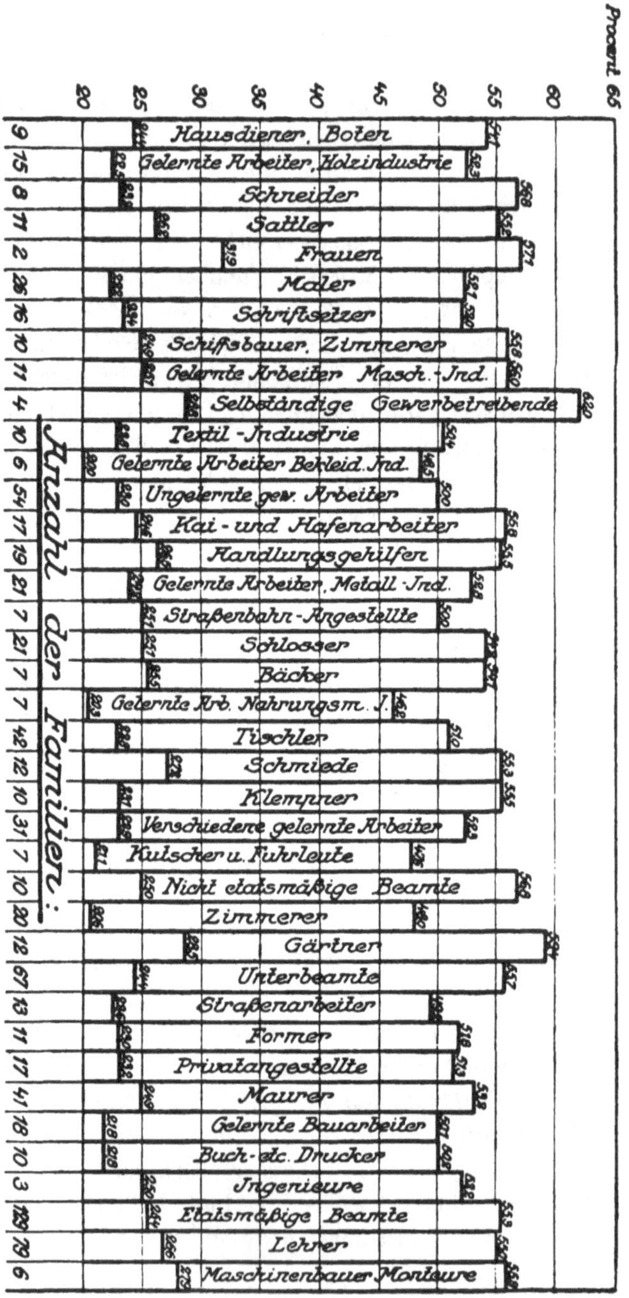
Procent 65
60
55
50
45
40
35
30
25
20
Anzahl der Familien:
Hausdiener, Boten
Gelernte Arbeiter, Holzindustrie
Schneider
Sattler
Frauen
Maler
Schriftsetzer
Schiffsbauer, Zimmerer
Gelernte Arbeiter Masch.-Ind.
Selbständige Gewerbetreibende
Textil-Industrie
Gelernte Arbeiter Bekleid. Ind.
Ungelernte gew. Arbeiter
Kai- und Hafenarbeiter
Handlungsgehilfen
Gelernte Arbeiter, Metall-Ind.
Straßenbahn-Angestellte
Schlosser
Bäcker
Gelernte Arb. Nahrungsm. I.
Tischler
Schmiede
Klempner
Verschiedene gelernte Arbeiter
Kutscher u. Fuhrleute
Nicht etatsmäßige Beamte
Zimmerer
Gärtner
Unterbeamte
Straßenarbeiter
Former
Privatangestellte
Maurer
Gelernte Bauarbeiter
Buch- etc. Drucker
Jngenieure
Etatsmäßige Beamte
Lehrer
Maschinenbauer Monteure

animalischer Nahrung widmen. Vereinigt man solche Berufe zu einer Gruppe, stellt ihr eine andere gegenüber, die im Durchschnitt einer ungefähr gleich großen Familienzahl eine höhere Aufwendung für Ernährung und E. E. täglich macht, so zeigt sich, daß

E. E. täglich bei 63 Familien: Klempner, Schlosser, Schmiede, gelernte sonstige Arbeiter der Maschinenindustrie	durchschnittlich eine Ausgabe 78,7 Pf. für Nahrung 19,9 Pf. für Fleisch 43,3 Pf. für tierische Nahrung
E. E. täglich bei 60 Familien: Schneider, Bekleidungsindustrie, Textilindustrie, Maler, Schriftsetzer	durchschnittlich eine Ausgabe 84,7 Pf. für Nahrung 18,7 Pf. für Fleisch 41,7 Pf. für tierische Nahrung

macht. Nicht nur allgemein scheint daher industrielle Tätigkeit mit dem Verlangen nach tierischer Nahrung und dem nach Fleisch einherzugehen. Innerhalb der Berufe in der Industrie tritt dies Verlangen verschieden auf. Nicht die in Geld ausgedrückte Möglichkeit der Befriedigung dieses Verlangens bestimmt die Höhe dieses Verbrauches. Der Beruf bestimmt ihn. Der Verbrauch animalischer Nahrung zeigt sich abhängig von beruflich orientierten Körperbedürfnissen.

Es fällt nach vorstehender Darstellung auf, daß die Ausgabe für tierische Nahrung und Fleisch innerhalb der Ausgabe für Ernährung prozentisch ziemlich gleichmäßig verläuft. Ordnet man die auf E. E. berechenbaren Familien aus den „Wirtschaftsrechnungen minderbemittelter Familien des Deutschen Reiches“ nach Sozialstufen, ohne Berücksichtigung der Berufe, an, so zeigt sich ein ähnliches Verhalten. Bei der untersten Stufe, die nur 45—52,5 Pf. für E. E. und dessen tägliche Ernährung aufzuwenden gestattet, werden hiervon für Fleisch davon 18,8% verbraucht, für tierische Nahrung 48,1%. Bei der obersten Stufe, bei der die Ernährung von E. E. 120—175 Pf. täglich kostet, werden davon für Fleisch 28,3%, für tierische Nahrung überhaupt 51,3% verwendet.

Es ist nun angezeigt, diese Regel an ganz veränderten Lebensverhältnissen zu prüfen.

Nach Chapin [1]) verlaufen in seinen Gruppen der New Yorker

[1]) Robert Coit Chapin, Russell Sage Foundation. The Standard of Living among working men's families in New York City. New York, Char. Publ. Com. 1909.

Familien die Ausgaben für Ernährung so, daß eine Einheit bezahlte

Familienzahl	beim Einkommen	für Fleisch von der Ausgabe für Ernährung %	für animalische Nahrung von der Ausgabe für Ernährung %
72	von 600— 699 $	28,0	49.0
79	„ 700— 799 „	30,3	50,4
73	„ 800— 899 „	31,5	51,7
63	„ 900— 999 „	30.7	54.0
31	„ 1000—1099 „	32,0	53,0

Eine der neuesten Aufnahmen ist die dänische von 1909 [1]). Vorläufig sind aus ihr die Ergebnisse der Rechnungen von 76 Arbeiterfamilien Kopenhagens veröffentlicht. Durchschnittlich verteilten sich die Ausgaben so, daß 44,5% für Ernährung, bei einer durchschnittlichen Ausgabe von 1993 Mk. für die Familie also 887 Mk. für Ernährung Verwendung fanden, und zwar hiervon für

Fleisch 32 %	Fette 16 %	Milch 8 %	Animalische Nahrung 56 %
= Mk. 284	142	71	zusammen Mk 497,—

Demnach zeigt sich für die betrachteten Familien in allen Ländern das gleiche. Berechnet auf die Ernährungsausgabe ist die Ausgabe für Fleisch prozentisch fast eine Konstante, deren Wert zwischen 20—33 vom Hundert der Ausgabe für Nahrung liegt; die Ausgabe für tierische Nahrungsmittel ist fast eine Konstante, deren Wert von 50—60 vom Hundert wechselt. Mit der Befolgung dieser Regel aber in der Gestaltung ihrer Ausgaben beweisen die industriellen Arbeiter das Vorhandensein einer zwingenden Ursache. Diese Ursache muß eine gemeinsame sein. Und das Gemeinsame ist die Art der Arbeitsleistung. Der zunehmende Fleischverbrauch ist bedingt nicht durch wirtschaftliche Verhältnisse, diese gewähren nur die Möglichkeit seiner Befriedigung. Das Agens für den höheren Fleischverbrauch ist das physiologische Bedürfnis dafür.

Für die Vereinigten Staaten von Nordamerika weist Le Play nur eine Wirtschaftsrechnung auf. Es

[1]) Statistike Estersetninger, 4. Jahrg., Nr. 6.

ist die eines Goldgräbers in Kalifornien. Da der Mann unter ganz abnormen Verhältnissen lebte, so ist sein Verbrauch an Nahrungsmitteln nicht typisch. Diese Rechnung werde daher nur der Vollständigkeit wegen erwähnt.

Blocher und Landmann [1]) haben die im Sixth and Seventh Annunal Report of the Commissioner of Labor 1891/92 veröffentlichte Erhebung über 8544 Wirtschaftsrechnungen zu ihrer Arbeit benutzt. Da aber in ihren Ausführungen auf den Verbrauch an Nahrungsmitteln nach Art und Gewicht Rücksicht nicht genommen werden konnte, so führen wir nur an, daß in den von ihnen nach dem Einkommen gebildeten Sozialklassen von je 160 Familien die Ausgabenbeträge sich steigern:

Gegenstand	Sozialklasse I	II	III	IV	V	VI	Durchschnitt aller 160 Familien
	Ausgabenbetrag der I. Sozialklasse = 100						
Nahrung:							
a) tierische	100	123	133	149	177	214	139
b) pflanzliche	100	112	125	139	143	161	123

Allüberall zeigt sich das gleiche. Je größer die Möglichkeit wird, die Ausgabe für Ernährung zu vermehren, je stärker wird die Heranziehung tierischer Nahrungsmittel.

Sodann fügen wir zu unserem Vergleich hier die große, über das Jahr 1901 sich erstreckende Erhebung bei 25 440 Familien ein [2]).

56,1% dieser Familien entfallen auf die Staaten New York, der allein rund 16% aller Aufnahmen brachte, Pennsylvania, Massachusetts, Ohio, Illinois. Die übrigen verteilen sich bis auf nicht ganz 1% herunter auf die sonstigen Staaten. Örtlich also liegt der Schwerpunkt dieser Aufnahme mehr in den aus den Oststaaten gelieferten Rechnungen.

Im Durchschnitt besaßen von diesen Familien

---

[1]) Blocher und Landmann, Die Belastung des Arbeiterbudgets durch den Alkoholgenuß. Basel, 1903.

[2]) Eighteenth Annual Rep. of the Comm. of Labor. Washington, 1904.

30 % ein Einkommen bis 500 $ = 2000 Mk.
53 % „ „ „ 700 $ = 2800 Mk.
17 % „ „ über 2800 Mk.

Nach den Berufen liegt der Schwerpunkt bei den im Stahl und Eisen, persönlichem Dienst-, Handel-, Verkehr- und im Handgewerbe Beschäftigten. Leider sehr ungleich und ein vollständiges Bild nicht bietend, muß jede solcher Riesenaufnahmen sich gestalten. Ordnet man die Familien nach dem durchschnittlichen Einkommen auf den Tag im Jahr, so haben deren ein mittleres Einkommen ungefähr 10%; 40% ein höheres als das durchschnittliche, also 50% ein Einkommen unter dem Durchschnitt.

Die genau beobachtete Zahl der Familien schränkt sich jedoch ein. Nur 11 156, immerhin eine stattliche Zahl, läßt den Geldverbrauch ermitteln. Ordnet man diese Familien nach der Ausgabe für Ernährung an, so ergibt sich als durchschnittliche Ausgabe 74,8 Pf. für den Mann und Tag, die 21,2% der Familien aufweisen. 41,4 der Familien erreichen diese nicht, 37,4% liegen über dem Durchschnitt. Also auch hier zeigt sich eine der Aufstellung nach Einkommen nicht völlig entsprechende Mischung.

Noch weniger Familien lassen einen Einblick in den genauen Lebensmittelverbrauch zu. Er wird dadurch sehr belehrend, daß er die Familien in eingeborene und fremde zu trennen gestattet.

Ordnet man auch hier nach den für einen Mann und Tag berechenbaren Kosten der Ernährung, so fangen die Aufnahmen erst über dem Durchschnitt, 74,8 Pf., an, verwertbar zu werden. Man erblickt also nur den Verbrauch höherer Einkommenstufen. Immerhin zeigt sich aber selbst hier der mit dem Anstieg an Einkommen verknüpfte größere Fleischverbrauch. Er wächst hier nicht proportional dem Einkommen, aber er steigt an.

Bei den eingeborenen Familien verbraucht der Mann mindestens 229 g, höchstens 322 g Feisch. Bezüglich des Eiweißverbrauches, zeigt sich eine von 65—200 g für Mann und Tag schwankende Menge, deren Herkunft fast bei allen eingeborenen Personen nahezu zu 40% dem Fleisch entstammt. Noch größere Schwankungen zeigt der Fettverbrauch einer Einheit, von 58—404 g täglich, der in der Hauptmenge aus Fleisch, dann aus Butter und Käse herrührt. Die Kohlehydrate wechseln im Gebrauch um das Dreifache, 213 bis 795 g, letztere eine schon nahezu unglaublich erscheinende Menge. Hiernach kann es nicht überraschen, daß die von einer Einheit täglich verbrauchten W. W. nahezu um das Vierfache sich erhöhen, 1890: 6905!

Die Verbrauchszahlen für eingewanderte Familien führen zu folgendem Ergebnis, das nach den Ländern der Herkunft der Familien betrachtet werde.

Deutsche, 10 Familien. Das Mindestmaß des Verbrauches zeigt sich in New York bei einem Fabrikarbeiter: 65 g Eiweiß, 75 g Fett, 187 (!) g Kohlehydrate, 1735 W. W. Den Höchstverbrauch ergeben hier zwei Zimmerleute mit je 140 g Eiweiß, 144 g Fett, 458 g Kohlehydrate, 3825 W. W. Das Eiweiß entstammt im Durchschnitt fast zu nahezu 40% dem Fleisch.

Von drei Engländern leben zwei gleichmäßig mit 2440 W. W. und 77 g Eiweiß, zu 39% aus Fleisch herrührend. Der dritte verbraucht 5010 W. W., darin die doppelte Eiweißmenge wie die Erstgenannten. Ihnen werde ein Schotte angereiht, der mit 204 g Eiweiß, 264 g Fett, 714 g Kohlehydraten und 6220 W. W. dem höchstverzehrenden eingeborenen Amerikaner nahekommt.

Da irische Arbeiter in den Vereinigten Staaten numerisch stark vertreten sind, so sind deren wohl am meisten, 15, berücksichtigt worden. Ihr Verbrauch bewegt sich von 71 g Eiweiß, 93 g Fett, 310 g Kohlehydraten und 2430 W. W. bei einem Teppichfärber, bis zu 153 g Eiweiß, 176 g Fett und 514 g Kohlehydraten mit 4235 W. W. für einen Lagerarbeiter in Philadelphia ermittelt. Auch bei ihm wird die Heranziehung von Fleisch zur Nahrung so stark, daß es sogar über die Hälfte des Eiweißes liefert.

Mit Rechnungen von Familien in New York und deren Geldverbrauch beschäftigt sich Robert Coit Chapin [1]).

Auch in dieser Aufnahme sind die höheren Einkommen wesentlich mehr berücksichtigt als die untersten. Von den 391 betrachteten Familien haben

25	=	6,4 %	ein Einkommen	unter 2400 Mk.
318	=	81,3 %	„ „	von 2400—4400 Mk.
48	=	12,3 %	„ „	über 4400 Mk.

[1]) a. a. O.

Leider fällt daher der Schwerpunkt der Erhebung auch hier nicht in die mindestbemittelten Familien. Noch weniger Wert erhält die Aufnahme, da eine wenig eingehende Betrachtung über den Lebensmittelverbrauch nach Gewicht und Gehalt der Nahrung an Nährstoffen angehängt ist. Immerhin wichtig ist die Feststellung des Umstandes, daß erst bei und über einer Ausgabe von 88 Pf. für Mann und Tag eine genügende Ernährung zu erwarten ist. Es wird die geringe Begabung für zweckentsprechenden Einkauf der Nahrungsmittel getadelt.

Angehängt sind weiter Erwägungen, die sich auf 100 Familien in Buffalo beziehen, Erwägungen, die in bezug auf die Ernährungsfrage zu gleichem Ergebnis wie bei den Familien in New York führen. Charakteristisch, und unsere früheren Ausführungen bezüglich der Ersparnisse erhärtend, ist der Umstand, daß da, wo die geringste Ausgabe für Ernährung vorliegt, bei 25 italienischen Familien, Ersparnisse verzeichnet stehen. Sie erreichen in ihrer Ausgabe für die Einheit und deren Nahrung knapp die oben verlangten 88 Pf. für den Tag. Während nun alle anderen in Buffalo betrachteten Familien mehr ausgaben wie einnahmen, sind diese italienischen Familien die einzigen, die Ersparnisse machen.

Für die Niederlande hat P. van Vlissingen [1]) zuerst Wirtschaftsrechnungen einiger Arbeiterfamilien betrachtet. Er begnügte sich jedoch damit, 7 Familien in Wochenrechnungen vorzuführen. Eine Verallgemeinerung dieser Rechnungen, um den Stand der damaligen Ernährung in diesem Lande zu kennzeichnen, ist daher unstatthaft. Neuerdings sind dort 70 Jahresrechnungen, vom 1. Juni 1910 bis 31. Mai 1911 laufend, Gegenstand einer Veröffentlichung geworden [2]). Die Familien betreffen 36 Berufe und 19 Erhebungsorte. Unter den Berufen wiegen Zimmerleute mit 8, dann Gemeindearbeiter mit 6 Rechnungen vor. Je vier Rechnungen stammen von Kleidermachern, Schriftsetzern und Maschinisten. Die genannten Berufe treffen also 37 % aller Aufnahmen. Örtlich fallen die meisten Aufnahmen nach Amsterdam, das ein Drittel der Rechnungen lieferte. Diese Angabe zeigt,

[1]) Sloet's Tijdschrift voor staathuisk. en stat. 13. Teil, 1856.

[2]) Rapport eener Enquête der Soc. Dem. Studie-Club in Amsterdam, Rapport Nr. 69.

wieweit auch diese Erhebung von einer Schilderung aller Berufe und des Landes entfernt ist. Gemessen an dem Prozentsatz der Ausgabe, den die Ernährung beschlagnahmt, sind die Familien in ihrem Verhalten sehr gleichmäßig. Im Durchschnitt aller Familien verlangt die Ernährung 50% der Ausgabe. In der Gruppe von vier Familien, die ein jährliches Einkommen von 500—600 Gulden aufweisen, verlangt die Ernährung 57% der Ausgaben. Bei einem Einkommen von 1000—1200 Gulden sinkt dieser Prozentsatz auf 48,02—48,09%. In diesen Rechnungen ist der Lebensmittelverbrauch nicht nach dem Gewicht der Nahrungsmittel angegeben. Die sonst sehr genaue Aufnahme verliert darum für uns an Wert. Es scheint von Interesse zu untersuchen, wie die 70 Familien ihre Ausgabe für tierische Nahrung und Fleisch gestalten. Im Durchschnitt aller Familien entfallen für tierische Nahrungsmittel 40%, für Fleisch 18,6% von der Ausgabe für Ernährung. Damit scheint die Annahme gerechtfertigt, daß die Ernährung dieser Familien noch starke Anklänge an die Ernährung landwirtschaftlich tätiger Familien zeigt. Es scheinen hiernach auch in den Niederlanden, wie in Belgien, Kohlehydrate, also pflanzliche Nahrungsmittel, in der Ernährung vorzuwalten.

Für Belgien besitzen wir zur geschichtlichen Verfolgung der Ernährung der dortigen Arbeiter schon seit 1853 ein größeres Material, als Le Play es mit wenigen Wirtschaftsrechnungen bieten kann. Die Wirtschaftsrechnungen Ducpétiauxs von 1853 sind von Ernst Engel betrachtet und zu Schlußfolgerungen benutzt worden [1]). Messen wir das Ergebnis seiner Betrachtungen an heutigen Anforderungen, so erreichte die in ihrer Ernährung damals bestgestellte Klasse (Klasse III Engels) ungefähr das Mindestmaß der Erhaltung. Berechnet man auf Grund von Engels Ermittlungen den Prozentsatz der Nahrungsmittel innerhalb des Gesamtgewichtes der täglichen Nahrung, so zeigt sich auch für die belgischen Rechnungen der schulgemäße Unterschied der ländlichen gegenüber der städtischen Ernährung. Letztere verliert an Gewicht, gewinnt aber prozentisch in diesem an Gehalt. Die Ernährung wird durch Einbeziehung von Fleisch intensiver.

Eine Arbeit, die sich nur mit den Verhältnissen der in Belgien

[1]) E. Engel, a. a. O.

in der Landwirtschaft Tätigen beschäftigt, ist die von Seebohm Rowntree [1]). Betrachtet man den Verbrauch der von ihm gebildeten Gruppen, so zeigt sich, daß sie alle den pflanzlichen Nahrungsmitteln einen überwiegenden Anteil in der Ernähung zubilligen. Seit 1853 hat sich das Zahlenbild, relativ betrachtet, wenig verändert. Absolut sind die Zahlen der Einnahme und Ausgabe erhöht. Einen ausgesprochenen und allgemeinen Zug zu der Erhöhung des Verzehrs an tierischer Nahung und Fleisch vermag man kaum zu erkennen.

E. Engel [2]) hat weiter die Ausgabe für den Verzehr und die Nahrung belgischer Kohlenbergleute in den Jahren 1853 und 1891 verglichen. Nach ihm hat die Lebenshaltung dieser Arbeiterklasse auch in der Ernährung entschiedene Fortschritte gemacht. Im Jahre 1853 wurden 74,37%, im Jahr 1891 nur 69,29% der Einnahme auf Ernährung verwendet. 1853 entfielen von der Ernährungsausgabe 26, 1891 jedoch 37% für animalische Nahrungsmittel. Ein weiterer Vergleich des täglichen Nährstoffverbrauches, von E. E. für „sämtliche Gewerbe" ermittelt, kann ebenfalls die Wahrnehmung festigen, daß die Kost 1891 reichlicher bemessen und gebessert war. Die Eiweißmengen in ihr haben zugenommen. Berechnet man weiter die im Jahre 1891 auf E. E. täglich entfallenden Nahrungsmittelgewichte, Nährstoffmengen und deren Wärmewert, so verbrauchte E. E. der Gewerbe bei

Familien		Nahrungsmittel	Eiweiß animalisch	Eiweiß überhaupt	Wärmewert
		g	g	g	
10	Buchdrucker	1544	28	82	2740
11	Eisenhütten	1612	15	73	2898
	Übrige Gewerbe	1693	19	81	3161
14	Maschinenbauer und Führer	1860	24	89	3276
12	Feinspinner und Weber	1861	20	87	3291
11	Glasmacher	1718	28	93	3498
44	Kohlenbergleute	1987	29	102	3628

[1]) Seebohm Rowntree, Land and Labour, a lesson from Belgium.

[2]) Ernst Engel, Die Lebenskosten Belgischer Arbeiterfamilien früher und jetzt. Dresden, C. Heinrich, 1895. S. 120 ff.

Die Betrachtung des Verbrauches der Nahrungsmittel dieser Familien, zusammengefaßt in Sozialstufen, bot E. Engel die Veranlassung zu dem Hinweis, „daß die Menschen bei der Auswahl ihrer Nahrung augenscheinlich durch ein Naturgesetz beherrscht werden. Das Streben, die Nahrung zu verbessern, sie reicher an animalischen Bestandteilen zu machen, ist noch stärker als ihre Menge zu vergrößern. Auf der ersten Sozialstufe beträgt die animalicshe Nahrung der Kostsätze 11,46% von der Gesamtnahrung, auf der zweiten 14%, auf der dritten 16,75% und auf der vierten 19,46%. Diese Zahlen verhalten sich wie 1,00 : 1,35 : 1,89 : 2,36. Dagegen verhalten sich die Zahlen der Gesamtmengen in den vier Stufen zueinander wie die Zahlen 1,00 : 1,11 : 1,29 : 1,39. Der teuerste Bestandteil der Nahrung ist das Eiweiß. Das tierische Eiweiß aber ist wegen seiner Vorzüge vor dem Pflanzeneiweiß teurer als dieses. Die Vermögenslage macht ihren Einfluß bis auf die Wahl der Eiweißart und der Eiweißmenge geltend. In der ersten Stufe enthielt der Tageskostsatz 67,9 g Eiweiß und 12,7 g tierisches, in der zweiten Stufe 79,5 g Eiweiß, wovon 19,5 g tierisches, in der dritten Stufe 97,2 g Eiweiß, wovon 26,7 g tierisches, und in der vierten Stufe 107,7 g, wovon 34,9 g tierisches". Dieses Naturgesetz, das Verlangen nach tierischem Eiweiß in der Nahrung seitens der Menschen, in seiner Herrschaft zu verfolgen, boten unsere Ausführungen in allen Abschnitten unserer Betrachtungen reichliche Gelegenheit.

Wir ziehen weiter die neueste Arbeit über Arbeiterernährung in Belgien zum Vergleich heran. Aus der Enquête sur l'Alimentation des ouvriers belges des Instituts Solvay [1]) lassen sich 933 Fälle der nach Wohnorten aufgestellten Liste der Arbeiter unter bestimmte Berufsgruppen bringen.

Teilt man diese Fälle weiter in solche ein, die bis 3500, bis 4000 und weiter darüber an W. W. verbrauchen, so wird ersichtlich, daß Gruppe I: Aufseher (17 Fälle), Typographen und Lithographen (35), Grobmetall- (30), Textilarbeiter, mechanischer Betrieb (194),

[1]) Slosse et Waxweiler, l. c.

Textilarbeiter, Handbetrieb (59), Holzarbeiter (63), Steinhauer (13), im ganzen 470 Fälle, in denen die Einheit 80 g Eiweiß, 102 g Fett, 505 g Kohlehydrate im Durchschnitt täglich verzehrt und damit 3350 W. W. verbraucht.

Zu Gruppe II gehören Schuster (45), Bekleidungsindustrie (41), Metallarbeiter, Kleinzeugherstellung (188), landwirtschaftliche Arbeiter (16), überhaupt 266 Fälle, in denen die Einheit täglich 86 g Eiweiß, 109 g Fett, 553 g Kohlehydrate und 3741 W. W. als Verbrauch erzielt.

Zu Gruppe III mit 197 Fällen gehören: Bergarbeiter (110), Erdarbeiter (18), Schieferarbeiter (18), Steinbrucharbeiter (49). Der Verbrauch der Einheit beläuft sich hier täglich auf 93 g Eiweiß, 127 g Fett, 604 g Kohlehydrate und 4172 W. W. Vergleicht man den Nährstoffverbrauch der so aus dem Verbrauch herausgebildeten Gruppen, so zeigt sich ein Anstieg von Gruppe I : II im Verbrauch von

Stickstoffhaltigen Stoffen %	Fett %	Kohlehydraten %	Wärmewert %
um 7,6	6,8	7,4	8,7
von Gruppe II : III			
um 8,1	16	9,2	11,6
von Gruppe I : III			
um 15,9	22,8	16,6	20,3

Der Hauptanteil der Steigerung entfällt auf stickstoffhaltige Stoffe und Fett, also auf Fleisch, im gleichen Lande, zu gleicher Zeit, aber bei verschiedenen Kategorien von Arbeitern, deren Löhne, deren Ausgabe für Ernährung wir nicht kennen.

Betrachtet man die Art, wie diese Fälle sich mechanisch in die Verbrauchsskala einfügen, so ist kaum zu bezweifeln, daß dies der Arbeitsleistung entspricht. Sodann aber läßt sich aus dem mit der Gruppenbezeichnung zunehmenden Mehrverbrauch an Kohlehydraten kaum anders schließen, als daß bei belgischen Arbeitern, abgesehen von Sonderfällen, die Notwendigkeit auch heute noch vorliegt, das Nahrungsbedürfnis in erster Linie quantitativ zu decken. So schließen die Verfasser nach ihren Zusammenstellungen: „Die Arbeiterernährung ist fehlerhaft, sie wird mit falschem Verständnis, falscher Anpassung an die vom Körper zu leistende Aufgabe geübt, sie ist außerdem ungenügend.“ Vermutlich ist der Grund dieses beklagenswerten Verhaltens ein wirtschaftlicher. Die Einnahme der Familien gestattete nur, wie obige Zusammenstellung es erkennen lehrt, die Bezahlung der vorherrschenden Pflanzennahrung.

Zwischen den Resultaten der von Engel bearbeiteten Erhebung von 1891 und der zuletzt genannten kann nur für wenige Berufe ein Vergleich der Ernährung gezogen werden. Es verbrauchte E. E. täglich nach der angezogenen Veröffentlichung von 1910 in den Gewerben

	Eiweiß animalisches g	Eiweiß überhaupt g	W.-W.
Buchdrucker	34,7	82,4	3244
Metallarbeiter:			
Schmiede	29.5	80.7	3413
Kleinzeug-	38.1	92,5	3814
Weber bei Handarbeit	28,2	77	3373
Weber bei mechan. Arbeit	26.9	77	3330
Bergleute (Mineure)	37.5	92.2	4071

Soweit die in den beiden Veröffentlichungen gewählten Berufsbezeichnungen wirklich den gleichen Beruf in den beiden Jahren 1891 und 1910 treffen, ergibt sich für alle hier verglichenen Berufe eine geringe Zunahme des Verbrauches an tierischem Eiweiß, vielleicht, mit Ausnahme der Buchdrucker, ein Abfall des Verbrauches an Eiweiß überhaupt; der Verbrauch an Wärmewerten scheint, auf Grund eines vermehrten Fettverbrauches, erhöht.

Alle einzelnen Familienrechnungen wären ein für uns hier benutzbares Material, wenn sie in großer Anzahl und genau für gleiche Zeit und gleichen Ort vorlägen. Sieht man sich jedoch die älteren Sammlungen solcher Arbeiten (Ballin, Hampke, Grotjahn) an, so wird man zugeben müssen, daß der Verallgemeinerung der Ergebnisse ihrer Betrachtungen große Schwierigkeiten entgegenstehen. Sie konnten obige Bedingungen nicht erfüllen.

Seit dem 17. Jahrh. bis heute ist die Zahl der veröffentlichten einzelnen Familien-Wirtschaftsrechnungen auf ungefähr 1000 angewachsen. Ungefähr 900 davon fallen in das 19. Jahrhundert. Da sie jedoch alle Länder betreffen, in diesen alle Sozialklassen, die Rechnungen zu verschiedenen Zeiten, d. h. also unter ganz verschiedenen Bedingungen aufgenommen sind, so ist es schwer, die einzelnen Rechnungen zu vereinigen und sie dann, so vereinigt, als Typus zu betrachten. Die einzelne Rechnung sagt immer nur aus, daß z. B. ein Stubenmaler 1885 in Deutschland unter entsprechenden Einkommen und mit genannter Zahl von Familiengliedern in festgestellter Weise zu leben vermochte. Nicht für die Zeit, nicht für das Land (Ort), ist jetzt noch ermittelbar, ob er für seinen Beruf typisch am Lebensmittelverbrauch beteiligt war.

16 Wirtschaftsrechnungen aus der Schweiz, Ende der achtziger Jahre vorigen Jahrhunderts aufgenommen, sind nicht maßgebend für die Ergründung des Lebensmittelverbrauchs aller Sozialklassen dieses Landes zu jener Zeit.

Und nun gar Veröffentlichungen, die zeitliche und örtliche Grenzen überschreiten, die alles zusammentragen, was ihnen auf ihrem Wege dienlich scheint, die Baschkiren und türkische Schmiede neben landwirtschaftliche und industrielle Arbeiter des westlichen Europas als gleichwertig setzen, die Schweizer und deutsche Arbeiter zur Betrachtung des Verbrauches durcheinandermengen! Ganz so leicht sich die Sache der Ergründung des Lebensmittelverbrauches zu gestalten, ist unangängig. Nicht Einzelfälle vermögen zu entscheiden, sie sind nur benutzbar, um durch ihre Abweichungen vom Durchschnitt Möglichkeiten zu erweisen. Jeder Einzelwirtschaftsrechnung bleibt die Aufgabe darzutun, daß sie den Durchschnitt von Beruf und Sozialklasse ihrer Zeit, ihres Ortes trifft, oder warum sie von ihm abweicht.

Mit der Methode der Massenerhebungen, wie sie besonders in den Vereinigten Staaten von Nordamerika ausgebildet wurde, scheint zwar der Weg gewiesen, der Ergründung des Nahrungsmittel- und Nährstoffverbrauches näherzukommen. Soll der Wert dieser Erhebungen jedoch dem Ideal von Erhebungen mehr entsprechen, so bedürfte es dazu internationaler Vereinbarungen. Nur wenn alle Kulturstaaten zu gleicher Zeit Erhebungen nach gleicher Methode veranstalteten, würde das wünschenswerte Bild des Ablaufs der Ernährung durch Vergleichsmaterial Wert erhalten. Nur wenn diese Erhebungen die Berufe träfen, die hauptsächlich die Arbeiter jetzt beschäftigen, würde sich die Frage entscheiden lassen, welche Anforderungen der Beruf an die Ernährung stellt. Nur so wäre schließlich möglich mit Beweismaterial die Forderung zu stützen oder zu verneinen, daß diese oder jene Lohnhöhe diesem oder jenem Beruf nicht die Möglichkeit gewähre, entsprechend der vom Beruf geforderten Arbeitsleistung sich zu ernähren.

Trotz der Mängel also, die auch den von uns vorgeführten Untersuchungen anhaften, scheint es möglich, das Material zu Schlußfolgerungen allgemeiner Art zu benutzen. Will man die Erscheinungen auf dem Gebiet der Ernährung in aus ihnen abgeleitete, im Wesen verschiedene Formen einreihen, so sieht man drei Möglichkeiten. Die erste Möglichkeit ist die, daß die Ernährung unzureichend ist. Diese Möglichkeit zeigt sich überall da, wo kein Einkommen oder nur ein geringes und wechselndes Einkommen vorhanden ist. Der Hauptteil der Nahrung wird aus pflanzlichm Material bestehen. Vom Gewicht der Nahrung überhaupt bilden pflanzliche Nahrungsmittel 80—90%. Tierische Nahrungsmittel werden nur selten benutzt. Die Nahrung führt zur U n t e r - e r n ä h r u n g von Individuen und Klassen der Bevölkerung. Nicht zur Unterernährung führt allgemein die Ernährung der ländlichen Bevölkerung. Für diese jedoch steht fest, daß auch sie überwiegend pflanzliches Material zur Ernährung benutzt. Treten Glieder der ländlichen Bevölkerung in veränderte Arbeitsverhältnisse, so behalten sie meist das gewohnte hohe Gewicht der täglichen Nahrungsmittelmenge nicht nur bei, sie erhöhen es sogar mit Hilfe von tierischen Nahrungsmitteln. Dadurch erzielen sie einen Ausgleich für die früher erlittene Entbehrung tierischer Nahrung.

D i e E r n ä h r u n g w i r d z u e i n e r a u s g l e i c h e n - d e n. So verhielt sich z. B. ein Pole, der im Dock von New York arbeitete, nach der amerikanischen Aufnahme von 1903. Alle übrigen Arbeiter dieser Aufnahme schlägt er mit seinem Verbrauch von 7615 W. W. zu dem er 212 g Eiweiß, 334 g Fett und 888 g Kohlehydrate heranzog. Die Abstammung des Eiweißes ist nur zu 37% aus Fleisch, zu weiteren 17% aus Milch hauptsächlich ersichtlich. Vergleicht man mit diesen Zahlen die, welche wir oben für den landwirtschaftlichen Arbeiter der Provinz Posen anführten, so ist das ausgleichende Bestreben in der Nahrungszufuhr ersichtlich.

Der Pole in New York ist keine Ausnahme. Alljährlich kommen Tausende ländlicher Arbeiter aus polnischem Gebiet nach Deutschland. Schon die diesen Leuten auf Grund der Mietkontrakte gelieferten Mengen an Nahrungsmitteln sind ganz erstaunlich hoch. Hierzu treten die außerdem noch von den Leuten selbst eingekauften Lebensmittel. Es ist zu schließen, daß ein Mann, nur auf Grund kontraktlicher Lieferung, täglich 102 g Eiweiß, 20 g Fett, 946 g Kohlehydrate und damit rund 6000 R. W. W. in nahezu 4000 g des Nahrungsmittelgewichtes beansprucht.

Solche Arbeiter verpflichten sich, was entscheidend scheint, in ganz besonderen Ernährungszuständen. In ihrer Heimat genötigt, teils aus wirklichem Mangel an Nahrungsmitteln, teils aus wirtschaftlicher Not, zu darben, müssen diese „Sachsengänger“ scheinbar zuförderst durch großen Verzehr den Körper auf einen Zustand bringen, der die starke Arbeit, die sie leisten sollen, gestattet.

Ein gleicher Vorgang ist für die nach Amerika eingewanderten Arbeiter aller Völker ersichtlich. Die Anpassung an den dortigen Verbrauch in bezug auf Fleisch, dessen Vermehrung, ist dessen der Beweis. Das amerikanische Arbeitsleben stellt, zugleich mit der Notwendigkeit, eine andere Sprache zu erlernen, an die Eingewanderten die Forderung, den gewünschten Platz an der Sonne aus eigener Kraft und schnell zu besetzen.

In der letzten Form der Ernährung, aufgebaut auf noch vergrößerter Möglichkeit die Anforderung für Ernährung zu befriedigen, sinkt das Gewicht der Nahrung; die tierischen Nahrungsmittel verdrängen mehr und mehr die pflanzlichen. Die Geldaufwendung für die Nahrungsmittel, deren Verbrauch und der von Nährstoffen zeigen das Bestreben, nach einem Zustand zu gelangen, der dem

Bedarf des Körpers angepaßt ist. Es zeigt sich die ausgeglichene Ernährung.

Erst durch in Generationen gezeitigte Erfahrung bildet sich allgemein diese Bewertung der Nahrung aus, die weiter zu der bewußten Befolgung der aus der Erfahrung abgeleiteten physiologischen Gesetze führen kann.

Aus dem vorstehend betrachteten Material haben wir die geeigneten Typen ausgewählt, um diese Möglichkeiten der Gestaltung der Ernährung vorzuführen. Sie vereinigt folgende Darstellung:

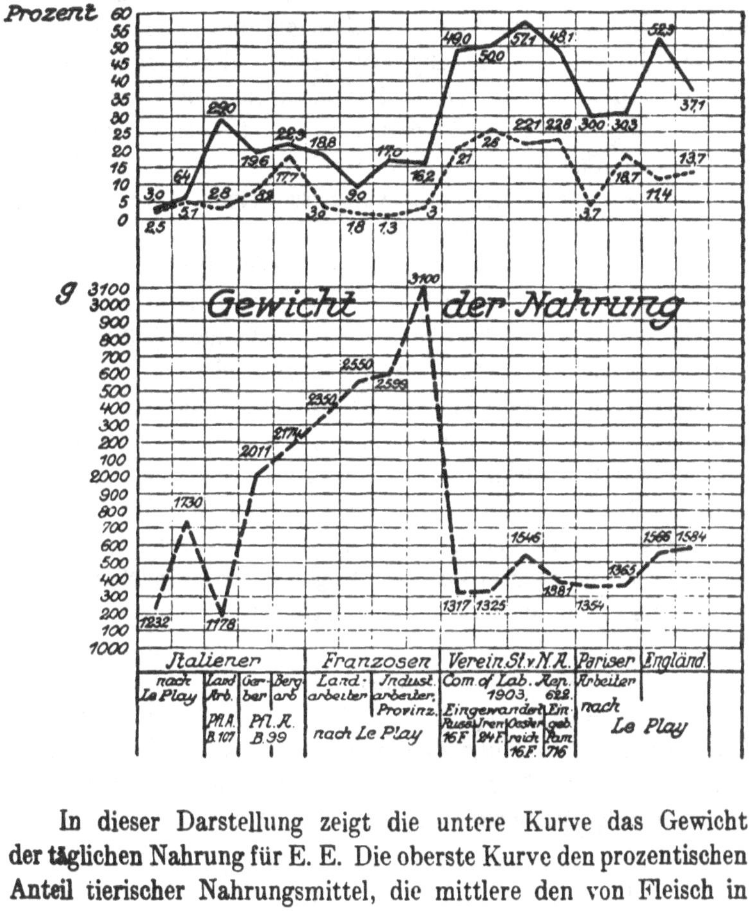

In dieser Darstellung zeigt die untere Kurve das Gewicht der täglichen Nahrung für E. E. Die oberste Kurve den prozentischen Anteil tierischer Nahrungsmittel, die mittlere den von Fleisch in diesem Gewicht. Man sieht, wie die italienischen Landarbeiter, die fast nur pflanzliche Nahrungsmittel verzehren, erstlich ein geringes, aber wechselndes Gewicht an Nahrung täglich aufweisen. Dann verringert sich bei ihnen das Nahrungsmittelgewicht, weil tierische Nahrung in den Verbrauch einbezogen wird. Die Ernährung ist ungleich, wechselnd. Von den italienischen Industriearbeitern bis zu den industriellen Arbeitern der französischen Provinz steigt das tägliche Nahrungsmittelgewicht rapide an. Gegenüber den italienischen Landarbeitern nach Le Play ist die Menge an tierischen Nahrungsmitteln erhöht. Die Fleischnahrung indessen kommt nicht wesentlich vermehrt zum Verbrauch. Von den in Amerika eingewanderten russischen Familien ab fällt plötzlich die das tägliche Nahrungsmittelgewicht darstellende Kurve. Das Nahrungsmittelgewicht wird gleichmäßig. Es vermag von nun an, wegen höherer Inanspruchnahme tierischer Nahrungsmittel, dem Mann in geringerem Gewicht der Nahrung erhöhte Mengen von Eiweiß, und zwar von tierischem Eiweiß, und Fett zu bieten.

Aus der Geschichte der wirtschaftlichen Entwicklung der Familien ist nach Varlez für Belgien, von Rowntree für England [1]) der Schluß gezogen, daß für sehr viele Arbeiterfamilien fünf Perioden in ihrer wirtschaftlichen Lage wahrnehmbar werden. In zwei dieser Perioden erhebt sich die Linie des auf das Familienglied entfallenden Einkommens, damit wächst die Möglichkeit des Verbrauches an Nahrungsmitteln. In drei Perioden senkt sich die Kurve des verteilten Einkommens unter die Norm. Im Leben jeder Familie, die hauptsächlich auf Verdienst aus Arbeit angewiesen ist, können sonach, wenn meist zwei Perioden ausgleichender Ernährung vorhanden sind, nur in diesen die Möglichkeiten vorhanden sein, fortschreitend zu der entsprechenden ausgeglichenen Ernährung zu gelangen. Wie vielen Familien dies gelingt, hängt von der Begabung für Ausnutzung dieser Möglichkeit ab. Je mehr Familien dies aber in einem Volk vermögen, je gehobener wird uns der Zustand solchen Volkes erscheinen. Im Leben des einzelnen Arbeiters treffen die Phasen, in denen er dem Mangel besonders ausgesetzt

[1]) a. a. O., Poverty usw. S. 137 und Schnapper-Arndt, l. c.

erscheint, erstlich die Periode von seinem 5. bis zu seinem 15., dann von seinem 30. bis zu seinem 40. und schließlich die nach seinem 65. Lebensjahr. Zu der Zeit, in der der Körper befähigt werden soll, für das künftige Berufsleben Kräfte zu sammeln, zu der, in der er am befähigsten sein müßte, die Pflichten des Berufes zu erfüllen, zu der, in denen er von Mühe und Arbeit sich auszuruhen gedenkt, ist die Ernährung der Individuen in den Arbeiterfamilien, aus wirtschaftlichen Gründen heraus, der Gefahr ausgesetzt, mangelhaft zu sein. Ist es zwar in allen Kulturstaaten je länger je mehr das Bestreben, durch Schulspeisungen und durch Altersrenten in zwei dieser Perioden die Ernährung der Massen ergiebiger zu gestalten, so fehlt bisher gerade für die arbeitsreiche Periode im Leben des Arbeitnehmers eine entsprechende Fürsorge. Sie kann nur darin erblickt werden, daß das Einkommen aus Arbeit nach Maßgabe der von ihm lebenden Personenzahl, nach Maßgabe der in Arbeit umgesetzten Körperkraft zu gestalten ist. Die Förderung der Lösung dieser Fragen, die schon Le Play in dieser Weise vorschlug, wird voraussichtlich die kommenden Zeiten beschäftigen.

11. Kapitel.

Ernährung und Volksgesundheit.

Vergleicht man den Verlauf der Ernährung bei verschiedenen Völkern, so müßte es schließlich möglich sein, den Erfolg dieser Ernährung an den Zahlenangaben zu messen, die den Grad der Gesundheit jedes Volkes wiederspiegeln. Denn diese Zahlen zeigen die relative Eignung der Völker zum Kampfe um das Dasein. Zu diesem Kampfe bietet die Ernährung den Völkern eine Waffe. Unsere Erkenntnis wird jedoch trotz dieser Zahlen durch zwei Umstände nachteilig beeinflußt. Das Zahlenmaterial wird erst seit einer kurzen Zeit überhaupt zusammengetragen. Es wird außerdem in je nach den Staaten verschiedenen Zeitabschnitten erhoben. Es ist von uns gezeigt, wie die Ernährung eines Volkes nur in längeren Zeiträumen einen wahrnehmbaren Wechsel erkennen läßt. Es läge daher nur durch Gegenüberstellung zeitlich weit voneinander abliegender Perioden auf dem Gebiet der Ernährung die Möglichkeit vor, bindende Schlußfolgerungen auch für den Verlauf der Erscheinungen in der Volksgesundheit zu ermitteln. Diese Vorbedingungen weist keines der zu betrachtenden Gebiete auf. Für kürzere Perioden liegen jedoch nach einigen Richtungen Zahlen vor, die die Volksgesundheit messen lassen. Wir wollen sie nun nachstehend betrachten.

Daß die in einem Lande geübte Ernährung und die Geburtenziffer in diesem Lande in Beziehung zueinander stehen, ist einleuchtend, betrachtet man die Schlußfolgerungen Düsings[1]). Auf Grund des großen von ihm benutzten Materials erschien es ihm sicher, daß in einem Lande mit zunehmender Prosperität Heirats- und Geburtsziffern überhaupt steigen. Es sinkt jedoch der Überschuß an Knaben. Nach einem Kriege werden viel Knaben erzeugt. Das Geschlecht wird stärker produziert, an dem es mangelt. Die Fälle von Mehrgeburten nehmen ebenfalls mit der Prosperität zu. Unter den Mehrgeburten überwiegen solche, die nur Mädchen aufweisen. Die Mehrgeburten überhaupt weisen häufiger gleiches Geschlecht auf. Es ist dies eine Folge des Umstandes, daß sie unter gleichen oder ähnlichen Verhältnissen erzeugt und (indirekt) ernährt werden. Unter den besser situierten Ständen oder mit günstigeren Erwerbsverhältnissen im allgemeinen werden wahrscheinlich weniger Knaben geboren. In diesen Folgerungen Düsings waltet deutlich die Anerkennung des Umstandes vor, daß die wirtschaftliche Lage der Eltern einen entscheidenden Einfluß auf Zahl und Geschlecht der Kinder ausübt.

Die Zahl der auf 1000 Einwohner eines Landes erfolgten Geburten und den auf 1000 Einwohner wahrnehmbaren Überschuß der Zahl der Geburten über die in einem Lande erfolgenden Sterbefälle zeigt nebenstehende Darstellung. Die obere Linie zeigt die Geburtenzahl, die untere den Geburtenüberschuß an:

[1]) Das Geschlechtsverhältnis der Geburten in Preußen. Jena, Fischer, 1890.

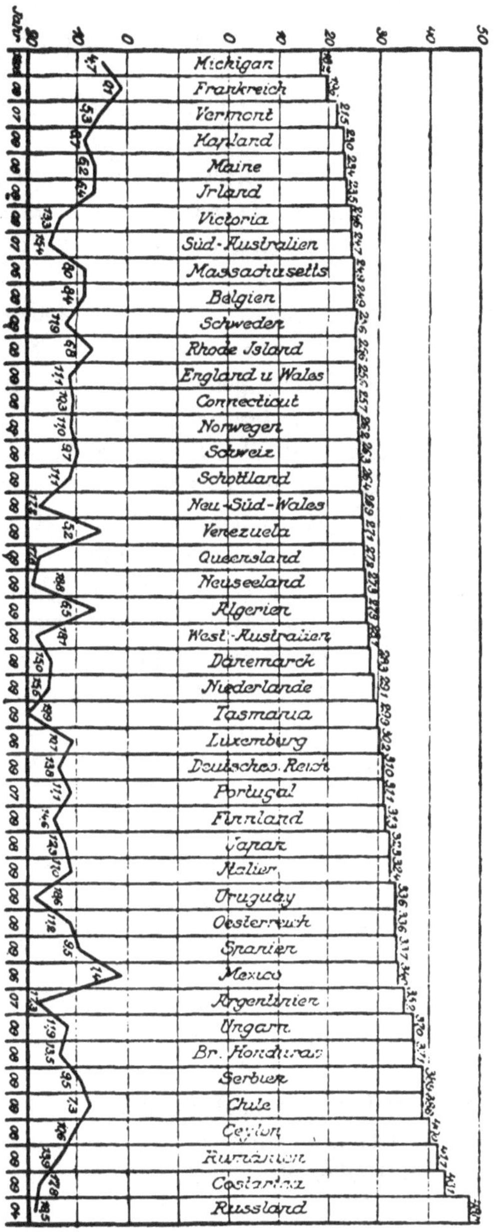

An dem Verlauf der oberen Linie wird infolge der Anordnung der Länder eine leichte und gleichmäßige Steigung wahrnehmbar. Die untere Linie verläuft durchaus in gebrochener Form. Beide Linien verlaufen bis auf einige näher zu erörternde Ausnahmen, ganz unabhängig voneinander. Der Durchschnitt der Geburtenziffer liegt ungefähr bei 30 Geburten auf 1000 Einwohner. Unter der Durchschnittszahl liegen, abgesehen von Frankreich, Belgien, Niederlande, Algerien, Venezuela, nur die Zahlen für die Länder englischer Zunge, für die skandinavischen Völker, für die Schweiz. Über der Durchschnittszahl liegen die Zahlen für andere romanische Länder und die für die slawischen Länder. In den Ländern, in denen Germanen und Slawen gemischt wohnen, im Deutschen Reich, in Österreich, in Ungarn liegt die Geburtsziffer, in der Reihenfolge dieser Lander ansteigend, über der Durchschnittszahl. Äußerlich betrachtet, scheint die Geburtenziffer eines Landes demnach eine Stammes-, Rasseneigentümlichkeit zu sein. Da nun die Ernährungsverhältnisse der europäischen Festländer ganz anders sich gestalten wie z. B. in Australien, hat man geglaubt, den hohen Fleischverbrauch in Australien [1]) z. B. für die geringe Geburtenziffer dort verantwortlich machen zu können. In Uruguay, in Argentinien verleitet das dort vorhandene Angebot an Fleisch sicher zu einem höheren Konsum davon wie in Japan. Trotzdem liegt die Zahl der Geburten in diesen drei Ländern nahe beieinander. Frankreich ist kein Land sehr hohen Fleischverbrauches; trotzdem verzeichnet es eine sehr niedrige Geburtsziffer. Es scheint daher, daß man aus der Ernährung mit Fleisch heraus die verschiedenartig hoch ausfallende Geburtsziffer nicht wird erklären können. Zur Erklärung der Verschiedenheit der Geburtenziffer und des Geburtenüberschusses in den verschiedenen Ländern kann man eine in der Natur häufig zu beobachtende Erscheinung heranziehen. Die Zahl der Eier und Jungen in einer Tierart wird um so größer, je größer die Zahl der Feinde wird, die der Art nachstellen. Das Bestehen einer Art kann nur dadurch gesichert werden, daß die bedrängenden Faktoren gegenüber der Fülle gezeugter Wesen machtlos sind. Für den Menschen, der jetzt wesentlich unab-

---

[1]) v. Schulze-Gaevernitz, Brit. Imperialismus. Leipzig 1906.

hängiger von den Einflüssen der Natur sich sein Leben zu gestalten vermag, können die Einflüsse für das Zustandekommen einer niedrigen Geburtenziffer außer auf natürlichem auch auf wirtschaftlichem Gebiet zu suchen sein. Der Mensch allein vermag eine große Kinderzahl als für sich unerwünscht zu erachten. Damit aber scheidet die Art der Ernährung als alleiniger Grund für die hohe oder niedrige Geburtenziffer eines Landes aus. Unsere Darstellung zeigt aus der Zahl der Länder englischer Zunge Beispiele, daß neben einer geringen Geburtenziffer sich eine hohe Ziffer für den Geburtenüberschuß verzeichnet findet. Hingegen weisen romanische Länder mit hoher Geburtsziffer eine niedrige Zahl der Überlebenden auf. Man ersieht hieraus, wie niedrige Geburtenziffer eine größere Pflege des Menschen erlaubt, bei wenig Kindern erfreuen diese sich höherer Wertschätzung. Eine hohe Geburtsziffer, also vergrößerte Kinderzahl, läßt auf jeden Menschen weniger Pflege entfallen, er sinkt in der Bewertung. Es ist nun sicher auffallend, daß gerade die Länder mit hoher Verbrauchsfähigkeit für Fleisch auch einen hohen Geburtenüberschuß zeigen.

Wenn von Schulze-Gaevernitz es für diskutabel hält, daß in Australien der enorme Fleischkonsum die Fruchtbarkeit der Menschen merklich herabdrückt, so wird es ebenso diskutabel, daß er den Geburtsüberschuß ansteigend beeinflußt.

Bestünde so eine Schwierigkeit, der Wirkung der Ernährung auf die Zahl der Geburten und Geburtenüberschüsse nachzugehen, so ist die Beziehung von Kinderzahl auf die Ernährung der Familie leichter erfaßbar. Es ist von vornherein klar, daß der Anteil, der auf den einzelnen von der Familienausgabe entfällt, mit zunehmender Zahl der Familienglieder sinkt. Im einzelnen ist dieser Vorgang vor mir [1]) an der Hand der Wirtschaftsrechnungen der minderbemittelten Familien im Deutschen Reich verfolgt worden. Hier genüge es zu sagen, daß schon in der untersten Stufe der Ausgabe für Ernährung für E. E., mit 35—52,5 Pf. täglich, sich Familien von 834—1833 Mk. Gesamtausgabe darum vereinigt finden, weil hierher die Familien gleiten, die im Durchschnitt nahezu fünf Kinder aufweisen. Bei einer Ausgabe von 52,5—56 Pf. für E. E.

[1]) Basl. Volksw. Arb. 1911, 2.

und dessen täglicher Ernährung finden sich Familien von 896 bis 2218 Mk. jährlicher Gesamtausgabe und nur 4,6 Kindern vereinigt.

Bei 60—63 Pf. täglicher Ernährungsausgabe für E. E., einer Gesamtausgabe der Familien von 1259—2476 Mk., sind es nur 4,2 Kinder in der Familie usw.

Diese Zusammenstellung dort zeigt deutlich, wie mit abnehmender Kinderzahl die Möglichkeit der Ausgabe für Ernährung und in ihr die Ausgabenprozente für Fleisch wachsen, daß die für animalische Nahrung ungefähr gleich hoch bleiben, die für pflanzliche Nahrungsmittel fallen.

Für diese deutschen Familien ist die Sachlage die, daß sie mehr Fleisch verzehren können, weil sie weniger Kinder zu ernähren haben. Nicht aber sinkt die Kinderzahl in den Familien, weil mehr Fleisch verzehrt wird.

In weiterer Folge betrachten wir das, was das Gewicht der Neugeborenen und deren Längemaße in bezug auf den Einfluß aussagen, den die Ernährung der Mutter auf die Gestaltung dieser Maß- und Gewichtsverhältnisse gewinnt.

Für die Gewichte Neugeborener ist von vornherein klar, daß bei einer schlecht ernährten Mutter, cet. par., die Aussicht groß ist, schlecht genährte Kinder zu gebären.

Da nun die Ausgabe für Ernährung vom Einkommen, dieses vom Beruf abhängt, lag es nahe der Frage nachzugehen, wie verhält sich das Gewicht und die Länge der Neugeborenen, wenn man eine Anzahl von Angaben darüber nach dem Beruf der Mutter oder des Vaters trennt. Das bisher in dieser Richtung verarbeitete Material war nicht ergiebig. Um daher Material zu gewinnen, wendete ich mich an die Herren Direktoren der geburtshilflichen Anstalten in verschiedenen Ländern. Ich erhielt nur deutsches Material. Es ging mir entweder direkt zu oder wurde zum Gegenstand anderweitiger Arbeiten. Auch an dieser Stelle den betreffenden Herren für das Eingehen auf meine Anregung verbindlichsten Dank zu sagen, erscheint mir angenehme Pflicht.

Wir beschränken uns hier darauf, das betreffende Material nur für die ehelichgeborenen Kinder zusammenzustellen und hauptsächlich zu benutzen. Die geburtshilflichen Anstalten verzeichnen vorwiegend uneheliche Geburten. Die Mütter der Kinder sind meist jung, die Kinder meist Erstgeburten. Diese Momente aber wirken dahin, daß die Zahlen für Länge und Gewicht der Kinder niedrig ausfallen.

Nun betrifft aber die überwiegende Mehrzahl der Geburten solche ehelicher Kinder. Man würde von vornherein ein falsches Bild erhalten, berücksichtigte man dies nicht und trennte die Zahlen für Kinder ehelicher und unehelicher Geburt nicht von vornherein. Es beträgt z. B. für Berlin [1]) die Differenz:

bei einer Länge der Mutter	für uneheliche Knaben Gewicht g	für uneheliche Knaben Länge cm	für uneheliche Mädchen Gewicht g	für uneheliche Mädchen Länge cm
bis 160 cm	weniger 68	weniger 0,24	weniger 111,6	weniger 0,21
über 160 cm	weniger 241	weniger 1,28	weniger 32,4	weniger 0,08

Man sieht, wie beträchtlich stellenweise die Unterschiede ausfallen könnten, würde man Zahlen benutzen, die auf Grund vorwiegend der unehelich geborenen Kinder gewonnen wurden.

Um zu zeigen, daß eine Abhängigkeit von der sozialen Stellung der ehelichen Eltern wahrscheinlich zu machen ist, stellen wir nach den von Goldfeld [2]) berechneten Durchschnittsgewichten fest:

	im Gewicht	in der Länge
für Knaben liegen die Extreme Kaufleute gegen Maurer	+ g 457	+ cm 1,60
für Mädchen: Lehrer gegen Tagelöhner	+ g 518,46	+ cm 1,30

Man sieht, Unterschiede bestehen, nur zeigen die betrachteten Berufe je nach dem Vergleich für Knaben oder Mädchen ein ganz abweichendes Verhalten. Bei Knaben vermehrt sich das Längenmaß mehr, bei Mädchen mehr das Gewicht. Das mag an dem ziffermäßig begrenzten Material liegen.

Wir vereinigen daher unser Material, in größere Gruppen geordnet, in umstehender Darstellung.

Betrachten wir zuerst die Durchschnittszahlen für Längen und Gewicht der ehelich Neugeborenen, getrennt nur nach dem Geschlecht. Die Knaben weisen eine durchschnittliche Länge

[1]) v. Gutfeld, Zeitschr. f. Geburtsk. u. Gynäk. 1913, Bd. LXXIII.
[2]) Goldfeld, Inaug.-Diss., Würzburg, 1912.

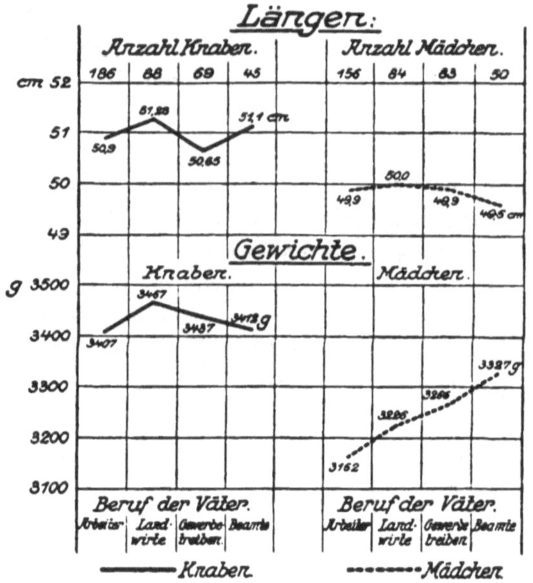

von 50,97 cm und ein durchschnittliches Gewicht von 3685 g auf. Die Mädchen zeigen im Durchschnitt 49,61 cm Längenmaß und 3251 g an Gewicht. Vergleicht man diese Zahlen mit den aus früheren Zeiten für Neugeborene bekannten:

	Männl. Geschlechtes		Weibl. Geschlechtes	
	Gewicht g	Länge cm	Gewicht g	Länge cm
1. Veit. Rostock, 1855	3545	—	3440	—
2. Gregory, München, 1871...	3386	—	3331	—
3. Schütz, Leipzig, 1881	3399	—	3236	—
4. Wiener, Breslau, 1883.....	3201	51.5	3056	—
5. Wagner, Königsberg, 1884.	3479	47,4	3339	46.75
6. Issmer, Dresden, 1887.....	3320	50,6	3214	50,5

so übertreffen die hier neu beigebrachten Zahlen für Knaben die älteren bekannten Höchstzahlen; für Gewicht und Länge der Mädchen scheint keine Verschiebung nach oben vorzuliegen. In der Darstellung sind nur die Fälle berücksichtigt, in denen sich die soziale Stellung der Väter der ehelich geborenen Kinder klar ergab. Es muß nun auf einen Unterschied aufmerksam gemacht werden, der sich für das Zustandekommen der Durchschnittszahlen als von entscheidendem Einfluß erweist. Betrachtet man alle Fälle der ehelich Geborenen nach dem Erhebungsort, so ist die Zahl der Fälle je nach dem Ort sehr verschieden. Für Knaben lieferte Würzburg 395, Berlin 318, Gießen 112, Göttingen 69, Halle 69 [1]), Erlangen 54, Rostock 23 Angaben. Die Durchschnittsangaben für Knaben werden also hauptsächlich durch die Orte Würzburg und Berlin bestimmt. Göttingen mit 69 Angaben, die zu 1% unter, Rostock mit 23 Angaben, die mit 4% über dem Wert des Durchschnittes liegen, können das so geschaffene Bild nicht verrücken. Vereinigt man Rostock mit Halle, zusammen 92 Angaben, so ist die Höchstzahl des Gewichts 3550 g, für die Länge 51,4 cm. Die Mindestzahl findet sich für Erlangen und Göttingen, 123 Fälle, mit 3390 g im Gewicht, 50,66 cm für die Länge. Diese Mindestzahl würde also immer noch früher geltende Zahlen, für das Gewicht 3333 g, um nahezu 2% übertreffen.

Genau so liegen, im allgemeinen, diese Bilder in bezug auf Mädchen. Auch hier bestimmen Berlin 468, Würzburg 387, Gießen 100 Fälle die Durchschnittszahl. Halle, 36 Fälle, zeigt 4% im Gewicht, 2% in der Länge über der Durchschnittszahl liegende Werte. Erlangen, Rostock, zusammen 67 Fälle, zeigen Werte, die 3% im Gewicht, 2% in der Länge unter dem Durchschnitt liegen.

Wieweit solche örtlichen Verschiedenheiten als Stammesunterschiede zum Ausdruck gelangen können, wird aber durch die Beteiligung der in den Fällen vertretenen Sozial-, Berufsklassen bestimmt, deren Wirkung wie nachgewiesen verläuft.

Berechnet man weiter nach diesen Zahlen, um Gewicht und Länge auszugleichen, den Index ponderale nach Livi [2]), so beträgt diese Zahl für die Knaben 29,69, für die Mädchen 29,7. Die Indexzahl nähert sich damit dem nach den Angaben Quetelets für Knaben mit 29,7 bestimmten, für Mädchen zeigt er sich etwas höher, denn nach Quetelet wäre er für diese 29,6. Mit den vom Anthropometric

[1]) Nach Fuchs, Die Abhängigkeit des Geburtsgewichtes der Neugeborenen vom Stande und der Beschäftigung der Mutter. Inaug.-Diss. Halle, 1899.

[2]) Livi, Antropometria. Milano, Höpli, 1900.

Comittee [1]) für Engländer ermittelbaren — 29,8 für Knaben, 29,9 für Mädchen — hat der Gewichtsindex deutscher Neugeborener insofern Ähnlichkeit, als er auch in England für Mädchen etwas höher wie für Knaben ausfällt. Im ganzen wird man daher die Zahlen, die wir für den Durchschnitt berechneten, jetzt als normale gelten lassen können. Ganz anders liegen aber von vornherein die Verhältnisse für die einzelnen Berufe. Sie sind auf Grund geringerer Zahlenbilder zustande gekommen. Die Zahlen des Gewichtsindex betragen nämlich für unsere

	Arbeiter	Landwirte usw.	Gewerbe-treibende	Beamte
Knaben	29,56	29,71	29,8	29,46
Mädchen	29,41	29,55	29,73	30,3

Sie wachsen also für Knaben nur bis zu den Kindern von Gewerbetreibenden, fallen dann für die der Beamten. Für die Mädchen zeigt sich für alle Sozialstufen ein Zunehmen bis zur letzten Gruppe. Vereinigt man jedoch, um die für anthropologische Messungen verlangte Zahl von mindestens 100 zu erreichen, die Zahlen der drei Gruppen: Landwirte, Gewerbetreibende und Beamte, so erreicht ein Knabe das Gewicht 3445 g und die Länge von 51,02 cm; ein Mädchen 3263 g an Gewicht und 79,9 cm an Länge. Der Gewichtsindex erreicht dann für Knaben 29,602 und für Mädchen 29,72, liegt also immerhin etwas höher als für die Arbeiterkinder. Aber auch nach dieser Anordnung sind Bedenken gegen weitgehende Schlußfolgerungen nicht zu unterdrücken.

Es liegt von vornherein für die Übertragung unserer Zahlen auf die Allgemeinheit der den Eltern der betreffenden Berufe geborenen Kinder folgender Einwand vor. Unsere Statistik über die Bewegung der Bevölkerung gibt überall nur die jährlich erfolgten Eheschließungen und die Zahl der Geburten sowie die Zahl der Personen an, die auf eine Familie entfallen. So wissen wir, daß im Reiche auf eine Familie 4,7 Personen, also in jeder Familie 2,7 Kinder, vorhanden sind. Das Gewicht dieser Kinder einer Ehe war aber bei ihrer Geburt schon darum verschieden, weil, nach

[1]) Roberts, Manual of Anthropometry. London, 1878.

feststehender Anschauung, mit der Zahl der bei einer Mutter folgenden Geburten oder, was gleichlaufend ist, mit zunehmendem Alter der Mutter, bis zu einer Höchstgrenze, das Gewicht der Neugeborenen höher ausfällt.

Wir haben aber keine Vorstellung, die auf großen, ein Land betreffende Zahlen gegründet wäre, wie die Geborenen als Erstgeburten unter den überhaupt Geborenen vertreten sind. Sodann wissen wir ebensowenig, wie sich die Geburten überhaupt und in ihrer Folge auf die Berufe der Eltern verteilen. Unsere Anschauungen über Gewicht und Längenmaß der Neugeborenen in diesen Richtungen betreffen demnach nur Näherungswerte. Berücksichtigt man diese Erörterungen, so ist auch unseren Zahlen nur eine sehr relative Bedeutung zuzuerkennen. Gestützt wird ihr Aussagen allerdings durch das, was von Gutfeld [1]) fand:

„Von Kindern, deren Mütter gleich alt sind, sind im allgemeinen die Knaben größer und schwerer als die Mädchen.

2. Auch sehr junge Mütter sind imstande, reife Kinder mit normalen Durchschnittsmaßen zur Welt zu bringen.

3. Länge und Gewicht der Kinder steigen kontinuierlich, um bei einem Alter der Mütter von 28—35 Jahren ihr Maximum zu erreichen.

4. Männliche Neugeborene einer beliebigen Schwangerschaft sind größer und schwerer als weibliche Neugeborene der gleichen Schwangerschaft.

5. Die Werte steigen bis zur vierten Schwangerschaft und halten sich dann annähernd auf dieser Höhe.

6. Eheliche Knaben beliebiger Schwangerschaft haben höhere Werte als die unehelichen derselben Schwangerschaft; bei weiblichen Kindern herrscht das umgekehrte Verhältnis.

7. Männliche Kinder im allgemeinen, ohne Rücksicht auf die Zahl der Gravidität — eheliche wie uneheliche — wiesen höhere Werte auf als die entsprechenden weiblichen Kinder.

8. Länge und Größe der Kinder sind von den Körperlängen ihrer Mutter gleichsinnig abhängig.

Kinder von Dienstmädchen sind größer und schwerer als Kinder von Arbeiterinnen. Dies ist durch die soziale Lage der Mutter zu erklären: Unter den unehelichen Müttern sind die Dienstmädchen günstiger gestellt, als die Arbeiterinnen.“ Vielleicht wird der Wert unserer Zahlen auch durch die Schlußfolgerungen Goldfelds [2]) erhöht:

---

[1]) a. a. O. S. 277.

[2]) l. c. ab S. 24.

„Wir finden ein Plus in fast allen Rubriken zugunsten der Lehrerskinder, trotzdem das Durchschnittsalter innerhalb der einzelnen Gruppen der Taglöhnersfrauen dem der Lehrersfrauen recht nahe kommt. Die Unterschiede in der Zahl der Schwangerschaften und im Alter der Mütter und Geschlecht der Neugeborenen:

Knaben : Mädchen = 18 : 16 bei den Lehrern,
„ „ = 23 : 21 bei den Taglöhnern!

vermögen demnach in dem herausgegriffenen Beispiele nicht die relativ hohen Maßdifferenzen zu erklären. Die Gründe müssen somit auf anderen Gebieten liegen.

Der Lehrerstand rekrutiert sich im Mittel aus körperlich und geistig hochstehenden Leuten und aus fast allen Schichten der Bevölkerung, aus den Familien der verschiedensten Berufe heraus. Die Erziehung der Lehrer und ihre Ausbildung hat eine gewisse pekuniäre und moralische Grundlage zur Vorbedingung. Bei dieser Selektion ist es natürlich, daß die Forderungen, die man zur Gründung einer gedeihlichen Ehegemeinschaft billig verlangt, entsprechend praktisch verwirklicht werden, und so wird die Basis immer breiter, auf der nach all den oben aufgeführten Grundsätzen eine körperlich und geistig tüchtige Nachkommenschaft sich entwickeln kann. Die Gesetze der Hygiene des allgemeinen Lebens und die Diätetik der Schwangerschaft im besonderen werden weitgehend gepflegt und beachtet werden.

Ganz anders beim Tagelöhner. Meist das Kind schwerster Armut, das angeborene, mehr oder weniger große Maß geistiger Fähigkeit ist verkümmert, ohne zielbewußte und meist gar keine Berufsausbildung, an Körper und Geist durch Unstätigkeit und falsche Lebensweise zurückgeblieben, ist der Taglöhner auf den geringen Lohn niederst eingewerteter Arbeit angewiesen. Seine Lebensgefährtin teilt mit ihm meist alle seine Qualitäten. Die Not des Lebens läßt sie in der Schwangerschaft nicht zur Ruhe kommen, das Wochenbett wird nicht abgewartet, Geburt folgt auf Geburt. Den Körper des Mannes konsumieren neben harter Arbeit vielleicht Alkohol und Nikotin, den des Weibes das Übermaß physiologischer Funktionen ihres Leibes, und die Not für beide wächst schnell mit der Familie!

Kein Beispiel kann wie das vorstehende den Einfluß des Berufs und damit der sozialen Stellung auf die Entwicklung der Kinder deutlicher vor Augen führen.

Ähnliche Resultate ließen sich beim Vergleiche anderer Berufe aufweisen.

Kaufleute und Wirte rangieren unmittelbar hinter den Lehrern, sie sind beide Vertreter freier Berufe, die eine gewisse finanzielle Basis auf der einen, Umsicht und Tatkraft auf der anderen Seite erfordern. Auch bei ihnen sind die höheren Körpermaße der Neugeborenen wohl als Ausdruck eines gewissen Wohlstandes zu betrachten, der seinerseits wieder auf den verschiedensten oben erwähnten Eigenschaften beruht."

Für die ersten Lebensjahre der Menschen ist das Material zur Beurteilung des Fortschrittes, den die Individuen in Längenmaß und Gewicht machen, naturgemäß gering. Die Angaben hierüber beginnen erst größere Massen zu umfassen mit dem Alter der Schulpflicht. Für Knaben in dem Alter von 6 Jahren nimmt Quetelet 104,6 cm, Bowditsch und Baxter 111,1 cm an Länge an. Rietz [1]), der für 5134 Berliner Schulkinder die Maße nahm, fand im Mittel ein Längenmaß für wohlhabende Kinder 118,3 cm, für arme Kinder 113,6 cm. Die Angaben sind also bei Rietz um 13% bis 8% höher als bei Quetelet; sie sind um 6,5% und 2,2% höher als bei Bowditsch und Baxter.

Ganz anders zeigt sich die Differenz für das Jahr des Endes der Schulpflicht, 14. Jahr.

Quetelet	gibt	an	148,7	cm	
Bowditsch u. Baxter	„	„	152,1	„	
Rietz	„	„	156,0	„	für wohlhabende Kinder
„	„	„	146,0	„	für arme Kinder

Das sind ebenfalls sehr auffallende Unterschiede. Merkwürdig hingegen erscheint, wie die von Reuter [2]) gemessenen 189 hinterpommerschen Knaben mit im Mittel 6 Jahre alt 112,1 cm im Längenmaß, mit im Mittel 14 Jahre alt 148,1 cm im Längenmaß aufweisen.

---

[1]) Rietz, Arch. f. Anthrop. 29, 1904, S. 36 ff.

[2]) Arch. f. Anthrop. 28, 1903.

Zu Anfang entsprechen diese Knaben in ihrem Längenmaß den Bowditsch-Baxterschen, schließlich den Zahlen Quetelets. Betrachtet man das ziffernmäßig vorliegende Material, so ist es gegenüber der Verschiedenheit der Bedingungen, unter denen die Kinder aufwuchsen: Ort, Zeit und soziale Klasse der Eltern, nicht umfangreich, „man muß sich dem Material gegenüber reserviert verhalten“ meint Schnapper-Arndt. Wo immer jedoch, es muß zugegeben werden mit den relativen Begriffen „reich“ und „arm“ operierend, Vergleiche in bezug auf Messungen vorgenommen wurden, zeigte sich, daß Kinder wohlhabender Eltern größer und schwerer waren. Und dabei werden doch Unterschiede bemerkbar, die wesentlich bedeutender sind, wie die von Marina [1]) gefundenen, die in Teilen von Zentimetern bestehen! So fand Rowntree für [2]) York:

	Knaben in den sozialen Klassen			Mädchen in den sozialen Klassen		
	ärmste cm	mittlere cm	beste cm	ärmste cm	mittlere cm	beste cm
6—7 Jahr	108	110	115	104	109	111
13—14 Jahr	140	144	149	143	146	147

Von Interesse ist es, daß der homo musteriensis hauseri, Klaatsch [3]), ein 16 jähriges, männliches Individuum war, von 140—150 cm Höhe. Für dieses Alter geben an Quetelet 161 cm. Bowditsch und Baxter 165 cm, nur Lihačzik [4]) kommt mit 151 cm diesem Maße nahe.

Noch viel weniger als in bezug auf Gewicht und Längenmaß der Kinder sind wir auf Grund von Versuchen oder Berechnungen über deren Nahrungsbedürfnis unterrichtet.

Dieser Bedarf ist von Rubner [5]) kalorimetrisch auf Grund der bis dahin vorliegenden Untersuchungen festgelegt. Schon v. Rechenberg [6]) meinte, den so ermittelten Wert nur für Säuglinge benutzen zu können — 399 R. Kal. Für die älteren Kinder seiner

[1]) Ricerche antropologiche. Torino, Boua, 1897.

[2]) a. a. O. York, S. 211.

[3]) Arch. f. Anthrop. 35, 1907.

[4]) Die Gesetze des Wachstums, 1862.

[5]) Zeitschr. f. Biol. Bd. 21, 1885.

[6]) a. a. O.

Handweberfamilien erschien ihm dieser Wert als Ausgangswert zur Annahme einer Einheit zu hoch, so hoch, daß bei ihrem Einsetzen „für die Erwachsenen so gut wie nichts übrig blieb". Das ist verständlich. Unsere bisherigen Beobachtungen entstammen auch auf diesem Gebiet meist besser gestellten Sozialklassen. Die angenommenen Werte müssen daher höher ausfallen, als sie dem Durchschnitt der Ernährung entsprechen. Für den Verbrauch an Nahrung durch Kinder liegen Massenbeobachtungen nicht in ausreichender Vollständigkeit vor. Die Feststellungen des Verbrauches betreffen Kinder, über deren Herkunft, abgesehen von Alter, Gewicht, kaum etwas gesagt wird. Schon die drei den Nahrungsbedarf entscheidenden Faktoren Alter, Gewicht, Länge wurden mitunter nicht angegeben. Auch dieses Gebiet empfiehlt sich eingehender und sorgsamerer Bearbeitung. Dies um so mehr, als von dieser Erkenntnis gerade eine Kritik unserer Einheitsmaße abhängt. Bei der überall jedoch vorgehenden Teilung und Weiterteilung der wissenschaftlichen Arbeit mag es lange dauern, bis für diese Aufgabe sich zufällig Arbeiter finden. Weiter ist in keinem Lande systematisch allüberall so vorgegangen, daß alle Schulkinder gemessen und gewogen worden wären. Würde man, gleich den Volkszählungen, das Verfahren der Messung und Wägung von Kindern in bestimmten Perioden wiederholen, vergliche man dann die Ergebnisse dieses Vorgehens mit denen der Aushebungen, so würde man nicht nur Vergleichsmaterial als Unterlage für etwa notwendiges Eingreifen in die Ernährung durch Schulspeisungen z. B. besitzen, auch der Nachwelt würde die Möglichkeit werden, sich ein Urteil über physische Veränderungen des menschlichen Geschlechtes zu bilden. Indessen — es wird damit Förderung der Erkenntnis außerhalb des Rahmens des Hergebrachten verlangt!

Das Schlußglied in der zu betrachtenden Kette der Entwicklung, der Erwachsene, ist nach Maß und Gewicht besser bekannt als die Zwischenglieder. Zufällig mehr auch für den Erwachsenen männlichen Geschlechtes. Denn das neuere Material über die Frau ist recht dürftig. Wäre nicht die Militärpflicht die Veranlassung zu Messungen der Körperlänge, so hätte vermutlich auch das Material für Männer die jetzt vorhandene Ausdehnung nicht gewonnen.

So ist ein historischer Vergleich der Längenmaße für Männer nur für die Zeit sicherer, in der die allgemeine Dienstpflicht für gewisse Länder Material bietet. Die Angaben über Körperlänge auf Grund von Messungen aufgefundener Skelette werden immer nur Einzelfälle bleiben. Die Herkunft dieser Skelette — man findet unter Frankengräbern auch manche Gräber von Sklaven — ist nicht sicher. Selbst bei einwandsfreier Feststellung der Rasse würde über die Sozialklasse des Menschen, dessen Teil ein gefundenes Skelett bildete, nichts ausgesagt werden können. Es gibt z. B. Ecker [1]) die ganze Höhe eines Weibes, wahrscheinlich vom Volk der Franken, zu 154 cm an. Nach Quetelet wäre sie damit zum Alter von 17 Jahren anzunehmen.

Um 1300 läßt die Chronik von Colmar [2]) erkennen, daß die Männer 6 Fuß und 2 Finger-Breiten an Maß hatten und kleine Leute fand man von 4½ Fuß. Der elsässische Fuß hatte 10,5 Zoll rhein. Das Durchschnittsmaß war also 5 Fuß 4,5 Zoll = 1,687 m. Solche Angaben sind, da sie aus zahlenmäßig beschränkten Beobachtungen gewonnen wurden, mit den durch zahlreiche Messungen heute festgelegten nicht vergleichbar. Wären sie es, sie zeigten mehr Abnahme als Zunahme im Längenwachstum. Denn die 6800 Wehrpflichtigen in Baden [3]), den Elsässern doch sehr stammesverwandt, messen durchschnittlich nur 165,2 cm, mit 9,3% unter 157 cm.

Für Frankreich, von woher die zahlreichsten Angaben über Längenmaß von Männern vorliegen, hat Chenu für 1830 bis 1865 für 3 300 000 Gestellungspflichtige 165,5 cm als Durchschnittsmaß erhalten. Nach den Comptes rendus du recrutement 1888/91 gibt Livi [4]) 164,6 cm als Längenmaß an.

Für das Deutsche Reich liegen nur Einzelbeobachtungen vor. So fanden für:

Mittel-Franken, Meyer	1862, Bayer. Ärztl. Intell.-Bl.	cm	165,1
Ostfriesen, Busch	1878, Größe, Gewicht u. Brustumfang von Soldaten	„	169,25

[1]) Arch. f. Anthrop. 1866, I, 15.

[2]) Pertz, Mon. script. XVII.

[3]) Arch. f. Anthrop. IX.

[4]) a. a. O., S. 124.

Oberbayern, Daffner	1879,	Bayer. ärztl. Intell.-Bl.	cm 170,5
„ Höfler	1891,	Der Isarwinkel	„ 170,0
Schleswig, Meisner	1883,	Arch. f. Antrop. XIV	„ 169,2
„ „	1891,	„ „ „ XIX	„ 168
Niederbayern, Daffner	1884,	„ „ „ XV.	cm 168—176
Baden, Ammon	1888,	Beilage z. Allg. Ztg. Nr. 27	cm 162,2 bis 181,6
Thüringen, Reichel	1889,	Arch. f. Anthrop. d. b. Jahres	cm 165 bis 167
Mecklenburg } Meisner	1890,	„ „ „ „ „	„ cm 168,8
Holstein } Meisner	1890,	„ „ „ „ „	„ „ 169,0
Razbg. Stade } Meisner	1890,	„ „ „ „ „	„ „ 164,0
Heilbronn, Schlitz	1902,	„ „ „ „ „	„ „ 166,27
Unth. Sondershausen, Bärwinkel	1906,	„ „ „ XXXII	„ 167,13

Wie Topinard [1]) daher zu der Feststellung kommen kann, die durchschnittliche Größe der Deutschen im allgemeinen sei 165 cm, ist nicht ersichtlich. Ebensowenig scheint Birchners Angabe [2]) begründet, das Längenmaß für Rekruten sei 169 cm. Folgt man seinen Angaben für alle Länder, so erhält man folgendes Bild der Längenmaße für Rekruten:

unter 167 cm		bis 168 cm		bis 169 cm	
Portugal	166,2	Südamerika	167,3	Frankreich	168,3
Spanien	166,7	Italien	167,6	Westindien	168,4
				Schweiz	168,6
				Rußland	168,6

bis 170 cm		bis 173 cm	
Deutschland	169	Engl. Amerika	170,2
England	169,1	Schottland	170,3
Ungarn	169,1	Norwegen	171,3
Holland	169,1	Vereinigte Staaten	
Dänemark	169,3	Weiße	171,8
Irland	169,5	Indianer	172,5
Schweden	169,9		

Mehrere von Birchners Zahlen stimmen nur wenig mit andererseits beigebrachtem Material. Einmal die für Frankreich, siehe oben,

[1]) Livi, a. a. O. S. 124, ohne Quellenangabe.

[2]) Rekrut. u. Ausmusterung der Schweizer Armee.

sodann die für Italien. Für die 1855/63 Geborenen hat Livi sie vereinigt. Das höchste Durchschnittsmaß weisen 1859/63 Eingestellte Venetiens mit 166,6 cm auf.

Für England hat das Anthropometric Committee für Männer von 18—20 Jahren Quetelets Zahlen mit 1,701—1,715 m bestätigt. Der Army medical Report für 1891 jedoch gibt für 36 720 dem Heer Eingereihte 166,6 cm an.

Es ist nun für Belgien möglich, Quetelets Maße mit späteren zu vergleichen. Er gibt für Männer im Alter von 18—20 Jahre 170—171,1 cm als Körperlänge an. Nach Houzé [1]) war für 35 416 Pflichtige 1880/82 in Belgien 165,5 cm der Durchschnitt des Längenmaßes unter Ausschluß derer, die unter 1,55 messen. Es ergibt sich auch hier, daß es dringend nötig erscheint, um systematische Vergleiche zu ermöglichen, in den einzelnen Ländern das Material der Feststellung der Längenmaße einheitlich zu erheben. Wären alle diese Zahlen vergleichbar, so müßte man allerdings eine Abnahme der Durchschnittsgröße für Belgien, England, Frankreich, Italien innerhalb der Beobachtungszeit annehmen. Wäre dem auch so, so gäbe diese Erscheinung trotzdem keine Veranlassung, sie für die Behauptung einer physischen Degeneration in diesen Völkern zu verwerten.

Es kommt doch ganz darauf an, wie die einzelnen Größenklassen sich an der Bildung des Durchschnittsmaßes beteiligen. So zwar: 6800 Wehrpflichtige in Baden [2]) können zeigen:

177,4 cm	Durchschnitt für	6,6	oder nach hier gemachter Annahme	5 %
171,9 „	„ „	17,0	„ „ „ „ „	10 %
165,7 „	„ „	48,8	„ „ „ „ „	60 %
159,5 „	„ „	18,3	„ „ „ „ „	20 %
152,9 „	„ „	9,3	„ „ „ „ „	5 %

Es erreicht dann die Durchschnittsgröße 165,19 oder 165 cm

Man sieht, wenn die Klassen mit größtem und die mit kleinstem Maß in der Beteiligung abnehmen, muß die Folge eine Vermehrung der beiden mittleren Größenklassen sein. Die Abstände im Längenmaß verringern sich, für die mittleren Klassen liegt eine Erhöhung dieses Maßes vor. Da diese Klassen die zahlreichsten sind, wird

[1]) Nach Livi, a. a. O. S. 125.

[2]) Arch. f. Anthrop. IX.

man, trotz der Abnahme der Durchschnittsgröße, eine Vergleichmäßigung eher als eine Verminderung des Längenmaßes erkennen.

Dieser Vergleichsmäßigung der Körpermaße entspricht auch das Ergebnis der Erwägungen Kruses[1]). Er fand für Frankreich und die Jahre 1817—1869 eine Abnahme der Untermäßigen von 19,2 auf 5,8%. „Offenbar ist die Veränderung kein Zeichen der Degeneration. Von 1874 an liegen Zahlen für Untermäßigkeit hier nicht vor." Für Italien und die Jahre 1871 bis 1893 sagt der gleiche Verfasser: „Recht bemerkenswert ist die Abnahme der Zahl der Untermäßigen." „Sie spricht dafür, daß in der letzten Zeit die durchschnittliche Körpergröße der italienischen Bevölkerung zugenommen hat." Schließlich meint er für Österreich: „Man muß den Schluß ziehen, daß die durchschnittliche Größe der stellungspflichtigen jungen Mannschaft in Österreich von 1870—1887 zugenommen hat."

Livi[2]) faßt sein Urteil auf Grund der vergleichenden Betrachtung der Körpergröße so, daß er allen Völkern Nordeuropas gegenüber denen des Südens die größere Länge zuspricht. Trotz der aufgezeigten Abweichungen im einzelnen bleibt dies bestehen. Bringt man diese Auffassung mit der erwiesenen mehr pflanzlichen Lebensweise der Italiener in Zusammenhang, so neigt man dazu, diese zum Rassenmerkmal gewordene geringe Körpergröße dem Fehlen tierischer Nahrung wohl entsprechend zu finden.

Für Süditalien besonders ist dieser Zusammenhang nicht abzuleugnen[3]). In der Zunahme des Verbrauches der animalischen Nahrung der Italiener läge dann auch der Grund für die anzunehmende Verminderung der Untermäßigen unter den Rekruten.

Betrachtet man schließlich die von Livi (S. 119) zusammengestellten Ergebnisse der Maße nach Berufen für Italiener, Engländer, Spanier, Sachsen, so geht aus ihnen gleichmäßig hervor, daß Studenten, also Söhne bemittelter Familien, in der Körperlänge alle anderen Berufsarten übertreffen.

---

[1]) Physische Degeneration und Wehrfähigkeit bei europäischen Völkern. Vortrag auf der Naturforscherversammlung zu Düsseldorf; auch Zentralbl. f. allg. Gesundheitspflege, XVII. Jahrg.

[2]) a. a. O. S. 122.

[3]) Lichtenfelt, Pflügers Archiv 107.

Überall also ruft bessere Ernährung vermehrtes Wachstum hervor.

Wir wenden uns den Gewichtsverhältnissen der Männer zu. Von vornherein ist es eine Binsenweisheit, daß gut genährte Leute die Wahrscheinlichkeit höheren Gewichtes für sich haben.

Für Belgier und Männer von 20—25 Jahren gibt Quetelet als das Normalgewicht 65—68,29 kg an, für England (Anthrop. Com.) für 20—24 Jahre 65,13—67,266. Im Gegensatz hierzu stehen die Angaben von A. Weisbach [1]). Er erachtet für Belgien 63,7 kg, für Engländer 61,9 kg als Durchschnittsgewicht.

Nach ihm verlaufen die Gewichte der Männer bei verschiedenen Völkern so, daß ein Gewicht aufweisen:

Unter 50 kg	von 55—60 kg	von 60—62 kg
Indier, Madras 44,4	Bengalesen........ 58,4	Magyaren 60,7
	Rumänen 58,4	Italiener 61.9
		Engländer 61,9

von 62—65 kg	Über 65 kg
Schotten.......... 62	Mulatten 65.15
Nordfranzosen 62	Maori 65.5
Irländer 62,6	Franken 65.5
Nicobarer......... 62,8	Irokesen......... 73.15
Belgier 63,7	
Neger............. 65	

Der erwachsene Mann würde also, je nach der Rasse, um rund 66% im Gewicht verschieden einzuschätzen sein.

Man ist stillschweigend, z. B. für physiologische Annahmen, übereingekommen, das Gewicht eines erwachsenen Mannes mit 65 kg anzunehmen. Ob diese Annahme, abgesehen von Quetelets Angabe, das Mittel trifft, ob sie es jetzt noch trifft, ist schwer bestimmbar.

Es ist jedoch darum unwahrscheinlich, weil die Messungen Goulds [2]) an 16 414 amerikanischen Soldaten zu 4% Gewichte

[1]) Zeitschr. f. Ethnogr. 1884, Suppl.

[2]) S. Livi, a. a. O. ohne Quellenangabe.

unter 56 kg, zu 14% über 70 kg und daher zu 82% ein Gewicht zwischen 56 und 70 kg erkennen lassen.

Auch die Wägungen in England ergaben für Männer vom 20. bis 24. Lebensjahr Gewichte bis 67 kg.

Dem Nachweis, daß die bessere Ernährung der Mutter erhöhte Längenmaße und erhöhtes Gewicht der Kinder zur Folge hat, schließt sich der an, daß vermehrte Fleischnahrung das durchschnittliche Längenmaß der Männer erhöht. Bezeichnenderweise stehen am Anfang der Listen der Längen und Gewichte von Männern, wie sie vorstehend gebracht wurden, mit dem niedrigsten Körpergewicht die Inder, am Schluß der Zusammenstellung mit höchstem Körpergewicht die Irokesen. Je weiter ein Volk von der Pflanzennahrung abrückt, je länger je schwerer werden die Männer des Volkes. Da dieses Abrücken von der Pflanzennahrung bei unseren Kulturvölkern nachgewiesen wurde, so ist es verständlich, daß wir auch hier eine Zunahme der durchschnittlichen Länge und des Körpergewichtes für die Männer aus Kulturvölkern wahrnehmen.

Es fragt sich ferner, ob sich ein Zusammenhang zwischen der Ernährung und der Krankheitswahrscheinlichkeit nachweisen läßt.

Durch die Bearbeitung der Berichte der Ortskrankenkasse Leipzig seitens des Statistischen Amtes des Deutschen Reiches [1]) ist die Möglichkeit eines Einblickes in die Gestaltung der Beziehungen zwischen Beruf und Krankheitswahrscheinlichkeit in erhöhtem Maße geboten worden. Gelegentlich der Hygieneausstellung in Dresden hat auch die dortige Ortskrankenkasse über die 5 Jahre 1906/10 eine zusammenfassende Darstellung ihrer Tätigkeit herausgegeben. Vergleicht man die Zahlen der Krankheitswahrscheinlichkeit, getrennt nach Berufen, für Leipzig und Dresden, so erhält man als Krankheitswahrscheinlichkeit:

in den Berufen	für Leipzig	für Dresden
Fleischer	577	925,6
Dienstmänner	621	?
Schneider	715	700

[1]) Krankheits- und Sterblichkeitsverhältnisse der Ortskrankenkasse für Leipzig und Umgegend, Berlin, 1910.

in den Berufen	für Leipzig	für Dresden
Tischler	810	1189
Arbeiter in chemischen Fabriken	947	429
Maler	1017	1005
Gärtner	1020	798
Arbeiter in Maschinenfabriken	1184	709

Trotz der Übereinstimmung in den Zahlen der Krankheitswahrscheinlichkeit für Schneider und Maler an beiden Orten zeigen sich unverkennbar Verschiedenheiten darin für gleiche Berufe an verschiedenen Orten.

Bauer [1]) hat die für Leipzig in obengenannter Veröffentlichung bekanntgegebenen Zahlen der Krankheitswahrscheinlichkeit zu einem Vergleich mit den zahlenmäßigen Ermittlungen über die Ernährung bei verschiedenen Berufen im Königreich Sachsen benutzt. Seine Schlußfolgerungen geben wir hier wieder:

„Sinkt der Verbrauch an animalischem Eiweiß von einer zur anderen dieser Industrien, wie 100 : 87 : 60,6, so steigt die Zahl der Krankheitstage bei Männern von 25—34 Jahren umgekehrt wie etwa 100 : 113 : 147, bei Frauen schon der erstgenannten Industrien (Nahrungsmittel- und Textilindustrie), wie 100 : 125 und 100 : 130, ihren niedrigeren Löhnen ganz entsprechend. Wir gelangen somit auf Grund der Berechnung von 2958 Nahrungsbildern und einer Krankheitsstatistik, die 56 234 (davon 13 907 weibliche) Personen umfaßt, zum Ergebnis:

Das Ausmaß des animalischen Eiweiß, das sich die Arbeiter durch die Kaufkraft ihres Lohneinkommens in einer Industrie verschaffen können, steht im umgekehrten Verhältnis zu ihrer relativen Krankheitsdauer. Je weniger tierisches Eiweiß verfügbar ist, desto stärker ihre Krankheitswahrscheinlichkeit."

Wir wollen weiter versuchen, auf Grund noch größeren Materials, diesen Folgerungen erhöhte Beweiskraft zu geben.

Für die männlichen Mitglieder der Ortskrankenkasse Dresden und die Jahre 1906/10 sind in der folgenden Darstellung die Berufs-

[1]) Basl. Volksw. Arb. 1911, 2, Einleitung.

gruppen ansteigend nach der Krankheitswahrscheinlichkeit geordnet. Diese Wahrscheinlichkeit wechselt um das Dreifache (3,3). Der Durchschnitt beträgt für die Krankheitswahrscheinlichkeit in Dresden 717, liegt also günstiger als für die Leipziger Ortskrankenkasse mit 855.

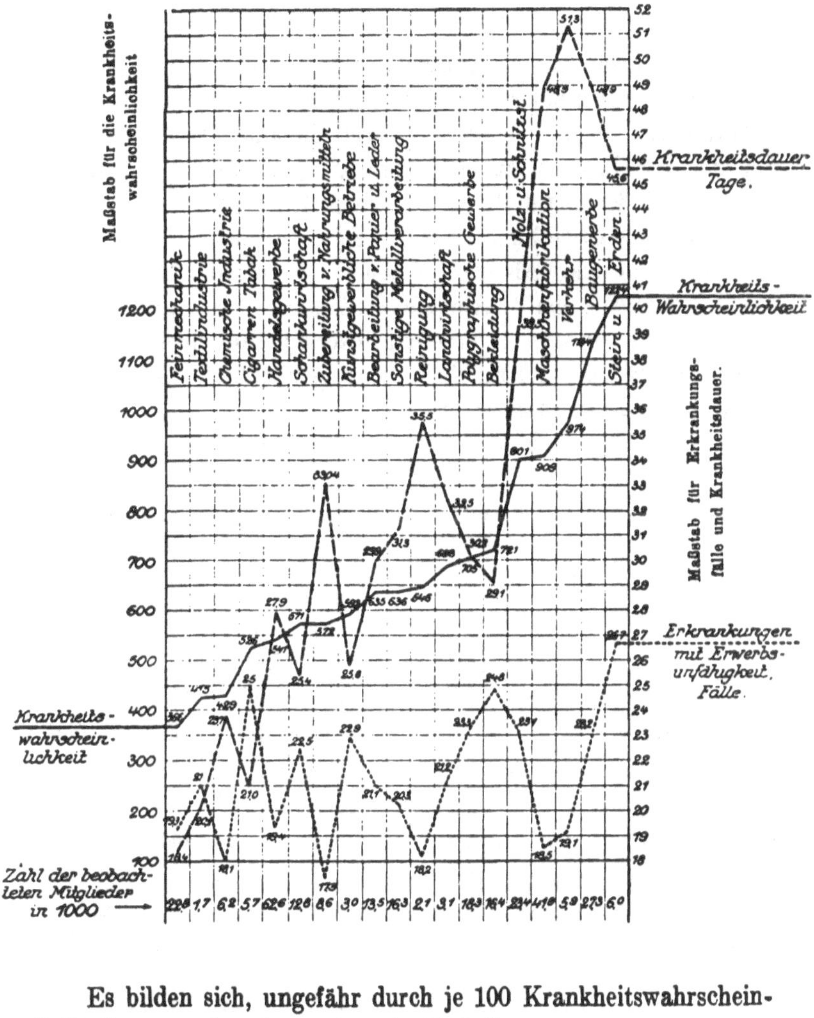

Es bilden sich, ungefähr durch je 100 Krankheitswahrscheinlichkeiten voneinander getrennt, fünf Gruppen:

	Erkrankungen	Krankheits-dauer	Krankheitswahr-scheinlichkeit
I. Gruppe . .	19—24	18—21	366—429
II. „ . .	21—33	17—25	526—592
III. „ . .	29—35	18—24	635—721
IV. „ . .	39—51	18—23	907—974
V. „ . .	46—49	23—26	1134—1224

Viel weniger als der Prozentsatz der Erkrankungen in den Berufsgruppen verändert sich die Krankheitsdauer. Die Krankheitswahrscheinlichkeit beruht in ihrer Zunahme mehr auf dem zunehmenden Prozentsatz der Erkrankungen. Ist dem aber so, so bestimmt der Beruf die Krankheitswahrscheinlichkeit. Demnach erscheinen als gesündere Berufe Feinmechanik, Textilindustrie, chemische Industrie. Als wenigst gesunde Berufe das Baugewerbe und die Industrie der Steine und Erden.

Beginnen wir unsere fernere Erörterung mit einem der ungünstigsten Bilder der Krankheitswahrscheinlichkeit, dem, das die Steine- und Erden-Industrie bietet.

Eine Studie, die in diesem Zusammenhange von großer Bedeutung ist, die allgemeiner Beachtung aber entgangen zu sein scheint, ist die von Dunlop[1]). Er beobachtete Gefangene, die täglich 8 Stunden im Steinbruch arbeiteten, während je 2 Monaten. Bei einer Ernährung mit

3500 Wärme-Einh. verloren 82 % der Beobachteten an Gewicht, bei solcher mit
3700 „ „ „ 24 % der Personen an Gewicht, mit
3900 „ „ „ verloren keine der Versuchspersonen an Gewicht.

Der Beruf eines Steinbrucharbeiters scheint außerordentlich anstrengend. Wenn nun verschiedene Ernährung bei gleichbleibender Arbeitsleistung auf die Arbeitenden in der hervortretenden Weise wirkte, so muß auch bei verschiedenen Berufen mit unterschiedener Arbeitsleistung eine gleichlaufende Wirkung zwischen Ernährung und Arbeitenden sich ausdrücken. Erhöhte Leistung und verminderter Wert der Nahrung würden zur Beob-

[1]) Ber. d. 13. Intern. Mediz. Kongr. Paris 1900 und Scot. Med. and Surg. Journ. May 1901.

achtung gleicher Abnahme im Gewicht der Arbeitenden geführt haben. Eine Gewichtsabnahme aber, die schließlich zu einem unter der individuellen Gewichtsnorm liegenden Körpergewicht führt, ist mit einer Abnahme des zur Arbeitsleistung nötigen Materials an Körpersubstanz gleichbedeutend. Sie entspricht verminderter Widerstandsfähigkeit gegen schädigende Einflüsse, die schließlich in erhöhter Krankheitswahrscheinlichkeit sich ausdrücken muß.

Im Königreich Sachsen erhielten Arbeiter[1]) der Gruppe *Steine und Erden 2344 R. W. W. mit* 29,85 animalischem Eiweiß, die Krankheitswahrscheinlichkeit in Dresden, 1224, war die höchste dort beachtbare. Es scheint also, als ob die Ernährung für diese Arbeiter nicht genügte.

Für Steine und Erden, Rheinprovinz, ermittelten wir 3048 R. W. W. und 37,95 animalisches Eiweiß in der täglichen Nahrung. Aus der Betrachtung dreier Fabrikkrankenkassen zu Bonn für diese Gewerbegruppe, Originalmitteilung, ergibt sich

Zahl der männlichen Mitglieder	auf 100 Männer entfallene Krankheitsfälle	auf 1 Fall entfallene Krankheitstage	Krankheitswahrscheinlichkeit
19291	57,3	18.1	1037

Bei gleichem Beruf, an verschiedenen Orten, bei Vermehrung des animalischen Eiweißes in der Nahrung und Anstieg der R. W. W. der Nahrung zeigt sich ein Abfall in der Krankheitswahrscheinlichkeit.

Fortfahrend für einen der günstigen Fälle unserer Darstellung, Textilarbeiter, zeigt sich: Im Königreich Sachsen erhielten Textilarbeiter täglich 2971 R. W. W. mit 42,84 g animalischem Eiweiß Die Krankheitswahrscheinlichkeit betrug in Dresden 425.

In der Rheinprovinz ermittelten wir für eine gleiche Gruppe von Arbeitern 3290 R. W. W. und 27,99 g animalischem Eiweiß in der täglichen Nahrung.

In einer Fabrikkrankenkasse zu Bonn, Gruppe Textil, mit 5405 männlichen Arbeitern entfielen (Originalmitteilung):

---

[1]) Lichtenfelt, Basl. Volksw. Arb. 1911, 2.

auf 100 männliche Mitglieder	auf 1 Erkrankung	Krankheits-wahrscheinlichkeit
37.7 Erkrankungen	19,9 Tage	750

Trotz erhöhter R. W. W. in der täglichen Nahrung stieg, verglichen mit den Zahlen für das Königreich Sachsen und Dresden, bei Verminderung des animalischen Eiweißes in der täglichen Nahrung die Krankheitswahrscheinlichkeit.

Der Zusammenhang zwischen Ernährung und im besonderen deren Gehalt an animalischem Eiweiß mit der Krankheitswahrscheinlichkeit ist auch für diese Fälle mindestens überraschend.

Man versteht nunmehr das nach Ernst Engel naturgesetzmäßige Drängen der Volksmassen nach animalischer Nahrung; diese sichert gegen Krankheit, d. h. Einbuße an Arbeitskraft, an Lohn. Jedenfalls aber sind diese Gegenüberstellungen wichtig genug, um weiter verfolgt zu werden.

Könnte man sich entschließen, sie mit den Beobachtungen über Massenverbrauch zu verbinden, so wären sie geeignet zu zeigen, ob diese oder jene Ernährung richtig war. So zwar: Steht für einen Beruf an einem Ort der Verbrauch fest, kennt man auf Grund mehrjähriger Beobachtungen die auf 100 Mitglieder einer Krankenkasse des betreffenden Berufes entfallende Krankheitswahrscheinlichkeit und Sterblichkeit, zeigten sich deren Ziffern während der Beobachtung verändert, so wird man auf die Hinlänglichkeit oder das Ungenügende der Nahrung zu schließen vermögen.

Es wäre gewagt, auf Grund dieser relativ geringen Beobachtungen schon jetzt ein Ausmaß für den Reinwärmewert der Nahrung und den Bedarf an animalischem Eiweiß für E. E. geben zu wollen. Sieht man jedoch, daß um 43 g animalischen Eiweißes und nahezu 3000 R. W. W. bei mäßiger Arbeit eine unter dem Durchschnitt liegende Wahrscheinlichkeit für Erkrankung liegt, so möchte man dieses als das Mindestmaß des zurzeit für die Ernährung Wünschbaren ansehen. Welche Steigerung in diesem Kostmaß bei jetzigen Preisen und Löhnen möglich ist, zeigt die Maschinenindustrie Schleswig[1]). Dort zeigte die Nahrung r. 50

[1]) Lichtenfelt, a. a. O.

animal. Eiweiß r : 3500 R. W. W. Dieses Kostmaß wäre das im Durchschnitt zu Erstrebende. Als Höchstzahl könnte die für den Verbrauch von Mannschaften des Nordd. Lloyd ermittelte Zahl [1]) 60 g animalisches Eiweiß, r. 4400 R. W. W. Geltung erlangen.

Das entspricht, nach der Summe der R. W. W., den von Atwater aufgestellten Kostmaßen [2]). Er verlangt für:

einen Mann	bei	leichter	Muskelarbeit	3000	Kalorien
„	„	„ mittlerer	„	3500	„
„	„	„ höherer	„	4500	„

Er sagt zu diesen Forderungen: „Der Kernpunkt der ganzen Frage ist der, daß die niedriger erscheinenden Kostmaße europäischer Forscher sich auf Verbrauchsrechnungen gründen, die Leuten entstammen, deren Lebenshaltung niedriger ist, wie dies in den Vereinigten Staaten üblich ist.

Voits Kostmaß wurde vor 20 Jahren auf Grund von Verbrauchsberechnungen (d. h. recht weniger!) von Handwerkern in München und Bayern gefunden. Playfairs Zahlen waren ebenso vor 30 Jahren für Engländer aufgestellt. Mit einem Wort, Kostmaße in älterer Zeit, empirisch und ohne das zu ihrer Kritik wie heute anwendbare Material hingestellt, können nur zeigen, daß sich auf Grund veränderter Verhältnisse die Höhe des Wünschbaren, des Erreichbaren geändert hat."

Auch für unsere Forderungen liegen faktische Unterlagen vor. Wieweit das Leben sie der Gesamtheit und ihr das Leben gewähren, ist bisher ziffernmäßig nicht beweisbar. Das zwischen ihnen für viele das tatsächliche Kostmaß, der Kostsatz, liegt, ist sicher, daß es eine große Schicht geben muß, die ihm nicht nahe kommt, ebenso. Das aber ist der Charakter mehr in idealer Weise aufgestellter Werte, daß ihnen in der Praxis nachgestrebt wird!

Das Unterscheidende dieser Kostmaße gegenüber sonst aufgestellten scheint die Festlegung einer Forderung in bezug auf

---

[1]) Lichtenfelt, Zentralbl. f. allg. Gesundheitspflege, XVIII. Jahrg., 11. u. 12. Heft.

[2]) Investigations on the Chemistry and Economy of Food, U. S. Dpmt. of Agric. Bull. 21, p. 211.

animalisches Eiweiß. Auch diese Art der Aufstellung hat, implizite, Vorgänger.

Berechnet man nach Kirchner und Voit das für die Armee an Eiweiß verlangte Maß [1]), so zeigt sich ein Unterschied. In der Garnison, für Rekruten, im Manöver werden 38,5—42 g, im Krieg 45,5 g, in außergewöhnlichen Fällen 52,5 g animalischen Eiweißes verlangt. Die untere dieser Forderungen deckt sich im Durchschnitt mit der oben aufgestellten, die mittlere und obere unserer Forderungen überschreiten das für die Armee verlangte. Dies geschieht, wie gezeigt, auf Grund von Tatsachen.

Das Ziel aller Bestrebungen in hygienischer Beziehung ist auch das, mit einer der Leistung entsprechender Ernährung die Lebensdauer zu verlängern.

In drei Weisen können die über die Lebensdauer Auskunft gebenden Durchschnittszahlen dieses Ziel als mehr weniger erreicht andeuten.

Zuerst durch nachgewiesene Verringerung der Säuglingssterblichkeit. Diesem Umstand ist neuerdings große Aufmerksamkeit gewidmet.

Es ist nun auffallend [2]), um die Extreme zu betrachten, daß diese Sterblichkeit wechselt um das Fünffache zwischen Minimum (Neuseeland 6,2% der Geborenen) und Maximum (Chile 30,5). Neuseeland kommt nahe Norwegen 7,6, Schweden 8,5 und Irland 9,2. Dem Maximum nähern sich Mexiko 30,4 und Rußland 27,2.

Solche Zahlen beziehen sich leider auf ganz verschiedene Jahre. Die Zuverlässigkeit der Erhebung ist nicht die gleiche. Solange nicht für alle Länder und die gleichen Jahre Erhebungen, die nach gleicher Methode erfolgen, vorliegen, sind Schlußfolgerungen daher nicht bindend.

Es kann nun weiter die Zahl der lebenden mittleren Alters sich vermehren oder schließlich die Zahl der Hochbetagten zunehmen.

Es ist der Versuch gemacht worden, die durchschnittliche Lebensdauer bei den alten Völkern zu ermitteln. Jedem Besucher

---

[1]) Finkler und Lichtenfelt, Eiweiß in Hygiene und Wirtschaft der Ernährung. Bonn, Strauß, 1902. S. 123.

[2]) Stat. Jahrb. f. d. D. R. 1911, Internat. Übersichten.

der römischen Katakomben wird bei Betrachtung der Inschriften der loculi auffallen, wie jung die dort Bestatteten meistens waren.

Betrachtet man die Resultate, die sich aus der vergleichenden Zusammenstellung altrömischer Gräberinschriften ergeben haben, so sieht man zunächst, daß die Langlebigkeit in den einzelnen Gebieten des römischen Reiches stark variiert. Während in Rom selbst die Lebensdauer verhältnismäßig beschränkt bleibt, häufen sich, insbesondere in den Gebietstrichen von der Kyrenaika bis zum Atlantischen Ozean, also in Tunis, Algerien und in Marokko, die Fälle von Langlebigkeit in auffallender Weise. Die Untersuchungen von Rénier haben bei 482 Grabplatten, die Altersangaben enthielten, nicht weniger als 23 Fälle ergeben, in denen die Verstorbenen ihr 100. Lebensjahr erreicht und überschritten hatten; ja, es finden sich sogar Platten, die von 125, 137 und selbst 170 Jahren reden. Diese Angaben freilich geben der Forschung ein Rätsel auf und lassen es nicht unmöglich erscheinen, daß Irrtümer zu der Gravierung der Steine Veranlassung gaben. Jedenfalls ist es zweifellos, daß die afrikanischen Provinzen des römischen Reiches weitaus die meisten Fälle von außerordentlicher Lebensdauer zu verzeichnen haben. In seinen römischen Inschriften aus Algerien konstatiert Rénier unter 4000 Grabsprüchen 3 Fälle von über 90 Jahre, 10 von 100 Jahren und 21, die zwischen 101 und 132 Jahren Lebensdauer bezeugen. Dagegen zeigen die in Rom gesammelten Inschriften nur sehr wenige besondere Fälle von hohem Alter; die 4213 Inschriften des Berliner Corpus z. B. enthalten 2 Fälle eines Alters von über 100 Jahren und 16 Fälle zwischen 80 und 97 Lebensjahren, von denen wiederum nur 3 über 90 Jahre hinausgehen.

Sodann ist eine Untersuchung erschienen, die einen interessanten Vergleich zieht zwischen den Sterblichkeitsverhältnissen im alten Ägypten und der Gegenwart. Der englische Statistiker Pearson hat seine Forschungen auf das zweite vorchristliche Jahrhundert beschränkt und diesen die gegenwärtigen Verhältnisse in England gegenübergestellt. Seine Untersuchungen basieren auf 141 Mumien, die einer genauen Prüfung unterzogen wurden; die kleinste war eine Kindermumie von 18 Monaten und die älteste eine männliche Mumie von 86 Jahren. Auf Grund dieses Materials hat Pearson die Kurve der Lebenswahrscheinlichkeit gezogen und ihr eine moderne gegenübergestellt. Er hat dabei die soziale Rangklasse der Verstorbenen entsprechend in Rechnung gesetzt und kam schließlich zu außerordentlich interessanten Resultaten. Es hat sich gezeigt, daß die Lebenswahrscheinlichkeit der Ägypter vor 2000 Jahren wesentlich geringer war als die des modernen Menschen. Die ägyptische Kurve ist flacher und weniger hoch, besonders in der Phase der Kindheit und der Jugend. Im höheren Alter dagegen erhebt sie sich, der Unterschied verkleinert sich und bei 68 Jahren stoßen die Linien aufeinander.

Daraus ergibt sich, daß vor dem 68. Jahre die Lebensaussichten im heutigen England ungleich besser liegen als im alten Ägypten. Unter 100 zehnjährigen erreichen heute 39 das 68. Lebensjahr, während in Ägypten von 100 Individuen kaum 9 dies Ziel erreichen. Besonders bemerkenswert aber ist es, daß sich hinter dieser Grenze die Verhältnisse verschieben; von nun an erhebt sich die ägyptische Kurve über die englische. Das zeigt, daß in Ägypten die Lebenserwartung eines Greises, war einmal das 68. Jahr erreicht, ungleich günstiger war als im heutigen England. Die höchste Sterblichkeit zeigt die ägyptische Kurve zwischen dem 4. und 5., zwischen dem 26. und 27. und dann beim 70. Lebensjahr. Offenbar waltete damals in Ägypten eine natürliche Auslese, die heute in England durch die Heilkunst beeinflußt wird. Die moderne Hygiene rettet Individuen das Leben, die vor 2000 Jahren gestorben wären; aber sie gibt ihnen nicht die Kraft, die Lebensdauer zu verlängern. So sterben die meisten in einem gewissen Alter, das früher nur die Gesunden erreichten und dann auch noch weit überschritten. Der 25 jährige kann heute auf 15 Lebensjahre mehr rechnen als der Ägypter im gleichen Alter; aber andererseits wiederum ist der ägyptische Greis ausdauernder als der moderne. So ist der Greis im Abstand der Jahrtausende nicht stärker, sondern eher schwächer geworden. Und damit erklärt sich vielleicht auch, daß die Fälle außerordentlicher Langlebigkeit sich immer mehr verringern; nimmt man die vom Altertum überlieferten Beispiele hohen Alters als bewiesen an, so muß man hinzufügen, daß sie unwiderruflich der Vergangenheit angehören und sich in Zukunft gar nicht oder immer seltener wiederholen werden.

In beiden Fällen, für das römische Reich wie für Ägypten,

wird man indessen zugeben müssen, daß unseren heutigen Forderungen in bezug auf Zuverlässigkeit und Umfang des Materials nicht Genüge geleistet wird.

Die gleiche Wahrscheinlichkeit, daß sich in neuerer Zeit die Zahl der Menschen hohen Lebensalters vermindert hat, geht aus der Arbeit Noirots [1]) über die Lebensaussichten in Dijon während der verflossenen drei Jahrhunderte hervor. Nach ihm hatte ein Mensch von der Geburt an noch eine wahrscheinliche Lebensdauer

im 17. Jahrhundert	im 18. Jahrhundert	im 19. Jahrhundert
von 11 Jahren	22 Jahren	38 Jahren

Durch alle drei Jahrhunderte stieg die weitere Lebenswahrscheinlichkeit bis zum 3. Lebensjahr und betrug dann:

41 Jahre	46 Jahre	53 Jahre

Bis zum 60. Lebensjahr eines Menschen war die Wahrscheinlichkeit der Lebensdauer im 18. und 19. Jahrhundert höher als im 17.; vom 70. Lebensjahr nahm sie im 18. und 19. Jahrhundert ab und betrug dann nur

10 Jahre	8 Jahre	7 Jahre

im 90. Lebensjahr sank sie auf

5 Jahre	4 Jahre	2 Jahre

Allgemeine Verbreitung des Wohlstandes, Fortschritte in der Heilkunst und Gesundheitspflege sind nach Noirot die Ursachen der gegen früher erhöhten Lebenswahrscheinlichkeit. Frankreich biete uns ein Beispiel, um die Abhängigkeit der Sterblichkeit von der Ernährung klar zu erkennen. Für die Maße der Bevölkerung Frankreichs [2]) hatten Elend und Sorge um 1672 angefangen. Um 1698 wird für viele Teile dieses Landes eine Abnahme der Bevölkerung um ein Sechstel bis zur Hälfte gemeldet. Nach Vauban war die Bevölkerung um 1698 zu 19 Millionen anzunehmen. Bis zum Jahre 1715 war die Bevölkerungsziffer auf 16 bis 17 Millionen gesunken; bis 1753 blieb die Zahl vermutlich unverändert. Vor dem Jahr 1789 betrug die jährliche Sterblichkeit in Frankreich

[1]) L. Noirot, Études statist. sur la mortalité et la durée de la vie dans la ville et l'arrondissement de Dijon, Dijon, 1850. S. 23 ff.

[2]) Taine, l. c. La Révolution, p. 430.

ungefähr 33,3 auf 1000 Lebende. In Troyes betrug sie von 1706 bis 1789, ebenso berechnet, 39. In Rheims war sie in den Jahren 1780/89 ungefähr 41, ebenso hoch in Limoges; in Niort von 1784/1793 38.

Zwischen 1794 und 1795 war die Hungersnot schrecklich [1]) Das Volk, dem es an Lebensmitteln mangelte, die nicht einmal mit Assignaten zu kaufen waren, befand sich in Not. Das Volk, das scharenweise vor den Bäckerläden auf das Pfund schlechtes Brot wartete, ließ Klagen und heftiges Murren hören. Am 1. Germinal (21. März 1795) zogen die Sektionen der Vorstädte von Paris, Saint Antoine und Saint Marceau nach dem Konvent, um von ihm Brot zu verlangen. Am 1. April erfolgte ein neuer Aufstand. Auf den Hüten der Unruhestifter stand mit Kreide geschrieben: Brot usw. Das Brot der Pariser wird damals beschrieben [2]) „als aus grobem Schwarzmehl, dem Kartoffeln, Bohnen, Mais, Hirse zugesetzt waren, schlecht gebacken". Dies Brot wurde in unzureichenden Mengen abgegeben, mitunter 200 g täglich auf den Kopf, mitunter nur 500 g täglich für eine Familie von vier Köpfen. In Troyes wurde zuerst jedem Einwohner täglich 245 g Mehl, dann die Hälfte hiervon mit etwas Reis und Gemüse gereicht. 245 g Mehl täglich erhielt auch der Einwohner von Amiens. In Évreux konnte nur ungefähr 1 kg Mehl wöchentlich für den Einwohner verteilt werden. Die gleichen Berichte ungefähr sind für Lyon, Dieppe und aus anderen Städten ersichtlich.

Unter dem Einfluß der während der Revolutionszeit stark verringerten Möglichkeit der Ernährung stieg die Sterblichkeit in Troyes auf 46, in Rheims auf 64, in Limoges auf 63, immer auf 1000 Lebende berechnet. In Poitiers lag die Sterblichkeitsziffer von 1780/1789 ungefähr bei 39. Nach 1789 erreichte sie das Dreifache dieser Zahl. Gleiches ergibt sich für Loudun. In Chatellerault stieg die Sterblichkeit um das Doppelte. In Niort stieg die Sterblichkeitsziffer im Jahr II der Republik auf 170, in Jahr III der

---

[1]) Mignet, Geschichte der französischen Revolution. Deutsch von Köhler. 11. Aufl. Leipzig, Reclam, o. J. Ab S. 349.

[2]) Taine, l. c. La Revolution, vol. III, p. 546. Das ganze 2. Kapitel des 4. Buches dieses Bandes wäre zu übersetzen, um die geringe Ernährung zu schildern, die damals in Frankreich nur möglich war!

Republik auf 102. Von Straßburg heißt es, es seien im Jahr II doppelt so viel Todesfälle zu verzeichnen gewesen als in allen anderen Jahren vorher. Es ist daher erklärlich, wenn im Jahr IX der Republik die Generalräte von 37 Departements eine Abnahme der Bevölkerung seit dem Jahr 1789 melden, nur für 12 Departements konnte eine Zunahme, für 9 eine unveränderter ziffernmäßiger Stand der Bevölkerung angegeben werden. Ist die Sterblichkeitsziffer vor der Revolution annähernd richtig angegeben, so entsprach sie der heute für Mexiko bekannten, sie ähnelte der jetzt für Rußland und Serbien angegebenen. Die Ernährung, die sonstigen hygienischen Verhältnisse entsprachen also damals in Frankreich denen dieser Länder heute.

Für die Jetztzeit betrachte man weiter die Angaben in der angezogenen Veröffentlichung. Sie zeigt für alle Länder eine Abnahme der Sterblichkeit. Diese ist in ihrer Höhe sehr verschieden. Es ist verständlich, daß sie am beträchtlichsten da auftritt, wo die Sterblichkeit anfänglich hoch ausfiel. Aber einiges Mißtrauen gegen die Verwertung solcher Zahlen kann nicht unterdrückt werden, sieht man, wie Irland mit seinen allgemein unbefriedigenden hygienischen Zuständen von vornherein die geringste Sterblichkeit aufweist. In Irland ist die Nahrung nach unserer augenblicklichen Auffassung am wenigsten schulgemäß, weicht von der im Deutschen Reiche durchschnittlich durchaus ab. Trotzdem zeigen beide Einheiten zurzeit ungefähr die gleiche Sterblichkeit; aus verschiedenem Grunde allerdings. Die Säuglingssterblichkeit in Irland ist niedriger als in Deutschland. In Irland sterben die Menschen daher in höheren Altersklassen.

Anders hingegen kann das Problem Beleuchtung gewinnen, betrachtet man in der vorliegenden Richtung ein Land für sich im Verlauf einer langen Reihe von Jahren.

Es unterliegt auch nach unseren Ausführungen keinem Zweifel, daß sich die Einkommensverhältnisse, die Aufwendung für Ernährung, die Bestandteile der Nahrung im Deutschen Reich innerhalb der letzten 50 bis 60 Jahre durchaus verändert und gehoben haben.

Gleichlaufend nahm die Sterblichkeit im Deutschen Reich ab. Betrug sie 1851/60 27,8 auf 1000 Einwohner, so sank sie 1891/1900 auf 23,5 und seitdem immer bis 1909 auf 18,1. Niemals erhob sich dabei das Maximum eines Jahrzehntes zu dem des vorhergehenden.

Kruse[1]) faßte das zu betrachtende Gebiet räumlich noch enger. Er vergleicht in einer Tabelle die Sterblichkeit 1876, 1881 und 1891 in Preußen und kommt zu dem Schluß, daß in der Sterblichkeit „der Bevölkerung vom 1. bis 60. Jahre in Stadt und Land, im männlichen und weiblichen Geschlecht überall eine deutliche Besserung zu konstatieren ist. Im höheren Alter ist höchstens bei den Männern eine solche Besserung, wenn auch in geringem Grade, nachweisbar. Die Sterblichkeit der Greisinnen von 60 bis 80 Jahren ist gegen früher unverändert geblieben. Die Bedeutung dieser Besserung kann man sich dadurch vergegenwärtigen, daß man die Zahl der Menschenleben berechnet die jetzt jährlich, weniger sterben, als es der Fall sein würde, wenn die Sterblichkeit seit dem Jahre 1875 konstant geblieben wäre: es handelt sich für Preußen in jedem Jahre um einen Gewinn von rund 70000 Seelen!"

Eine ebenso große Abnahme zeigte die Sterblichkeit in England. Verfolgt man sie in diesem Lande in den Stufen des erwerbsfähigen Alters von 15—55 Jahren, so betrug die Sterblichkeit auf 1000 Einwohner

1841/50	1851/60	1861/70	1871/80	1881/90
11,34	10,86	10,88	10,3	9,18

Mit solchen Änderungen der Sterblichkeit aber entfällt die Möglichkeit, Zahlen des auf den Kopf der Bevölkerung berechneten durchschnittlichen Verbrauches als zeitlich, räumlich, miteinander genau vergleichbar anzusehen. Eine Durchschnittsperson hatte in Preußen sowohl wie England am Anfang des vergangenen Jahrhunderts einen viel geringeren Wert für den Verbrauch wie heute. Mit der verringerten Sterblichkeit hob sich das durchschnittlich erreichte Lebensalter, daher auch der durchschnittliche Verbrauch an Nahrungsmitteln.

Betrug das Durchschnittsalter für die männlichen Gestorbenen in Preußen 1867/76 25,77 Jahre, 1881/85 25,9 Jahre, so stieg es bis

[1]) Veränderung der Sterblichkeit in den letzten Jahrzehnten. Zeitschr. f. Hygiene u. Infektionskrankheiten Bd. XXV, 1897.

1909 auf 31,1 Jahre. Für die gleichen Zeiträume lag es für weibliche Personen bei 27,58, 27,7 und 34,4 Jahren.

Dem Anstieg gehobener wirtschaftlicher Lage lief eine verlängerte Lebensdauer parallel.

Da aber weiterhin die Bevölkerung eines Landes nach Geschlecht, Alter, Beruf und Wohnort von vornherein für die die Sterblichkeit sonst bedingenden Umstände ungleichwertig ist, werden die sie betreffenden Ziffern, da diese Bedingungen zugleich wechseln, schwer miteinander vergleichbar.

Wir besitzen nun erst seit 1907 für das Reich eine Zusammenstellung der Berufe rücksichtlich der in ihnen vertretenen Altersklassen.

Für Preußen entstand erst kürzlich eine die Sterblichkeit innerhalb der Berufe betreffende Statistik [1]).

Natürlich führen die Ergebnisse einer einmaligen Untersuchung noch nicht zur Klarheit. Wie für alle statistischen Zusammenstellungen, so werden auch hier erst Vergleiche den Wert solcher Betrachtungen sichern.

Vergleicht man die Hauptnährstände, die Landwirtschaft, Industrie und Handwerk, Handel und Verkehr bezüglich der Sterblichkeit miteinander, so ergibt sich die ungünstigste Gesamtsterblichkeit mit 14,25 auf Tausend der männlichen Erwerbstätigen für den Handel und Verkehr, die Landwirtschaft steht mit 14,01 kaum günstiger da, während die Industrie mit nur 11,50 Verstorbenen auf Tausend außerordentlich bevorzugt erscheint. Dieses Bild ändert sich aber sofort, sowie man in wissenschaftlich einwandfreier Weise vorgeht und an Stelle der Gesamtsterblichkeit die Sterblichkeit der einzelnen Altersklassen betrachtet. Da steht die Landwirtschaft in allen Altersklassen am niedrigsten, d. h. also an günstigster Stelle, die Sterblichkeit der in der Industrie erwerbstätigen Personen ist für die Altersklassen vom 15. bis zum 40. Lebensjahr um 15 bis 25 v. H. ungünstiger, vom 40. bis 50. um fast 40 v. H., vom 50. bis 60. um 50 v. H. höher. Noch höhere, also ungünstigere Sterblichkeitswerte weist der Handel und Verkehr auf. Innerhalb der letzten Berufsgruppe liefert das Verkehrsgewerbe vom 25. Lebensjahre ab durchweg die niedrigsten, also günstigsten Werte, während

[1]) Statist. Korr. 1911, Nr. 35.

die Beherbergung und Erquickung, die naturgemäß das ganze Schankgewerbe in sich birgt, die ungünstigste Stelle einnimmt.

Innerhalb der einzelnen industriellen Berufe erscheint die Industrie der Steine und Erden am günstigsten, dies aber vielleicht nur aus dem Grunde, weil diese Industrie zum großen Teil nur ein Sommergewerbe ist, die Angaben über Anzahl der Verstorbenen also nicht immer die im Laufe des ganzen Jahres, sondern nur des Sommers innerhalb dieser Berufsgruppe Verstorbenen betreffen.

Der Bergbau erscheint bis zum Alter von 30—40 Jahren gegenüber der Gesamtheit der industriellen Betriebe mit ungünstigeren, d. h. niedrigeren Zahlen, darauf jedoch mit günstigeren. Woran das liegt, ist nicht leicht herauszufinden; es ist möglich, daß allmählich eine Auslese der Passendsten eingetreten ist.

Die Metallverarbeitung und Drahtzieherei erscheint durch alle Alterskassen ungünstiger als die Gesamtheit der industriellen Berufe, die Industrie der Maschinen, Werkzeuge, Instrumente, Apparate dagegen durchweg günstiger.

Ebenso günstig, zum Teil noch günstiger steht die chemische Industrie da.

Die Textilindustrie zeigt keineswegs die hohe Sterblichkeit, die man nach den bisherigen landesüblichen Anschauungen für dieselbe erwartet, vielleicht weil die Textilindustrie als Hausgewerbe mit ungewöhnlich niedrigem Verdienst sich zurzeit auf dem Aussterbeetat befindet.

An ungünstigster Stelle steht zurzeit die Bekleidung und Reinigung, vielleicht, weil dies die Domäne der Hausindustrie mit kärglichem Entgelt ist.

Das Baugewerbe weist bis zum 30. Lebensjahre eine unter-, später jedoch eine überdurchschnittliche Sterblichkeit auf.

Die Industrie der Nahrungs- und Genußmittel hat bis zum 40. Lebensjähr die Durchschnitts-, darauf eine etwas erhöhte Sterblichkeit.

Trotzdem gilt auch nach dieser Zusammenstellung, was Schnapper-Arndt[1]) sagte:

„Wollen wir kurz nun das zusammenfassen, was sich nach dem bisherigen über den Einfluß von Wohlstand resp. Armut und

[1]) a. a. O.

Beruf auf die Sterblichkeit sagen läßt so scheint, wie die Frage heute liegt, der Einfluß des Berufs mindestens so bedeutend zu sein wie der von Wohlstand und Armut. All diese Untersuchungen sind erst Anfänge, und es bedarf der Mitwirkung der weitesten Kreise wenn über den Einfluß, den Wohlstand resp. Armut und Beruf auf die Lebensdauer ausüben, erschöpfende Auskunft gegeben werden soll."

Es ist daher zurzeit aussichtslos, mit Hilfe des vorhandenen Materials in bindender Weise vergleichend zu schließen.

In bezug auf den Einfluß des Berufes auf die Sterblichkeit sollen jedoch zwei Zusammenstellungen nicht unerwähnt bleiben. Die eine, weil sie wohl den ersten Versuch nach dieser Richtung hin darstellt. Sie findet sich bei Lombard [1]) und beruht auf dessen Beobachtungen für Genf und die Jahre 1776—1830.

Die geringste Lebensdauer fand er für Dienstboten männlichen Geschlechtes mit 46 Jahren. Die höchste dagegen für Kaufleute, 63 Jahre, Rentner, 66,2 Jahre, Goldwarenhändler, 68,8 Jahre. Sodann benutzen wir eine Zusammenstellung von Kerbig [2]). Sie zeigt, wie außerordentlich man in die ausschlaggebenden Einzelheiten einzudringen hat, um nicht voreilig zu schließen. Die oben erwähnte Reichsstatistik zeigt, daß die höheren Lebensaltersstufen in der Land- und Forstwirtschaft am stärksten, im Bergbau am schwächsten besetzt sind. Deutschland entwickelt sich in der Richtung von der Landwirtschaft zur Industrie. Das Abströmen der jüngeren Leute zur Industrie läßt den Prozentsatz der älteren Leute in der numerisch abnehmenden Landarbeiterschaft größer werden, während in der Industrie die älteren Leute infolge des starken Zuflusses junger Leute prozentual zurückgehen. Und innerhalb der Industriegruppe wird dieser Prozentsatz naturgemäß bei den Industrien, deren Arbeiterschaft am stärksten wächst, am meisten herabgedrückt, das sind aber der Bergbau- und der Hüttenbetrieb.

Kerbigs Zahlen aber, die die Bergleute des Saargebietes und eigentlich nur die Jahre 1899/1907 umfassen, scheinen zu beweisen, daß das erreichte Alter der Bergleute mehr ab- wie zunahm.

Wir geben, besserer Übersichtlichkeit wegen, die entsprechenden Zahlen in nachstehender Darstellung:

---

[1]) Ann. d'Hygiene publ. 1835 T. XIV, 1 T. 88 ff.

[2]) Soziale Praxis 1908, Nr. 43/44.

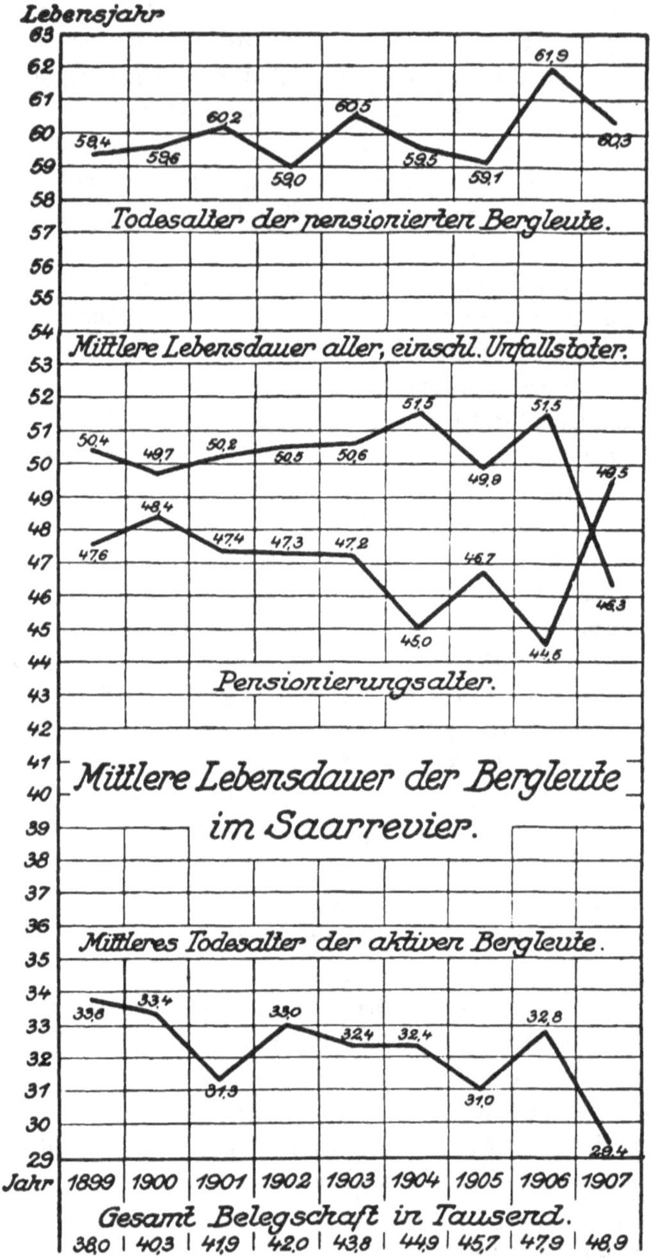
Lebensjahr
Todesalter der pensionierten Bergleute.
58,4
59,6
60,2
59,0
60,5
59,5
59,1
61,9
60,3
Mittlere Lebensdauer aller, einschl. Unfallstoter.
50,4
49,7
50,2
50,5
50,6
51,5
49,8
51,5
46,3
48,4
47,6
47,4
47,3
47,2
45,0
46,7
44,6
49,5
Pensionierungsalter.
Mittlere Lebensdauer der Bergleute im Saarrevier.
Mittleres Todesalter der aktiven Bergleute.
33,8
33,4
31,3
33,0
32,4
32,4
31,0
32,8
29,4
Jahr
1899
1900
1901
1902
1903
1904
1905
1906
1907
Gesamt Belegschaft in Tausend.
38,0
40,3
41,9
42,0
43,8
44,9
45,7
47,9
48,9

Für den Bergmann bedeutet es Sterben, ob dies Sterben durch Unfall hervorgerufen wird oder als Ausleben erfolgt. Und wenn im Durchschnitt der 9 Jahre und aller Bergleute, aktive und pensionierte, die mittlere Lebensdauer einschließlich der Unfalltoten 50,07 Jahre beträgt, im Durchschnitt der ersten drei Jahre 50,1, im Durchschnitt der letzten drei Jahre 49,22 Jahre, so scheint die Lebensdauer für den Bergmann im Saarrevier verkürzt. Das Warum ist eine weitere Frage.

Das Pensionierungsalter, im Durchschnitt 47,07 Jahre, zeigt deutlich drei Perioden

1892/97	1898/1903	1904/07

und es betrug in ihnen das Pensionierungsalter

47,03	47,598	46,33 Jahre

In diesen Perioden betrug die mittlere Lebensdauer der Pensionierten:

58.01	59,22	60,23 Jahre

Nach der Pensionierung betrug die Lebensaussicht in diesen Perioden

10,98	11,62	13,90 Jahre

Je früher die Pensionierung eintrat, je größer wurde die Wahrscheinlichkeit verlängerten Lebens.

Dieses Beispiel zeige, daß die mittlere Lebensdauer unter Umständen schnell anwächst. Es drückt der Erfolg der Befreiung von dem so anstrengenden Beruf als Bergmann aber auch allgemein aus, daß auch die Lebensdauer eine Abhängigkeit vom Beruf aufweist.

Nun hat aber schon Hoffmann [1]) gerade für das Saargebiet nachgewiesen, daß hier das Todesalter der Männer am höchsten war. Er berechnete es zu 43,56 Jahren. In den Jahren 1891/95 betrug es für Männer 54,6 Jahre [2]). In den 50 Jahren, die beide Beobachtungen trennen, hob sich daher im Saarrevier die Lebensdauer für Männer überhaupt. Die pensionierten Bergleute über-

[1]) Sammlung kleiner Schriften, Über die Versuche die mittlere Dauer des menschlichen Lebens usw. zu berechnen, 1843.

[2]) Berechnet nach Kruse, Über den Einfluß städtischen Lebens auf die Volksgesundheit. Zentralbl. f. allg. Gesundheitspflege Jahrg. XVII, S. 51.

schreiten mit ihrem Todesalter den Durchschnitt immer, aber die aktiven und pensionierten Bergleute, ohne und einschließlich Unfalltote, erreichten ihn nicht.

Es geschah der Ermittlung der Berufssterblichkeit in Preußen Erwähnung. Vergleicht man deren Feststellungen mit dem Verbrauch tierischen Eiweißes, wie er vom Verfasser für E. E. in den verschiedenen von ihm betrachtbaren Berufen ermittelt wurde, so ergibt sich bei einem Vergleich der beiden Reihen folgendes:

	Der Verbrauch an animalischem Eiweiß (verdaulich) betrug für E. E. und Tag g	Die Sterblichkeit auf je 1000 Lebende der betreffenden Berufe in Preußen war
Chemische Industrie	54	6,53
Steine und Erden	51	8,63
Maschinen und Metallverarbeitung	47	9,87
Bergbau	46	8,68
Textil	34	13,66
Nahrungs- und Genußmittel	31	11.33

Es drückt sich in den Sterblichkeitsverhältnissen, die naturgemäß auch auf andere Ursachen, Gefahren des Berufes z. B., sich gründen, der Verbrauch an animalischem Eiweiß sicher so aus, daß allgemein mit der Abnahme der Verwendung animalischen Eiweißes in der Nahrung die Sterblichkeit in den Berufen erhöht ist.

Schon A. Bouchardat [1]) zog aus seinen Betrachtungen der einschlägigen Verhältnisse den Schluß: „Ungenügende Ernährung sei die allgemeinste und mächtigste Ursache für die Erhöhung des Maßes der Sterblichkeit."

Im Tierversuch [2]) „hat sich durch langandauernde spezifische

---

[1]) Ann. d'Hygiene publ. et de médecine légale, Pr. S. T. XLVII, 1852, p. 471.

[2]) Professor Wendelstadt und T. Fellmer, Beitrag zur Kenntnis der Immunisierung durch Pflanzeneiweiß. Zeitschr. f. Immunitätsforsch. u. exper. Therapie Bd. VIII, H. 1, 1910, S. 55.

Fütterung mit pflanzlichem Material keine durch Präzipitation Komplementbindung oder Anaphylaxie nachweisbare Veränderung am Serum wahrnehmen lassen. Alle diesbezüglichen Versuche fielen ergebnislos aus".

Die ärztliche Praxis hingegen erkennt die Bedeutung des Verzehrs der tierischen Eiweißkörper bei Verordnung „kräftiger Kost" mindestens für die Wiedergewinnung der bei oder durch Krankheit verlorenen Widerstandskraft des menschlichen Körpers an. Ziffernmäßige Belege für den Verbrauch an Nahrungsmitteln des einzelnen Kranken sind fast kaum erhältlich. Die Verbrauchsziffern in Krankenhäusern auf den Verbrauch von E. E. umzurechnen, ist meistens sehr erschwert, denn die Belegschaft der Krankenhäuser wechselt ständig, Personen verschiedenen Alters und Geschlechtes machen sie aus. Die den Kranken gereichte Nahrung muß außerdem individuell gestaltet werden. Die feststellbaren Durchschnittszahlen des Lebensmittelverbrauches in Krankenhäusern bieten also meist nur Anhaltspunkte für die Beurteilung des täglichen Verbrauches von E. E. Unter vorsichtigster Berücksichtigung dieser Umstände ist z. B. anzunehmen[1]) daß im April 1902 bis Mai 1903 im Deutschen Krankenhause zu Neapel E. E. täglich in rund 1840 g Nahrungsmitteln, 62% des Nahrungsmittelgewichtes in Form animalischer Nahrung, 18% in Form von Fleisch zu sich nahm. In seiner Nahrung erhielt E. E. dann täglich 73 g animalisches Eiweiß, 106 g Eiweiß überhaupt und rund 3100 R. W. W.

Nicht überall wird die Kost in Krankenhäusern so gestaltet sein, so gestaltet werden können. Es bedarf hierzu jedoch vor allem der Erkenntnis [2]), daß „eine der stärksten Gegenwehren (gegen den Tod) in einer Heilanstalt die ausgesuchte und kräftige Ernährung der Kranken bildet".

In der Betonung des Wertes animalischen Eiweißes für Verlängerung des Lebens liegt nun merkwürdigerweise ein Beweis

---

[1]) Jahresbericht des Deutschen Krankenhauses in Neapel 1903—1904. Napoli, Tipi Richter & Co., 1904. S. 33 ff.

[2]) Wie vorstehend, Bericht 1906/07, S. 13.

der Richtigkeit eines schon früh zum Ausdruck gebrachtes Empfindens. Herodot[1]) nämlich erzählt folgenden Vorgang:

„Der König der langlebigen Äthiopier fragte die Boten des Kambyses, was dessen Speise sei. Sie sagten: Seine Speise sei Brot, mit Erklärung der Natur des Weizens, und 80 Jahre seien zum Höchsten das volle Maß für ein Menschenleben.

Darauf versicherte der Äthiopier, ihn wundere es nicht, wenn sie, da sie Kot speisten, wenig Jahre leben. Ja, sie würden nicht einmal so lange leben können, wenn sie sich nicht an dem Trank (Palmenwein) erholten.

Der König sagte dann von den Äthiopiern: auf 120 Jahre brächten es die meisten von ihnen, einige darüber; ihre Speise sei gekochtes Fleisch, ihr Trank Milch."

Am Anfang der Geschichtsschreibung und noch heute besteht zu Recht, daß der Verbrauch tierischer Nahrung von Einfluß auf die Dauer des Menschenlebens erachtet wird.

Soweit das in diesem Kapitel herangezogene Material vergleichbar ist, gestattet es die Schlußfolgerungen, daß die in neuerer Zeit durch vermehrten Einbezug von Fleisch verbesserte Ernährung auch noch andere Folgen als erhöhte Lebensdauer für den Menschen zeitigte. Als Neugeborener erscheint er in unseren Kulturstaaten mit vergrößertem Längenmaß und erhöhtem Körpergewicht. Gleiche Merkmale weist auch das erwachsene männliche Individuum auf. Mit verbesserter Ernährung nimmt die Krankheitswahrscheinlichkeit ab. Die Leistung des körperlich Arbeitenden wird mit der Zunahme des Eiweißverbrauches aus tierischer Nahrung erhöht.

Solche Wahrnehmungen müssen erstlich dahin führen, unsere Auffassungen in bezug auf Kostmaße zu revidieren und diese den neugeschaffenen Verhältnissen des Verbrauches anzupassen.

Diese Erkenntnis muß außerdem auf Grund aller Erörterungen die Aufmerksamkeit dahin lenken, daß den Wachstums- und Gewichtsverhältnissen aller Altersklassen beider Geschlechter in allen Ländern eine systematischere Beobachtung zuteil wird.

Es wäre sodann, auch hier sei dies erhofft, von großem Wert, wenn internationale Abkommen die Ermittlung der Sterblichkeit

[1]) Herodot, III, 21.

in den verschiedenen Ländern nach Altersklassen und Berufsgruppen einheitlich regelten. In Verbindung mit einer einheitlich gewonnenen Verbrauchsstatistik der Nahrungsmittel wäre schließlich nur bindend festzustellen, in welchem Zusammenhang Ernährung und Volksgesundheit stehen.

---

12. Kapitel.

Schlußwort.

Die neuere psychische Forschung sieht die bewußte Anwendung des Feuers zur Erreichung bestimmter Zwecke als das den Menschen vom Tier trennende Merkmal an [1]). Die prähistorische Forschung hat, wie wir hervorgehoben haben, den Nachweis geliefert, daß die Menschheit schon in ihrer Urzeit einen weiteren entscheidenden Schritt in der Richtung ihrer Ernährungsweise vollbracht hatte. Der Mensch war schon damals Allesesser geworden. Auch damit wurde ein tiefgehender Unterschied der Menschheit gegenüber der Mehrzahl der Tiere festgelegt. Mit diesem Vorgang verband sich vermutlich ein anderer, gleich wertvoller Zum Zweck der Nahrung hatte der Mensch aus der Fülle der zur Befriedigung seines Nahrungsbedarfes geeigneten Pflanzen und Tiere eine mehr und mehr den Nahrungskreis verengernde Auswahl getroffen. Schließlich benutzte er nur die seiner Ernährung dienlichsten Organismen und ging bewußt zu ihrer Erzeugung über. In der Benutzung aber der beiden Naturreiche, dem der Pflanzen und der Tiere, zur Nahrung scheint, wenn man nach Analogie der Vorgänge bei den jetzigen willden Völkern urteilt, eine Verschiedenheit sich ausgebildet zu haben.

Die tierischen Nahrungsmittel verfielen hauptsächlich dem Verbrauch durch den Mann, die pflanzlichen dem durch die Frau.

---

[1]) Dr. Georges Bohn, Die Entstehung des Denkvermögens. Deutsche aut. Übers. v. Dr. Rose Thesing, Leipzig, Theod. Thomas. Geschäftsst. d. Deutschen Naturwiss. Gesellschaft, o. J. (1910 oder 1911). S. 209.

An der Erzeugung der Nahrungsmittel, an ihrer Gewinnung waren alle Menschen in einer gewissen Periode der Entwicklung der Völker tätig. Es war die Zeit, die Sophokles in seiner Antigone schildert:

„Und weidet ab die hohe Göttin,
Die unerschöpfliche Erde, die ewige,
Kreisenden Pfluges von Jahre zu Jahre sie
Mit dem Roßgeschlecht furchend.
Leichthinträumender Vögel Schar
Führt er in der Umgarnung hin,
Und im Walde des Wildes Volk,
Und das *Wassergeschöpf* des Meeres,
Mit netzgewundenen Fäden.
Der hochbegabte Mensch
Bezwingt, erfindungsreich, des Berges
Einsames Tier."

Traten bei den geschilderten Tätigkeiten Verhältnisse ein, die dem einen gegenüber einem anderen die Gewinnung von Nahrung erleichterten, so war dem Begünstigten eine größere Sicherheit der Ernährung gewährleistet. In der Folge von Generationen vor Nahrungssorgen mehr bewahrte Geschlechter konnten in jedem Volk in einer Oberstufe sich von der allgemeinen Bevölkerung trennen. Diese Oberstufe der Bevölkerung benutzt in nachgewiesener Weise mit Vorliebe tierische Nahrung. Selbst da, wo religiöse Vorschriften die Benutzung tierischer Nahrung überhaupt einschränken, zeigt sich allgemein der Hang, diese Nahrungsmittel trotzdem zum Verbrauch heranzuziehen.

Drei Gebiete der bewohnten Erde üben besonderen Einfluß aus auf die Eigenart des Verbrauchs von Nahrungsmitteln. Indien erscheint als die hauptsächlichste Quelle, von der aus die verschiedensten Pflanzen- und Tierarten die Menschheit mit Nahrungsmitteln verschiedener Art versorgten. Der Nordrand Afrikas und Europa formen das von Indien aus Gebotene weiter. Genau so erfolgt die Anpassung der später aus Amerika nach Europa eingeführten Pflanzenarten. Zuerst beeinflussen sich die Gebiete der örtlich verschiedenen Erzeugung von Nahrung nur in langsamem Aufeinanderwirken. Die Züge Alexanders des Großen schaffen in Europa eine verbreitete Kenntnis dessen, was das Morgenland an nutzbarer Nahrung bot. Die Menschenströme der wandernden Völker vermengen später die an verschiedenen Stellen der Erde gewonnene Erfahrung der Benutzung der Nahrung. Eine weitere Bereicherung in der Verwendung von Nahrungsmitteln wird durch die nach Westen zurückflutenden Heere nach den Kreuzzügen erzielt. Eine gewaltige Umwälzung im Gebrauch von Nahrungsmitteln brachte die Entdeckung Amerikas. Keine der bisherigen Errungenschaften an Nahrungsmitteln hat so schnell eine Wirkung auf die Ernährung hervorgerufen, wie die von den Bergen und Küsten Chiles uns zugeführte Kartoffel und der aus Peru zu uns gelangte Mais. Neue Lebensquelle eröffnete ihr Anbau. Dem erschöpften Boden Europas gelang es, mit Hilfe dieser neuangebauten Pflanzen Nahrung für Millionen abzugewinnen. Sicher sind beide Pflanzen an sich keine idealen Nahrungsmittel. Aber so bescheiden sie nach dieser Richtung sich erweisen, so verständlich das absprechende Urteil älterer Physiologen über ihren Wert als Nahrung ist, wer sah voraus, daß sie, zu Futterzwecken benutzt, in Form von Schweinefleisch liefern würden, was ihnen selbst an Nährstoffen abging? Aber auch nach der Seite der Menge dessen, was einem Nahrungsmittel an nutzbaren Stoffen zu entnehmen ist, verbreiterte sich mittlerweile das Können. Die Anwendung der Dampfkraft für die Zwecke der Gewinnung von Nahrungsmitteln bezeichnet einen weiteren Erfolg des Menschen in der Geschichte seiner Ernährung. Schon die Verwendung dieser Kraft zu Transportzwecken wirkte auf die Möglichkeit einer gleichmäßigeren Gestaltung der Gewährung von Nahrungsmitteln ein. Es wurde durch den Gebrauch der Dampfkraft möglich, die der Ernährung dienenden Produkte gleichmäßiger wie früher über den Erdball zu verteilen. Die Fortschritte der Konservierungstechnik und der Kälteindustrie erweiterten die Zonen der Nahrungstransporte. Nicht nur die Produkte des eigenen Landes versorgen jetzt dessen Bewohner mit Nährstoffen, liefern ihnen Kraft zur Betätigung in Arbeit.

Unleugbar zeigt das Vorgehen der Menschen weißer Rasse in der Gewinnung der Nahrung das Streben nach einem Ziel. Es besteht darin, erstens der Menge nach genügende Nahrung überhaupt zu erhalten, und zweitens diese Menge zu einer der Arbeitsleistung entsprechenden Qualität und Quantität von Nährstoffen umzugestalten.

Die Menschen der Zivilisation scheiden sich von den unzivilisierten schärfer wie früher. Zugleich aber schlingt sich ein neues Band um die zivilisierte Menschheit. Menschen verschiedenen Stammes werden Menschen gleicher Nahrung. Noch stehen wir am Anfang dieser Entwicklung. Über die Reichweite dieser Entwicklung und den Einfluß, den sie auf kommende Geschlechter ausüben wird, vermögen wir nichts auszusagen. Aber immer war gleiche Nahrung ein starkes Band, es erleichterte den Zusammenhang der Familie, es wird auch weiter Völker veranlassen, sich einander zu nähern.

Mit der erleichterten Versorgung an Nahrungsmitteln hielt die fortschreitende Erkenntnis der Bedeutung und des Wertes der einzelnen Nahrungsmittel für die Ernährung und die Verfolgung der Vorgänge bei der Ernährung gleichen Schritt.

Die Nahrungsmittel sind nach dieser Erkenntnis verschieden nach Nährstoffgehalt und Wärmewert. Sie sind jedoch hauptsächlich dann für die Ernährung von Wert, wenn sie in kleinem Gewicht den höchsten Gehalt an Eiweiß und Wärmewerten aufweisen. Die tierischen Nahrungsmittel sind in dieser Beziehung wertvoller als die pflanzlichen.

Die Aufgabe der Ernährung ist nach der heutigen Erkenntnis verschieden in bezug auf die Beschaffenheit des zu Ernährenden und nach den ihm zufallenden Aufgaben. „Beschaffenheit" steht hier zusammenfassend für Abstammung, Alter, Geschlecht, Länge, Gewicht, Oberfläche, chemische Zusammensetzung.

Auch die Aufgabe für den Ernährten ist verschieden. Sie kann Erzeugung von Wärme oder Wachstum, sie kann Fortpflanzung, Erhaltung von Kindern, sie kann berufliche Betätigung heißen.

In allen diesen Sonderfällen umschließt die Aufgabe der Ernährung aber außerdem die stoffliche Selbsterhaltung des Einzelwesens, und zwar in dem für seine Aufgabe bestmöglichen Zustand.

Es muß durch die Ernährung der Zweck unseres Daseins, die Erfüllung der jedem einzelnen zugefallenen Sonderaufgabe, in einer den einzelnen und die Gesamtheit fördernden Weise erreicht werden.

Aus der Betrachtung der Ernährungsweise bei den verschiedenen

Schichten der Bevölkerung eines Landes, beim Vergleich der Ernährung in verschiedenen Ländern ergibt sich die Richtigkeit der Anschauung Ernst Engels, daß es einem Naturgesetz entspricht, wenn der Mensch danach strebt, bis zu einem individuell verschieden notwendigen Grade, die Ernährung mit tierischen Nahrungsmitteln zu erzielen. Diesem Gesetz entsprechend, versuchen die Menschen ihre Ernährung zu gestalten. Sie daran hindern, ihnen es erschweren zu wollen, wird stets für die Entwicklung der Menschheit unerfreuliche Erfolge hervorrufen. Bei allen Völkern besteht zwar die Nahrung bisher durchschnittlich ihrer Menge nach hauptsächlich in pflanzlichen Nahrungsmitteln. Es machen sich jedoch Anzeichen dafür geltend, daß wir an einem Wendepunkt in dieser Beziehung stehen. In den Kulturvölkern zeigen sich ausgesprochen zahlreiche Klassen, die die Hälfte und mehr als die Hälfte des Gewichtes der Nahrung mit tierischen Nahrungsmitteln decken. Es ist zu vermuten, daß das Verlangen besonderer Kraftäußerungen diesen Zustand bedingt.

Es ist klar, daß durch steigende Nachfrage und etwa mangelndes Angebot der zurzeit begehrte Stoff aus tierischer Nahrung im Preise steigt. Da nun aber durch hohe Preise eine Vernachlässigung tierischer Nahrung entstehen könnte, dies aber körperlich relativ minderwertiges Menschenmaterial liefert, ist es angezeigt, die so entstandenen hohen Preise durch verstärktes Angebot tierischer Nahrung zu drücken.

Solche Verbilligung der Preise wird, bei anhaltendem Versagen des freien Verkehrs sie abfallen zu lassen, durch Konsumvereine oder gemeindliche Herstellung und gemeindlichen Verkauf der Hauptnahrungsmittel erzielbar. Da vorauszusehen, daß diese Preisregelung trotzdem nur einen sehr mäßigen Abfall der Preise verursachen wird, so muß die Fleischproduktion und zwar dadurch gefördert werden, daß die Zahl der kleinen Besitzer vermehrt wird.

Den Konsumenten muß ein größerer Einfluß auf die Preisbildung der Nahrungsmittel zugestanden werden. Es muß ihnen der Zusammenschluß zu Produktiv- und Konsumgenossenschaften erleichtert werden. Nur so werden die Konsumenten auf die Beschaffenheit und den Preis ihrer Lebensmittel einen regulierenden Einfluß auszuüben vermögen. Nur so wird der Hauptmasse der Konsumenten die Möglichkeit gegeben, einer anderen Forderung gerecht zu werden. Sie wollen, daß der von ihnen verlangten vollgültigen Leistung an Arbeit eine durch sie verlangte vollgültige Ernährung entspreche. Das ist eine folgerichtige Forderung. Folgerichtig ist dann ein weiterer Anspruch.

Wird einerseits verlangt, daß jede Tätigkeit, die dieses Namens wert sein will, nicht nur dem Tätigen, sondern mittelbar auch der Gesamtheit nutzt, so steht dieser Pflicht das Recht auf Schutz in solcher Tätigkeit durch die Gesamtheit zu. Der Ursprung aller von Menschen geleisteten Arbeit ist die Nahrung, ihr gelte daher schon aus diesem Grunde Schutz, nicht nur der Qualität, auch nach der Quantität hin. Denn die Gesellschaft hat erstlich das Interesse, daß jedes ihrer Glieder dauernd tätig ist. Sie hat es ferner dahin, daß es möglichst lange erwerbsfähig bleibt. Hier begegnen sich das Streben des einzelnen mit dem Vorteil der Gesellschaft. Dieses Ziel kann nur durch genügende Ernährung erreicht werden.

Jede soziale Fürsorge, die vollgültiger Arbeit nicht vollgültige Ernährung sichert, unterläßt ihre Hauptaufgabe. Sie gleicht dem Arzt, der die Anzeichen der Krankheit behandelt und die Krankheit nicht erkennt.

Um aber der Gesellschaft einen durchaus und nach allen Richtungen möglichen Einfluß auf das ganze Gebiet des Nahrungswesens zu sichern, gebricht es uns zur Zeit an ausreichenden Kenntnissen auf den Teilgebieten. Diese Kenntnisse müssen unbedingt, und auf gleichmäßiger Grundlage erworben, erlangt werden.

Voit [1]) sagt:

„Es ist in hohem Grade auffallend, daß zur Feststellung einer rationellen Ernährung der Haustiere viele Kräfte, auch mit Unterstützung des Staates, tätig sind, namentlich in den sog. agrikulturchemischen Versuchsstationen, daß sich dagegen um die Ernährung des Menschen kaum jemand bekümmert. Die praktischen Landwirte halten die Summen nicht für verschwendet, sondern vielmehr für nutzbringend angewendet, welche sie für Untersuchungen in dieser Richtung ausgeben, und, so sollte man denken, müßten auch die Behörden, deren Aufgabe es ist, Menschen zu ernähren, in ihrem und der Ernährten Interesse ihr Augenmerk auf die Kost

[1]) Untersuchung der Kost in einigen öffentlichen Anstalten, S. 4.

richten und, wenn nötig, Untersuchungen hierüber veranlassen. Jetzt macht man am Menschen die Erfahrungen im großen und gibt bedeutende Summen Geldes aus, ohne des Erfolges irgendwie sicher zu sein. Auf anderen Gebieten hat man die Verschwendung, welche in einem derartigen Verfahren liegt, schon längst eingesehen; die Kriegsverwaltungen machen eingehende Versuche über die Bereitung passenden Schießpulvers oder über die besten Waffen; in anderen Kreisen sucht man durch Versuche Aufschluß zu erhalten über die richtigen Feuerungsanlagen und gewährt bereitwilligst dafür die Mittel, von der Ansicht ausgehend, daß durch den Erfolg längst der Aufwand gedeckt wird."

So Voit im Jahre 1877. „Jetzt liegen die Verhältnisse noch nicht anders. Tatsächlich sind wir bis jetzt besser darüber unterrichtet, wie das Rind und Schwein je nach dem erstrebten Zweck gefüttert werden muß, als wie der Mensch zu ernähren ist.

Das, was wir bisher von der Ernährung des Menschen wissen, verdanken wir im wesentlichen den physiologischen Universitätsinstituten. Aber diese Institute, in deren Lehrbereich die Ernährungslehre des Menschen mit fällt, haben weder Zeit noch Mittel, sich in eingehender Weise dem Studium der menschlichen Ernährung zu widmen. Der Lehrzweck absorbiert alle Kräfte.

Die Kenntnis der menschlichen Ernährung besitzt doch wohl einen höheren praktischen Wert, als die unserer Haustiere; sie ist zugleich eine soziale Frage von höchster Tragweite.

Soll sie wirksam gefördert werden, so gibt es kein anderes Mittel als die Errichtung eines hinreichend ausgestatteten Institutes, welches ohne jeden Lehrzweck ausschließlich dazu bestimmt ist, die Ernährung des Menschen zu studieren.

Ein Staat, der dies unternimmt, würde sich ein Denkmal für alle Zeiten setzen und dabei doch nur seinen eigenen praktischen Nutzen wahren." So schrieb v. Rechenberg im Jahre 1890.

In einer während der Drucklegung dieses Buches erschienenen Schrift hat Jacob Lorenz [1]) früher von uns Verlangtes [2]) in knapper Form als Notwendiges auch für die Schweiz anerkannt.

---

[1]) Der Einfluß des Zolltarifes auf die Lebenshaltung. Basel, Verb. Schweiz. Konsumvereine, 1913, S. 65.

[2]) Volksernährung und Teuerung. Kohlhammer, Stuttgart, 1912. S. 58.

Auch er sieht auf Grund des mangelnden Materials es für geboten an, daß Erzeugungs-, Handels-, Preis-, Lohn-, Verbrauchsstatistik an einheitlich geleiteter Stelle im Dienst der Interessen des Verbrauchenden verfolgt werden. Erst wenn man, meinen wir, die Krankheits- und Sterblichkeitsstatistik weiter in dieser Richtung verwertet, wird man ein abgeschlossenes Bild der Ernährungsfrage erzielen können.

Die autoritativste Stelle der Vereinigten Staaten von Nordamerika, der jetzige Präsident Wilson, hat am 4. März 1913 gelegentlich der Einführung in sein Amt die Aufgaben der Gesellschaft zur Überwachung der Ernährung dahin festgelegt:

„Die Gesellschaft darf ihre eigenen Glieder nicht zermalmen, schwächen oder schädigen. Die erste Aufgabe der Gesetze ist, die Gesellschaft gesund zu erhalten, der sie dienen. Sanitäre Gesetze, Nahrungsmittelgesetze und Gesetze über die Arbeitsbedingungen, welche die einzelnen für sich selbst festzusetzen nicht die Macht haben, das sind die wichtigsten und eigentlichsten Aufgaben der Gerechtigkeit und der Gesetze.“

Die Betrachtung des Verbrauches an Nahrung muß aber erstlich auf nationaler Grundlage erfolgen, weil nur so die vorhandenen Verschiedenheiten in der Ernährung die notwendige Beachtung finden können. Sodann aber bedarf es, bei der bestehenden internationalen Versorgung der Nachfrage für Nahrung, auch einer internationalen Erfassung dieser Grundlage der Ernährung. Nur so würden wir den notwendigen Einblick in alle einschlägigen Verhältnisse uns verschaffen, eine Bestätigung für die wahrscheinlich gemachte Tatsache erlangen, daß nur d i e Völker durch Ausdauer und Energie Großes leisteten, die durch Generationen große Eiweißverbraucher waren.

Dieses Bedürfnis nach Eiweiß ist ein gebieterisches. Da, wo der Staat die Ernährung zu regeln hat, wird er dem Bedarf der Arbeitenden an Eiweiß mehr weniger gerecht. Sonst beschränkt sich der Staat darauf, die Verfälschung von Nahrungsmitteln mit Strafen zu bedrohen. Wieweit aber die Kaufkraft der Bevölkerung imstande ist, in Nahrungsmitteln und Nährstoffen die Vorbedingungen zur Arbeitsleistung zu finden, entzieht sich der staatlichen Kontrolle.

Der Staat bedenke aber das Wort Diderots [1]):

„Die Allgemeinheit fragt immer nach dem Nutzen von Einrichtungen. Niemals darf man sich dann in der Lage befinden, antworten zu müssen: zu nichts!"

Er bedenke heute noch die Weisheit Friedrichs des Großen:

„Wer eine Armee bauen will, muß mit dem Bauch anfangen."

Eine Armee aber ist heute auch jedes auf dem Weltmarkt mit Ware erscheinende Volk. Im friedlichen Wettbewerb, der nicht minder scharf ausgefochten werden muß als ein Waffengang, steht auch hier Volk gegen Volk.

Auch wer hier siegen will, hat für billige und beste Nahrung zu sorgen.

---

[1]) De l'interprétation de la nature. Oeuvr. compl. 1754, II, p. 12.

FSC
www.fsc.org
MIX
Papier | Fördert gute Waldnutzung
FSC® C083411

Kolibri 360 GmbH
Ferdinand-Jühlke-Straße 7
99095 Erfurt, Deutschland
produktsicherheit@kolibri360.de